Guia Prático
de Medicina
Respiratória

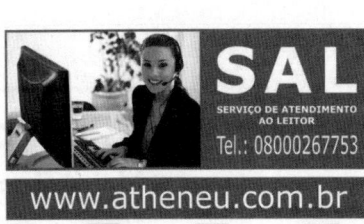

Guia Prático de Medicina Respiratória

Editor

CARLOS ALBERTO DE CASTRO PEREIRA

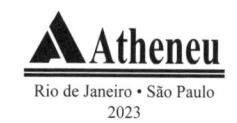

Rio de Janeiro • São Paulo
2023

EDITORA ATHENEU

São Paulo	—	Rua Maria Paula, 123 – 18º andar Tel.: (11) 2858-8750 E-mail: atheneu@atheneu.com.br
Rio de Janeiro	—	Rua Bambina, 74 Tel.: (21) 3094-1295 E-mail: atheneu@atheneu.com.br

CAPA: Paulo Verardo
PRODUÇÃO EDITORIAL: MKX Editorial

CIP-BRASIL. CATALOGAÇÃO NA PUBLICAÇÃO
SINDICATO NACIONAL DOS EDITORES DE LIVROS, RJ

P49g

Pereira, Carlos Alberto de Castro
Guia prático de medicina respiratória / Carlos Alberto de Castro Pereira. - 1. ed. - Rio de Janeiro : Atheneu, 2023.
: il. ; 23 cm.

Inclui bibliografia e índice
ISBN 978-65-5586-581-3

1. Pneumologia. 2. Pulmões - Doenças - Diagnóstico. 3. Pulmões - Doenças - Tratamento. I. Título.

22-80043	CDD: 616.24075 CDU: 616.24	

Meri Gleice Rodrigues de Souza - Bibliotecária - CRB-7/6439

16/09/2022   21/09/2022

Editor

Carlos Alberto de Castro Pereira

Doutor em Pneumologia pela Universidade Federal de São Paulo (Unifesp). Coordenador do Grupo de Assistência e Pesquisa em Doenças Pulmonares Intersticiais do Hospital São Paulo (HSP) da Unifesp. Coordenador do Laboratório de Função Pulmonar Axial Medicina Diagnóstica.

Colaboradores

Alessandro Wasum Mariani

Professor Colaborador da Disciplina de Cirurgia Torácica da Faculdade de Medicina da Universidade de São Paulo (FMUSP). Coordenador da Pós--Graduação em Cirurgia Torácica Robótica do Hospital Israelita Albert Einstein (HIAE). Doutor em Ciências pela FMUSP.

Alexandre de Melo Kawassaki

Doutor em Pneumologia. Médico do Grupo de Doenças Pulmonares Intersticiais do Instituto do Coração do Hospital das Clínicas da Faculdade de Medicina da Universidade de São Paulo (InCor-HCFMUSP) e do Instituto do Câncer do Estado de São Paulo (Icesp).

Alexandre Wagner Silva de Souza

Professor Afiliado da Disciplina de Reumatologia da Escola Paulista de Medicina da Universidade Federal de São Paulo (EPM/Unifesp). Diretor Científico da Sociedade Paulista de Reumatologia (SPR). Coordenador da Comissão de Vasculites da Sociedade Brasileira de Reumatologia (SBR).

Ana Carolina Resende

Pós-Graduação em Cuidados Paliativos pelo Instituto de Ensino e Pesquisa (IEP) Sírio-Libânes. Doutorado em curso em Doenças Intersticiais Pulmonares pela Escola Paulista de Medicina da Universidade Federal de São Paulo (EPM/Unifesp).

Ana Luisa Godoy Fernandes

Professora Titular de Pneumologia na Escola Paulista de Medicina da Universidade Federal de São Paulo (EPM/Unifesp). Professora Adjunta Aposentada pela Disciplina de Pneumologia da EPM/Unifesp.

Ana Paula Scalia Carneiro

Pneumologista Titulada pela Sociedade Brasileira de Pneumologia e Tisiologia (SBPT). Intensivista titulada pela Associação de Medicina Intensiva Brasileira (AMIB). Mestrado e Doutorado em Saúde Pública e Epidemiologia pela Faculdade de Medicina da Universidade Federal de Minas Gerais (UFMG). Pneumologista do Serviço Especializado em Saúde do Trabalhador do Hospital das Clínicas da UFMG (HC-UFMG).

André Bezerra Botelho

Médico Pneumologista e Broncoscopista. Doutorado pela Escola Paulista de Medicina da Universidade Federal de São Paulo (EPM/Unifesp). Professor Substituto do Curso de Medicina do Instituto Multidisciplinar em Saúde da Universidade Federal da Bahia (IMS/UFBA).

Andrea Barral Martins

Pneumologista com Especialização em Medicina do Sono pela Universidade Federal de São Paulo (Unifesp). Certificada pela Associação Brasileira do Sono (ABS) e Associação Médica Brasileira (AMB).

Andrea Gimenez

Doutora em Pneumologia pela Universidade Federal de São Paulo (Unifesp). Médica-Assistente do Serviço de Função Pulmonar-Alliar, São Paulo.

Angelo Xerez Cepêda Fonseca

Médico-Assistente do Serviço de Pneumologia do Hospital do Servidor Público Municipal de São Paulo (HSPM--SP). Doutorado em andamento – Grupo de Circulação Pulmonar da Escola Paulista de Medicina da Universidade Federal de São Paulo (EPM/Unifesp).

Bruno Leôncio de Moraes Beraldo

Especialização em Pneumologia e Broncoscopia no Hospital São Paulo da Universidade Federal de São Paulo (HSP/Unifesp). Título de Especialista em Pneumologia e Certificado de Atuação na Área de Endoscopia Respiratória pela Sociedade Brasileira de Pneumologia e Tisiologia (SBPT).

Cassio Gomes dos Reis Junior

Radiologista com Título de Especialista pela Associação Médica Brasileira (AMB) e Colégio Brasileiro de Radiologia (CBR). Médico Radiologista da Santa Casa de São Paulo (SCSP). Coordenador do Setor de Radiologia Geral e Preceptor de Radiologia Torácica. Médico Radiologista da Beneficência Portuguesa (BP). Supervisor do Setor de Exames.

Celso Ricardo Fernandes de Carvalho

Mestrado, Doutorado e Livre-Docência em Fisioterapia pela Faculdade de Medicina da Universidade de São Paulo (FMUSP). Docente de Fisioterapia Respiratória e Fisiologia do Exercício no Curso de Fisioterapia da FMUSP.

Cesar Yoshito Fukuda

Doutor em Doenças Pulmonares Intersticiais pela Disciplina de Pneumologia da Escola Paulista de Medicina da Universidade Federal de São Paulo (EPM/Unifesp).

Danilo Cortozi Berton

Pneumologista da Unidade de Fisiologia Respiratória do Hospital de Clínicas de Porto Alegre (HCPA) e Universidade Federal do Rio Grande do Sul (UFRGS).

Denise Rossato Silva

Médica Pneumologista. Doutorado em Ciências Pneumológicas pela Universidade Federal do Rio Grande do Sul (UFRGS). Pós-Doutorado pela Harvard University, EUA. Professora da Faculdade de Medicina da UFRGS.

Eduardo Alexandrino Servolo de Medeiros

Professor Associado e Livre-Docente da Disciplina de Infectologia da Universidade Federal de São Paulo (Unifesp). Presidente da Comissão de Controle de Infecção Hospitalar (CCIH) do Hospital São Paulo da Unifesp (HSP/Unifesp).

Eliane Viana Mancuzo

Pneumologista pela Sociedade Brasileira de Pneumologia (SBP). Doutora pelo Programa de Pós-Graduação em Saúde do Adulto da Universidade Federal de Minas Gerais (UFMG).

Eloara Vieira Machado Ferreira Alvares da Silva Campos

Professora da Disciplina de Pneumologia. Pós-Doutora em Ciências. Coordenadora do Setor de Função Pulmonar e Fisiologia Clínica do Exercício (SEFICE). Médica-Assistente do Grupo de Circulação Pulmonar da Universidade Federal de São Paulo (Unifesp) e do SEFICE.

Erika Cristine Treptow

Especialização em Medicina do Sono pela Associação Fundo de Incentivo à Pesquisa (AFIP). Doutorado em Ciências pelo Programa de Pós-Graduação da Medicina Translacional da Universidade Federal de São Paulo (Unifesp). Pós-Doutorado no Departamento de Clínica, Sono e Fisiologia do Exercício do Hospital Albert Michallon do Centre Hospitalier Universitaire de Grenoble, França.

Ester Nei Aparecida Martins Coletta

Mestrado e Doutorado em Patologia pela Universidade Federal de São Paulo (Unifesp). Professora Adjunta Aposentada do Departamento de Patologia da Unifesp. Médica do Serviço de Anatomia Patológica do Hospital do Servidor Público Estadual de São Paulo (IAMSPE).

Fabiana Stanzani

Médica-Assistente da Disciplina de Pneumologia da Universidade Federal de São Paulo (Unifesp). Doutora em Ciências pelo Programa de Pós-Graduação em Pneumologia da Unifesp.

Fabíola Paula Galhardo Rizzatti

Doutorado em Ciências Médicas pela Faculdade de Medicina de Ribeirão Preto da Universidade de São Paulo (FMRP-USP). Pós-Doutorado em Medicina do Sono pelo Departamento de Psicobiologia, Disciplina de Medicina e Biologia do Sono da Universidade Federal de São Paulo (Unifesp). Professora Adjunta na Disciplina de Pneumologia no Departamento de Medicina da Unifesp.

Fernanda Maciel de Aguiar Baptista

Coordenadora do Serviço de Pneumologia do Hospital São Rafael (BA). Médica Preceptora da Residência de Pneumologia do Hospital Universitário Professor Edgard Santos da Universidade Federal da Bahia (HUPES-UFBA). Especialista em Pneumologia pela Sociedade Brasileira de Pneumologia e Tisiologia (SBPT).

Giselle de Souza Carvalho

Médica Residente de Oncologia Clínica do Instituto Nacional de Câncer (INCA).

Gustavo Frazzato Medeiros de Miranda

Pneumologista pela Escola Paulista de Medicina da Universidade Federal de São Paulo (EPM/Unifesp). Doutor em Doenças Pulmonares Intersticiais pela Unifesp.

Ilka Lopes Santoro

Professora Afiliada da Universidade Federal de São Paulo (Unifesp).

Isabela Maggioni Holz

Graduada em Medicina pela Universidade Federal do Espírito Santo (UFES). Residente de Clínica Médica no Hospital Municipal Dr. Carmino Caricchio.

Israel Missrie

Graduado em Medicina pela Universidade Federal de São Paulo (Unifesp). Preceptor de Radiologia Torácica da Unifesp.

Jaquelina Sonoe Ota-Arakaki

Professora Adjunta da Disciplina de Pneumologia. Coordenadora do Setor de Doenças da Circulação Pulmonar. Chefe da Disciplina de Pneumologia na Escola Paulista de Medicina da Universidade Federal de São Paulo (EPM/Unifesp).

Joana Lunardi

Especialista em Medicina Interna pela Universidade Federal de Pelotas (UFPel). Residente de Pneumologia da Universidade de Ciências da Saúde de Porto Alegre (UFCSPA) no Pavilhão Pereira Filho da Santa Casa de Porto Alegre (SCPA).

Jorge Luiz Rocha

Pneumologista da Fundação Oswaldo Cruz (Fiocruz). Coordenador do Ambulatório de Referência em Micobacterioses, RJ. Mestre em Pneumologia pela Universidade Federal do Rio de Janeiro (UFRJ).

José Baddini Martinez

Doutor em Pneumologia pela Escola Paulista de Medicina da Universidade Federal de São Paulo (EPM/Unifesp). Livre-Docente em Clínica Médica pela Faculdade de Medicina de Ribeirão Preto da Universidade de São Paulo (FMRP-USP). Professor Associado Aposentado da FMRP-USP. Professor Adjunto da Disciplina de Pneumologia da EPM/Unifesp. Coordenador do Setor de Asma do Adulto da EPM/Unifesp.

José Eduardo Afonso Jr.

Graduação em Medicina pela Universidade de São Paulo (USP). MBA pela Faculdade Israelita de Ciências da Saúde Albert Einstein. PhD em Pneumologia pela USP. Coordenador Médico do Programa de Transplante Pulmonar do Hospital Israelita Albert Einstein (HIAE).

Júlia Bamberg Cunha Melo

Residência em Pneumologia no Instituto do Coração do Hospital das Clínicas da Faculdade de Medicina da Universidade de São Paulo (InCor-HCFMUSP). Especialização em Broncoscopia no InCor-HCFMUSP.

Karin Mueller Storrer

Professora Adjunta de Pneumologia Pontifícia Universidade Católica do Paraná (PUC-PR) e Universidade Federal do Paraná (UFP). Doutora em Doenças Pulmonares Intersticiais pela Universidade Federal de São Paulo (EPM/Unifesp).

Laís Silva Vidotto

Especialista em Fisioterapia Cardiorrespiratória pelo Instituto do Coração do Hospital das Clínicas da Faculdade de Medicina da USP (InCor-HCFMUSP). Mestre em Ciências da Reabilitação pela Universidade Estadual de Londrina (UEL). Doutoranda pela Brunel University London, Reino Unido (Bolsista pela Coordenação de Aperfeiçoamento de Pessoal de Nível Superior – CAPES).

Larissa Barbosa Talharo

Médica Pneumologista no Instituto do Coração do Hospital das Clínicas da Faculdade de Medicina da Universidade de São Paulo (InCor-HCFMUSP).

Lethicia David Prado

Médica Residente de Oncologia Clínica do Instituto Nacional de Câncer (INCA).

Lia Rita Azeredo Bittencourt

Médica Pneumologista. Área de Atuação em Medicina do Sono. Professora Associada e Livre-Docente do Departamento de Psicobiologia da Escola Paulista de Medicina da Universidade Federal de São Paulo (EPM/Unifesp). Pró-Reitora de Pós-Graduação e Pesquisa da Unifesp.

Liana Pinheiro

Médica. Doutora em Ciências pelo Programa de Pós-Graduação em Pneumologia da Universidade Federal de São Paulo (Unifesp).

Lilian Serrasqueiro Ballini Caetano

Doutora em Pneumologia pela Escola Paulista de Medicina da Universidade Federal de São Paulo (EPM/Unifesp). Médica-Assistente Aposentada da Disciplina de Pneumologia da EPM/Unifesp. Médica Colaboradora do Ambulatório de Asma do Adulto da EPM/Unifesp. Coordenadora da Comissão de Asma da Sociedade Paulista de Pneumologia e Tisiologia (SPPT).

Luiz Fernando Ferreira Pereira

Coordenador do Ambulatório de Cessação do Tabagismo do Hospital das Clínicas da Universidade Federal de Minas Gerais (UFMG). Coordenador da Comissão de Tabagismo da Sociedade Brasileira de Pneumologia e Tisiologia (SBPT) (2019-2020).

Luiz Henrique de Lima Araujo

Médico Oncologista e Pesquisador do Instituto Nacional de Câncer de Mato Grosso (INCA/MS). Diretor Regional de Oncologia da DASA.

Luiz Hirotoshi Ota

Professor Adjunto da Disciplina de Cirurgia Torácica de Escola Paulista de Medicina da Universidade Federal de São Paulo (EPM/Unifesp). Doutorado em Pneumologia.

Marcelo Alcantara Holanda

Médico Pneumologista e Intensivista. Professor Associado de Medicina da Universidade Federal do Ceará (UFC). Idealizador da Plataforma Xlung (www.xlung.net) para Ensino da Ventilação Mecânica.

Marco Antônio Soares Reis

Pneumologista do Hospital Madre Teresa, Belo Horizonte. Médico Intensivista com Título de Especialista pela Associação de Medicina Intensiva Brasileira (AMIB). Professor de Medicina da Pontifícia Universidade Católica de Minas Gerais (PUC-MG).

Marcos Ribeiro

Mestre em Ciências da Saúde (Pneumologia) pelo Hospital do Servidor Público Estadual de São Paulo (HSPE--SP). Doutor em Ciências da Saúde (Pneumologia) pela Universidade Federal de São Paulo (Unifesp). Pós-Doutor pela University of Toronto, Canadá. Professor Adjunto da Disciplina de Pneumologia do Departamento de Clínica Médica do Centro de Ciências da Saúde da Universidade Estadual de Londrina (UEL).

Margareth Maria Pretti Dalcolmo

Especialização em Pneumologia Sanitária pela Fundação Oswaldo Cruz (Fiocruz). Doutorado em Medicina (Pneumologia) pela Escola Paulista de Medicina da Universidade Federal de São Paulo (EPM/Unifesp). Docente da Pós-Graduação da Pontifícia Universidade Católica do Rio de Janeiro (PUC-Rio).

Maria Raquel Soares

Mestrado em Pneumologia pelo Instituto de Assistência Médica ao Servidor Público Estadual de São Paulo (IAMSPE-SP). Doutora em Pneumologia pela Escola Paulista de Medicina da Universidade Federal de São Paulo (EPM/Unifesp). Médica-assistente da Disciplina de Pneumologia da Unifesp.

Marina Dornfeld Cunha Castro

Residência em Pneumologia e Doutorado pela Universidade Federal de São Paulo (Unifesp). Assistente Voluntária do Grupo de Doenças Pulmonares Intersticiais da Unifesp.

Michel Drakoulakis

Médico Especialista em Alergia e Imunologia pelo Hospital do Servidor Público Estadual de São Paulo (HSPE--SP). Pós-Graduando na Disciplina de Pneumologia da Escola Paulista de Medicina da Universidade Federal de São Paulo (EPM/Unifesp).

Milena Tenório Cerezoli

Médica Pneumologista pela Escola Paulista de Medicina da Universidade Federal de São Paulo (EPM/Unifesp). Doutoranda em Doenças Pulmonares Intersticiais pela Disciplina de Pneumologia pela EPM/Unifesp.

Paulo de Tarso Roth Dalcin

Médico Pneumologista. Professor Titular do Departamento de Medicina Interna da Universidade Federal do Rio Grande do Sul (UFRGS).

Paulo José Zimermann Teixeira

Pneumologista do Pavilhão Pereira Filho da Santa Casa de Porto Alegre (SCPA). Especialista em Terapia Intensiva pela Associação de Medicina Intensiva Brasileira (AMIB). Professor Adjunto do Departamento de Clínica Médica da Faculdade de Medicina da Universidade Federal de Ciências da Saúde de Porto Alegre (UFCSPA).

Paulo Miranda Cavalcante Neto

Pós-Graduando em Doenças Pulmonares Intersticiais pela Universidade Federal de São Paulo (Unifesp).

Philippe de Figueiredo Braga Colares

Médico Pneumologista no Ambulatório de Doenças Pleurais da Disciplina de Pneumologia no Instituto do Coração do Hospital das Clínicas da Faculdade de Medicina da Universidade de São Paulo (InCor-HCFMUSP). Pós-Graduando da Disciplina de Pneumologia da FMUSP.

Rafaela Boaventura Martins

Título de Especialista pela Sociedade Brasileira de Pneumologia e Tisiologia (SBPT). Doutora em Pneumologia pela Unifesp.

Regina Celia Carlos Tibana

Médica Pneumologista e Doutora em Pneumologia pela Universidade Federal de São Paulo (Unifesp). Professora da Faculdade de Medicina da Universidade Nove de Julho (Uninove).

Ricardo de Amorim Corrêa

Professor Associado do Departamento de Clínica Médica/Pneumologia. Especialista em Pneumologia pela Sociedade Brasileira de Pneumologia e Tisiologia (SBPT). Mestre e Doutor em Infectologia e Medicina Tropical na Faculdade de Medicina da Universidade Federal de Minas Gerais (UFMG). Coordenador Geral do Centro de Pesquisas Clínicas do Hospital das Clínicas da UFMG.

Rimarcs Gomes Ferreira

Professor Associado do Departamento de Patologia da Escola Paulista de Medicina da Universidade Federal de São Paulo (EPM/Unifesp). Setor de Patologia Pulmonar do Departamento de Patologia da EPM/Unifesp.

Roberta Karla Barbosa de Sales

Doutora em Ciências pela Universidade de São Paulo (USP). Médica da Divisão da Pneumologia do Instituto do Coração do Hospital das Clínicas da Faculdade de Medicina da USP (InCor-HCFMUSP).

Roberta Pulcheri Ramos

Doutora em Ciências. Médica-Assistente do Grupo de Circulação Pulmonar da Universidade Federal de São Paulo (Unifesp) e do Setor de Função Pulmonar e Fisiologia Clínica do Exercício (SEFICE).

Rodrigo Abensur Athanazio

Doutor em Pneumologia pela Universidade de São Paulo (USP). Médico-Assistente da Disciplina de Pneumologia do Instituto do Coração do Hospital das Clínicas da Faculdade de Medicina da USP (InCor-HCFMUSP). Professor da Pós--Graduação em Pneumologia da USP. Diretor do Grupo Brasileiro de Estudos de Fibrose Cística (GBEFC).

Rodrigo Cavallazzi

Divisão de Pneumologia, Terapia Intensiva e Medicina do Sono do Departamento de Medicina da University of Louisville, Kentucky-EUA.

Ronaldo Cesar Barros Pinto

Especialista em Medicina Interna pela Universidade Federal de Mato Grosso do Sul (UFMS). Residente de Pneumologia da Universidade Federal de Ciências da Saúde de Porto Alegre (UFCSPA) – Pavilhão Pereira Filho – Santa Casa de Porto Alegre.

Rosali Rocha

Doutora em Pneumologia pela Universidade Federal de São Paulo (Unifesp). Médica-Assistente da Disciplina de Pneumologia da Unifesp.

Rosemeri Maurici da Silva

Médica Pneumologista. Doutora em Ciências Pneumológicas. Professora do Departamento de Clínica Médica e do Programa de Pós-Graduação em Ciências Médicas da Universidade Federal de Santa Catarina (UFSC). Bolsista de Produtividade em Pesquisa do Conselho Nacional de Desenvolvimento Científico e Tecnológico (CNPq).

Simone Lobo Krupok Matias

Residência Médica em Pneumologia pelo Hospital do Servidor Público Estadual de São Paulo (HSPE-SP). Doutora pelo Grupo de Doenças Pulmonares Intersticiais da Universidade Federal de São Paulo (Unifesp).

Sonia Maria Faresin

Professora Afiliada da Disciplina de Pneumologia da Escola Paulista de Medicina da Universidade Federal de São Paulo (EPM/Unifesp). Coordenadora do Ambulatório de Avaliação Pré-Operatória da Disciplina de Pneumologia da EPM/Unifesp.

Sonia Maria Guimarães Pereira Togeiro

Pneumologista e Certificada em Medicina do Sono pela Associação Médica Brasileira (AMB). Mestrado e Doutorado pela Universidade Federal de São Paulo (Unifesp). Médica da Disciplina de Clínica Médica e Medicina Laboratorial da Unifesp.

Soraya Abou El Hosn Cordero da Silva

Pneumologista pela Escola Paulista de Medicina da Universidade Federal de São Paulo (EPM/Unifesp). Pós-Graduanda em Doenças Pulmonares Intersticiais da Disciplina de Pneumologida da EPM/Unifesp.

Stella Falcadi Vendramine

Disciplina de Reumatologia do Departamento de Medicina da Escola Paulista de Medicina da Universidade Federal de São Paulo (EPM/Unifesp).

Vanessa El Mir Arida

Pós-Graduanda no Doutorado em Patologia Pulmonar pela Universidade Federal de São Paulo (Unifesp).

Apresentação

Em 2013, foi publicado o livro *Medicina Respiratória* em dois volumes, pela editora Atheneu, com a colaboração de 215 autores, distribuídos em 183 capítulos. O Tratado foi reconhecido com o Prêmio Jabuti, na Área Médica.

Em 2021, por convite irrecusável do Dr. Paulo Rzezinski, Diretor e líder incansável da Atheneu, aceitamos editar uma segunda obra sobre Pneumologia, de conteúdo não enciclopédico, mas mesmo assim abrangente. A obra destina-se a estudantes de Medicina, colegas de especialidade e Clínicos em geral.

Grande reconhecimento à excelente equipe da Atheneu, presente em todas as horas e sem a qual nada seria possível.

O livro é dividido em 20 tópicos, abrangendo diversas áreas, começando com a cessação do tabagismo e concluindo com um capítulo sobre transplante pulmonar. Dois extensos bancos contendo exemplos de casos em radiografias e tomografias de tórax são acessíveis a quem adquirir a obra. Uma bibliografia ao final de cada capítulo, selecionada e atual, permite o aprofundamento nos diversos temas.

Os autores foram convidados com base em seu amplo envolvimento nos tópicos escolhidos. A todos, nosso imenso agradecimento.

Fica evidente pela leitura da presente obra o progresso de nossa querida especialidade, porém, o progresso é infindo porque se baseia no impossível alcance das utopias.

Amanhã, outros retomarão novas trilhas e descobertas. Perseverem!

Carlos Alberto de Castro Pereira
Editor

Sumário

1 Cessação do Tabagismo

Luiz Fernando Ferreira Pereira

Considerações gerais

Na história da humanidade, nunca uma droga como a nicotina do tabaco foi tão glamourizada, a ponto de permear a cultura, a economia, a filosofia e as artes.

O tabagismo é uma doença crônica que, geralmente, se inicia na adolescência e persiste como a maior causa evitável de morte no mundo. O tabagismo matou mais de 100 milhões de pessoas no século XX e poderá matar um bilhão no século XXI.

Por esses e muitos outros motivos, a Organização Mundial de Saúde (OMS) instituiu em 2003 a Convenção-Quadro para o Controle do Tabaco, o primeiro tratado mundial de saúde pública, que atualmente é ratificado por 182 países. O Brasil persiste como um dos poucos países que cumpriram todas as estratégias centrais da OMS, conhecidas pela sigla **MPOWER**, e um dos grandes exemplos na luta por um mundo livre de tabaco.[1]

A maneira mais comum de consumo de nicotina ainda é por meio da inalação da fumaça proveniente da combustão do tabaco, produzida por cachimbos, charutos, cigarros comuns, cigarros de palha (palheiro) e o narguilé (*arguile, shisha, hookah,* cachimbo d'água). A fumaça inalada pelos fumantes é composta de uma fase particulada e outra gasosa e contém 7.000 produtos químicos, entre eles a nicotina, monóxido de carbono e pelo menos 69 cancerígenos.

O uso do tabaco sem a produção de fumaça é alto em muitos países e geralmente é feito por meio de saches para absorção oral de tabaco moído e úmido (*snus*), tabaco para ser mascado e tabaco moído e seco para aspiração ou inalação nasal (rapé).

O uso dos dispositivos eletrônicos para fumar (DEFs), ou para inalar nicotina, popularmente denominados cigarros eletrônicos, é crescente e mais elevado entre os jovens, em parte devido ao seu apelo tecnológico. Os mesmos são compostos de bateria de *litium*, um reservatório e um atomizador, para aquecer o líquido e liberar vapor contendo nicotina e mais de 80 substâncias, muitas com riscos potenciais à saúde como: propileno-glicol, metais pesados, material particulado fino, aldeídos, nitrosaminas e saborizantes.[2]

Nos últimos anos, surgiu uma nova alternativa de consumo de nicotina por meio de um dispositivo eletrônico que aquece um tipo especial de tabaco a 350 °C e, por esse motivo, liberaria menor quantidade de substâncias prejudiciais à saúde, especialmente cancerígenas.

Epidemiologia, malefícios e custos do tabagismo

Apesar do crescimento da população mundial, o número de consumidores de produtos do tabaco tende a diminuir pela primeira vez em décadas. Em 2020, a taxa global de fumantes foi de 23,6%, com o consumo de cigarros correspondendo a 16,1%.[3]

Aproximadamente 8 milhões dos 1,4 bilhões de fumantes do mundo falece todos os anos devido às dezenas de doenças relacionados com o tabaco.[4,5]

As políticas de controle do tabagismo instituídas no Brasil nas últimas décadas reduziram substancialmente as taxas de consumo de tabaco entre os adultos, de 35% na década de oitenta para 9,8% em 2020.[6]

Segundo o estudo VIGITEL (Vigilância de Fatores de Risco e Proteção para Doenças Crônicas por Inquérito Telefônico), o consumo de tabaco persiste maior entre os usuários com menor escolaridade e menor nível socioeconômico.[6]

Embora as mulheres continuem fumando menos do que os homens (7,7% × 12,3%), em algumas capitais do sul e do sudeste elas já estão fumando praticamente igual aos homens, como em Porto Alegre (14,1% × 15,2%).[6]

O tabagismo primário ou ativo, secundário ou passivo, terciário relacionado com os produtos derivado do tabaco que se acumulam por meses nas superfícies dos ambientes e o quaternário, relacionado com a fumicultura, causa incontáveis prejuízos à saúde, ao meio ambiente e a economia.

O tabagismo ativo causa e/ou agrava mais de 50 doenças, especialmente cardiovasculares, neurovasculares, respiratórias e diversos tipos de câncer.[5]

O tabagismo passivo causa malefícios em crianças, como nascimento de baixo peso, morte súbita infantil, otite média, sintomas respiratórios, doenças das vias aéreas inferiores e redução da função pulmonar e, em adultos, como a doença cerebrovascular, o câncer de pulmão, a isquemia coronariana e rinossinusite.[5,7]

Apesar da falta de estudos de longo prazo, os estudos *in vitro* e de curto prazo demonstram cada vez mais os prejuízos potenciais dos DEFs, como:[2,8,9]

- Dependência da nicotina.
- Aumento da iniciação do uso de cigarros.
- Aumento do estresse oxidativo.
- Inflamação de epitélios e de endotélios, apoptose.
- Lesão do DNA.
- Aterogênese.
- Trombogênese.

- Rigidez dos vasos.
- Redução da imunidade local das vias aéreas e da depuração mucociliar.

Os DEFs também podem causar traumas e queimaduras após a explosão de baterias, intoxicações agudas por nicotina devido à ingestão do liquido dos reservatórios e a *EVALI* (*Eletronic cigarette, or vaping, product use associated lung injury*), uma lesão broncopulmonar aguda manifestada por sintomas constitucionais, gastrointestinais e respiratórios, com risco de insuficiência respiratória grave e que matou mais de 80 usuários dos DEFs, nos Estados Unidos desde 2019.[1,8,9]

O tabagismo é o principal fator de risco evitável de doenças crônicas não transmissíveis (DCNT) e de mortes, e causa perdas estimadas em 1,4 trilhões de dólares por ano, o que corresponde a 1,8% do produto interno bruto anual do mundo.[4]

No Brasil, em 2015, o consumo de cigarros causou a perda de 56,9 bilhões de reais, dos quais 39,4 bilhões estavam relacionados com os custos médicos diretos e 17,5 bilhões com custos indiretos resultantes da perda de produtividade devido à morte prematura e incapacitação.[10] Por outro lado, no mesmo período foram arrecadados 12,9 bilhões de reais em impostos cobrados com a comercialização de cigarros, ou seja, apenas 23% das perdas.

Dependência da nicotina e sintomas de abstinência

A dependência da nicotina é um transtorno progressivo, crônico e recorrente, mediada pela ação da substância em receptores centrais e periféricos. O tabagismo é uma doença crônica, descrita no CID-10 com o código F17 – Transtornos mentais e comportamentais devido ao uso do fumo.[11]

O tabagismo é um comportamento complexo que recebe influências de estímulos ambientais, hábitos pessoais, condicionamentos psicossociais e das ações biológicas da nicotina. Estes estímulos podem ser de vários tipos, como os provenientes da publicidade e mídias sociais, a facilidade de aquisição da droga pelos baixos preços do cigarro e os exemplos dos pais e de líderes fumantes, além da hereditariedade.

De modo inconsciente e intuitivo, o fumante vai aprendendo a modular suas emoções com o efeito da nicotina, procurando fumar antes ou depois de determinados tipos de estímulos. A nicotina induz rapidamente tolerância e bastam poucas semanas a alguns meses de uso contínuo para que sejam estabelecidos os critérios de dependência.

Após uma tragada de cigarro, a nicotina atinge o cérebro em menos de 20 segundos e aumenta a liberação de neurotransmissores que contribuem para o seu reforço positivo, como: dopamina (prazer, adição e reduz apetite), acetilcolina (alerta, melhora da cognição), beta-endorfina (reduz ansiedade e tensão), norepinefrina (alerta, reduz apetite) e serotonina (modula o humor, reduz apetite e alivia a abstinência).[11-13]

A falta de nicotina no cérebro causa sintomas de abstinência, que atingem o pico entre um e três dias e duram com maior intensidade por três a quatro semanas. A fissura, ou *craving*, apesar de durar aproximadamente cinco minutos, é um dos maiores motivos de caídas e recaídas durante as tentativas para cessar o tabagismo.[11-13]

Os outros sintomas de abstinência, que podem manifestar-se isolados ou combinados e que variam de frequência e intensidade de fumante para fumante, são: mal-estar, fraqueza geral, sensação de que está faltando algo, frustação, irritabilidade, raiva, agressividade, ansiedade, agitação, dificuldade de concentração, déficit de memória, aumento do apetite, tristeza, depressão, cefaleia, tremores, tontura, alterações do hábito intestinal e distúrbios do sono.[11-13]

Para muitos fumantes "o tabaco é como uma pessoa íntima" e o efeito da sua perda com a cessação do tabagismo pode se assemelhar com as fases do luto, ou seja: negação (isolamento), raiva, negociação (barganha), depressão (tristeza) e aceitação (Tabela 1.1).

Tabela 1.1 – Escala de nicotino-dependência de Fagerström[11-13,15]

1. Quanto tempo após acordar você fuma seu primeiro cigarro?	Pontos
Mais de 60 minutos	0
Entre 31 e 60 minutos	1
Entre 06 e 30 minutos	2
Dentro de 5 minutos	3
2. Você tem dificuldade de ficar sem fumar em locais proibidos como igrejas, cinema, ônibus etc.?	
Não	0
Sim	1
3. Qual o cigarro do dia traz mais satisfação?	
O primeiro da manhã	1
Outros	0
4. Você fuma mais frequentemente pela manhã?	
Não	0
Sim	1
5. Você fuma mesmo doente, quando precisa ficar na cama a maior parte do tempo?	
Não	0
Sim	1
6. Quantos cigarros você fuma por dia?	
Menos de 11	0
De 11 a 20	1
De 21 a 30	2
Mais de 30	3
Total de pontos	

Graduação: 0 a 2 - muito baixa; 3 e 4 - baixa; 5 - média; 6 e 7 - alta; 8 a 10 muito alta. Ou: 0 a 4 - baixa; 5 a 7 - moderada; 8 a 10 - alta.

Avaliação clínica, estágio motivacional e grau de dependência

O que avaliar na consulta inicial dos fumantes:[11,13]

- Principais sinais e sintomas de doenças tabaco relacionadas.
- História tabágica – número de cigarros fumados por dia e há quanto tempo, tentativas prévias de cessação, grau de dependência da nicotina (Tabela 1.1), presença

de fumantes no domicílio, maiores motivos para cessar, grau de motivação e de confiança para cessar.

- Moléstias atuais e pregressas, com atenção para comorbidades crônicas, especialmente as relacionadas com a saúde mental.
- Medicações em uso e seu potencial de interações com os medicamentos para cessar o tabagismo.
- Consumo de álcool e de outras drogas.
- O que definir no final da consulta inicial:
- Qual o estágio de mudança comportamental (Tabela 1.2). Em pacientes prontos para ação definir o tipo de parada, se abrupta ou gradual, a data da cessação e a medicação de primeira linha que será prescrita.
- Propedêutica individualizada e baseada na idade, história clínica e exame físico.

Cessação do tabagismo

Tabela 1.2 – Condutas de acordo com o estágio de motivação (mudança)

Estágio	Fumantes	Atitude médica
Pré-contemplação ("Eu não vou") Fumante sem intenção de parar de fumar nos próximos seis meses.	Acreditam que fumam porque querem e não se veem como dependentes. Sabem dos malefícios, mas acreditam que não tem risco elevado de adoecer. Preservam sua "liberdade e independência". Nessa fase, erroneamente, os fumantes acreditam que podem parar quando desejarem.	Com empatia e de modo personalizado, levantar dúvidas, aumentar a percepção sobre os riscos do tabagismo e do nível de consciência do problema. Encorajar cessar o tabagismo e colocar-se disponível para discutir o tema em nova consulta. Fortalecer o vínculo do fumante com o profissional e com a instituição, trazer esperança e evitar discussões ou debates sobre a cessação.
Contemplação ("Eu poderia") Reconhece que precisa parar de fumar e quer mudar, mas ainda deseja fumar.	Admitem o problema, mas são ambivalentes, e não estão prontos para a ação, ou seja, para mudar seus comportamentos.	Lembrar e pesar as razões para mudanças (benefícios) e os riscos de não mudar (malefícios). Ajudar a encurtar essa fase, que pode ser longa. Manter-se disponível para falar mais tarde, em nova consulta, ou encaminhar para um grupo de sensibilização.
Preparação ou determinação ("Eu vou/Eu posso") Intenção clara de parar de fumar nas próximas quatro semanas.	Paciente sensibilizado para se preparar para deixar de fumar.	Ajudar a determinar a melhor linha de ação a ser seguida na busca de mudança. Ajudar a criar as condições para cessar e para promover autossuficiência. Escolher data para deixar de fumar.

Continua

Tabela 1.2 – Condutas de acordo com o estágio de motivação (mudança) (Continuação)

Estágio	Fumantes	Atitude médica
Ação ("Eu faço") Para de fumar!	Para de fumar na data marcada e promove as mudanças que foram programadas.	Ajudar a dar os primeiros passos rumo à mudança. Ressaltar a necessidade de cessar na data marcada, de aplicar as mudanças comportamentais e como lidar com a fissura. Orientar mudar rotinas e evitar situações gatilhos para fumar.
Manutenção ("Eu tenho") Fase de sustentação sem fumar.	Fase sem fumar e de sustentação das mudanças comportamentais.	Reforçar os benefícios obtidos. Identificar as situações de riscos para caídas e recaídas e as habilidades construídas para enfrentá-las. "Evite o primeiro cigarro".
Recaída ("Eu voltei a fumar") Voltou a fumar.	Retorno ao hábito ou comportamento padrão de tabagismo. Retorno para uma das fases anteriores de motivação. Essa fase não deve ser encarada de modo paralisante ou desmoralizante.	O paciente encontra-se fragilizado. Lembrar que o tabagismo é uma doença crônica e a recaída faz parte do processo. Oferecer apoio e aumentar a esperança. Ajudar a rever e retomar o processo de cessação. Acolher, valorizar o esforço e evitar julgamentos e cobranças que possam afastar o paciente do serviço.

Cessar o tabagismo aumenta a expectativa e a qualidade de vida, melhora a autoestima e traz benefícios de curto e de longo prazo, tanto para a saúde pessoal, quanto para aqueles que convivem com os fumantes. Além disso, a cessação melhora o rendimento no trabalho, reduz a abstenção na escola e no trabalho e reduz os custos familiares, públicos e da assistência suplementar de saúde, com o diagnóstico e o tratamento das doenças tabaco relacionadas.

Outros benefícios relevantes da cessação do tabagismo são:

- Melhora do olfato e do paladar.
- Melhora do pigarro e da voz.
- Melhora da tosse e de outros sintomas respiratórios.
- Melhora da capacidade cardiorrespiratória e física em geral.
- Melhora da aparência da pele e redução de rugas de expressão.
- Redução dos riscos de exacerbações, complicações e mortes de dezenas de doenças, especialmente as cardiovasculares e as respiratórias.
- Redução dos riscos de infecções, incluindo viroses, pneumonia e tuberculose.

- Redução de complicações pós-operatórias.
- Redução do risco de dezenas de cânceres, com melhora da resposta ao tratamento, prognóstico e sobrevida.[9,11,14]

Cessar o tabagismo geralmente não é uma tarefa fácil, uma vez que, ao longo da vida a nicotina tornou-se fundamental para o bem-estar do fumante e para muitos se transformou num "verdadeiro amigo de todas as horas".

Os três fatores dificultadores mais importantes para a cessação do tabagismo seriam:

- Dependência física: sinais e sintomas da síndrome de abstinência.
- Dependência psicológica: sensação de ter no cigarro um apoio e um mecanismo de adaptação para lidar com sentimentos e pressões sociais.
- Condicionamentos: marcados pelas associações habituais entre fumar e tomar café, falar ao telefone, dirigir, ingerir bebidas alcoólica etc.

O tratamento do tabagismo é baseado na força de vontade, na decisão e determinação do fumante, aliado ao apoio comportamental combinado com o uso de medicamentos de primeira linha (evidência forte).[9,11-13,15]

Tipos e premissas bases do apoio comportamental

O processo de fumar é muito complexo e a peculiaridade singular, é que o tabagista manipula as alterações e as manifestações cerebrais, regulando o nível de doses de nicotina solicitado pelo organismo, variando a profundidade, o tempo e o número de tragadas. O apoio comportamental é fundamental para o auxílio na cessação do tabagismo e pode ser dividido em breve (mínimo), básico e intensivo.[9,11-13,15]

O apoio breve, conhecido pelo mnemônico PAAP, consiste em perguntar, avaliar, aconselhar e preparar o fumante para cessar o tabagismo.[9,11-13,15] O PAAP pode ser realizado por todos os profissionais de saúde durante as consultas de rotina e a sua duração é de no máximo de 3 minutos. A taxa de sucesso do PAAP varia de 3 a 5%. As mensagens do PAAP são curtas, personalizadas e adequadas à fase de mudança comportamental de cada fumante:[9,11-13,15]

- Perguntar e avaliar: Você fuma? Há quanto tempo? Quantos cigarros você fuma por dia? Quanto tempo após acordar você acende o primeiro cigarro? Você já tentou parar de fumar alguma vez? O que aconteceu? Você está interessado em parar de fumar? Pensa em marcar uma data?
- Aconselhar e preparar: Aconselhamento personalizado sobre a dependência da nicotina e a necessidade de mudança de atitude para cessar o tabagismo. Orientar sobre os malefícios e principalmente sobre os benefícios da cessação, com enfoque direcionado a cada paciente e cada situação clínica. Orientar sobre os sintomas de abstinência e como controlar os mesmos, especialmente a fissura e a importância de evitar rotinas e situações gatilho que estimulam fumar. Em comum acordo com o paciente tentar definir uma data para cessar o tabagismo e identificar se há necessidade de medicação ou encaminhamento para abordagem intensiva.

No apoio básico com duração de 3 a 5 minutos, mnemônico PAAPA, além de perguntar, avaliar, aconselhar e preparar é feito o acompanhamento, se possível semanal nas primeiras semanas após a cessação.[9,11-13,15]

O apoio intensivo, individual, com duração superior a 10 minutos, ou em grupo, em sessões de 60 a 90 minutos, é reservado para os fumantes com maior dificuldade para cessar e baseado em consultas ou sessões semanais no primeiro mês, quinzenais no segundo mês e pelo menos mais um encontro ao final do terceiro mês.[11,12]

O sucesso do tratamento intensivo é estreitamente ligado à interação que se estabelece entre o fumante e o médico e/ou a equipe multiprofissional, o apoio familiar e de amigos e o uso de medicamentos.

Algumas considerações básicas e atitudes dos profissionais de saúde durante o apoio comportamental devem ser destacados:[9,11-13,15]

- Acolher o fumante com empatia, trazer esperança e evitar confrontamento.
- Abordagem centrada na pessoa, cada fumante um contexto, um momento de vida, um plano de ação, partindo de preferências e possibilidades individuais.
- Os princípios básicos são: identificação de situações de riscos/recaídas e o desenvolvimento de estratégias de enfrentamento, por meio do treinamento de habilidades comportamentais (Tabela 1.3).
- Orientar sobre a dependência e a abstinência, as fases de mudança comportamental, os malefícios do tabagismo, ressaltar os benefícios da cessação, os métodos de cessação, o papel dos medicamentos e do apoio comportamental.
- Evitar o excesso de medicamentos ou exigências e por outro lado, orientações insuficientes ou inadequadas.,O aconselhamento para os fumantes que cessaram o

Tabela 1.3 – Estratégias e técnicas de relaxamento para minimizar e superar os sintomas de abstinência da nicotina[11-13,15]

Estratégias
Lembrar que a fissura cessa em poucos minutos. Ao invés de fumar:
• Tomar um copo de água gelada lentamente.
• Ingerir alimentos em pequenas porções e com baixas calorias, como: cenoura, fruta ou bala com pouco açúcar.
• Mascar gengibre, pau-de-canela ou cravo.
• Caminhar por cinco a dez minutos ou praticar uma atividade física.
• Ler, acessar um video ou fazer qualquer outra atividade que distraia e relaxe.
• Mudar rotinas e evitar, dentro do possível, tudo que dê vontade de fumar (hábitos), como: tomar café, ingerir bebidas alcoólicas, comer doces, falar ao telefone etc.
• Após as refeições, levantar e deixar a mesa imediatamente e logo em seguida escovar os dentes.
• Retirar do alcance visual os estímulos que possam lembrar o cigarro como cinzeiros, isqueiros etc.
• Não guardar "cigarros de reserva" em casa, no carro ou no trabalho.
• Evitar permanecer em locais com pessoas fumando.
• Não se preocupar com o amanhã, a semana que vem e nem com o "resto da vida" sem fumar. Pense em termos de um dia ou uma necessidade por vez. Cada dia sem fumar é uma vitória.
• Evitar os pensamentos automáticos que levam a fumar e criar estratégias para superá-los.
• Durante os momentos de ansiedade e estresse, tentar respirar profundamente, pensar em situações prazerosas, conversar com um amigo ou alterar os afazeres.
• Procurar lembrar frequentemente das principais razões para cessar o tabagismo.
• Identificar os benefícios progressivos com a cessação do tabagismo.

Continua

Tabela 1.3 – Estratégias e técnicas de relaxamento para minimizar e superar os sintomas de abstinência da nicotina[11-13,15] (Continuação)

Técnicas de relaxamento
• Respiração profunda: nossa respiração está diretamente relacionada com nossas emoções. Basta lembrar como respiramos nos momentos de raiva, ansiedade, angústia, felicidade ou tranquilidade. Aprenda a respirar, e em posição confortável feche os olhos e tente relaxar; inspire lenta e profundamente pelas narinas e sinta o abdome expandir; em seguida, prenda a respiração por alguns segundos e expire lentamente soprando suavemente pela boca. Repita o exercício por 5 a 10 vezes nos momentos que julgar necessário.
• Contração e relaxamento muscular: em posição confortável, sentado e com os olhos fechados, respire como orientado anteriormente. Na inspiração contraia lenta, sucessiva e suavemente a musculatura dos pés, pernas, abdome, tórax, ombros, braços, pescoço, face e cabeça. Prenda a respiração e mantenha a musculatura contraída por alguns segundos e depois expire lentamente, soprando suavemente pela boca e aos poucos vá relaxando toda musculatura do corpo. Repita a técnica outras vezes até se sentir totalmente relaxado, então abra os olhos e retorne com suas atividades.

tabagismo consiste em ajudar a identificar os benefícios progressivos e reduzir as dificuldades para manutenção sem fumar; parabenizar pela grande e difícil conquista; motivar a manter-se sem fumar; ajudar a identificar barreiras e desafios que ameaçam a manutenção sem fumar e como ultrapassá-los e destacar a necessidade de evitar situações que estimulam o tabagismo; que a fissura dura poucos minutos, e que a dependência da nicotina não termina.[11,12]

Muitos fumantes têm dificuldades de manterem-se abstêmios e os principais fatores ligados aos riscos de recaídas são: alto grau de dependência da nicotina; alta carga tabágica; eventos sociais e convivência próxima com fumantes; história de depressão ou de abuso de álcool e outras drogas; conflitos pessoais e interpessoais, e o excesso de confiança.

O primeiro passo no aconselhamento dos fumantes em recaídas é definir se foi um lapso (caída), ou seja, o paciente deu uma tragada ou fumou 1 ou 2 cigarros, por 1 ou mais dias, mas não fumou mais e encontra-se motivado para continuar sem fumar. Ou, por outro lado, o mesmo teve uma recaída, ou seja, voltou a fumar há vários dias e continua fumando. Nessas situações, é comum o paciente ter muitas dúvidas entre desistir ou continuar tentando cessar o tabagismo.

Muitos pacientes em recaída estão fragilizados e sentem-se envergonhados, entristecidos ou com baixa estima, por esses motivos é crucial não recriminá-los ou desmoralizá-los. É fundamental acolher e ajudar os mesmos a recuperar sua esperança de sucesso no futuro. Além disso, é preciso identificar a situação da caída ou recaída como perguntas objetivas como: o que aconteceu? O que você estava fazendo? Como você se sentiu?

Outro aspecto para ser ressaltado nessas ocasiões é o que o tabagismo é doença crônica nos quais as recaídas fazem parte do processo de cessação.[11-13]

Os fumantes em recaídas devem ser questionados se desejam reiniciar o processo e marcar nova data para cessar o tabagismo. Se a resposta for afirmativa avaliar se há necessidade de encaminhamento para psicologia e/ou psiquiatria. Em seguida, deve ser avaliado se há necessidade de iniciar ou modificar o tratamento medicamentoso. Além disso, é preciso ajudar o paciente a tirar proveito da experiência negativa e prepara-lo para nova tentativa de cessação.

Em nosso meio o tratamento intensivo do tabagismo pode ser feito gratuitamente no Sistema Único de Saúde (SUS), por meio das Unidades Básicas de Saúde dos municípios, em algumas redes da Assistência Suplementar Saúde e isoladamente em consultórios e clínicas particulares.

Tabela 1.4 – Como utilizar os medicamentos para cessação do tabagismo[11-13,15,16]

Apresentações e nome comercial	Como usar	Efeitos adversos	Comentários
Goma e pastilha: 2 e 4 mg (Niquitin, Nicotinell, Nicorette) Usadas isoladas para fumantes de poucos cigarros e baixo grau de dependência, ou quando necessário (fissura) combinada com adesivos ou outros medicamentos. Máximo de 15 a 20 unidades/dia. Reservar gomas e pastilhas de 4 mg para pacientes com alta dependência. **Biodisponibilidade:** gomas e pastilhas 50% e adesivos 75% da etiquetada. **Equivalência grosseira:** 1mg de nicotina do adesivo e 2mg da goma equivalem a de 1 cigarro.	**Goma:** Mascar vigorosamente até sentir gosto ou formigamento. Repousar a goma entre a gengiva e a bochecha. Voltar a mascar ao término do formigamento. **Pastilha:** Movimentar na boca e deixar dissolver, sem mastigar ou chupar, por 20 a 30 minutos. **Obs:** não alimentar ou ingerir bebidas durante o uso ou por 15 a 30 minutos após.	Lesões de gengiva, sialorreia, gosto ruim, amolecimento de dentes, náuseas, vômitos, dispepsia e soluços. Mascar as gomas pode causar dores na mandíbula (ATM).	Eliminação renal, quase inalterada. Evitar a goma em pacientes com úlcera péptica ativa ou problema na ATM. A TRN é contraindicada na doença cerebrovascular ou cardiovascular grave e/ou aguda (< 1 mês) – discutir caso a caso. Evitar o uso em grávidas e lactantes, mas pesar o risco *versus* benefício de TRN em dose menor do que a dose de nicotina inalada com o cigarro. Pode combinar mais de um tipo de TRN, em geral adesivo com pastilha ou goma. A TRN também pode ser combinada com bupropiona ou vareniclina em casos mais difíceis. Fumantes de 21 a 30 c/d, 31 a 40 c/d ou > 40 c/d, podem se beneficiar com o uso de dois adesivos, 1 de 21 mg mais um de 7, 14 ou 21 mg, respectivamente.
Adesivo 7, 14 e 21 mg (Niquitin, Nicotinell) Dose inicial do adesivo: 6 a 10 c/d: 1 adesivo de 7 mg 11 a 19 c/d: 1 adesivo de 14 mg ≥ 20 c/d: 1 adesivo de 21 mg Reduzir a dose cada 4 semanas. Usar por 12 semanas.	Aplicar um adesivo pela manhã, em áreas sem pelos e sem exposição ao sol. Fazer rodízio dos locais de aplicação. Pode tomar banho com o adesivo.	Eritema e infiltração da derme. Sialorreia, náuseas, vômitos, diarreia e insônia.	

Continua

Tabela 1.4 – Como utilizar os medicamentos para cessação do tabagismo[11-13,15,16] (Continuação)

Apresentações e nome comercial	Como usar	Efeitos adversos	Comentários
Bupropiona **Comprimido de 150 mg (Bup, Genérico, Wellbutrin, Zetron e Zyban)** Um comprimido pela manhã por 3 dias, seguido de um comprimido 2 vezes/ dia por 12 semanas	Iniciar 7 dias antes do dia marcado para cessar o tabagismo. Tomar o segundo comprimido pelo menos 8 horas após 1º. Evitar, se possível, tomar o 2º comprimido após as 17 horas, para reduzir insônia.	Reduz reflexos, com risco de piora desempenho de atividades que exijam habilidade motora, tontura, cefaleia, agitação, ansiedade, tremores, insônia, boca seca e convulsões.	Bloqueia a receptação neural da dopamina e de norepinefrina. Metabolizada no fígado pela CYP2B6. Muitas interações medicamentosas com drogas que atuam no p-citocromo. **Contraindicações absolutas:** antecedente convulsivo, inclusive febril na infância, alcoolista em fase de retirada, história de doença cerebrovascular, uso de inibidores da MAO nos últimos 14 dias, bulimia e anorexia nervosa, síndrome do pânico, idade inferior a 16 anos, grávidas e lactantes. **Contraindicações relativas:** alcoolismo pesado, uso de carbamazepina, barbitúricos, fenitoínas, antipsicóticos, cimetidina, antidepressivos, teofilina, corticoides sistêmicos, hipoglicemiantes orais e insulina. HAS não controlada.
Vareniclina **Comp. de 0,5 e 1 mg (Champix)** 1ª semana: 1 comprimido de 0,5 mg por 3 dias, seguido de 1 comprimido 2 vezes/ dia por 4 dias. Da 2ª a 12ª semanas 1 comprimido de 1 mg duas vezes/dia.	Iniciar 7 dias antes da marcada para cessar o tabaco. Cartela de 0,5 mg somente na 1ª semana e cartelas de 1 mg nas 11 semanas subsequentes.	Mais comuns: náuseas (33%), raro necessitar retirada. Sonhos vívidos. Alguns pacientes relatam boca seca, tontura, sonolência e flatulência.	Poucas interações medicamentosas. Eficácia maior que a bupropiona e a TRN e semelhante da combinação de duas TRN. Não aumenta riscos cardiovasculares ou psiquiátricos graves.

c/d: cigarros/dia; TRN: terapia de reposição de nicotina; ATM: articulação temporomandibular; HAS: hipertensão arterial sistêmica; MAO: Monoaminoxidase.

Medicamentos de primeira linha

Os medicamentos em conjunto com o apoio comportamental dobram ou triplicam a chance de sucesso do tratamento do tabagismo.[9,11-13,15,16]

Os medicamentos de primeira linha para cessação do tabagismo são classificados em (Tabela 1.4):[9,11-13,15]

- Nicotínicos: terapia de reposição de nicotina (TRN) com adesivos, gomas e pastilhas.
- Não nicotínicos: bupropiona, antidepressivo e vareniclina, inibidor dos receptores nicotínicos.

A TRN ajuda reduzir a fissura e os outros sintomas de abstinência, ao substituir temporariamente grande parte da nicotina que seria fumada e eliminar o gestual e os condicionamentos relacionados ao consumo do cigarro. A goma e a pastilha são usadas isoladamente para os fumantes de no máximo cinco cigarros por dia ou combinada com outros medicamentos, especialmente os adesivos e de acordo com a necessidade, em fumantes de mais de 10 cigarros por dia.

A bupropiona bloqueia a recaptação neural de dopamina, norepinefrina e em menor intensidade da serotonina. A bupropiona é metabolizada no fígado e tem muitos efeitos adversos e interações medicamentosas. O risco de convulsão durante o uso da bupropiona varia de 1:1.000 a 1:1.500 pacientes.[13,16]

A vareniclina liga-se nos receptores nicotínicos $\alpha4\beta2$ e libera dopamina e outros neurotransmissores (efeito agonista) e ao mesmo tempo impede a ligação da nicotina (efeito antagonista competitivo).

Na Tabela 1.4 são descritas as recomendações para o uso adequado dos medicamentos de primeira linha.

Os medicamentos de 1ª linha são indicados para todos os fumantes, exceto quando houver contraindicações, ou poucas evidências, como nas gestantes, e adolescentes e nos fumantes de menos de cinco cigarros por dia.

Nos últimos anos, foram publicadas diversas revisões sistemáticas da *Cochrane* sobre a eficácia dos medicamentos de primeira linha para cessação do tabagismo, com destaque para:[16-18]

- **Cahil, et al. 2013 (Odds Ratio - OR):** a eficácia da vareniclina (OR - 1,88), da bupropiona (OR - 1,84) e da TRN (OR - 1,82) é superior à do placebo. A eficácia da bupropiona é semelhante à da TRN. A eficácia da vareniclina é superior à da bupropiona (OR - 1,59) e da TRN (OR - 1,57) e semelhante à da combinação de duas TRNs.

- **Lindson, et al., 2019 (Risco relativo - RR):** os adesivos tem a mesma eficácia das gomas e das pastilhas e o uso de duas TRN é superior ao uso de apenas uma TRN (RR - 1,25).

- **Howes, et al., 2020:** a eficácia da bupropiona é superior à do placebo (RR - 1,64) e inferior à da vareniclina (RR - 0,71). A eficácia da combinação de bupropiona com TRN é superior à da bupropiona e a sua combinação com vareneclina não é superior ao uso isolado de vareniclina. A eficácia da nortriptilina é superior a do placebo (RR - 2,03) e semelhante à da bupropiona, embora a mesma continue sendo considerada droga de 2ª linha para tratamento do tabagismo.

Em geral, um medicamento de 1ª linha é suficiente para tratar os pacientes com menor dependência e menor carga tabágica. A combinação de mais de um medicamento pode aumentar a taxa de sucesso, especialmente nos casos de alta dependência nicotínica, falha da monoterapia ou quando os sintomas de abstinência são muito frequentes e/ou intensos.[9,12,13,15-17] A combinação de medicamentos mais usada, e sabidamente eficaz, é a de duas TRN, sendo o adesivo diário e a goma ou pastilha de acordo com a necessidade.[15-17]

A duração habitual do tratamento medicamentoso é de 3 meses. Entretanto, os pacientes com alta dependência, grande dificuldade para permanecer sem fumar ao final do 3º mês e/ou com passado de muitas caídas ou recaídas, podem beneficiar-se do prolongamento do apoio comportamental e/ou dos medicamentos por até 12 meses.[9,11,13,15,17,19] Cabe destacar, que os benefícios dessa terapia estendida com medicamentos geralmente são perdidos após a suspensão dos mesmos e são mais robustos nos pacientes que mantém boa adesão.

A escolha dos medicamentos deve ser baseada no equilíbrio entre as suas indicações, contraindicações, grau de dependência, presença de comorbidades, potencial de efeitos adversos, riscos de interações medicamentosas, custos e na opinião dos pacientes.

As diretrizes recentes sugerem o uso de vareniclina ou a da combinação de duas TRN, sendo uma de liberação lenta (adesivo) e a outra de liberação rápida (goma ou pastilhas), como a primeira opção para o início do tratamento de cardiopatas, pneumopatas e pacientes oncológicos.[20-22]

O Protocolo Clínico e Diretrizes de Tratamento (PCDT), publicado em 2020 pelo Ministério da Saúde, com fornecimento gratuito apenas de bupropiona e de TRN pelo SUS, sugere iniciar o tratamento dos fumantes de 10 ou mais cigarros por dia, com a combinação de adesivo de nicotina com goma ou pastilha.[15]

A diretriz da *American Thoracic Society*, publicada em 2020, concluiu que a vareniclina é a primeira escolha para iniciar o tratamento do tabagismo, inclusive em fumantes com doenças psiquiátricas ou usuários de drogas ilícitas e que iniciar a mesma antes da data da cessação, ou prolongar o seu uso além de 3 meses, pode ser benéfico em fumantes com maior dificuldade para cessar o tabagismo.[23]

O uso de DEFs para cessação do tabagismo persiste controverso e duas revisões sistemáticas recentes, baseadas em poucos estudos, alguns com alto risco de viés, mostraram pequeno benefício dos mesmos quando comparados com a TRN e um efeito inferior ao da vareniclina.[23,24] Cabe destacar que muitos fumantes que abandonam o consumo de cigarro após o uso dos DEFs, não conseguem parar de usar esses dispositivos, perpetuando a sua dependência da nicotina.

Conclusões

O tabagismo é a maior causa de DCNT e de mortes evitáveis. Os custos do tabagismo são muito maiores do que os ganhos com os impostos advindos da produção e comercialização do tabaco e dos DEFs.

O uso dos DEFs pelos jovens triplica a sua chance de iniciar o consumo de cigarros. Embora o vapor dos DEFs contenha menos substâncias do que a fumaça do tabaco, persistem muitas controvérsias sobre os seus malefícios de longo prazo e o seu papel na cessação do tabagismo.

O tratamento do tabagismo é baseado na combinação do apoio comportamental com o uso de medicamentos de 1ª linha. A eficácia da vareniclina é superior à da bupropiona e de 1 TRN, e semelhante à da combinação de 2 TRNs.

O PCDT publicado em 2020 sugere iniciar o tratamento de fumantes de 10 ou mais cigarros com a combinação de 2 TRNs.

Referências bibliográficas

1. World Health Organization (WHO), maio de 2019. Disponível em: https://www.who.int/teams/health-promotion/tobacco-control/who-report-on-the-global-tobacco-epidemic-2019.

2. Word Health Organization (WHO). A systematic review of health effects of electronic cigarettes, Charlotta Pisinger (org.). Geneve: WHO; dezembro de 2015. Disponível em: https://www.who.int/tobacco/industry/product_regulation/BackgroundPapersENDS3_4November-.pdf.

3. World Health Organization (WHO). global report on trends in prevalence of tobacco use 2000-2025. Geneva: World Health Organization; 2019 [citado em 8 de dezembro de 2020]. Disponível em: https://www.who.int/publications/i/itemwho-global-report-on-trends-in-prevalence-of-tobacco-use-2000-2025-third-edition.

4. World Health Organization (WHO). Tobacco Fact Sheet. World Health Organization; 2020 [citado em 2 de junho de 2020]. Disponível em: https://www.who.int/news-room/fact-sheets/detail/tobacco.

5. U.S. Department of Health and Human Services. The health consequences of smoking: 50 years of progress. A Report of the Surgeon General. Atlanta, GA: Centers for Disease Control and Prevention, National Center for Chronic Disease Prevention and Health Promotion, Office on Smoking and Health. Disponível em: https://www.surgeongeneral.gov/library/reports/50-years-of-progress/full-report.pdf

6. Ministério da Saúde. Vigitel Brasil 2019: vigilância de fatores de risco e proteção para doenças crônicas por inquérito telefônico: estimativas sobre frequência e distribuição sociodemográfica de fatores de risco e proteção para doenças crônicas nas capitais. Disponível em: http://bvsms.saude.gov.br/. Brasília; 2020, 137 p. Disponível em: http://bvsms.saude.gov.br/bvs/publicacoes/vigitel_brasil_2019_vigilancia_fatores_risco.pdf.

7. U.S. Department of Health and Human Services. The health consequences of involuntary exposure to tobacco smoke: a report of the Surgeon General. Atlanta: Centers for Disease Control and Prevention, National Center for Chronic Disease Prevention and Health Promotion, Office on Smoking and Health; 2006.

8. Pereira LFF, et al. Malefícios dos dispositivos eletrônicos para fumar, Tabagismo: prevenção e tratamento. 1. ed. Rio de Janeiro: DiLivros Editora, 2021: 101-108.

9. U.S. Department of Health and Human Services. Smoking cessation: a report of the Surgeon General. In: Atlanta, GA: U.S. Department of Health and Human Services, Centers for Disease Control and Prevention, National Center for Chronic Disease Prevention and Health promotion, Office on Smoking and Health, 2020. Disponível em: www.hhs.gov/sites/default/files/2020-cessation-sgr-full-report.pdf. Acessado em: 19 de junho de 2020.

10. Pinto M, Bardach A, Palacios A, Biz A, Alcaraz A, Rodriguez B, et al. Carga do tabagismo no Brasil e benefício potencial do aumento de impostos sobre os cigarros para a economia e para a redução de mortes e adoecimento. Cad. Saúde Pública 2019;35: e00129118.

11. Brasil. Ministério da Saúde. Secretaria de Atenção à Saúde. Departamento de Atenção Básica. Estratégias para o cuidado da pessoa com doença crônica: o cuidado da pessoa tabagista/Ministério da Saúde, Secretaria de Atenção à Saúde, Departamento de Atenção Básica. – Brasília: Ministério da Saúde, 2015 (Cadernos da Atenção Básica, n. 40).

12. Brasil. Ministério da Saúde; Instituto Nacional do Câncer (INCA). Coordenação de Prevenção e Vigilância. Consenso sobre Abordagem e Tratamento do Fumante. Rio de Janeiro, 2001.

13. Reichert J, Araújo AJ, Gonçalves CM, et at. Sociedade Brasileira de Pneumologia e Tisiologia. Smoking cessation guidelines - 2008. J Bras Pneumol 2008;34:845-80.

14. Godoy I. Benefícios da cessação e seu papel na motivação para deixar de fumar. In – Pereira LFF et al. Tabagismo: prevenção e tratamento. 1. ed. Rio de Janeiro: DiLivros Editora, 2021:199- 206.

15. Brasil. Ministério da Saúde. Secretaria de Ciência, Tecnologia, Inovação e Insumos Estratégicos em Saúde. Departamento de Gestão e Incorporação de Tecnologias e Inovações em Saúde. Coordenação de Gestão de Protocolos Clínicos e Diretrizes Terapêuticas. Protocolo Clínico e Diretrizes Terapêuticas do Tabagismo. Brasília: Ministério da Saúde, CONITEC, março de 2020, 78p. Disponível em: http://conitec. gov.br/images/Relatorios/2020/Relatrio_PCDT_Tabagismo_520_2020_FINAL.pdf.

16. Cahill K, Lindson-Hawley N, Thomas KH, Fanshawe TR, Lancaster T. Nicotine receptor partial agonists for smoking cessation. Cochrane Database Syst Rev.; 9 de maio de 2016;2016(5):CD006103. DOI: 10.1002/14651858.CD006103.pub7. PMID: 27158893; PMCID: PMC6464943.

17. Lindson N, Chepkin SC, Ye W, Fanshawe TR, Bullen C, Hartmann-Boyce J. Different doses, durations and modes of delivery of nicotine replacement therapy for smoking cessation. Cochrane Database Syst Rev; 18 de abril de 2019;4(4):CD013308. DOI: 10.1002/14651858.CD013308. PMID: 30997928; PMCID: PMC6470854.

18. Howes S, Hartmann-Boyce J, Livingstone-Banks J, Hong B, Lindson N. Antidepressants for smoking cessation. Cochrane Database Syst Rev; 22 de abril de 2020;4(4):CD000031.

19. Pereira LFF. Qual é o valor, quando, como e por quanto tempo estender o uso dos medicamentos. In: Pereira LFF et al. Tabagismo: prevenção e tratamento. 1. ed. Rio de Janeiro: DiLívros Editora, 2021:292- 98.

20. Jiménez-Ruiz CA, Andreas S, Lewis KE, Tonnesen P, van Schayck CP, Hajek P et al. Statement on smoking cessation in COPD and other pulmonary diseases and in smokers with comorbidities who find it difficult to quit. Eur Respir J 2015;46:61-79.

21. NCCN Clinical Practice Guidelines in Oncology (NCCN Guidelines®). Smoking cessation version 1. 2018 NCCN.org/professionals/physician_gls/default. aspx#smoking_cessation. Acesso em novembro de 2020.

22. Barua RS, Rigotti NA, Benowitz NL, et al. 2018 ACC expert consensus decision pathway on tobacco cessation treatment: a report of the American College of Cardiology task force on clinical expert consensus documents. J Am Coll Cardiol 2018;72: 3332- 65.

23. Leone FT, Zhang Y, Evers-Casey S, et al. Initiating pharmacologic treatment in tobacco-dependent adults. An official American Thoracic Society clinical practice guideline. Am J Respir Crit Care Med; 2020; 202: e5-e31.

24. Hartmann-Boyce J, McRobbie H, Lindson N, Bullen C, Begh R, Theodoulou A, et al. Electronic cigarettes for smoking cessation. Cochrane Database of Systematic Reviews 2020, Issue 10. Art. No.: CD010216. Acesso em: 14 de dezembro de 2020. DOI: 10.1002/14651858.CD010216.pub4.

2 Avaliação Pulmonar Pré-Operatória em Cirurgia Geral

Sonia Maria Faresin
Liana Pinheiro
Fabiana Stanzani

Introdução

O número de procedimentos operatórios realizados no mundo cresceu 36,2% de 2004 a 2012, ou seja, de 234,2 milhões atingiu a cifra de 312,9 milhões.[1] Embora, um terço deles tenham sido cesarianas, esse número continua sendo suficientemente grande para que os pneumologistas se interessem pelo tema aqui abordado. Além disso, tratamentos cirúrgicos são cada vez mais complexos e realizados em pacientes com faixas etárias crescentes e ou portadores de múltiplas comorbidades, condições propícias para a ocorrência de complicações pulmonares pós-operatórias.[2,3]

Complicação pulmonar pós-operatória (CPP) refere-se à ocorrência de uma nova doença ou exacerbação de uma doença pré-existente, que ocorre até o trigésimo dia de pós-operatório, determina alteração no quadro clínico do paciente e necessita de intervenção terapêutica específica para sua resolução, incluindo tratamento medicamentoso, fisioterapêutico ou até por broncoscopia.[2,3] O termo CPP inclui infecções das vias aéreas inferiores (bronquite purulenta e pneumonia), insuficiência respiratória aguda, ventilação mecânica por mais de 48 horas, atelectasia com repercussão clínica, broncoespasmo e exacerbação de qualquer doença pulmonar crônica.[2,3] Alguns autores adicionam a essa lista o derrame pleural, a embolia pulmonar e o pneumotórax. Sua incidência varia amplamente na literatura[2-9] e, em estudos realizados na Disciplina de Pneumologia da EPM/HSP, observou-se de 12,3 a 33,9% de complicação pulmonar no pós-operatório de cirurgia geral.

Hoje é possível encontrar diferentes escalas que categorizam os pacientes de acordo com o risco de desenvolver CPP,[4-9] porém, durante a avaliação pré-operatória, instituir medidas profiláticas que visem diminuir sua ocorrência é mais importante que quantificar o risco.

Avaliação pré-operatória

A avaliação pré-operatória busca identificar fatores de risco bem estabelecidos encontrados no tripé: procedimento operatório, anestesia e condição clínica do paciente. Considerando grandes estudos de coorte com doentes submetidos a uma ampla gama de procedimentos operatórios, pode-se afirmar que os fatores de risco ligados às características operatórias apresentam maior peso no desenvolvimento de CPP que os demais (Tabela 2.1).[2]

Tabela 2.1 - Risco de ocorrência de complicações pulmonares de acordo com a presença de fatores de risco ligados ao procedimento operatório, à anestesia e as condições clínica do candidatos ao tratamento

Fator de risco	Razão de chance	Intervalo de confiança
Local da cirurgia		
Aórtica	6,90	2,74-17,36
Torácica	4,24	2,89-6,23
Abdominal	3,01	2,43-3,72
Abdominal alta	2,91	2,35-3,60
Neurocirurgia	2,53	1,84-3,47
Cabeça e pescoço	2,21	1,82-2,68
Vascular	2,10	1,57-3,11
Cirurgia de emergência	2,21	1,57-3,11
Cirurgia acima de 3 a 4 horas	2,26	1,47-3,47
Anestesia geral	1,83	1,35-2,46
Transfusão de sangue > 4 unidades	1,26	1,26-1,71
Idade em anos 50-59 60-69 70-79 acima de 80	 1,50 2,09 3,04 5,63	 1,31-1,71 1,65-2,64 2,11-4,39 4,63-6,85
Classificação ASA ≥ II	4,87	3,34-7,10
Radiografia de tórax anormal	4,81	2,43-9,55
ICC	2,93	1,02-8,03
Arritmia	2,90	1,10-7,50
Dependência funcional Total Parcial	2,51 1,65	1,99-3,15 1,36-2,01

Continua

Tabela 2.1 – Risco de ocorrência de complicações pulmonares de acordo com a presença de fatores de risco ligados ao procedimento operatório, à anestesia e as condições clínica do candidatos ao tratamento (Continuação)

Fator de risco	Razão de chance	Intervalo de confiança
Local da cirurgia		
DPOC	1,79	1,44-2,22
Perda ponderal	1,62	1,17-2,26
Comorbidade	1,48	1,10-1,17
Tabagismo	1,26	1,01-1,56
Alteração sensorial	1,39	1,08-1,79
Uso de glicocorticoide	1,33	1,12-1,58
Etilismo	1,21	1,11-1,32

Fatores de risco cirúrgicos

O local do procedimento tem grande importância na incidência de CPP, sendo que operações realizadas no interior de cavidades apresentam risco aumentado de complicações quando comparadas as operações denominadas periféricas.[2] Do mesmo modo, operações próximas ao diafragma resultam em maiores taxas de CPP se comparadas às realizadas no abdome inferior.

A disfunção diafragmática[10,11] assume papel de destaque na fisiopatologia das alterações pulmonares observadas em procedimentos realizados na cavidade torácica ou na abdominal e resulta da inibição reflexa do nervo frênico devido à estimulação de receptores somáticos e vagais durante a manipulação visceral. A disfunção diafragmática é máxima no primeiro dia de pós-operatório, podendo determinar a queda de até 60% dos volumes e capacidades pulmonares com relação aos seus valores pré-operatórios. Além disso, determina a ausência de suspiros e a mudança no padrão ventilatório com diminuição do volume corrente e aumento da frequência respiratória. Por tudo isso, os pacientes no pós-operatório assumem um padrão ventilatório mais costal, apresentam diminuição do pico de fluxo da tosse, ou seja, não conseguem tossir de modo eficaz e desenvolvem atelectasias que, a depender da sua extensão, serão responsáveis por queda da complacência pulmonar, desequilíbrio na relação ventilação-perfusão com queda na PaO_2 em até 30% do seu valor pré-operatório e aumento na resistência vascular pulmonar. Destaca-se que as atelectasias, que inicialmente são apenas fenômenos mecânicos, podem evoluir com inflamação alveolar e ser substrato de lesão pulmonar aguda.[12]

A incisão de músculos, a dor gerada na ferida operatória e em locais de inserções de drenos, além da posição supina assumida pelo paciente no pós-operatório coopera para agravar as alterações secundárias a disfunção diafragmática que em geral regride após uma semana.

Os procedimentos intratorácicos são os que determinam maiores prejuízos na movimentação da caixa torácica e na complacência pulmonar.[13] Pacientes submetidos à cirurgia cardíaca podem apresentar alterações prolongadas na função pulmonar e no estudo de Westerdahl et al.[14] foram observadas alterações que se estenderam até um ano após o procedimento operatório.

A revascularização miocárdica pode cursar com paralisia diafragmática por tempo mais prolongado e perda funcional mais acentuada em decorrência do resfriamento cardíaco, do uso da artéria torácica interna como enxerto, o que levaria a isquemia muscular, e da pleurotomia que pode ser necessária para isolar esse enxerto.[15] A preservação da integridade pleural pode diminuir os riscos de sangramento e de formação de derrame pleural, além de diminuir a intensidade da dor e consequentemente de atelectasia nestas cirurgias.[16] A utilização de circulação extracorpórea e o fenômeno de isquemia-reperfusão desencadeiam uma cascata de respostas inflamatórias que aumentam o risco de diferentes tipos de disfunção pulmonar e em especial de insuficiência respiratória.

Em procedimentos videoassistidos, a perda funcional pode ser menor e durar menos tempo.[3] Trabalhos realizados em nossa instituição evidenciaram essa assertiva em operações realizadas no andar superior do abdome, mas não em procedimentos intratorácicos.

Outros fatores de risco cirúrgicos importantes são: necessidade de transfusão sanguínea acima de quatro unidades, maior tempo operatório e emergência do procedimento. Procedimentos de duas e meia a quatro horas têm cerca de 2 vezes mais incidência de CPP que aqueles realizados com tempo menor, ao passo que, em caráter de emergência, o risco de CPP duplica.[2]

Em neurocirurgias, a incidência de CPP mais que duplica[2] e, em estudo realizado na Escola Paulista de Medicina/Hospital São Paulo (EPM/HSP), esta incidência foi de 24,6% com 10% de mortalidade.[17]

Fatores de risco anestésicos

A anestesia geral carrega o maior risco de ocorrência de CPP, pois determina várias alterações fisiopatológicas no sistema respiratório: depressão da resposta ventilatória, redução da capacidade residual funcional, alteração de troca gasosa por desequilíbrio na relação ventilação/perfusão, inibição do reflexo de vasoconstricção hipóxica, fechamento precoce de pequenas vias aéreas, alteração do tônus brônquico e diminuição do fluxo mucociliar (Tabela 2.1).[18]

O pancurônio e outros curares de longa ação estão implicados em maior incidência de eventos respiratórios no pós-operatório imediato e de CPP.

Pacientes com DPOC são mais sensíveis ao efeito depressor ventilatório dos anestésicos inalatórios e mínimas concentrações presentes no pós-operatório podem implicar na ocorrência de eventos respiratórios adversos.

O bloqueio neuroaxial apresenta a vantagem de dispensar a intubação orotraqueal e a ventilação mecânica. Entretanto, em portadores de DPOC pode abolir a atividade expiratória dos músculos abdominais e produzir dispneia.[19]

A simples sedação usada em cirurgias ambulatoriais pode levar a desfechos desfavoráveis em portadores de DPOC ou em portadores de síndrome de apneia obstrutiva do sono. Equipamento de emergência deve estar prontamente disponível nesses locais, caso contrário o procedimento deve ser realizado em centro cirúrgico. Além disso, pacientes portadores de escore de ASA IV apresentam risco de morte 89 vezes maior após um procedimento cirúrgico ambulatorial, quando comparados com pacientes saudáveis.[20]

Fatores de risco relacionados ao paciente

O risco de CPP aumenta a partir dos 50 anos de idade, independentemente de haver maior associação com comorbidades, e sofre novos acréscimos a cada 10 anos de tal modo que a partir de 80 anos esse risco se eleva em seis vezes (Tabela 2.1).[2,3]

Embora a idade, isoladamente, não deva ser impeditiva para o tratamento cirúrgico, avaliação criteriosa de indivíduos idosos tem sido preconizada, pois vários estudos demostram que as taxas de complicações e de mortalidade nesse grupo de doentes ultrapassam em muito as obtidas nos 30 dias após intervenção, tempo convencionalmente utilizado para a conceituação de complicação pós-operatória. Pacientes idosos podem, inclusive, necessitar de institucionalização após a cirurgia ou requerer tempo acima de um ano para recuperar suas atividades diárias de vida e retornar para sua capacidade funcional pré-operatória.[21]

Pacientes portadores de escore de ASA acima de II ou de radiografias de tórax anormais tem o risco quintuplicado. O risco também está elevado na presença de ICC, arritmia cardíaca, dependência funcional, AVC pregresso, alteração sensorial, outras comorbidades crônicas, perda ponderal, etilismo, tabagismo e uso crônico de glicocorticoides (Tabela 2.1).[2]

A presença de DPOC é um fator de risco independente para a ocorrência de CPP e quanto mais grave maior é o risco, porém, não há nível de função pulmonar proibitiva para procedimentos sem ressecção pulmonar.[2,3,22]

Asma não se constitui em um fator de risco se o paciente estiver assintomático e com tratamento adequado, ou seja, com a doença controlada.[22] Porém, presença de sintomas com necessidade de medicação de resgate acima de duas vezes por semana ou um despertar noturno uma vez por semana, necessidade de altas doses de glicocorticoide inalado duas ou mais exacerbações no último ano tratadas com glicocorticoide oral, bem como história pregressa de broncoespasmo em intubação orotraqueal indicam maior risco para a ocorrência de broncoespasmo perioperatório.[3]

Tanto a intubação orotraqueal como a broncoscopia, em portadores de hiper-reatividade brônquica pode desencadear broncoespasmo grave, que embora seja um evento raro pode levar a dano cerebral irreversível ou até ao óbito.

A síndrome da apneia obstrutiva do sono é um fator de risco para complicações imediatas no pós-operatório, que são atribuídas, principalmente, aos efeitos depressores de sedativos, de analgésicos e de anestésicos no controle ventilatório e no tônus da musculatura da via aérea superior.[22]

Pacientes com doença pulmonar intersticial (DPI) apresentam risco aumentado de morbidade e mortalidade perioperatória. Nesse grupo em particular são fatores de risco para complicações: presença de hipoxemia pré-operatória, DPI de progressão rápida, cirurgia de emergência, sexo masculino, idade avançada, doença diagnosticada recentemente e DPI associada a doença do tecido conjuntivo.[22]

A morbimortalidade pós-operatória para pacientes com hipertensão pulmonar é extremamente alta e aqueles que apresentam segundo a Organização Mundial de Saúde classe funcional III ou IV não devem ser submetidos a procedimentos operatórios eletivos pois o risco de óbito chega a 40%.[22] Além disso, o tratamento da hipertensão pulmonar está totalmente atrelado a sua etiologia. Quando se trata de hipertensão secundária à hipoxemia, o tratamento da doença de base e o fornecimento de oxigenoterapia contínua será facilmente realizado e o pneumologista geral saberá conduzir esses pacientes.

Entretanto, em outras etiologias, será necessário a presença de pneumologistas especialistas nessa área e a avaliação funcional desses pacientes pode ser complexa e incluir cateterismo cardíaco direito.[23]

Com relação a outras pneumopatias crônicas, como bronquiectasias e sequelas de tuberculose, não há estudos dirigidos para avaliação de risco nessas doenças, mas é intuitivo que seus portadores tenham direta ou indiretamente, pelos medicamentos utilizados, pela maior incidência de infecções, pela colonização de vias aéreas por agente patogênico agressivo, maior risco de CPP.

Fumar por si só leva a inúmeras alterações fisiopatológicas que elevam o risco operatório independente das doenças crônicas provocadas pela inalação dos produtos da queima do tabaco. Existe o aumento de risco de complicações perioperatórias incluindo maiores incidências de laringoespasmo, broncoespasmo, acessos graves de tosse, além de complicações pulmonares, cardiovasculares, infecção da ferida operatória, retardo na cicatrização dos tecidos e redução na fusão óssea.[2,3,22]

Indicação de exames complementares na avaliação pré-operatória

Exames complementares de rotina são desnecessários para a avaliação pré-operatória.[3,22] Sua indicação deve basear-se na história, no exame físico do paciente e no tratamento cirúrgico proposto. Assim, para um portador de DPOC que será submetido a uma cirurgia de pequeno porte e sem anestesia geral, exames realizados num passado próximo podem ser suficientes ao passo que se a cirurgia é de grande porte, com anestesia geral e intracavitária, serão necessários um leque maior de exames recentes.

Radiografia de tórax está indicada nas seguintes situações: pacientes com idade acima de 50 anos, presença de doença cardiopulmonar, presença de sintomas ou sinais dessas doenças, radiografia pregressa de tórax anormal, pacientes com obesidade mórbida ou pacientes que irão se submeter a cirurgias torácicas, abdominais altas e para correção de aneurisma de aorta.[2,3,22]

A realização da espirometria, baseada no procedimento operatório, mantém indicações clássicas: procedimentos com ressecção pulmonar, procedimentos intratorácicos sem ressecção pulmonar ou em abdome superior se paciente for portador de pneumopatia crônica ou portador de sintomas respiratórios crônicos ou apresentar alteração no exame torácico ou na radiografia de tórax indicativos de pneumopatia.[22] Nos procedimentos abdominais abaixo da cicatriz umbilical e em procedimentos periféricos, sua solicitação deverá ser analisada caso a caso.

No dia a dia, embora a espirometria não seja necessária para avaliação do risco de CPP, pode ser útil para avaliar se o candidato ao tratamento operatório se encontra no seu melhor estado funcional, se necessita de tratamento farmacológico mais agressivo e auxilia na indicação de UTI no pós-operatório ao permitir antever insucesso na desintubação. Também, consideramos adequado solicitar a espirometria nas seguintes condições: procedimentos bariátricos, correção de cifoescoliose, em portadores de cifoescoliose ou de doenças neuromusculares candidatos à anestesia geral e em pneumopatas crônicos candidatos a procedimentos intracranianos.

Eletrocardiograma e ecodoplercardiograma devem ser solicitados em pacientes com insuficiência respiratória crônica ou na suspeita de hipertensão pulmonar.[22]

Gasometria arterial está indicada em cirurgias de ressecção pulmonar e em pneumopatas cuja espirometria apresente distúrbio ventilatório moderado a grave. A presença de $SatO_2$ abaixo de 90% está associada com ao menos uma CCP (OR = 10,7; 4,1 a 28,1).[3] O encontro de $PaCO_2$ acima de 45mmHg pode indicar doença pulmonar avançada e, consequentemente, aumento da morbidade perioperatória, porém, isoladamente não contraindica nenhum procedimento. Pode, entretanto, mudar a estratégia perioperatória e indicar a necessidade de UTI no pós-operatório dependendo do porte da cirurgia.[2]

Outros exames, como dosagem de ureia, creatinina e albumina contribuem com a definição de risco sendo que ureia acima de 45 mg/dL, creatinina acima de 1,5 mg/dL e albumina sérica abaixo de 3,5 g/dL são fatores de risco para CPP e hipoalbuminemia também eleva o risco de mortalidade pós-operatória.[2,3]

Escalas de risco

Ao final da avaliação pré-operatória, podemos intuitivamente agrupar os fatores de risco encontrados e a partir daí estabelecer estratégias para a redução de CPP. Entretanto, escalas que agrupam esses fatores de risco e que se originaram de grandes estudos de coorte são mais úteis em predizer CPP e se prestam inclusive a elaboração de protocolos padronizados para lidar com grupos distintos de pacientes.

Existem várias calculadoras de risco específicas para CPP. Em 2000, Arozullah et al.,[4] usando dados de um grande estudo multicêntrico com 181.109 pacientes desenvolveram e validaram uma escala de risco para prever a ocorrência de insuficiência respiratória no pós-operatório de cirurgias não cardíacas. Essa complicação ocorreu em 3,4% dos pacientes da amostra e a taxa de mortalidade em 30 dias nesse subgrupo foi de 27%. No subgrupo sem insuficiência respiratória, a taxa de mortalidade foi de 1%. Os principais fatores de risco para o seu desenvolvimento foram o procedimento operatório, em especial correção de aneurisma de aorta, e procedimentos torácicos e abdominais (Tabela 2.2).

Tabela 2.2 – Escore e estimativa de risco de insuficiência respiratória aguda no pós-operatório de cirurgias não cardíacas de grande porte, segundo Arozulla et al.[4]

Fator de risco	Pontos
Cirurgia aneurisma de aorta abdominal	27
Cirurgia torácica	21
Cirurgia neurológica, abdominal alta, vascular periférica	14
Cirurgia de cabeça e pescoço	11
Cirurgia de emergência	11
Albumina < 3,0 g/dL	9
Ureia > 64 mg/dL	8
Estado funcional parcial ou totalmente dependente	7
DPOC	6
Idade ≥ 70 anos	6
60-69	4

Continua

Tabela 2.2 – Escore e estimativa de risco de insuficiência respiratória aguda no pós-operatório de cirurgias não cardíacas de grande porte segundo Arozullah et al.[4] (Continuação)

Fator de risco		Pontos
Classe	Pontos	Risco %
1	≤ 10	0,5
2	11-19	2,2
3	20-27	5,0
4	28-40	11,6
5	> 40	30,5

Em 2001, o mesmo grupo desenvolveu e validou uma escala de risco para predição de pneumonia no pós-operatório de cirurgias não cardíacas.[5] Pneumonia ocorreu em 1,5% dos pacientes e a mortalidade em 30 dias foi de 21%. Vale ressaltar que, em se tratando de pneumonia, a idade do paciente passa a ter grande importância. Pacientes com idade superior a 80 anos, independentemente da cirurgia, apresentam magnitude de risco superior à de procedimentos aórticos, torácicos ou abdominais (Tabela 2.3).

Tabela 2.3 – Escore e estimativa de risco de pneumonia no pós-operatório de cirurgias não cardíacas de grande porte segundo Arozullah et al.[5]

Fator de risco	Pontos
Cirurgia aneurisma de aorta abdominal	15
Cirurgia torácica	14
Cirurgia abdominal alta	10
Cirurgia de cabeça e pescoço	8
Neurocirurgia	8
Cirurgia vascular	3
Idade	
≥ 80 anos	17
70-79 anos	13
60-69 anos	9
50-59 anos	4
Estado funcional	
Totalmente dependente	10
Parcialmente dependente	6
Perda ponderal > 10% nos últimos 6 meses	7
DPOC	5
Anestesia geral	4
Alteração sensorial	4
AVC	4

Continua

Tabela 2.3 – Escore e estimativa de risco de pneumonia no pós-operatório de cirurgias não cardíacas de grande porte segundo Arozullah et al.[5] (Continuação)

Fator de risco	Pontos
Ureia	
< 17 mg/dL	4
47-64 mg/dL	2
> 64 mg/dL	3
Transfusão de sangue > 4 unidades	3
Cirurgia de emergência	3
Uso crônico de glicorticoide	3
Tabagismo atual e no último ano	3
Ingesta alcoólica > 2 doses/dia nas últimas 2 semanas	2

Classe	Pontos	Risco %
1	0-15	0,24
2	16-25	1,18
3	26-40	4,60
4	41-55	10,80
5	> 55	15,90

Como ambas as escalas desenvolvidas por Arozullah et al.[4,5] foram derivadas de coortes de pacientes que incluíam basicamente homens submetidos à cirurgia não cardíaca de grande porte, sua aplicabilidade tem sido questionada em populações portadoras de outras características.

Em 2010, Canet et al.[6] publicaram um escore de risco para CPP derivado de um estudo com 2.464 pacientes de qualquer gênero e submetidos à cirurgia geral. As complicações pulmonares incluídas foram pneumonia, insuficiência respiratória aguda, pneumonia por aspiração, broncoespasmo, atelectasia, derrame pleural e pneumotórax. O escore ficou conhecido por ARISCAT e aborda 7 fatores independentes de risco: idade, SpO_2, presença de infecção respiratória no último mês precedente ao tratamento operatório, presença de anemia, local da incisão operatória, duração e emergência do procedimento (Tabela 2.4).

Em 2011 e 2012, Gupta et al.[7,8] desenvolveram e validaram escalas para predição de ocorrência de insuficiência respiratória e pneumonia no período pós-operatório, a partir de dados obtidos pelo NSQIP (National Surgical Quality Improvement Program) de 2007 e 2008, com respectivamente 211.410 e 257.385 pacientes cadastrados. Nos dois escores foram identificados os seguintes fatores independentes de risco para CPP: escore de ASA, presença de dependência funcional, tipo de cirurgia e presença de sepse no período pré-operatório. Cirurgia de emergência aumentou o risco de insuficiência respiratória e idade, presença de DPOC e tabagismo aumentaram o risco de pneumonia.

A escolha de qualquer um dos escores anteriores enfrenta o mesmo problema, que se refere à falta de validação deles em nosso meio. Trabalhar com um escore mais abrangente parece ser mais adequado do que estimar o risco de cada complicação em particular. Entretanto, deve-se ter em mente que os valores obtidos com a aplicação do ARISCAT[6] serão maiores que os obtidos com os escores para insuficiência respiratória ou para pneumonia, pois, incluem um maior número de complicações.

Em pacientes submetidos a transplante renal o escore de ARISCAT foi superior ao escore de ASA para avaliar o risco de CPP,[24] entretanto, não estimou com precisão esse risco em pacientes submetidos a procedimentos de cabeça e pescoço de grande porte.[25]

Hoje existe disponível, também, a calculadora de risco cirúrgico da ACS NSQIP,[9] que foi atualizada em dezembro de 2020 e tem por finalidade avaliar desfechos desfavoráveis incluindo complicações e mortalidade após diversos tratamentos cirúrgicos, bem como é capaz de estimar o tempo de internação pós-operatória derivado da magnitude do risco calculado. Entretanto, a única complicação avaliada do ponto de respiratório é a pneumonia e, como os escores anteriores, não foi validado em nosso meio.

Tabela 2.4 – Escore e estimativa de risco de complicações pulmonares pós-operatórias segundo Canet et al.[6]

Variável	Pontuação
Idade < 50 anos 51-80 anos > 80 anos	0 3 16
SpO_2 > 96% 91-95 % < 90%	0 8 24
Infecção respiratória no último mês	17
Anemia pré-operatória – Hb < 10 g/dL	11
Incisão cirúrgica Periférica Abdominal alta Torácica	0 16 23
Duração da cirurgia em horas < 2 2-3 > 3	0 16 23
Procedimento	8
Risco Baixo Intermediário Elevado	< 26 pontos 26-44 pontos > 45 pontos

Recomendações perioperatórias

No período pré-operatório recomenda-se:

- Informar e integrar a equipe médica que assiste o doente, especificando riscos e definindo estratégias individualizadas.

- Avaliar a necessidade de UTI no pós-operatório imediato.
- Indicar abstinência ao tabaco considerando que para redução de CPP o tempo mínimo necessário é superior a duas semanas,[26] mas para redução de outras complicações incluindo as cardiovasculares já há benefício com a cessação 24 horas antes do procedimento operatório. Considerar a utilização de adesivo de nicotina a partir do primeiro dia de pós-operatório.[27]
- Pacientes com doenças obstrutivas devem ter seus sintomas controlados e a função pulmonar maximizada. A medicação de manutenção deve ser mantida inclusive no dia do procedimento operatório.
- Antimicrobianos devem ser prescritos se houver evidência de infecção respiratória e o procedimento deve ser postergado por no mínimo 30 dias.
- Administrar inalação com anticolinérgico e β-2 de curta ação em doses plenas, imediatamente antes do procedimento, e avaliar a prescrição de 0,5 a 1,0 mg/kg de prednisona via oral cinco dias antes do procedimento em portadores de hiper-reatividade brônquica para evitar broncoespasmo durante a intubação orotraqueal.
- Pacientes em uso crônico de glicocorticoides, ou que tenham recebido mais que 20 mg ao dia de prednisona por mais de três semanas no último ano, ou que apresentem síndrome de Cushing independente da dose usual, podem ter supressão do eixo hipotálamo-hipófise-adrenal quando submetidos a cirurgias de moderado ou grande porte. Nessas situações, doses maiores que as doses habituais devem ser administradas (Tabela 2.5).[28]
- Instruir e em casos selecionados iniciar manobras fisioterapêuticas no pré-operatório.

Tabela 2.5 – Suplementação de glicocorticoide segundo o porte do procedimento operatório para evitar insuficiência adrenal no pós-operatório[28]

Porte do procedimento	Exemplos	Dose de corticoide
Pequeno	Cirurgia dentária Biópsia Colonoscopia Correção catarata Reparo hérnia inguinal Curetagem uterina Cirurgia de mão	Manter dose diária usual
Moderado	Revascularização extremidade Prótese total de articulações Colecistectomia Ressecção de cólon Histerectomia abdominal	Dose diária usual + hidrocortisona: • 50 mg IV antes da incisão • 25 mg IV 8/8h por 24 h • Voltar a dose usual
Grande	Esofagectomia Retocolectomia total Hepatojejunostomia Cirurgias cardíacas/vasculares Ressecção pulmonar Parto Trauma	Dose diária usual + hidrocortisona: • 100 mg IV antes incisão • 50 mg IV 8/8h por 24h • Reduzir 50% da dose dia a dia até voltar a dose usual

Guia Prático de Medicina Respiratória

No período pós-operatório recomenda-se:

- Retirar o paciente da ventilação mecânica em condições ideais e o mais breve possível. Se indicado passar para a VNI ou CPAP.
- Manter a medicação pneumológica de manutenção.
- Indicar tratamento fisioterapêutico em casos selecionados, que deve ser abrangente visando a independência funcional do paciente e incluindo exercícios de inspiração profunda, inspirômetros de incentivo, deambulação precoce, realização de exercícios musculares globais e para a manutenção da postura.
- Indicar profilaxia para tromboembolismo venoso e em casos selecionados estender sua prescrição após a alta hospitalar.

Referências bibliográficas

1. Weiser TG, Haynes AB, Molina G, et al. Estimate of the global volume of surgery in 2012: an assessment supporting improved health outcomes. Lancet 2015;385 (Suppl 2): S11.
2. Smetana GW, Lawrence V A, Cornell JO. Preoperative pulmonary risk stratification for nonthoracic surgery: systematic review for the ACP. Ann Intern Med 2006; 144:581-95.
3. Chandler D, Mosieri C, Kallurkar A, et al. Perioperative strategies for the reduction of postoperative pulmonary complications. Best Pract Res Clin Anaesthesiol 2020; 34:153-66.
4. Arozullah AM, Daley J, Henderson WG, et al. Multifactorial risk index for predicting postoperative respiratory failure in man after major noncardiac surgery. The National Veterans Administration Surgical Quality Improvement Program. Ann Surg 2000; 53: 232-42.
5. Arozullah AM, Khuri SF, Henderson WG, et al. Development and validation of a multifactorial risk index for predicting postoperative pneumonia after major noncardiac surgery. Ann Intern Med 2001; 135:847-57.
6. Canet J, Gallart L, Gomar C, et al. Prediction of postoperative pulmonary complications in a population--based surgical cohort. Anesthesiology 2010;113: 1338-50.
7. Gupta H, Gupta PK, Fang X, et al. Development and validation of a risk calculator predicting respiratory failure. Chest 2011; 140:1207-15. Disponível em: https://www.mdcalc.com/gupta-postoperative-respiratory-failure-risk.
8. Gupta H, Gupta PK, Schuller D, et al. Development and validation of a risk calculator for predicting postoperative pneumonia. Mayo Clin Proc 2013; 88:1241-9. Disponível em: https://www.mdcalc.com/gupta-postoperative-pneumonia-risk.
9. American College of Surgeons. National Surgical Quality Improvement Program (NSQIP). Surgical Risk Calculator. Disponível em: https://riskcalculator.facs.org/RiskCalculator/.
10. Pansard JL, Mankikian B, Bertrand M, et al. Effects of thoracic extradural block on diaphragmatic electrical activity and contractility after upper abdominal surgery. Anesthesiology 1993; 78: 63-71.
11. Chae WS, Choi S, Sugiyama D, Richerson GB, Brennan TJ, Kang S. Effect of thoracic epidural anesthesia in a rat model of phrenic motor inhibition after upper abdominal surgery. Anesthesiology 2018; 129:791-807.
12. Duggan M & Kavanagh BP. Pulmonary atelectasis: a pathogenic perioperative entity. Anesthesiology 2005; 102:838-54.
13. Tukanova K, Papi E, Jamel S et al. Assessment of chest wall movement following thoracotomy: a systematic review. J Thorac Dis 2020; 12:1031-40.
14. Westerdahl E, Jonsson M, Emtner M. Pulmonary function and health-related quality of life 1-year follow up after cardiac surgery. J Cardiothorac Surg 2016; 11:99.
15. Mehta Y, Vats M, Singh A, Trehan N. Incidence and management of diaphragmatic palsy in patients after cardiac surgery. Indian J Crit Care Med 2008; 12:91-5.

16. Iyem H, Islamoglu F, Yagdi T, Sargin, et al. Effects of pleurotomy on respiratory sequelae after internal mammary artery harvesting. Tex Heart Inst J 2006; 33:116-21.

17. Sogame LCM, Vidotto MC, Jardim JR, Faresin SM. Incidence and risk factors for postoperative pulmonary complications in elective intracranial surgery. J Neurosurg 2008; 109: 222-7.

18. Hedenstierna G, Edmar K L. Effects of anesthesia on the respiratory system. Best Pract Res Clin Anaesthesiol 2015; 29:273-84.

19. Madalli MM. Chronic obstructive lung disease: perioperative management. M E J Anesth 2008; 19:1219-40.

20. Foley C, Kendall MC, Apruzzese P, et al. American Society of Anesthesiologists Physical Status Classification as a reliable predictor of postoperative medical complications and mortality following ambulatory surgery: an analysis of 2.089.830 ACS-NSQIP outpatient cases. BMC Surg 2021; 21: 253-60.

21. Kwon S, Symons R, Yukawa M, et al. Evaluating the association of preoperative functional status and postoperative functional decline in older patients undergoing major surgery. Am Surg 2012; 77:1636.

22. Selzer A, Sarkiss A. Preoperative pulmonary evaluation. Med Clin N Am 2019; 103:585-99.

23. Steppan J, Diaz-Rodriguez N, Barodka VM, et al. Focused review of perioperative care of patients with pulmonary hypertension and proposal of a perioperative pathway. Cureus 2018; 10: e2072.

24. Kupeli E, Dedekarginoglu BE, Ulubay G, et al. American Society of Anesthesiologists classification versus Ariscat risk index: predicting pulmonary complications following renal transplant. Exp Clin Transplant 2017; 15:208-13.

25. Wood CB, Shinn JR, Rees AB, et al. Existing predictive models for postoperative pulmonary complications perform poorly in a head and neck surgery population. J Med Syst 2019; 43:312-27.

26. Jung KH, Kim SM, Choi MG, et al. Preoperative smoking cessation can reduce postoperative complications in gastric cancer surgery. Gastric Cancer, 2015;18:683-90.

27. Wong J, An D, Urman RD, et al. Society for perioperative assessment and quality improvement (SPAQI) consensus statement on perioperative smoking cessation. Anesth Analg. 2020; 131:955-68.

28. Freudzon L. Perioperative steroid therapy: where's the evidence? Curr Opin Anaesthesiol 2018; 31: 39-42.

3 Sintomas e Sinais Respiratórios

3.1 Tosse Crônica

Marcos Ribeiro

Introdução

A tosse é uma das queixas médicas mais comuns. A tosse é um reflexo primitivo inato e atua como parte do sistema de defesas do organismo para proteger o indivíduo contra materiais estranhos. A tosse está associada a uma ampla variedade de etiologias e de causas clínicas.

Etiologia/epidemiologia

A tosse é categorizada como aguda (com duração < 3 semanas), subaguda (3-8 semanas) e crônica (> 8 semanas). O reconhecimento destas categorias da tosse com relação à duração restringe a lista de potenciais diagnósticos diferenciais.[1]

Uma metanálise mostrou que a prevalência de tosse crônica (definida como uma tosse persistente por mais de 3 meses) na população em geral foi de 9,6%.[2] Os adultos mais velhos (> 65 anos de idade) têm um risco maior de tosse aguda ou crônica em comparação com coortes de adultos mais jovens.

O sexo modifica muito os aspectos da tosse.[3] A prevalência aumenta em mulheres adultas e estudos em alguns países relataram uma predominância em pacientes do sexo feminino (aproximadamente dois terços). Tosse como efeito colateral de terapia com inibidor da enzima de conversão da angiotensina é mais comum em mulheres do que em homens. As razões para esses efeitos não são conhecidas.

O estabelecimento da causa da tosse crônica é muitas vezes difícil e geralmente requer encaminhamento a um pneumologista para sua avaliação. As principais causas incluem a síndrome da tosse das vias aéreas superiores (rinossinusites), a doença do refluxo gastroesofágico, a bronquite eosinofílica não asmática e a tosse variante de asma (ou uma combinação destas quatro condições).[4]

Como causas menos frequentes temos a bronquite crônica, a tosse pós-infecciosa, a intolerância aos medicamentos inibidores da enzima de conversão da angiotensina, neoplasias, doenças pulmonares intersticiais, apneia obstrutiva do sono e a tosse psicossomática.

A síndrome da tosse das vias aéreas superiores é a etiologia mais comum da tosse crônica. Existe um amplo espectro de doenças que abrangem esta síndrome incluindo rinite alérgica, rinite não alérgica, pós-infecciosa e/ou rinossinusite bacteriana ou viral. Essencialmente, a síndrome da tosse das vias aéreas superiores é um gotejamento pós-nasal de longa data que irrita as vias aéreas superiores, induzindo tosse.[4,5]

Sintomas de refluxo gastroesofágico (RGE) estão presentes em aproximadamente metade da população adulta. O RGE era anteriormente considerado uma das causas mais frequentes de tosse crônica. Contudo, o tratamento farmacológico do RGE, embora altamente efetivo para o controle dos típicos sintomas de refluxo, tais como pirose e regurgitação, é muito pouco efetivo para controle da tosse nos estudos com inibidores de bomba de prótons.[6] Um estudo comparou os episódios de tosse relacionados ao refluxo e encontrou que um grande volume de refluxo por um maior período de tempo tem um papel mais relevante na indução de tosse, em comparação a acidez do refluxo, que teria um papel menor, o que explica o pouco efeito dos inibidores de bomba de prótons.[7] Medidas dietéticas e comportamentais, e mesmo o uso de pró-cinéticos, podem ter papel mais relevante nos pacientes com refluxo importante estabelecido por impedanciometria.

A bronquite eosinofílica não asmática é uma doença de hiperresponsividade dos brônquios sem os sintomas clássicos de asma e com um componente eosinofílico aumentado, indicando um sistema imunológico hiperativo. A eosinofilia leva ao aumento das concentrações de citocinas inflamatórias, causando inflamação e irritação das vias aéreas. A asma eosinofílica é diferente da bronquite eosinofílica não asmática devido a uma diferença na localização dos mastócitos na parede das vias aéreas. A infiltração de músculo liso ocorre na asma típica, o que resulta no estreitamento das vias aéreas. Há infiltração epitelial na bronquite eosinofílica não asmática que irrita os receptores da tosse diretamente.

A tosse variante da asma se apresenta principalmente com tosse, sem sibilos, como na asma típica.[8] Esses pacientes terão espirometria normal no início dos sintomas, mas o teste de broncoprovocação com metacolina é positivo. Deve-se suspeitar desta etiologia se a tosse não for produtiva, repetitiva, ocorrer dia e noite e for exacerbada por exercícios, ar frio ou infecção respiratória superior. Pode existir história familiar para asma. Acredita-se que isso seja porque os receptores da tosse são mais prevalentes nas vias aéreas proximais e diminuem em densidade à medida que as vias aéreas ficam menores. Portanto, na tosse variante da asma a inflamação é mais proeminente nas vias aéreas proximais onde a tosse é estimulada e menos distal, onde a inflamação e o estreitamento causariam sibilos e dispneia. O tratamento é semelhante para a tosse variante da asma e para a asma típica.[9,10]

A bronquite crônica é, por definição, uma tosse que está presente por mais de três meses consecutivos ao longo de dois anos. Esta tosse está comumente presente como resultado de excesso de secreções mucosas, causando obstrução das vias aéreas.

Um componente inflamatório também foi sugerido nessa etiologia. A bronquite crônica não tem um componente infeccioso, no entanto, predispõe o paciente a infecções bacterianas que podem piorar a doença, criando um ciclo de retroalimentação.

Tosse pós-infecciosa ocorre devido ao aumento da sensibilidade dos receptores da tosse e hiperresponsividade brônquica temporária durante a recuperação de uma infecção pulmonar mais severa. Isso provavelmente está intimamente relacionado ao dano epitelial.

Neoplasias podem causar um efeito de massa com obstrução física ou colapso das vias aéreas, induzindo o acúmulo de muco e infecções secundárias, além da irritação direta dos receptores da tosse. Além disso, alguns tipos de câncer podem ter efeitos secretores nas vias aéreas.

As doenças pulmonares intersticiais são um grande grupo de doenças que podem cursar com fibrose progressiva e tosse de difícil controle.[11]

A apneia obstrutiva do sono é caracterizada por uma obstrução parcial ou completa das vias aéreas durante o sono como resultado de musculatura frouxa na faringe ou devido ao aumento do peso ao redor do pescoço causando um colapso da faringe em pessoas obesas.[12]

A sinusite crônica induz a tosse crônica como resultado de inflamação prolongada e pela irritação dos seios da face e da mucosa nasal com o acúmulo de secreção purulenta secundária a um processo infeccioso. Isso ocorre como resultado de sinusite aguda recorrente que permite o aparecimento de patógenos diversos.

Há evidências de que até 35% dos pacientes que utilizam um inibidor da enzima de conversão da angiotensina experimentam tosse seca e persistente. Geralmente a tosse relacionada aos inibidores da ECA começa dentro de 1 semana do início da terapia (embora possa ocorrer em até 6 meses) e a tosse desaparece dentro de 1 semana após a interrupção da medicação (embora possa durar até 4 semanas).

Uma tosse psicossomática pode ocorrer porem o seu diagnóstico definitivo é feito apenas se nenhuma outra explicação possa ser encontrada. Pode ser ocorrido como um hábito ou parte de uma condição psicológica subjacente.

O conceito de Síndrome de Hipersensibilidade à Tosse, (SHT)[13] foi recentemente introduzido na tentativa de apresentar um "guarda-chuva" unificador sendo a via final comum de diferentes processos de doença como DRGE, asma, bronquite eosinofílica, doença das vias aéreas superiores que podem resultar em tosse crônica. SHT foi definida pela European Respiratory Society como uma "afecção caracterizada por tosse muitas vezes desencadeada por baixos níveis de calor, exposição mecânica ou química.[14] Uma porcentagem significativa de pacientes não tem patologia demonstrável convencionalmente e acredita-se que tenham tosse "neurogênica", por sensibilização aumentada dos receptores da tosse, inicialmente desencadeada por causas diversas. Foi sugerido que essa síndrome pode ser análoga a outros distúrbios neuropáticos sensoriais, como a dor crônica. São esses pacientes que atualmente apresentam o maior desafio clínico.

Patogenia

A tosse é, normalmente, um reflexo defensivo que protege as vias aéreas. É uma resposta a um corpo estranho inalado ou muco excessivo ou a substâncias irritantes ambientais nocivas e prejudiciais. Nervos sensoriais ativados das vias aéreas transmitem informações por meio do nervo vago para a o tronco cerebral resultando em resposta motora e tosse.

Acredita-se que o reflexo da tosse envolva dois subtipos principais de nervos aferentes vagais sensoriais.[15] O primeiro subtipo são fibras C; estas formam redes de nervos amielínicos nas vias aéreas e são caracteristicamente sensíveis à capsaicina (extrato de pimenta malagueta) por meio da ativação do receptor transitório do potencial vaniloide tipo 1 (TRPV1) e de outros produtos químicos irritantes. Eles também podem responder a outros estímulos como calor, acidez e mediadores inflamatórios. O segundo tipo, fibras Aδ subepiteliais mielinizadas que são encontradas nas vias aéreas proximais e respondem a estímulos mecânicos, a osmolaridade e acidez, mas normalmente não expressam TRPV1 e são normalmente insensíveis à capsaicina e processos inflamatórios mediadores. A morfologia desses nervos das vias aéreas recentemente foi demonstrada no tecido das vias aéreas humanas e mostra notável semelhança com a observada em modelos animais.[16,17]

A estimulação desses nervos das vias aéreas gera potenciais de ação na sinapse no núcleo do trato solitário (NTS) e núcleo paratrigeminal do tronco cerebral. Estes nervos aferentes em seguida ativam redes neurais complexas, projetando nas áreas corticais e subcorticais responsáveis pela sensação de irritação das vias aéreas e a vontade de tossir e finalmente, se o estímulo é suficiente, resultar em tosse via ativação dos nervos motores espinhais para o diafragma, músculos intercostais e laringe. É importante ressaltar que a tosse também pode ser iniciada voluntariamente sem qualquer estímulo periférico ou sensações precipitantes e, em alguns casos, voluntariamente suprimida. Assim, os potenciais motivadores da tosse crônica podem ter origem nos nervos periféricos ou no sistema nervoso central, incluindo o tronco cerebral.

Propedêutica/quadro clinico

Como acontece com qualquer doença, uma história completa e detalhada acompanhada por um exame físico apropriado é o aspecto mais importante de qualquer avaliação médica. A tosse é mais um sintoma do que um diagnóstico de doença. Como tal, muitos pacientes se apresentam para avaliação dos efeitos secundários ou subjacentes da tosse, em vez da própria tosse. Os componentes essenciais da história devem incluir: detalhes sobre a duração, habito tabágico, uso de inibidores da enzima de conversão da angiotensina, perda de peso, ocupação, variação da tosse durante o dia e noite, fatores de melhora e de piora, com ou sem expectoração, febre associada, presença de dispneia e presença de uma infecção do trato respiratório superior no início da tosse.[18]

Uma abordagem sistêmica também deve ser usada para identificar qualquer doença coexistente, que pode ser a origem ou fator agravante de uma tosse. As queixas específicas devem definir o foco de um exame físico clínico e da investigação diagnóstica para elucidar a etiologia exata.[19]

Rinorreia, congestão nasal, espirros, prurido e drenagem pós-nasal sugerem o diagnóstico de síndrome da tosse das vias aéreas superiores, mas sua ausência não exclui essa entidade. Os achados físicos podem incluir cornetos inchados e visualização direta da drenagem pós-nasal e pavimentação da faringe posterior.

Médicos experientes no tratamento da tosse crônica estão cientes de que os pacientes podem apresentar espasmos de tosse provocados por atividades cotidianas incluindo falar ou rir e mudanças na temperatura do ar ambiente ou por exposição a aerossóis ou perfumes.[20] Muitos pacientes também descrevem sensações anormais, como cócegas persistentes na garganta ou a sensação de um "caroço" na parte de trás da garganta.

Sistemas atuais de monitoramento de frequência de tosse em geral trabalham gravando o som ambiente continuamente em um período de 24 horas seguido por análise *off-line*, manualmente ou por meio de análise semiautomática, para determinar contagem de tosse e esses sistemas de monitoramento contam todos eventos registrados como tosse. A frequência da tosse é mais comumente quantificada como o número total de eventos por hora ou dia. Existem dados de frequência de tosse para adultos saudáveis (8-30 tosses por dia).

A intensidade da tosse é frequentemente considerada como a aspereza ou a violência da tosse percebida pelos pacientes. Contudo, há falta de consenso sobre se as propriedades mecânicas desses eventos de tosse podem refletir a intensidade percebida pela tosse para fornecer uma medida de intensidade objetiva. Medidas diretas da força da tosse são normalmente feitas usando o fluxo de ar da tosse padrão, incluindo o fluxo de ar expiratório inicial da tosse e a taxa de fluxo de ar expiratório no pico da tosse.

As investigações devem incluir também sintomas menos reconhecidos de sinusite ou DRGE. Esses podem incluir a sensação de pressão na face (não dor), mudança no olfato, aumento do gotejamento pós-nasal e/ou drenagem intermitente para a garganta e pigarro, tosse ao comer ou deitar e rouquidão intermitente.

Diagnóstico

A tosse crônica pode exigir medidas diagnósticas que incluam uma radiografia de tórax e testes completos de função pulmonar. Pacientes sem indicativos específicos na história e no exame físico com uma radiografia de tórax e espirometria normais podem precisar de encaminhamento a um pneumologista para avaliação mais completa.

Pacientes que apresentam tosse crônica necessitam realizar uma radiografia de tórax, independentemente de serem fumantes ou não. É importante reconhecer que a resolução de radiografias de tórax de rotina pode não ser suficiente para identificar pacientes com doença pulmonar intersticial ou distúrbios das vias aéreas e do mediastino. Nesses casos e nos casos de pacientes onde há suspeita de outra doença pulmonar crônica ou em pacientes com sintomas de alerta, como hemoptise ou perda de peso concomitante, uma tomografia computadorizada sem contraste de tórax deve ser considerada.

Frequentemente, uma única etiologia pode não ser encontrada e a tosse crônica pode ser o resultado de um espectro de múltiplos processos patológicos.[21] A broncoscopia com visualização direta das cordas vocais, traqueia e outras vias aéreas pode ser necessária para descartar qualquer massa ou lesão nas cordas vocais e massa endotraqueal ou endobrônquica. Assim, pode ser necessária biópsia e/ou lavagem broncoalveolar para obtenção de amostras para análise microbiológica e citológica. Um ecocardiograma pode ser indicado para testes de função cardíaca.

A tomografia computadorizada de tórax pode ser indicada para análise anatômica. Estudos gastroesofágicos podem ser indicados, incluindo avaliações da fala e da deglutição. A esofagogastroduodenoscopia (valor limitado) ou a impedanciometria podem ser indicados na suspeita de refluxo gastroesofágico. Se a tosse ocorre principalmente à noite e o paciente apresenta sinais e sintomas sugestivos de apneia obstrutiva do sono, pode-se solicitar um estudo do sono para confirmar o diagnóstico e tratar a apneia do sono.

Prognóstico

A tosse em si é relativamente benigna. No entanto, o prognóstico depende muito da etiologia subjacente. As principais complicações da tosse crônica são a perturbação do sono, cefaleias, vômito, síncope, fratura de costelas e incontinência urinaria. O indivíduo com tosse muitas vezes experimenta constrangimento em ambientes sociais, prejuízo na qualidade de vida e produtividade no trabalho.

Tratamento

A maioria dos casos de tosse aguda deve ser tratada empiricamente e focar no alívio sintomático. Isso inclui medidas de suporte para tosse e remédios para resfriado. No entanto muitos medicamentos anti-histamínicos descongestionantes não mostraram nenhum benefício clínico com relação ao placebo. Supressores de tosse podem ser usados para diminuir a tosse, bloqueando o reflexo da tosse e expectorantes podem ser usados raramente quando as secreções mucosas forem muito excessivas. O antitussígeno mais comumente utilizado é o dextrometorfano e o supressor mais comum é a guaifenesina. É importante lembrar, no entanto, que a tosse é um mecanismo de defesa básico e desempenha um papel importante no sistema imunológico do corpo.[22] Portanto, diminuir o reflexo da tosse pode ter impactos prejudiciais no tempo de recuperação da doença. Como tal, as diretrizes atuais do American College of Chest Physicians não recomenda o uso de supressores de tosse de ação periférica ou central para o tratamento de tosse e desencoraja o uso de combinações de balcão para o tratamento de tosse aguda.

Os antitussígenos comumente prescritos, como a codeína e o dextrometorfano, tiveram eficácia limitada ou nenhuma com relação ao placebo em humanos com tosse crônica. Como tal, esses medicamentos não são recomendados para supressão de tosse. Os agentes mucolíticos não são recomendados para suprimir a tosse em pacientes com bronquite crônica. Drogas mucolíticas não foram eficazes como agentes antitussígenos quando usados com monoterapias. Morfina oral em baixas doses pode inibir a tosse crônica, mas o uso desse opioide como agente antitussígeno pode ser limitado por seu perfil de efeitos colaterais.

Em etiologias respiratórias infecciosas crônicas a antibioticoterapia prolongada por 3 a 6 semanas com um agente adequadamente selecionado (semelhante aos usados para infecções agudas) é necessária. Amoxicilina/Clavulanato por via oral 2 vezes ao dia durante 3 a 6 semanas é a primeira linha de tratamento.

As soluções inaladas de salbutamol e de brometo de ipratrópio podem ser usadas para efeito broncodilatador em casos com obstrução ao fluxo aéreo para alívio sintomático em situações de urgência. O tratamento da tosse crônica deve ser sempre direcionado para a etiologia subjacente. Se for identificado que um paciente está tomando um inibidor da enzima de conversão da angiotensina, esse medicamento deve ser descontinuado e um medicamento bloqueador do receptor de aldosterona iniciado em seu lugar. Na tosse variante de asma os corticosteroides inalados ou medicamentos anticolinérgicos podem ser indicados.

A função cardíaca deve ser otimizada de acordo com as recomendações cardiológicas apropriadas e de maneira específica para o paciente. O refluxo gastroesofágico deve ser tratado agressivamente, evitando alimentos que facilitam o refluxo, incluindo chocolate, cafeína, álcool e tabaco. Além disso, para prevenir a aspiração, os pacientes devem elevar a cabeceira da cama e não comer antes de dormir.

O tratamento da tosse neurogênica crônica é diferente de outras condições neuropáticas. Para tosse isolada sem refluxo laringofaríngeo, iniciar tratamento com tramadol 25 mg até 4 vezes ao dia quando necessário ou amitriptilina 10 mg ao deitar. Se houver refluxo laringofaríngeo ou outros sintomas, a gabapentina 100 mg quatro vezes ao dia é preferível com um aumento da dose conforme tolerado e necessário. Os pacientes geralmente requerem 300 a 500mg 4 vezes por dia. Esses medicamentos podem ser usados sozinhos ou em combinação. Pregabalina é uma escolha de segunda linha usadas em situações especiais.

O receptor subtipo $P2X_3$ tem papel importante no reflexo da tosse. O gefapixante se mostrou eficaz, com redução da tosse em ensaios controlados, porém resulta frequentemente em disgeusia.[23] Um novo antagonista mais seletivo, sivopixante, reduziu a tosse crônica em torno de 30% em um estudo, com menos efeito sobre a gustação.[24]

Tratamentos não farmacológicos para a tosse refratária crônica tem se mostrado promissores e não têm efeitos colaterais significativos. Terapias não farmacológicas são geralmente realizadas por fisioterapeutas ou fonoterapeutas, e os componentes-chave incluem educação, técnicas de supressão da tosse, incluindo exercícios respiratórios, higiene vocal e hidratação, e aconselhamento psicoeducacional.[25]

Em um paciente com tosse de longa data, pode ser iniciado o tratamento simultâneo para síndrome da tosse das vias aéreas superiores, para a doença do refluxo gastroesofágico, para a bronquite eosinofílica não asmática e para a tosse variante de asma. A duração desses tratamentos deve durar pelo menos 2-4 semanas, mas pode ser estendido. Se for preferido uma abordagem conservadora, a condição que parece contribuir mais para a tosse deve ser tratada. Então, a terapia deve ser escalada sequencialmente adicionando um novo tratamento, em vez de interromper e iniciar uma monoterapia alternativa.

Referências bibliográficas

1. Irwin RS, French CL, Chang AB, Altman KW, CHEST Expert Cough Panel. Classification of Cough as a Symptom in Adults and Management Algorithms: CHEST Guideline and Expert Panel Report. Chest. 2018;153:196-209.

2. Song WJ, Chang YS, Faruqi S, et al. The global epidemiology of chronic cough in adults: a systematic review and meta-analysis. Eur Respir J 2015; 45:1479-81.

3. Kavalcikova-Bogdanova N, Buday T, Plevkova J, Song WJ. Chronic Cough as a Female Gender Issue. Adv Exp Med Biol. 2016; 905:69-78.

4. Achilleos A. Evidence-based Evaluation and Management of Chronic Cough. Med Clin North Am. 2016; 100:1033-45.

5. Michaudet C, Malaty J. Chronic Cough: Evaluation and Management. Am Fam Physician. 2017; 96:575-580.

6. Kardos P, Dinh QT, Fuchs KH, et al. German Respiratory Society guidelines for diagnosis and treatment of adults suffering from acute, subacute and chronic cough. Respir Med. 2020; 170:105939.

7. Herregods TVK, Pauwels A, Jafari J, et al. Determinants of reflux-induced chronic cough. Gut. 2017; 66:2057-2062

8. Ribeiro M, De Castro Pereira CA, Nery LE, et al. A prospective longitudinal study of clinical characteristics, laboratory findings, diagnostic spectrum and outcomes of specific therapy in adult patients with chronic cough in a general respiratory clinic. Int J Clin Pract. 2006; 60:799-805.

9. Ribeiro M, Pereira CA, Nery LE, et al. High-dose inhaled beclomethasone treatment in patients with chronic cough: a randomized placebo-controlled study. Ann Allergy Asthma Immunol. 2007; 99:61-8.

10. Niimi A. Narrative Review: how long should patients with cough variant asthma or non-asthmatic eosino-philic bronchitis be treated? J Thorac Dis. 2021; 13:3197-214.

11. Birring SS, Kavanagh JE, Irwin RS, et al. Treatment of Interstitial Lung Disease Associated Cough: CHEST Guideline and Expert Panel Report. Chest. 2018; 154:904-17.

12. Gouveia CJ, Yalamanchili A, Ghadersohi S, et al. Are chronic cough and laryngopharyngeal reflux more common in obstructive sleep apnea patients? Laryngoscope. 2019; 129:1244-9.

13. Gibson P, Wang G, McGarvey L, et al. CHEST Expert Cough Panel. Treatment of Unexplained Chronic Cough CHEST Guideline and Expert Panel Report. Chest. 2016; 149:27-44.

14. Morice AH, Millqvist E, Belvisi MG, et al. Expert opinion on the cough hypersensitivity syndrome in respiratory medicine. Eur Respir J. 2014; 44:1132.

15. Côté A, Russell RJ, Boulet LP, et al. CHEST Expert Cough Panel. Managing Chronic Cough Due to Asthma and NAEB in Adults and Adolescents: CHEST Guideline and Expert Panel Report. Chest. 2020;158(1):68-96.

16. Kardos P, Dinh QT, Fuchs KH, et al. German Respiratory Society guidelines for diagnosis and treatment of adults suffering from acute, subacute and chronic cough. Respir Med. 2020; 170:105939.

17. Morice AH, Millqvist E, Bieksiene K, et al. ERS guidelines on the diagnosis and treatment of chronic cough in adults and children. Eur Respir J. 2020;55(1):1901136.

18. Smith JA, Woodcock A. Chronic Cough. N Engl J Med. 2016; 375:1544-51.

19. Kaplan AG. Chronic Cough in Adults: Make the Diagnosis and Make a Difference. Pulm Ther. 2019; 5:11-21.

20. Mathur A, Liu-Shiu-Cheong PSK, Currie GP. The management of chronic cough. QJM. 2019; 112:651-6.

21. Mazzone SB, Chung KF, McGarvey L. The heterogeneity of chronic cough: a case for endotypes of cough hypersensitivity. Lancet Respir Med. 2018; 6:636-46.

22. Ryan NM, Vertigan AE, Birring SS. An update and systematic review on drug therapies for the treatment of refractory chronic cough. Expert Opin Pharmacother. 2018; 19:687-711.

23. Smith JA, Kitt MM, Morice AH, et al. Gefapixant, a P2X3 receptor antagonist, for the treatment of refractory or unexplained chronic cough: a randomised, double-blind, controlled, parallel-group, phase 2b trial. Lancet Respir Med. 2020; 8:775-85.

24. Niimi A, Saito J, Kamei T, Shinkai M, Ishihara H, Machida M, Miyazaki S. Randomised trial of the P2X$_3$ receptor antagonist sivopixant for refractory chronic cough. Eur Respir J. 2021:2100725.

25. Mitchell SAC, Garrod R, Clark L, Douiri A, et al. Physiotherapy, and speech and language therapy intervention for patients with refractory chronic cough: a multicentre randomised control trial. Thorax. 2017; 72:129-136.

3.2 Dispneia

Carlos Alberto de Castro Pereira

Introdução

Dispneia é a sensação desconfortável associada com a respiração.[1] Sendo uma sensa-ção, a dispneia não pode ser caracterizada como presente ou ausente pelo exame físico. Nas doenças respiratórias a dispneia tem grande impacto na qualidade de vida, e é um fator prognóstico em diversas condições.[2] A dispneia pode resultar em limitação de atividades, a qual, por sua vez, induz descondicionamento físico e amplia a dispneia.

A dispneia pode ser verbalizada pelos pacientes de diferentes maneiras ("linguagem da dispneia"), o que tem em certos casos, associação fisiopatológica, porém a aplicação no diagnóstico diferencial é limitada.[3]

Os estímulos fisiológicos que provocam a dispneia são variados, mas tem o efeito em comum de aumentar o débito do comando central da respiração, o qual é ativado por diversos tipos de receptores. Tanto nas doenças pulmonares obstrutivas como nas restritivas, as respostas durante o exercício são semelhantes e incluem:

- Aumento da atividade do comando ventilatório secundário a alterações na troca gasosa pulmonar e desarranjos metabólicos.
- Impedimento "restritivo" anormal da expansão do volume corrente com desenvolvimento precoce de limitação mecânica crítica à ventilação. Na doença pulmonar obstrutiva crônica (DPOC) isso decorre da hiperinsuflação crescente durante o exercício e nas doenças intersticiais da baixa complacência pulmonar.
- Uma disparidade crescente, à medida que o esforço aumenta, entre a magnitude do esforço muscular respiratório e o deslocamento do volume torácico alcançado.[4]

Medidas de dispneia

Diversas escalas são utilizadas para a medida da dispneia.[5]

Escalas categóricas como a escala do mMRC (*Medical Research Council* modificada)

Essa escala consiste em pontuações que variam de 0 a 5, sendo os pontos baseados no tipo e quantidade de esforço requerido para o desencadeamento da dispneia (Tabela 3.2.1).

Tabela 3.2.1 – Escala de dispneia (mMRC)

Grau	Características
0	Sem dispneia, a não ser com exercício extenuante
1	Falta de ar quando caminha depressa no plano ou sobe ladeira suave
2	Anda mais devagar que pessoa da mesma idade no plano devido à falta de ar ou tem que parar para respirar, ou quando anda no próprio passo no plano
3	Para respirar após caminhar uma quadra (90 a 120 m) ou após poucos minutos no plano
4	Muito dispneico para sair de casa ou dispneico ao vestir-se

Baseada em Fletcher et al. Br Med J 1959;1:257-266.

A escala da New York Heart Association (NYHA) é frequentemente usada para classificação de pacientes com insuficiência cardíaca (IC) e em portadores de hipertensão pulmonar (HP).

Na realização de testes de exercício, como teste de caminhada, a dispneia é usualmente aferida pela escala de Borg modificada.

Escalas analógicas visuais

Consistem de uma linha, de 100mm de comprimento, usualmente vertical, que representa a variação da gravidade de um sintoma. No geral, a parte inferior indica "nenhuma dispneia" e a superior indica a "maior dispneia".

Escalas multidimensionais

Os dois tipos de escalas anteriores são limitados, já que focalizam uma única dimensão que provoca dispneia – a magnitude da tarefa. Instrumentos multidimensionais têm sido desenvolvidos para incluir componentes adicionais que refletem outros aspectos da dispneia, como a limitação funcional (grau no qual as atividades da vida diária são prejudicadas) e a magnitude do esforço (esforço total requerido para realizar certas atividades).

Como exemplo, temos o IBD (Índice Basal de Dispneia) e o ITD (Índice de Transição de Dispneia), que abordam esses três aspectos.[5]

Na avaliação da dispneia, recomenda-se que uma escala unidimensional (por exemplo, mMRC) seja considerada com uma escala doença-específica (quando disponível) ou uma escala multidimensional.

Mais recentemente, escalas foram desenvolvidas para avaliar, além da intensidade, avaliação qualitativa e afetiva da dispneia.[6]

Investigação

A cronologia da dispneia (aguda, intermitente, crônica) deve ser avaliada. Em pacientes com dispneia intermitente, os fatores precipitantes devem ser pesquisados, tais como exposições ambientais ou ocupacionais.

Dispneia crônica é caracterizada por duração acima de 4-8 semanas, de acordo com diferentes autores.

Variantes posicionais podem indicar certas causas.[7] Trepopneia é a dispneia que ocorre em decúbito lateral. Em geral indica uma doença unilateral, como derrame pleural ou paralisia de um hemidiafragma. Quando um decúbito lateral é assumido, a perfusão e a ventilação do pulmão dependente aumentam (a ventilação pelo menor raio de curvatura do diafragma e a perfusão por efeito gravitacional), o que resulta em maior dispneia se o pulmão dependente é prejudicado funcionalmente. Ortopneia é a dispneia em decúbito aliviada pela posição sentada. Pode decorrer de insuficiência ventricular esquerda, doença pulmonar obstrutiva ou paralisia bilateral do diafragma. Neste último caso a ortopneia é instantânea, isso é, ocorre imediatamente após a adoção da postura em decúbito. Inversamente, platipneia é a dispneia na posição ortostática, aliviada pelo decúbito. Platipneia em geral é acompanhada de ortodeoxia, queda da PaO_2 em posição de pé. A causa comum é *shunt* vascular, cardíaco ou intrapulmonar.

Flexopneia (correspondente ao inglês bendopnea) é a dispneia que surge ao se inclinar, como para amarrar os sapatos ou calçar as meias. Descrita em insuficiência cardíaca, pode ter causas diversas.[8,9]

Dispneia aguda

Dispneia de início agudo pode ser uma manifestação de uma condição ameaçadora à vida. Sinais de alarme incluem confusão, cianose, dispneia ao falar ou fala entrecortada, esforço respiratório insuficiente ou exaustão respiratória. A ameaça potencial à vida deve ser rapidamente avaliada. Medida dos sinais vitais, incluindo SpO_2, permitem estimar rapidamente o tipo de encaminhamento, em particular se o paciente necessita de cuidados em unidade intensiva ou receber ventilação assistida invasiva.[10]

A medida da frequência respiratória (fr) é um critério importante de gravidade. A fr deve ser medida por um minuto enquanto se toma o pulso. Considera-se normal valores entre 16-25 irpm. Em pacientes com febre e tosse, fr > 28 irpm aumenta a probabilidade de pneumonia. Valores acima de 30 irpm indicam maior gravidade de pneumonia e, na suspeita, maior probabilidade de embolia pulmonar.[11]

São causas comuns de dispneia aguda:[10]

- Arritmia cardíaca (fibrilação/*flutter* atrial).
- Asma aguda.
- Dispneia disfuncional.
- DPOC exacerbada.
- Insuficiência cardíaca descompensada (ICC).
- Pneumonia.
- Tromboembolismo venoso.

Pistas para o diagnóstico da doença subjacente podem ser derivadas da história médica passada e de sintomas associados e achados do exame físico.[1,10]

Exames complementares

Gasometria arterial pode mostrar distúrbios acidobásicos, $PaCO_2$ elevada e aumento da P(A-a) O_2. Enfarte agudo do miocárdio e arritmias cardíacas podem ser detectados com um ECG. Uma radiografia de tórax pode revelar congestão pulmonar, pneumotórax, pneumonia ou doença pulmonar intersticial.

Medida de biomarcadores têm um papel importante no diagnóstico diferencial da dispneia aguda. Os peptídeos natriuréticos (BNP < 100 pg/mL e pró-BNP < 300 pg/mL) têm valor para excluir ICC relevante. Determinações seriadas das troponinas são úteis. Valores normais excluem insuficiência coronariana aguda e valores elevados têm alto valor preditivo positivo. Medidas de dímero D, em pacientes com probabilidade baixa/moderada de tromboembolismo pulmonar (TEP), tem alto valor preditivo negativo. Acima de 50 anos, o limite superior do normal pode ser estimado pela idade × 10.

Troponinas cardíacas e peptídeos natriuréticos podem também estar elevados em TEP agudo com sobrecarga ventricular direita. Na dúvida sobre a existência de sobrecarga ventricular direita, um ecocardiograma transtorácico com estimativa de pressão pulmonar deve ser solicitado.

Dispneia crônica

Embora dispneia seja considerada um desconforto e, portanto, tida como desagradável, ou anormal, indivíduos descondicionados referem dispneia para esforços moderados ou mesmo pequenos. Para decidir se a dispneia é anormal, interrogação cuidadosa de mudanças no tempo com os mesmos esforços e achados associados devem ser valorizados. Frequentemente o paciente reduz suas atividades para evitar a dispneia ou atribui a queixa ao envelhecimento. As atividades abandonadas pela dispneia devem ser observadas.

As causas da dispneia crônica podem ser evidentes na avaliação clínica inicial, ou ter causa inaparente. Em aproximadamente um terço dos casos a dispneia é multifatorial, ou ainda a dispneia pode ser desproporcional aos achados encontrados, exigindo maior aprofundamento na investigação. Entretanto, deve-se considerar que na presença de uma doença pulmonar ou cardíaca, ansiedade ou depressão e respiração disfuncional, podem exacerbar a dispneia.

Com base em diversas séries, as causas mais comuns de dispneia crônica incluem asma, DPOC, insuficiência cardíaca, doença cardíaca isquêmica, doenças pulmonares intersticiais (DPI), obesidade, descondicionamento físico e condições psicológicas.[12-18]

DPOC e asma são as causas mais comuns de dispneia.

Na DPOC, a história típica é de um fumante de mais de 20 maços-ano, com idade acima de 40 anos com tosse matinal crônica e dispneia progressiva.

Na espirometria, limitação ao fluxo aéreo pode ser evidente pela redução da relação VEF_1/CVF. Em um certo número de casos, os fluxos médios ou terminais estão reduzidos de maneira isolada ou a obstrução é evidente apenas pelo aumento da resistência das vias aéreas, ou do volume residual, com relação VR/CPT elevada.[19] Casos de DPOC leve podem exibir limitação em teste cardiopulmonar de exercício, que pode confirmar a limitação ventilatória. Em casos ocasionais de enfisema, apenas a difusão do monóxido de carbono (DCO) estará reduzida. Não raramente DPOC se associa com IC pelo compartilhamento de fatores de risco, com maior intolerância ao exercício.[20]

Asma é comum em adultos jovens, mas pode se iniciar em qualquer idade. Asma presente na infância com ressurgimento na vida adulta é comum. Asma pode se apresentar apenas com intolerância aos esforços sem sibilância.

Espirometria demonstrando obstrução reversível é suficiente para o diagnóstico em muitos casos. Diversas séries de investigação de dispneia de causa inaparente mostraram que o teste de broncoprovocação com metacolina é importante para o diagnóstico quando a espirometria é normal.[12,15,16] Entretanto, teste de broncoprovocação positivo com metacolina pode ser observado em diversas condições, e resposta ao tratamento dirigido para asma é necessário para confirmação diagnóstica. Pacientes com asma não raramente referem sensação de aperto no peito, o que pode ser confundido com angina.

Doenças pulmonares intersticiais

O tabagismo pode ser a causa de diversas DPIs. A fibrose pulmonar idiopática é mais comum em fumantes. Estertores em velcro podem estar presentes na ausculta, e levantar a suspeita da presença de DPI mesmo precoce. A tomografia de tórax de alta resolução (TCAR) tem elevada sensibilidade para detecção das DPIs, mas pode raramente ser normal, havendo quadro funcional compatível.

Insuficiência cardíaca congestiva

Além da dispneia, são observados fadiga, tolerância ao exercício reduzida, e retenção de líquido. As causas comuns são doença coronariana, miocardiopatia primária, hipertensão e doença cardíaca valvular.[10] Existe uma discriminação importante entre IC com fração de ejeção reduzida (< 40%) e a com fração de ejeção preservada, igualmente frequente. IC com fração de ejeção preservada muitas vezes não é acompanhada de cardiomegalia na radiografia de tórax. Alguns autores têm sugerido uma entidade denominada IC com fração de ejeção limítrofe (entre 40-49%). O ecocardiograma é o principal teste diagnóstico na avaliação tanto da função sistólica como diastólica. Fração de ejeção < 40% é suficiente para caracterizar disfunção sistólica. Na avaliação de possível disfunção diastólica, além de medida do BNP ou pró-BNP, devem ser avaliados a relação E/A, o índice de volume atrial esquerdo, o índice de massa ventricular esquerda e a relação E/e'.[10]

IC com fração de ejeção preservada é tipicamente encontrada em mulheres idosas, com hipertensão crônica, obesidade ou com *diabetes mellitus*.

Estertores grossos ou finos, mais esparsos na ausculta pulmonar, são comuns em ICC e sua ausência tem elevado poder preditivo negativo.[17] De modo semelhante, ausência de sopros cardíacos tem elevado valor preditivo negativo para a presença de valvopatia.

Ortopneia e dispneia paroxística noturna tem um valor preditivo positivo em torno de 75% para a presença de insuficiência cardíaca em pacientes hospitalizados com dispneia.[17]

Doença arterial coronariana (DAC)

Dispneia recorrente pode ser a única manifestação de isquemia ("equivalente anginoso"). A história, particularmente as circunstâncias da dispneia (com frio, estresse etc.) frequentemente sugere DAC como causa potencial. Pacientes com dispneia de origem incerta devem ser avaliados para possível DAC. A avaliação inclui ergometria convencional, bem como testes de estresse combinados com estudos de imagem tais como ecocardiograma de estresse e cintilografia de perfusão miocárdica. Achados sugestivos devem ser seguidos por angiografia coronariana.

Doença cardíaca valvar

Entre os idosos em particular, doença cardíaca valvar é uma possível causa de dispneia. As mais comuns são estenose aórtica e insuficiência mitral. Nessa última, fibrilação atrial associada é comum. Além de sopros, o ECG e o ecocardiograma definem o diagnóstico.

A obesidade e o descondicionamento são causas comuns de dispneia. Em obesos, asma, apneia do sono, IC com fração de ejeção preservada e descondicionamento são frequentes, o que obriga a uma avaliação ampla para a dispneia. A obesidade resulta em diversas alterações na função pulmonar.[21] A dispneia decorrente de obesidade isolada decorre de mecanismos psicofisiológicos.[22]

Respiração disfuncional (antiga síndrome de hiperventilação), associada ou não a ataques de pânico, é uma causa comum de dispneia.[23] Os sintomas incluem episódios de dispneia não relacionados a esforços, apreensão, ansiedade, necessidade frequente não satisfeita de encher os pulmões, palpitações, dor precordial, tonturas e parestesias de extremidades e perioral. Respiração disfuncional pode acompanhar doenças cardíacas e respiratórias, complicando a interpretação. Teste cardiopulmonar de exercício (TCPE) é de auxílio diagnóstico.[24]

Causa menos frequentes de dispneia crônica

- Anemia: Um valor de Hb abaixo do qual dispneia se desenvolve é variável, mas casos com valores abaixo de 11 g/dL devem ser investigados.[17]
- Doenças neuromusculares diversas: podem se manifestar por dispneia. As miopatias mitocondriais são muitas vezes confundidas com dispneia disfuncional, e TCPE é essencial para suspeita.[25]
- Obstrução de vias aéreas centrais: dados de história, como intubação prévia, presença de estridor e anormalidades na curva de fluxo-volume podem estar presentes.
- Obstrução de laringe induzida (antiga discinesia das cordas vocais): descreve o estreitamento ou obstrução inapropriada das verdadeiras pregas vocais e/ou das estruturas supraglóticas em resposta a um desencadeante ou estímulo.[26] Na obstrução de laringe induzida existe uma breve adução inapropriada das cordas vocais durante a inspiração. Os três principais grupos desencadeantes incluem fatores psicogênicos, irritantes (odores, *drip* retronasal, refluxo gastroesofágico) e exercício, não raro em jovens. Asma pode estar associada.

Investigação

Deve ser iniciada por testes mais simples e levar em consideração a suspeita clínica.

Hemograma pode revelar anemia ou policitemia, o que pode indicar hipoxemia crônica. Testes de função tireoideana são recomendados. Dosagem de BNP ou pró-BNP são de grande auxílio na separação de insuficiência cardíaca de outras causas de dispneia.

A análise da radiografia de tórax pode identificar doenças intersticiais, DPOC (em geral avançada) e sinais de insuficiência cardíaca, como cardiomegalia e sinais de congestão pulmonar.

Um ECG pode revelar arritmias, como fibrilação atrial e sobrecarga de câmaras. ECG normal tem elevado valor preditivo negativo para doenças cardíacas.

Testes de função pulmonar; A espirometria pode identificar as doenças obstrutivas, que são causas comuns de dispneia, como asma e DPOC. Restrição pode ser sugerida pela espirometria, porém distúrbio restritivo deve ser confirmado por medida dos volumes pulmonares. A DCO reduzida, excluída anemia, aponta para doenças intersticiais, disfunção ventricular esquerda (sistólica ou diastólica), doenças da circulação pulmonar, enfisema, ou combinação dessas condições.

O teste de broncoprovocação com metacolina quando a espirometria é normal, ao revelar hiperresponsividade brônquica, aponta para o diagnóstico de asma, embora outras condições possam resultar em HRB. Na investigação de dispneia é um teste importante, embora ainda subutilizado.

Ecocardiografia- avalia a estrutura e a função cardíaca. Na dispneia crônica, o ecocardiograma pode definir condições tais como IC com fração de ejeção reduzida ou preservada, doenças pericárdicas, doença valvar cardíaca, DAC ou miocardiopatias (anormalidades regionais de mobilidade da parede), doenças pericárdicas e HP.

TCAR pode detectar DPIs e enfisema em fase precoce. Imagens em expiração devem ser obtidas, permitindo a detecção de doenças que cursam com bronquiolite, podendo ser a TC nesses casos mais sensível que a espirometria. Na presença de HP, angiotomografia deve ser obtida de rotina para o diagnóstico de possível TEP crônico.

Testes mais complexos podem ser necessários em condições diversas.

O teste cardiopulmonar de exercício é um teste de investigação que deve ser mais amplamente utilizado na investigação de dispneia crônica. Medidas de consumo de oxigênio, produção de CO_2 e diversos parâmetros permitem determinar os mecanismos limitantes do esforço pelo estabelecimento de padrões. A partir desses dados, investigação aprofundada para a causa da dispneia pode ser melhor dirigida. O TCPE tem grande relevância quando há desproporção entre o grau de dispneia e a gravidade dos achados de doenças pulmonar ou cardíaca.[27,28] Além disso, o teste é útil no diagnóstico de descondicionamento, obesidade e dispneia disfuncional.

Nos últimos anos, TCPE associado a medidas hemodinâmicas invasivas permitiu o aprofundamento da investigação da dispneia em casos mais complexos.[29] Em uma grande série, os diagnósticos mais comuns foram: HP no exercício, IC com fração de ejeção preservada, disautonomia (redução pré-carga no exercício), miopatia oxidativa, hiperventilação primária e causas diversas.[30]

Algoritmos

Diversos autores sugeriram algoritmos de investigação da dispneia crônica, indicando investigação por exames de crescente complexidade.[12,17] Mais estudos são necessários para estabelecer sua utilidade.

Na investigação de casos de dispneia crônica, é difícil estabelecer uma cronologia de investigação. Essa deve levar em conta as probabilidades clínicas, a utilização de exames inicialmente de menor complexidade, a possibilidade da presença de múltiplas causas em até um terço dos casos, incluindo a presença de fatores de confusão (obesidade, dispneia disfuncional, descondicioamento) o que pode exigir extensão da abordagem.

Referências bibliográficas

1. Schwartzstein RM, Adams L. Dyspnea. In: Broaddus VC, et al (Eds), Murray & Nadel Textbook of Respiratory Medicine, 7 Ed, Elsevier, Philadelphia, 2022, p. 497-507.

2. Pesola GR, Ahsan H. Dyspnea as an independent predictor of mortality. Clin Respir J. 2016; 10:142-52.

3. Teixeira CA, Rodrigues Júnior AL, Straccia LC, wt al. Dyspnea descriptors developed in Brazil: application in obese patients and in patients with cardiorespiratory diseases. J Bras Pneumol. 2011; 37:446-54.

4. O'Donnell DE, Ora J, Webb KA, Laveneziana P, Jensen D. Mechanisms of activity-related dyspnea in pulmonary diseases. Respir Physiol Neurobiol. 2009;30; 167:116-32.

5. Mahler DA; Harver A. Clinical measurement of dyspnea. In: Mahler DA, ed. Dyspnea. Mt Kisco, NY: Futura Publishing CO; 1990:75-126.

6. Williams DMT, Lewthwaite DH, Paquet DC, et al. Dyspnoea-12 and Multidimensional Dyspnea Profile: Systematic review of use and properties. J Pain Symptom Manage. 2021: S0885-3924(21)00422-X.

7. Mahler DA. Diagnosis of dyspnea. In: Dyspnea. Marcell Decker, New York, 1998; 221-59.

8. Thibodeau JT, Turer AT, Gualano SK, et al. Characterization of a novel symptom of advanced heart failure: bendopnea. JACC Heart Fail. 2014;2(1):24-31.

9. Timóteo AT. Bendopnea: A new symptom for the differential diagnosis of chronic cardiopulmonary disease? Rev Port Cardiol. 2017;36(3):187-8.

10. Berliner D, Schneider N, Welte T, Bauersachs J. The Differential Diagnosis of Dyspnea. Dtsch Arztebl Int. 2016 9; 113:834-45.

11. McGee S. In (Ed) Evidence Based Physical Diagnosis.4th Ed. Elsevier, Philadelphia 2018;145-56.

12. Pratter MR, Abouzgheib W, Akers S, et al. An algorithmic approach to chronic dyspnea. Respir Med 2011; 105:1014-21.

13. Nielsen LS, Svanegaard J, Wiggers P, et al. The yield of a diagnostic hospital dyspnoea clinic for the primary health care section. J Intern Med 2001; 250:422-8.

14. Pedersen F, Mehlsen J, Raymond I, et al. Evaluation of dyspnoea in a sample of elderly subjects recruited from general practice. Int J Clin Pract 2007; 61:1481-91.

15. DePaso WJ, Winterbauer RH, Lusk JA, et al. Chronic dyspnea unexplained by history, physical examination, chest roentgenogram, and spirometry. Analysis of a seven-year experience. Chest 1991; 100:1293-9.

16. Bersácola SH; Pereira CAC; Silva RCCS; Ladeira RM. Dispneia crônica de causa indeterminada: avaliação de um protocolo de investigação em 90 pacientes. J Pneumol 1998; 24:283-97.

17. Ferry OR, Huang YC, Masel PJ, et al. Diagnostic approach to chronic dyspnoea in adults. J Thorac Dis. 2019 Oct;11(Suppl 17): S2117-28.

18. Budhwar N, Syed Z. Chronic dyspnea: Diagnosis and Evaluation. Am Fam Physician 2020:101:542-548.

19. Pereira CAC, Soares MR, Interpretação e classificação de gravidade. Em: Pereira CAC (Ed); Testes de Função Pulmonar. Atheneu Rio de Janeiro/São Paulo, 2021 p.165-90.

20. Rocha A, Arbex FF, Sperandio PA, et al. Exercise intolerance in comorbid COPD and heart failure: the role of impaired aerobic function. Eur Respir J. 2019; 53:1802386.

21. Neder JA, Berton DC, O'Donnell DE. The Lung Function Laboratory to Assist Clinical Decision-making in Pulmonology: Evolving Challenges to an Old Issue. Chest. 2020; 158:1629-43.

22. Bernhardt V, Babb TG. Exertional dyspnoea in obesity. Eur Respir Rev. 2016;25(142):487-95.

23. Vidotto LS, Carvalho CRF, Harvey A, Jones M. Dysfunctional breathing: what do we know? J Bras Pneumol. 2019;45(1): e20170347.

24. Ionescu MF, Mani-Babu S, Degani-Costa LH, Johnson M, Paramasivan C, Sylvester K, Fuld J. Cardiopulmonary Exercise Testing in the Assessment of Dysfunctional Breathing. Front Physiol. 2021 27; 11:620955.

25. Internullo M, Bonini M, Marinelli P, et al. A 22-year-old woman with unexplained exertional dyspnoea. Thorax. 2016; 71:1057-60.

26. Sayad E, Das S. Exercise Induced Laryngeal Obstruction. 2021 In: StatPearls. Treasure Island (FL): StatPearls Publishing; 2021.

27. O'Donnell DE, Milne KM, Vincent SG, Neder JA. Unraveling the Causes of Unexplained Dyspnea: The Value of Exercise Testing. Clin Chest Med. 2019;40(2):471-99.

28. Berton DC, Mendes NBS, Olivo-Neto P, et al. Pulmonology approach in the investigation of chronic unexplained dyspnea. J Bras Pneumol. 2021;47(1):e20200406.

29. Jain CC, Borlaug BA. Performance and Interpretation of Invasive Hemodynamic Exercise Testing. Chest. 2020; 158:2119-29.

30. Huang W, Resch S, Oliveira RK, et al. Invasive cardiopulmonary exercise testing in the evaluation of unexplained dyspnea: Insights from a multidisciplinary dyspnea center. Eur J Prev Cardiol. 2017; 24:1190-9.

3.3 **Hemoptise**

Bruno Leôncio de Moraes Beraldo
Luiz Hirotoshi Ota

Introdução

Hemoptise é definida como expectoração de qualquer sangramento proveniente abaixo da fenda glótica, podendo ser estimada em pequena ou grande volume (massiva), devendo ser diferenciada da pseudohemoptise em que a fonte hemorrágica se situa na nasofaringe ou no tubo digestivo alto.

A hemoptise massiva é definida como um volume específico de sangue expectorado em um determinado período de tempo, porém os valores sugeridos variam amplamente, de 100 mL/h a 600 mL em 24 horas.[1,2]

A quantificação da hemoptise é imprecisa, porém mais importantes são outros fatores como a intensidade do sangramento, a capacidade do paciente de manter as vias aéreas patentes e expectorar o sangue, a rapidez das opções terapêuticas disponíveis e a reserva fisiológica subjacente do paciente.[3]

Felizmente a massiva hemoptise é menos frequente, correspondendo a 5-15% das hemoptises e estima-se ser responsável por 6,8% das consultas ambulatoriais, 11% das admissões hospitalares e 38% dos encaminhamentos para o serviço de cirurgia torácica.[4,5]

A capacidade volumétrica total das vias aéreas condutoras é, em média, de 150 mL em adultos, sendo essencial a manutenção da permeabilidade das vias aéreas o mais precocemente possível, controlando a hemorragia a as suas consequências, potencialmente fatais.[3,6]

Na hemoptise massiva, a mortalidade pode chegar a mais de 75% com o manejo conservador,[7,8] caindo para 13% a 17,8%[9-11] nos casos onde a imediata atuação terapêutica se faz presente, principalmente por meio da embolização das artérias brônquicas.

A hemoptise massiva é uma emergência médica, apresentando em geral, mais desafios terapêuticos do que diagnósticos e seu manejo requer uma resposta rápida e adequada pois a origem do sangramento e a etiologia subjacente, muitas vezes não são imediatamente aparentes.

Anatomia e fisiologia vascular pulmonar

A irrigação pulmonar é realizada pelas circulações pulmonar e brônquica.[1,12,13] O sistema arterial pulmonar é um circuito de baixa pressão (pressões sistólicas normais de 15-20 mmHg e diastólicas de 5-10 mmHg) que transporta sangue do ventrículo direito através do leito capilar pulmonar altamente vascularizado e o retorna pelas veias pulmonares para o átrio esquerdo, realizando a troca gasosa de modo eficiente. As arteríolas pulmonares interagem com as vias aéreas apenas no nível do bronquíolo terminal e sacos alveolares, onde se ramificam extensivamente ao redor dos alvéolos.

Já a circulação das artérias brônquicas, ramos diretos da aorta torácica, está sob o regime da pressão sistêmica (pressão arterial média, 100 mmHg), originando-se da aorta descendente, mais comumente entre os níveis das vértebras T5 e T6 e seus ramos irrigam o esôfago, traqueia, pericárdio, linfonodos hilares e pleura visceral (Figura 3.3.1).

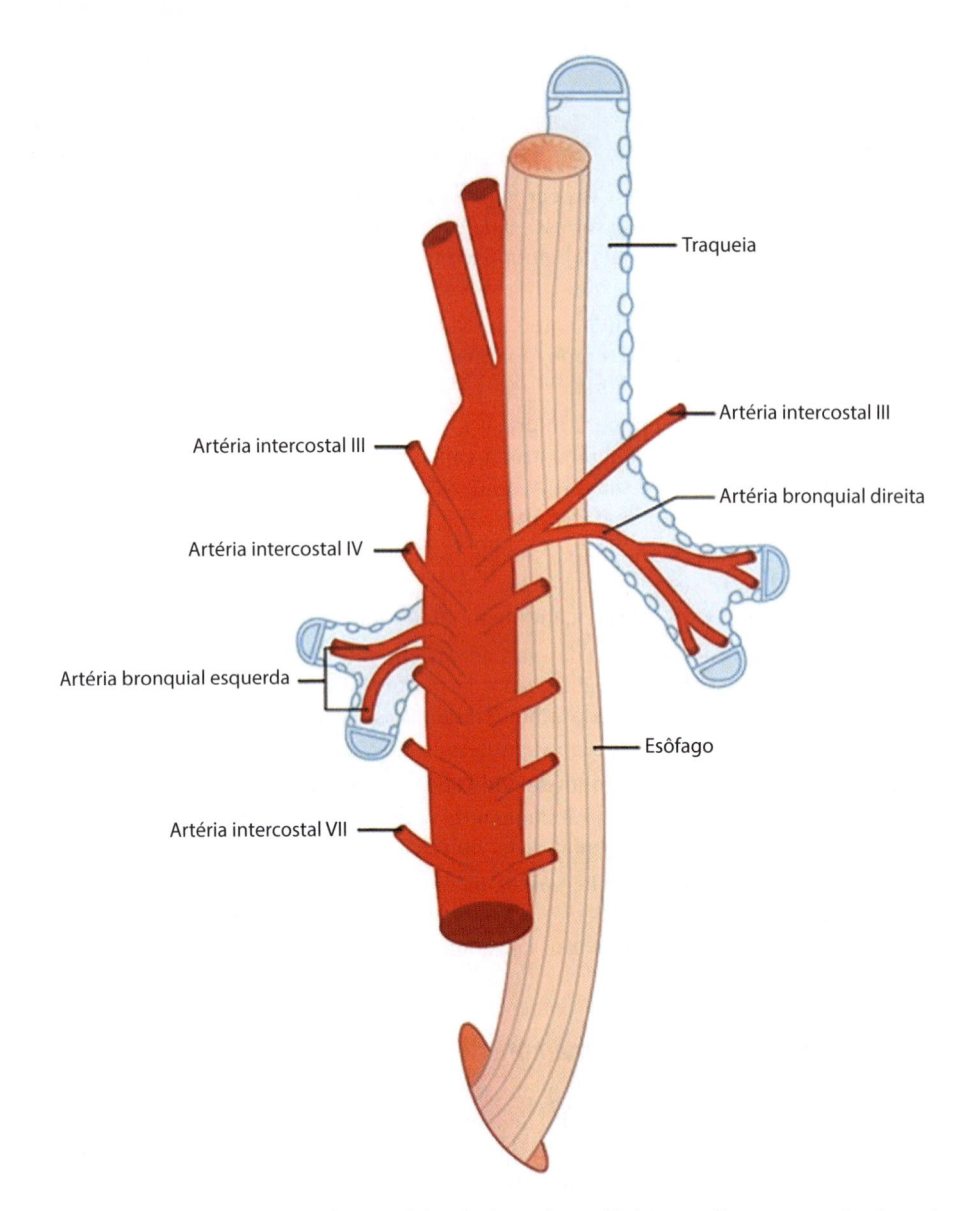

Figura 3.3.1 – Anatomia das artérias brônquicas. Existem diversas variações de padrão (Modificado de: Wacker F, Lippert HPabst R, ed. Atlas der arteriellen Variationen. 1.Auflage. Stuttgart: Thieme; 2018. DOI:10.1055/b-004-129983).

A hemoptise massiva se deve à rotura de vasos da circulação brônquica, de alta pressão, em cerca de 90% dos casos. Em aproximadamente 5% dos casos, surge da aorta (aneurismas rotos ou fístulas aortobrônquicas) ou da circulação sistêmica não brônquica (artérias intercostais, vertebrais, coronárias, torácicas internas originadas das artérias axilar e subclávia, e frênica superior e inferior) e em outros 5%, pode surgir dos vasos pulmonares.[1,3,12]

Principais etiologias

Apresenta grande variação regional, mesmo dentro de um mesmo país, de acordo com a etnia, condições sócio-econômico-culturais e outras variáveis. A prevalência da tuberculose como primeira causa ainda se mantém alta em países da África, América Latina e na China, embora tenha diminuído nos países desenvolvidos.[14]

Além da tuberculose, entre as causas mais comuns, são considerados: bronquiectasias, micetoma, pneumonia necrotizante e carcinoma broncogênico. Há ainda as chamadas hemoptises criptogênicas, as de origem não identificadas.

Em um estudo de coorte retrospectivo envolvendo 1,087 casos com hemoptise massiva, conduzido ao longo de um período de 14 anos em um hospital universitário terciário em Paris, as principais causas encontradas foram: bronquiectasias (20%), criptogênica (18%), câncer (17%), tuberculose ativa (12%) e sequelas de tuberculose (13%).[15] Outras causas incluem trauma e iatrogenia.

Um estudo multicêntrico e prospectivo mais recente, com 606 pacientes avaliados em cinco hospitais italianos, mostrou como causas mais comuns: câncer de pulmão (19,1%), pneumonia/abscesso pulmonar (18,6%), bronquiectasias (14,9%), bronquite aguda (13,7%), tuberculose [5%; ativa (3,3%) e sequelas (1,7%).[16]

Tratamento

Hemoptises devem ser tratadas sempre como urgência ou emergência, a não ser que já tenham a condição etiopatogênica bem definida, como em casos com hemoptoicos crônicos e recidivantes, devido a causas conhecidas, sem ameaça à vida.

Dentre os principais objetivos no manejo da hemoptise massiva destacam-se: recuperação e manutenção da permeabilidade da via aérea; estabilização hemodinâmica; identificação e tratamento de eventuais distúrbios de coagulação; avaliação de necessidade transfusional; identificação da localização e causa do sangramento e tratamento.

Para a identificação da causa e lado do sangramento, a radiografia de tórax apresenta sensibilidade limitada, como demonstrado em estudo retrospectivo de 80 pacientes com hemoptise massiva, onde o exame detectou a localização em apenas 46% dos casos e sugeriu a causa específica do sangramento em apenas 35%; em contrapartida, a tomografia computadorizada (TC) do tórax, foi capaz de identificar a localização e a causa do sangramento em 70% e 77% dos casos, respectivamente.[17]

Outro estudo retrospectivo, com 400 pacientes com hemoptise, candidatos à embolização de artéria brônquica (EAB), observou que, quando submetidos à angiotomografia de tórax antes da EAB, tinham maior probabilidade de resolução bem-sucedida da hemorragia pela embolização e também menor probabilidade de necessitar de cirurgia de emergência.[18]

Mondoni et al. avaliaram prospectivamente, 606 pacientes com hemoptise de qualquer monta, submetidos à TC de Tórax ou à Broncoscopia, para o diagnóstico topográfico (lateralidade) da causa da hemoptise, demonstrando que a TC, isoladamente, apresenta melhor eficácia no diagnóstico etiológico do que a broncoscopia (77,3% *versus* 48,7%). Por outro lado, a eficácia diagnóstica foi de 83,9%, quando os dois procedimentos foram combinados. Esse estudo, levanta a dúvida quanto à capacidade diagnóstica de a broncoscopia identificar o lado responsável do sangramento em casos de hemoptise massiva.[16]

Além das condições clínicas, a escolha entre os métodos vai depender, basicamente, da disponibilidade do equipamento e da prática institucional, visto que alguns métodos podem não estar disponíveis em todas as instituições.

Após identificada a origem do sangramento, o paciente deve ser posicionado em decúbito lateral ou oblíquo, de tal sorte que o lado pendente será o referente ao local da hemorragia diagnosticada, evitando assim, a inundação do pulmão contralateral e ajudando a controlar a hemorragia pelo fator compressivo (lado pendente deve ser o lado da hemorragia).

A exclusão do lado sangrante pode ser feita por meio de intubação seletiva guiada pelo broncoscópio flexível ou pelo bloqueio brônquico por meio do catéter balonado de Fogarty ou bloqueador brônquico de Arndt específico, que podem ser deixados no local do sangramento por até 48-72 horas, até o emprego do tratamento definitivo. Esses dois últimos têm a eficácia às vezes comprometida pela relativa facilidade de perda do bloqueio, por deslocamento.

O uso da broncoscopia rígida permite a aspiração de grande volume de sangue ao mesmo tempo que mantém a ventilação, podendo servir ao uso simultâneo da broncoscopia combinada com o broncoscópio flexível.

O uso tópico de soro fisiológico a 0,9% (SF 0,9%) frio induz hipotermia e vasoconstrição, tendo sido descrito pela primeira vez em estudo de Conlan, em 1980, com o uso de alíquotas de 50 mL de salina, a 4 °C, aplicada com o broncoscópio rígido, onde interrompeu temporariamente o sangramento, até que os pacientes fossem submetidos a tratamento cirúrgico definitivo.[19]

É comum o uso de epinefrina, também de maneira tópica, geralmente em diluições de 1:10.000 a 1:20.000, com injeções de alíquotas de 20-40 mL e manutenção da inundação por alguns segundos fazendo do endoscópio um bloqueador do brônquio eleito, na intenção de manter a solução gelada de epinefrina, no lúmen da via aérea, para indução da vasoconstrição local temporária.

Recentemente, Chen e colaboradores revisaram cinco estudos com um total de 20.047 pacientes, demonstrando que o uso, em qualquer modo de aplicação, de ácido tranexâmico (AT), um medicamento antifibrinolítico que inibe competitivamente a ativação do plasminogênio, proporcionou menor taxa de mortalidade em curto prazo, menor tempo de sangramento, menor tempo de internação e menor necessidade de intervenção em pacientes com hemoptise, não sendo associado a um aumento de efeitos adversos.[20]

Em hemoptise submassiva, o uso de AT já se comprovou seguro e eficaz, tanto no modo inalatória,[21] com uso de 500 mg/5 mL SF 0,9% 3 vezes ao dia, como no modo endovenoso, com dose de ataque de 1g, seguido por 1g ao longo de 8h de infusão, onde foi associado à redução da gravidade e necessidade de intervenção, sugerindo seu uso como terapia de transição na hemoptise aguda antes que a intervenção definitiva possa ser realizada.[22]

Outras opções: análogos da vasopressina, devendo se ter cuidado com a absorção sistêmica de altas doses e o risco de complicações cardiovasculares e para os casos de lesões hemorrágicas centrais, ao alcance da broncoscopia, o uso de eletrocautério, plasma de Argônio e Laser de CO_2.

Caso o sangramento seja recorrente ou massivo, a EAB é considerada o tratamento definitivo e é a técnica de escolha.[23] A seleção do local é baseada em sinais radiográficos de hipertrofia da artéria, aneurismas ou formação de malformação arteriovenosa. Uma vez cateterizadas, a EAB pode ser feita por meio de uma variedade de agentes, como partículas de álcool polivinílico de 300-600 μ, microesferas gelatinosas de trisacril, cola de cianoacrilato N-butil Q10, esponjas de gelatina e espirais metálicas para ocluir o suprimento vascular brônquico.

Devido à circulação colateral das artérias brônquicas em outros territórios de tecido (esôfago, pleura visceral, vasa vasorum da aorta, artérias e veias pulmonares e, particularmente, as artérias espinhais), a embolia incorreta pode ter resultados graves.

Portanto, um exame neurológico deve ser realizado antes da EAB e o monitoramento das funções motoras e sensoriais das extremidades inferiores deve ser assegurado durante a intervenção.

Os efeitos colaterais mais frequentes são dor torácica transitória (24-91%) e/ou disfagia (0,7-18,2%), provavelmente causada por oclusão de ramos intercostais ou esofágicos. A dissecção subintimal de segmento curto da aorta ou artéria brônquica tem uma prevalência de 1 a 6,3%, mas é frequentemente assintomática e geralmente não requer tratamento adicional. Uma complicação particularmente temida é a mielite transversa causada por isquemia da medula espinhal, com prevalência relatada de 1,4-6,5%, podendo ser significativamente reduzida por uma EAB superseletiva de ramos terminais da artéria brônquica distal aos vasos que sustentam as artérias espinhais anteriores. E, mais raramente, necrose das paredes brônquicas ou aórticas, cegueira cortical transitória, colite isquêmica, infarto pulmonar ou fístula broncoesofágica.[23]

Panda e colaboradores revisaram 22 estudos totalizando 3.265 pacientes e definiram a taxa de sucesso inicial da EAB de 70 a 99%.[24] No entanto, a taxa de recorrência de sangramento é alta, estimada em até 58% em 30 dias,[25] sendo mais relacionada à etiologia do sangramento (ex. maior em aspergiloma) e método utilizado (ex. maior com uso de esponja gelatinosa).

Por fim, o tratamento cirúrgico feito por meio da ressecção do segmento pulmonar responsável pelo sangramento é indicado para casos refratários à embolização, tumores necrotizantes, lesões cavitadas, especialmente secundárias à tuberculose, aspergiloma refratário a outras modalidades de tratamento e lesões vasculares pulmonares secundárias a trauma ou iatrogenia.

Conclusão

A hemoptise massiva é, frequentemente, tratada em situações de urgência/emergência e o principal objetivo é o controle das vias aéreas.

A abordagem sistemática é a chave para o controle e reversão de complicações potencialmente fatais, sendo essencial a preparação antes dos procedimentos endobrônquicos, com revisão cuidadosa dos fatores de risco do paciente e a indicação do procedimento, assim como abordagem multidisciplinar com especialistas em pneumologia, broncoscopia, radiologia intervencionista, anestesiologia e cirurgia torácica deve ser realizada assim que a causa da hemoptise for identificada.

Referências bibliográficas

1. Lopez JK, Lee HY. Bronchial artery embolization for treatment of life-threatening hemoptysis. Semin Intervent Radiol. 2006; 23:223-9.

2. Kathuria H, Hollingsworth HM, Vilvendhan R, Reardon C. Management of life-threatening hemoptysis. J Intensive Care. 2020; 8:23.

3. Davidson K, Shojaee S. Managing Massive Hemoptysis. Chest. 2020; 157:77-88.

4. Dweik RA, Stoller JK. Role of bronchoscopy in massive hemoptysis. Clin Chest Med 1999; 20:89-105.

5. Stoller JK. Diagnosis and management of massive hemoptysis. A review. Respir Care 1992; 37:564-81.

6. Patwa A, Shah A. Anatomy and physiology of respiratory system relevant to anaesthesia. Indian J Anaesth. 2015; 59:533-541.

7. Crocco JA, Rooney JJ, Fankushen DS, et al. Massive hemoptysis. Arch Intern Med. 1968; 121:495-8.

8. Garzon AA, Gourin A. Surgical management of massive hemoptysis. A ten-year experience. Ann Surg. 1978; 187:267-71.

9. Lee BR, Yu JY, Ban HJ, et al. Analysis of patients with hemoptysis in a tertiary referral hospital. Tuberc Respir Dis (Seoul). 2012; 73:107-14.

10. Ong TH, Eng P. Massive hemoptysis requiring intensive care. Intensive Care Med. 2003; 29:317-20.

11. Reechaipichitkul W, Latong S. Etiology and treatment outcomes of massive hemoptysis. Southeast Asian J Trop Med Public Health. 2005; 36:474-80.

12. Radchenko C, Alraiyes AH, Shojaee S. A systematic approach to the management of massive hemoptysis. J Thorac Dis. 2017(Suppl 10):S1069-S1086.

13. Mason RP, Broaddus VC, Martin TR, et al. Murray and Nadel's Textbook of Respiratory Medicine. Vol I. 5th ed., Philadelphia, PA: Elsevier, 2010.

14. Zhang Y, Chen C, Jiang GN. Surgery of massive hemoptysis in pulmonary tuberculosis: immediate and long-term outcomes. J Thorac Cardiovasc Surg 2014; 148:651-6.

15. Fartoukh M, Khoshnood B, Parrot A, et al. Early Prediction of In-Hospital Mortality of Patients with Hemoptysis: An Approach to Defining Severe Hemoptysis. Respiration 2012; 83:106-14.

16. Mondoni M, Carlucci P, Job S, et al. Observational, multicentre study on the epidemiology of haemoptysis. Eur Respir J. 2018;51(1):1701813.

17. Revel MP, Fournier LS, Hennebicque AS, et al. Can CT replace bronchoscopy in the detection of the site and cause of bleeding in patients with large or massive hemoptysis? AJR Am J Roentgenol. 2002; 179:1217-24.

18. Khalil A, Fartoukh M, Parrot A, Bazelly B, Marsault C, Carette MF. Impact of MDCT angiography on the management of patients with hemoptysis. AJR Am J Roentgenol. 2010; 195:772-778.

19. Conlan AA, Hurwitz SS. Management of massive haemoptysis with the rigid bronchoscope and cold saline lavage. Thorax 1980; 35:901-4.

20. Chen LF, Wang TC, Lin TYet al. Does tranexamic acid reduce risk of mortality on patients with hemoptysis? A protocol for systematic review and meta-analysis. Medicine (Baltimore). 2021;100(20):e25898.

21. Wand O, Guber E, Guber A, et al. Inhaled Tranexamic Acid for Hemoptysis Treatment: A Randomized Controlled Trial. Chest. 2018;154:1379-84.

22. Bellam BL, Dhibar DP, Suri V, et al. Efficacy of tranexamic acid in haemoptysis: A randomized, controlled pilot study. Pulm Pharmacol Ther. 2016; 40:80-3.

23. Ittrich H, Klose H, Adam G. Radiologic management of haemoptysis: diagnostic and interventional bronchial arterial embolisation. Rofo. 2015; 187:248-59.

24. Panda A, Bhalla AS, Goyal A. Bronchial artery embolization in hemoptysis: a systematic review. Diagn Interv Radiol. 2017;23: 307-317.

25. Fruchter O, Schneer S, Rusanov V, et al. Bronchial artery embolization for massive hemoptysis: long-term follow-up. Asian Cardiovasc Thorac Ann. 2015; 23:55-60.

3.4 Sons Respiratórios

Carlos Alberto de Castro Pereira

Introdução

O estetoscópio é um símbolo dos profissionais da saúde. Diversos sites são disponíveis para aprendizado dos sons pulmonares. (https://www.youtube.com/watch?v=KRtAqeE-Gq2Q). Um rápido treinamento irá resultar em melhor descrição dos sons pulmonares, o que deve seguir uma padronização.[1,2] Análise computadorizada dos sons pulmonares poderá se tornar mais largamente disponível, mas sua necessidade é controversa.[3]

As bases para compreensão da ausculta pulmonar são disponíveis em diversos textos seminais.[4-8]

Sons normais

- Som traqueal: é um som de caráter tubular ouvido nas duas fases do ciclo respiratório, mais intenso na expiração. A ausculta sobre a traqueia pode revelar estreitamento, pela geração de estridor ou sibilo localizado. O som traqueal é semelhante ao ouvido em consolidações pulmonares.

- Respiração brônquica: é uma variante do som traqueal ouvida sobre as zonas de projeção dos brônquios maiores nas duas fases do ciclo respiratório. Sons brônquicos são normalmente audíveis sobre a região interescapulovertebral direita, mas não esquerda, porque a traqueia é contígua com o pulmão direito nesse local. Sua detecção em zonas pulmonares periféricas é anormal, sendo frequente em consolidações do parênquima pulmonar. Em pacientes com tosse e febre, sons bronquiais sugerem pneumonia, embora esse achado seja incomum.[8] Sons brônquicos ocorrem apenas se pulmão sólido, colapsado ou consolidado, é contíguo com a parede torácica e se estende alguma distância até o hilo. Sons brônquicos podem também ser causados por derrames pleurais (por atelectasia do pulmão subjacente, alterando suas propriedades acústicas) ou quando lobos superiores atelectasiados transmitem diretamente o som traqueal para a parede torácica, por justaposição.

- Som respiratório normal (SRN): é o som ouvido na periferia pulmonar durante a respiração normal. Ao contrário dos anteriores, ele é ouvido apenas durante a inspiração e no início da expiração. O componente inspiratório provém dos sons gerados por fluxo turbulento dentro dos brônquios lobares e segmentares, enquanto o componente expiratório mais fraco provém de vias aéreas centrais maiores. O som respiratório normal foi descrito por Laënnec como "um murmúrio distinto, semelhante ao produzido por agitação de folhas por uma brisa suave, correspondendo ao fluxo de ar para dentro e para fora das células de ar". O som respiratório normal foi por isso denominado "murmúrio vesicular". Esse termo não é exato porque na periferia dos pulmões, as moléculas se movem por difusão, não existindo fluxo e, portanto não há geração de som. O termo correto é o de "som respiratório normal".[4]

A redução ou ausência do som vesicular é um achado inespecífico, podendo ser causado por defeito de geração ou transmissão sonora, ou ambos.[6] A causa mais comum de defeito na geração é inspiração fraca. As causas mais comuns decorrem de defeitos de transmissão sonora, como interposição de derrame pleural, pneumotórax, obesidade ou redução da capacidade de transmissão como no enfisema.

Diversos estudos demonstraram que na doença pulmonar obstrutiva crônica (DPOC), a redução do som vesicular se correlaciona diretamente com o grau de obstrução ao fluxo aéreo e com o grau de hiperinsuflação pulmonar.[9]

Em pneumonia é também comum a redução do SRN por obstrução brônquica associada. Em asmáticos a redução do SRN sugere obstrução acentuada mesmo na ausência de sibilos.

Sons adventícios

Os sons anormais ou adventícios são classificados em duas categorias simples: sons contínuos, roncos e sibilos, e sons descontínuos, os estertores.[4-7]

Sons contínuos: são sons musicais que se superpõem ao som vesicular, podendo ser audíveis em qualquer fase da respiração. Têm duração > 250 ms. O termo ronco é usado para denominar os sons graves e sibilos para os sons agudos. O estridor é um som musical de alta frequência.

Sons descontínuos são sons explosivos, intermitentes, e de curta duração (abaixo de 25 ms). Eles são representados pelos estertores finos e grossos.

Estertores

A designação de estertores como crepitantes e subcrepitantes deve ser evitada, desde que estertores e crepitações são sinônimos.[1] Os estertores finos (ou crepitações finas) são mais curtos em duração e exibem componentes de alta frequência (são mais agudos); os estertores grossos (ou crepitações grossas) têm menor frequência (são mais graves) e sua onda tem maior duração (Figura 3.4.1).

Os estertores foram inicialmente atribuídos por Laennec ao borbulhamento de ar através das secreções de vias aéreas. Embora alguns estertores possam resultar de acúmulo de secreções, esses desaparecem rapidamente após a tosse. Todos os demais estertores resultam da abertura de vias aéreas, fechadas na expiração precedente, ou pelo fechamento na próxima expiração.[10]

Pelo efeito gravitacional, a pressão pleural é menos negativa nas bases, o que favorece o fechamento das vias aéreas. Disto resulta que nas diversas condições que resultam

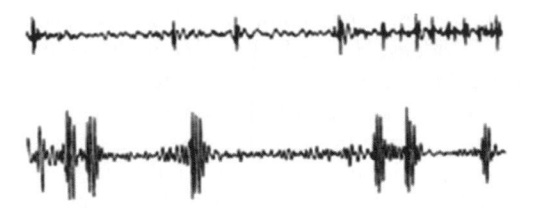

Figura 3.4.1 – Estertores finos (acima) e grossos (abaixo). Adaptada de Bohadana AB, 1987.

em fechamento de vias aéreas, seja por redução do volume pulmonar nas doenças intersticiais, ou por limitação ao fluxo aéreo nas doenças obstrutivas, os estertores são mais audíveis nas bases pulmonares.

O caráter do estertor possivelmente depende do diâmetro das vias aéreas que estão se abrindo e fechando, e isto, por sua vez depende do estado do tecido em torno. Aberturas de pequenas vias aéreas resultam em estertores inspiratórios tardios, breves e a abertura de grandes vias aéreas em estertores inspiratórios precoces.[11,12]

A extensão dos estertores se correlaciona com a gravidade da doença subjacente; são exemplos a fibrose pulmonar e a insuficiência cardíaca congestiva (ICC).

Fibrose pulmonar

Estertores inspiratórios tardios de alta frequência e profusos ("em velcro" por analogia com a abertura do som produzido pelo velcro) são típicos das doenças intersticiais. Estertores em velcro auxiliam na detecção precoce de diversas doenças pulmonares intersticiais (DPI) fibrosantes, tais como na artrite reumatoide, esclerose sistêmica e fibrose pulmonar idiopática.[13-15] Os estertores em velcro são intensos pela súbita abertura das vias aéreas periféricas induzidas pela maior retração elástica pulmonar, sendo sua transmissão facilitada pelo maior conteúdo tecidual pulmonar.

Como a fibrose pulmonar idiopática (FPI) acomete idosos, os estertores são frequentemente atribuídos à ICC, com retardo diagnóstico. Na FPI, também não raramente, é feito incorretamente o diagnóstico de pneumonia pela ausculta, porém, os estertores são bilaterais, profusos, e finos, enquanto na pneumonia os estertores são esparsos e em geral grossos.

Bronquiectasias

As paredes dos brônquios maiores são anormalmente dilatadas devido à destruição dos componentes elástico e muscular. Na expiração as paredes brônquicas colapsam, seguido por abertura súbita durante a inspiração. Início precoce e término ao final da inspiração são típicos de bronquiectasias. Os estertores nas bronquiectasias são distintos dos estertores precoces que ocorrem em DPOC, desde que eles ocorrem mais tardiamente durante o ciclo inspiratório e tem uma maior duração.[16]

DPOC

Na DPOC, os estertores são em geral causados por secreções nas vias aéreas, e desaparecem após a tosse. Em contraste, estertores esparsos, grossos, audíveis no início e terminando antes do meio da inspiração e que não mudam com a tosse, indicam fechamento e abertura sequencial de vias aéreas centrais, por colapso. Esses estertores são característicos de DPOC com acentuada obstrução ao fluxo aéreo.[12,16]

Insuficiência cardíaca

Os estertores resultam da abertura de vias aéreas estreitadas por edema peribronquiolar. Podem ser finos ou grossos.

Pneumonia

Na análise computadorizada, os estertores geralmente ocorrem no meio da inspiração e são grossos lembrando os estertores ouvidos em bronquiectasias. Na fase de recuperação, tornam-se mais tardios e podem lembrar estertores em velcro.[17]

Grasnidos

Ocasionalmente em pacientes com doenças pulmonares intersticiais, os estertores podem ser seguidos por um som inspiratório musical curto ("sibilo curto"); esse é chamado grasnido, pela semelhança ao piado de pássaro. Os grasnidos são ouvidos nas doenças intersticiais associadas à componente de bronquiolite, sendo a causa mais comum a pneumonia de hipersensibilidade.[18] Grasnidos não estão presentes em fibrose pulmonar idiopática, a não ser quando há pneumonia associada. Grasnidos são também comuns em bronquiectasias, as quais frequentemente se acompanham de bronquiolite obliterante.

Sibilos e roncos

Sibilos e roncos são sons pulmonares adventícios contínuos, que são superpostos aos sons respiratórios normais. Os sibilos são agudos, contendo sons de frequência maior, e os roncos são graves, contendo sons de baixa frequência. Por som contínuo entendem-se aqueles com duração acima de 250 ms.[19] A gravidade do som musical (roncos e sibilos) não indica necessariamente obstrução de vias aéreas maiores ou menores, desde que a massa e a elasticidade das paredes das vias aéreas e a velocidade do fluxo e não o comprimento do tubo, é que determinam a gravidade do som.[7]

Os roncos e os sibilos provavelmente compartilham o mesmo mecanismo de geração, porém os roncos, diferentemente dos sibilos, podem desaparecer após a tosse, o que sugere que as secreções têm um papel.[6]

Os sibilos em geral são múltiplos. Um sibilo único pode ser a principal manifestação de uma obstrução localizada de vias aéreas produzida por tumor ou corpo estranho.

Os sibilos são frequentemente audíveis ao nível da boca aberta, ou pela ausculta da laringe. Sibilos audíveis sobre a traquéia e não audíveis no tórax não significam obstrução de vias aéreas centrais, desde que a transmissão dos sibilos através das vias aéreas é melhor que a transmissão para a parede torácica, e porque o tecido pulmonar absorve preferencialmente os sons de alta frequência. Na asma sibilos audíveis apenas sobre a traqueia são comuns. Sibilos audíveis durante manobra expiratória forçada são destituídos de valor clínico.[19]

Os sibilos são produzidos por oscilações das paredes das vias aéreas e do ar nelas contido quando o calibre atinge um limiar crítico.[7] Os sibilos indicam que há limitação ao fluxo aéreo, mas pode haver obstrução ao fluxo aéreo desacompanhada de sibilos.

Diversos estudos avaliaram a gravidade da obstrução ao fluxo aéreo na asma, por espirometria, e avaliaram o valor dos sibilos. Ausência de sibilos não significa ausência de obstrução ao fluxo aéreo. Na recuperação de crises de asma, em um estudo clássico, os sibilos desapareceram quando o VEF_1 era, em média, de 63% do previsto.[20]

Na crise de asma a presença de sibilos inspiratórios indica obstrução mais acentuada.[21] Por outro lado, obstrução grave pode não se acompanhar de sibilos, pela baixa velocidade do fluxo para gerar as oscilações das vias aéreas.

Quanto mais tempo o sibilo ocupa do ciclo respiratório e quanto mais agudo, mais acentuada a obstrução ao fluxo aéreo. Após broncodilatador, os sibilos podem se tornar mais graves, devido à menor tensão das paredes brônquicas postas em oscilação.[22]

Estridores

São sibilos muito intensos, que surgem como consequência de obstrução anatômica ou funcional da laringe, ou traquéia. Esse som pode ser ouvido próximo ao paciente, sem estetoscópio, especialmente ao nível da boca. O estridor usualmente ocorre durante a inspiração por obstrução extra-torácica, em geral ao nível da laringe, mas também durante a expiração quando a obstrução é intratorácica.

O estridor só será audível se o diâmetro da luz da via aérea for menor que 5 mm; portanto, seu encontro indica obstrução grave.

Sons de categoria indefinida

Atrito pleural é o som provocada pela fricção dos folhetos pleurais inflamados, sendo formado por uma sucessão de ruídos descontínuos. Tem sido comparado ao ruído de "andar sobre a neve".[23] É mais comumente audível nas bases, em geral na região lateral. Tipicamente o componente expiratório espelha o componente inspiratório. Os pacientes podem descrever ou apontar o local da sensação de atrito, e a dor localizada pela pleurite.

Referências bibliográficas

1. Pasterkamp H, Brand PL, Everard M, et al. Towards the standardisation of lung sound nomenclature. Eur Respir J. 2016; 47:724-32.

2. Mikami R, Murao M, Cugell DW, et al. International Symposium on Lung Sounds. Synopsis of proceedings. Chest. 1987; 92:342-5.

3. Gottlieb ER, Aliotta JM, Tammaro D. Comparison of analogue and electronic stethoscopes for pulmonary auscultation by internal medicine residents. Postgrad Med J. 2018; 94:700-3.

4. Forgacs P. The functional basis of pulmonary sounds. Chest 1978; 73: 399-412.

5. Loudon R, Murphy RLH. Lung sounds. Am Rev Respir Dis 1984; 130: 663-73.

6. Bohadana A, Izbicki G, Kraman SS. Fundamentals of lung auscultation. N Engl J Med. 2014; 370:744-51.

7. Sarkar M, Madabhavi I, Niranjan N, Dogra M. Auscultation of the respiratory system. Ann Thorac Med. 2015; 10:158-68.

8. McGee S. Auscultation of the lungs. In Evidence-Based Physical Diagnosis. Saunders, Philadelphia, 2001, p.340-364.

9. Pardee NE, Martin CJ, Morgan EH. A test of the practical value of estimating breath sound intensity. Breath sounds related to measured ventilatory function. Chest. 1976;70:341-4.

10. Vyshedskiy A, Alhashem RM, Paciej R, et al. Mechanism of inspiratory and expiratory crackles. Chest. 2009; 135:156-64.

11. Nath AR, Capel LH. Inspiratory cracles: early and late. Thorax 1974; 29:223-7.

12. Melbye H, Aviles Solis JC, Jácome C, Pasterkamp H. Inspiratory crackles-early and late-revisited: identifying COPD by crackle characteristics. BMJ Open Respir Res. 2021;8:e000852.

13. Manfredi A, Cassone G, Cerri S, et al. Diagnostic accuracy of a velcro sound detector (VECTOR) for interstitial lung disease in rheumatoid arthritis patients: the InSPIRAtE validation study. BMC Pulm Med. 2019; 20; 19:111.

14. Moran-Mendoza O, Ritchie T, Aldhaheri S. Fine crackles on chest auscultation in the early diagnosis of idiopathic pulmonary fibrosis: a prospective cohort study. BMJ Open Respir Res. 2021;8e000815.

15. Purokivi M, Hodgson U, Myllärniemi M, et al. Are physicians in primary health care able to recognize pulmonary fibrosis? Eur Clin Respir J. 2017; 4:1290339.

16. Piirilä P, Sovijärvi ARA, Kaisla T, et al. Crackles in patients with fibrosing alveolitis, bronchiectasis, COPD and heart failure. Chest 1991; 99:1076–1083.

17. Piirilä P. Changes in crackle characteristics during the clinical course of pneumonia. Chest. 1992; 102:176-83.

18. Pereira CAC, Soares MR, Boaventura R, et al. Squawks in interstitial lung disease prevalence and causes in a cohort of one thousand patients. Medicine (Baltimore).2019;98: e16419.

19. Meslier N, Charbonneau G, Racineux JL. Wheezes. Eur Respir J. 1995;8:1942-8.

20. McFadden ER Jr, Kiser R, DeGroot WJ. Acute bronchial asthma. Relations between clinical and physiologic manifestations. N Engl J Med. 1973; 288:221-5.

21. Shim CS, Williams MH Jr. Relationship of wheezing to the severity of obstruction in asthma. Arch Intern Med. 1983; 143:890-2.

22. Baughman RP, Loudon RG. Quantitation of wheezing in acute asthma. Chest. 1984;86:718-22.

23. Adderley N, Sharma S. Pleural Friction Rub. 2021. In: StatPearls. Treasure Island (FL): StatPearls Publishing; 2021.

4 Mecanismos e Causas de Hipoxemia e Hipercapnia

Danilo Cortozi Berton

Introdução

A função primordial do sistema respiratório é oxigenar o sangue venoso misto nos capilares pulmonares irrigados pela artéria pulmonar e remover desse sangue o dióxido de carbono. Após a oxigenação sanguínea capilar pulmonar, o O_2 deve ser transportado dos pulmões para o tecido periférico, onde vai ser consumido pelo metabolismo celular, sendo que o CO_2 faz o caminho inverso. A "adequação" da quantidade desses gases no organismo é definida pelos requerimentos teciduais de consumo de O_2 e eliminação de CO_2. Na ausência de uma técnica laboratorial específica para mensurar esses parâmetros metabólicos, utilizamos do ponto de vista clínico os valores desses gases no sangue arterial sistêmico.[1,2]

Hipoxemia significa nível reduzido de O_2 no sangue arterial para diferenciar de hipóxia que indica a condição de suprimento inadequado de O_2 no tecido. Conceitualmente, hipoxemia é definida como baixa pressão parcial (tensão gasosa) de O_2 dissolvido no sangue arterial (PaO_2). Por questões de praticidade, como o O_2 é majoritariamente transportado no sangue ligado à hemoglobina (> 98%) e a quantidade de hemoglobina circulante no sangue é fixa, a quantidade de O_2 transportada no sangue é geralmente expressa em termos de saturação da hemoglobina com O_2. Se a mensuração é realizada diretamente em uma amostra arterial o termo utilizado é SaO_2. Utiliza-se o termo SpO_2 quando a medida é feita por meio de um oxímetro de pulso.[3]

Não há uma definição inequívoca para SpO_2 anormal, porque o limiar exato que leva à hipóxia é incerto, refletindo a natureza multifatorial dessa última condição. É razoável que $SpO_2 \leq 95\%$ em repouso[3] ou dessaturação > 4% durante o exercício[4] sejam considerados anormais, embora esses valores não devam ser considerados isoladamente. Por exemplo, uma SpO_2 de repouso = 95% pode ser considerada anormal se o paciente usualmente apresentava valores maiores previamente. Considerando que não há risco de lesão tecidual por hipoxemia quando $PaO_2 > 60$ mmHg (8 Kpa) ou $SpO_2 > 90\%$ a maioria dos autores define esses valores como sendo os mínimos aceitáveis. Aqui surge o conceito de insuficiência respiratória do tipo 1, definida como $PaO_2 < 60$ mmHg (equivalente a SpO_2 de 90%) com níveis de pressão arterial parcial de CO_2 ($PaCO_2$) normal ou reduzida levando à hipóxia hipoxêmica. Digno de nota, existem outras três causas de hipóxia: anêmica (redução dos níveis de hemoglobina para transportar o O_2), estagnante (devido à inadequação fluxo sanguíneo global ou regional) e histotóxica (incapacidade do tecido em consumir O_2 por comprometimentodo metabolismo celular).[3]

O CO_2, por sua vez, é um produto do metabolismo altamente solúvel em água transportado no sangue sob três modos: bicarbonato (70-85%), dissolvido no plasma (5-10%) e ligado à hemoglobina (10-20%). Como o transporte de CO_2 no sangue não é limitado por uma molécula carreadora como a hemoglobina, o nível sanguíneo de CO_2 não é expresso como uma porcentagem de saturação. Deste modo, hipercapnia é definida como $PaCO_2$ acima do limite superior da faixa de normalidade de 34-46 mmHg (4,6-6,1 Kpa). Pacientes com hipercapnia são considerados como tendo insuficiência respiratória do tipo 2 mesmo que a PaO_2 (ou SpO_2) esteja dentro da normalidade.[3]

Os fatores que determinam os valores dos gases sanguíneos arteriais são frequentemente multifatoriais e complexos, representados principalmente por seis diferentes mecanismos que contribuem de modo variável para as tensões dos gases respiratórios (O_2 e CO_2):[1]

- Alteração da concentração dos gases no ar inspirado.
- Hipoventilação.
- Desigualdade ventilação/perfusão (V/Q) alveolar.
- Limitação da difusão por meio da membrana alvéolo-capilar.
- *Shunt* entre a circulação direita para esquerda.
- Diminuição da oxigenação no sangue venoso misto.

Apenas para brevemente mencionar, os valores desses gases são ainda afetados por três habilidades adicionais do organismo em compensar os distúrbios da troca gasosa que levam à alteração desses gases no sangue arterial visando restabelecer o transporte de O_2 e CO_2 entre os pulmões e tecidos:

- Maior extração tecidual de O_2.
- Hiperventilação.
- Aumento do débito cardíaco.[1]

Mecanismos de alteração dos gases sanguíneos

Anormalidades dos gases sanguíneos podem resultar do comprometimento de qualquer dos componentes "efetores" do sistema respiratório:

- Sistema nervoso central e/ou periférico.
- Músculos ventilatórios e/ou parede torácica.
- Vias aéreas.
- Alvéolos.

Defeitos em um ou mais dos três primeiros componentes que constituem a "bomba ventilatória" podem causar hipoxemia e hipercapnia coexistentes (Mecanismo 2 = hipoventilação). Desordens dos alvéolos são mais prováveis de resultar, pelo menos inicialmente, em hipoxemia isolada (Mecanismos 3-5).[5]

Mecanismo 1: pressão inspirada de O_2 (PIO_2) reduzida

Usualmente ocorre em regiões de altas altitudes ou em viagens aéreas. Com a queda da pressão barométrica com a altitude, a PIO_2 cai mesmo que a concentração fracional de O_2 permaneça constante em 21%. A equação do gás alveolar (Figura 4.1) é muito útil para entender que a pressão alveolar de O_2 (PAO_2) cai proporcionalmente à redução da PIO_2 enquanto a $PaCO_2$ e taxa de troca gasosa (R = razão entre a produção de CO_2 e consumo O_2) permanecerem constante. Como a difusão pulmonar é um processo passivo, reduções proporcionais da PaO_2 vão ocorrer pela redução da PAO_2. Na prática, entretanto, a PAO_2 não vai cair tanto quanto a PIO_2 por causa do mecanismo compensatório do organismo de estimulação ventilatória hipoxêmica. A hiperventilação resultante causa queda da $PaCO_2$ e aumento da PaO_2. Os valores esperados de PaO_2 na altitude devem levar em consideração a hiperventilação que aumenta progressivamente com a altitude e acarreta consequentes modificações na PAO_2 secundária à redução na $PaCO_2$ (Figura 4.1).[1]

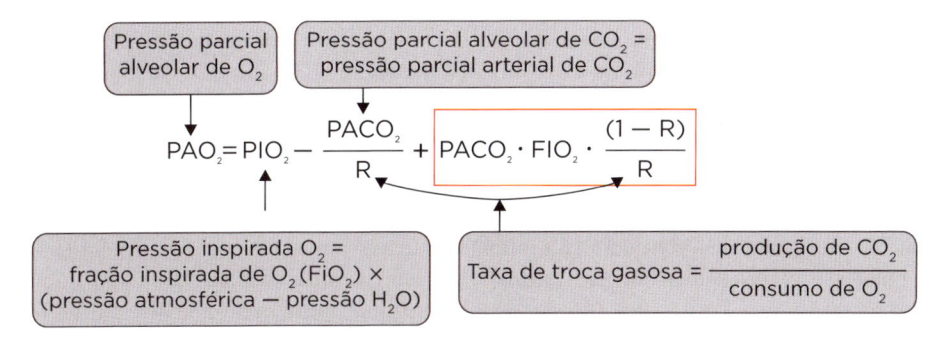

Figura 4.1 – A equação do gás alveolar estima a concentração alveolar de O_2 a partir da fração inspirada de O_2, fração alveolar de CO_2 e taxa pulmonar de troca gasosa (R).[6] A concentração (ou fração) de um gás em uma mistura gasosa é equivalente à pressão parcial que esse gás exerce no total da pressão exercida pela mistura em um compartimento fechado conforme a lei de Dalton. O termo extra (grifado em vermelho) da equação "completa" do gás alveolar leva em conta que os valores inspirado e expirado da ventilação não são idênticos uma vez que a cada ventilação minuto maior volume de gás é extraído pelo consumo de O_2 (digamos 0,25 L/min) do que adicionado pela produção de CO_2 (vamos considerar 0,20 L/min) quando R = 0,8. Essa discrepância de 50 mL deve ser compensada por um influxo passivo adicional de gás. Assim, deve haver uma pequena diferença de pressão entre a atmosfera e os alvéolos de tal modo que este volume seja entregue ao espaço alveolar a cada minuto, acarretando em pequena quantidade extra de O_2 com aumento da fração alveolar de O_2 em pequena monta. Esse termo extra da equação adiciona uma pequena quantidade na estimativa da PAO_2, mas é clinicamente trivial, podendo ser negligenciada do ponto de vista prático.[7] Nota: fração inspirada de O_2 no ar ambiente = 0,21; pressão atmosférica ao nível do mar = 760 mmHg; pressão do vapor de água em mistura gasosa saturada à 37 °C (ambiente esperado no alvéolo) = 47 mmHg.

Embora não seja comum, se a pressão inspirada de CO_2 aumentar por qualquer motivo vai ocorrer hipercapnia.[1]

Mecanismo 2: hipoventilação

Se a ventilação minuto reduzir por qualquer motivo, a $PaCO_2$ e, em consequência, a $PACO_2$ devem aumentar considerando a produção constante de CO_2 pelo metabolismo. O alvéolo pulmonar é um espaço preenchido 100% por gás. Isso significa que uma vez que a pressão parcial de um gás aumenta, a de outro(s) deve(m) cair. Além disso, a fonte primária (ventilação) de renovação de O_2 no alvéolo fica comprometida. Assim, a PAO_2 diminui e, como resultado, a difusão de O_2 do alvéolo para o capilar declina. Esse mecanismo é comumente acompanhado de causas adicionais de hipoxemia, especialmente causas intrapulmonares de alteração da troca gasosa como desequilíbrio V/Q e *shunt* direita-esquerda, mas também pode ocorrer isoladamente. No contexto de hipoxemia com retenção de CO_2 (insuficiência respiratória do tipo 2), o cálculo do gradiente alvéolo-arterial de O_2 ($P(A-a)O_2$) ajuda a identificar se o paciente tem doença pulmonar associada ou somente ventilação insuficiente. Esse gradiente é obtido pela subtração da PAO_2 estimada (Figura 4.1) pela PaO_2, varia com a idade e os valores de normalidade podem ser estimados pela equação $2,5 + (0,21 \times idade)$.[8] Hipoxemia com hipercapnia na presença de $P(A-a)O_2$ dentro da normalidade sinaliza para hipoventilação isolada. Somente ressaltar que hipoxemia com $P(A-a)O_2$ normal também pode ser encontrada no contexto do mecanismo 1 anteriormente descrito ($\downarrow PIO_2$), a qual costuma ser facilmente descartada pelo contexto clínico (oferta ambiental adequada de O_2) e ausência de hipercapnia (na verdade, como vimos acima, ocorre o oposto = $^-PaCO_2$).[1,3,9]

Mecanismo 3: desequilíbrio ventilação/perfusão alveolar

Refere-se a uma disparidade entre o fluxo sanguíneo e a ventilação no alvéolo. Certo grau de desigualdade V/Q ocorre no pulmão saudável porque a perfusão e ventilação alveolar são heterogêneas. Regiões pulmonares com ventilação baixa em comparação com a perfusão ($\downarrow$ V/Q = efeito "*shunt*") vão apresentar baixo conteúdo alveolar de O_2 e alta concentração de CO_2. Regiões pulmonares com elevada ventilação proporcionalmente à perfusão ($\uparrow$ V/Q = efeito "espaço morto") terão um baixo teor de CO_2 e alta concentração de O_2. Tanto a ventilação quanto a perfusão são maiores nas bases do que nos ápices pulmonares na posição ortostática. Entretanto, a diferença entre a ventilação apical e basal é menor do que a diferença entre a perfusão apical e basal. Como resultado, a razão V/Q é maior nos ápices do que nas bases pulmonares, porém sem causar significado clínico: PaO_2 (ao nível do mar) esta usualmente acima de 90 mmHg em indivíduos normais. O desequilíbrio V/Q resultante do somatório de milhões de unidades alvéolo-capilares é responsável pelo $P(A-a)O_2$ de ocorrência fisiológica ($\approx$ 5-10 mmHg).[1]

Essencialmente, todas as doenças pulmonares causam desigualdade V/Q, embora os mecanismos fisiológicos e estruturais possam ser extremamente variáveis de doença para doença. A desigualdade V/Q afeta a PaO_2 não importando se a doença primária reside nos vasos sanguíneos, no parênquima pulmonar ou nas vias aéreas. É importante reconhecer que desequilíbrios V/Q prejudicam a troca de ambos os gases respiratórios, não somente do O_2. Assim, além de hipoxemia, hipercapnia arterial também pode ocorrer como resultado de desequilíbrio V/Q patológico. Entretanto, quando os gases sanguíneos arteriais são medidos em pacientes com desigualdade V/Q, a $PaCO_2$ pode estar normal ou mesmo diminuída. Essa aparente contradição é facilmente explicada pelo grau de hiperventilação compensatória (ver acima). Por causa das diferenças nas formas e inclinações de suas curvas de dissociação, as tensões de O_2 e CO_2 no sangue responderão de modo bem diferente tanto ao desequilíbrio V/Q inicial quanto à subsequente compensação ventilatória. PaO_2 geralmente cai muito mais do que o aumento da $PaCO_2$ quando a desigualdade V/Q se desenvolve. Além disso, a $PaCO_2$ é frequentemente normalizada mesmo por pequenos aumentos compensatórios da ventilação, mas este não é o caso do O_2, onde o aumento na PaO_2 é geralmente mais modesto. Como resultado, desequilíbrio V/Q essencialmente sempre resulta em hipoxemia, embora a $PaCO_2$ pode ser alta, normal ou reduzida, dependendo da quantidade de hiperventilação compensatória.[1,2,9]

Mecanismo 4: limitação difusional pulmonar

A capacidade de difusão pulmonar de um gás estima sua taxa de transferência do alvéolo ao sangue capilar pulmonar. Os fatores que afetam a condutância difusional incluem a solubilidade do gás e espessura da barreira sangue-gás, a extensão da área de superfície de contato alveolar-capilar; o peso molecular do gás, a taxa de reação do gás com a hemoglobina, a capacidade da hemoglobina em carrear o gás e o tempo que a hemácia passa pela microcirculação pulmonar de troca gasosa. Em repouso ao nível do mar, a hemácia requer somente 0,25s para a PO_2 da artéria pulmonar (sangue venoso misto) atingir o equilíbrio com os valores alveolares. O tempo de trânsito disponível é cerca de 0,75s, significando um tempo de reserva disponível 3 vezes maior que o tempo necessário.[10,11]

Limitação difusional ocorre quando o movimento de O_2 do alvéolo para o capilar pulmonar é prejudicado. Isso é usualmente consequência de inflamação ou fibrose intersticial e/ou alveolar como acontece nas doenças difusas do parênquima pulmonar. Nessas doenças, limitação difusional usualmente coexiste com desequilíbrio V/Q, tornando a contribuição relativa de cada mecanismo gerador de hipoxemia difícil de determinar.

A limitação difusional é caracterizada por hipoxemia intensificada ou induzida pelo exercício. Durante o exercício, o débito cardíaco aumenta e o sangue atravessa os capilares pulmonares mais rapidamente. Como resultado, há menos tempo para oxigenação. Em indivíduos saudáveis ocorre mecanismos compensatórios que impedem a hipoxemia: dilatação e recrutamento de capilares pulmonares com elevação da PAO_2 que intensifica a difusão pulmonar pelo aumento do gradiente de O_2 dos alvéolos para os capilares pulmonares. Nos pacientes, com limitação difusional, há tempo insuficiente para a oxigenação ocorrer no exercício. Além disso, a maioria desses pacientes tem destruição parenquimatosa pulmonar, o que torna difícil o recrutamento adicional de áreas de superfície para a troca gasosa.[1,11]

Limitação da difusão de CO_2 não foi documentada até o momento. A capacidade de difusão de CO_2 por meio da barreira capilar-alveolar é muito maior que a do O_2 em virtude da solubilidade 20 vezes maior do CO_2 na barreira sangue-gás.[1]

Mecanismo 5: *shunt* entre a circulação direita → esquerda

Shunt é definido como a passagem de sangue do lado direito para o esquerdo do coração sem contato com gás alveolar. Na maioria dos indivíduos normais, certo grau de *shunt* (< 5%) pode ser encontrado por passagem direita-esquerda distal às unidades de troca gasosa (*shunts* pós pulmonar). Esses *shunts* incluem veias brônquicas, veias mediastinais para as pulmonares, e veias tebesianas (do músculo do ventrículo esquerdo para a cavidade ventricular esquerda).[12] Do ponto de vista patológico, *shunt* pode ser considerado anatômico quando os alvéolos são fisicamente "contornados" como nas comunicações intracardíacas, malformações arteriovenosas pulmonares e síndrome hepatopulmonar. São considerados *shunts* patológicos funcionais quando alvéolos não ventilados são perfundidos como ocorre nas atelectasias e doenças com preenchimento alveolar (pneumonias, síndrome do desconforto respiratório agudo).[1,2]

O *shunt* da circulação direita para a esquerda causa desequilíbrio V/Q extremo, representando razão V/Q de zero. O efeito disso é que, dependendo da fração de *shunt* do débito cardíaco pulmonar, a correção da hipoxemia é insatisfatória com oxigênio suplementar. Deste modo, a magnitude do *shunt* pode ser quantificada enquanto o paciente respira O_2 puro a fim de eliminar as contribuições de desequilíbrios V/Q que usualmente coexistem com *shunt* e, menos comumente, limitação da difusão pulmonar.[1,13]

Do ponto de vista prático, a fração de *shunt* (fluxo de sangue do *shunt* (QS)/débito cardíaco total (QT)) pode ser estimada após respirar por 20 minutos com O_2 a 100% pela seguinte equação:[14]

$$\frac{Q_S}{Q_T} = \frac{(PAO_2 - PaO_2)}{(PAO_2 - PaO_2) + 1670}$$

Embora os efeitos do *shunt* na PaO_2 sejam dramáticos e bem estabelecidos, *shunt* também pode eventualmente afetar a $PaCO_2$. A quantidade de CO_2 sanguíneo é diretamente proporcional à produção de CO_2 pelo metabolismo e indiretamente proporcional a taxa de eliminação de CO_2 pela ventilação alveolar efetiva. A ventilação alveolar é o componente do volume minuto que entra em contato com o alvéolo adequadamente perfundido, sendo determinada pela ventilação minuto e pela fração de volume corrente desperdiçada como espaço morto. Assim, a $PaCO_2$ aumentará na presença de *shunt* a menos que hiperventilação compensatória ocorra, como comumente acontece. Hipercapnia ocorre porque o sangue do *shunt* que não fez troca gasosa com o ar alveolar, transportando elevados níveis sanguíneos de CO_2, mistura-se com sangue não proveniente de áreas de *shunt* para compor o sangue arterial sistêmico. *Shunts* pequenos a moderados (≤ 20%) vão elevar a $PaCO_2$ somente em 1 ou 2 mmHg. Como a relação entre fração de *shunt* e $PaCO_2$ não é linear, quando o *shunt* é grande (40-50% do débito cardíaco) a $PaCO_2$ pode aumentar em mais de 10 mmHg (de novo, ressalta-se que isso somente vai ocorrer na ausência de compensação ventilatória).[1]

Mecanismo 6: ↓ na pressão venosa mista de O_2

O sangue venoso misto é definido como o sangue presente na artéria pulmonar oriundo da mistura no átrio direito do sangue proveniente da veia cava superior e inferior. Representa uma média ponderada do sangue venoso de todos os tecidos e órgãos. A redução da quantidade de O_2 no sangue venoso misto pode ser considerada como um modificador extra pulmonar da PaO_2. Esse mecanismo entra em ação quando o débito cardíaco é baixo com relação ao consumo de oxigênio, reduzindo assim a pressão venosa mista de O_2. Vale lembrar que o consumo de O_2 é diretamente proporcional ao produto do débito cardíaco e da diferença entre o conteúdo arterial e venoso misto de O_2. Quando o debito cardíaco cair, a extração tecidual periférica de O_2 precisa aumentar para manter constante um determinado consumo de O_2. Considerando o conteúdo arterial de O_2 fixo, vai ocorrer uma redução na pressão venosa mista de O_2. Com a queda da pressão venosa mista de O_2, a PAO_2 também vai cair ao manter o equilíbrio com o sangue que perfunde os capilares pulmonares. Consequentemente, a PaO_2 final também cai. Esse efeito é potencializado quanto maior for o desequilíbrio V/Q associado. Isso significa que hipoxemia pode ocorrer independentemente de alterações (intra) pulmonares (mecanismos 2-5 descritos anteriormente) ou oferta inadequada de O_2 (mecanismo 1) quando o débito cardíaco cair com relação à taxa de metabolismo. Reconhecer essa causa de PaO_2 reduzida tem óbvias consequências do ponto de vista terapêutico.

De maneira similar, se o débito cardíaco estiver baixo com relação à produção de gás carbônico, a pressão de CO_2 no sangue venoso misto deve aumentar. Se a ventilação geral permanecer inalterada, a $PaCO_2$ e $PACO_2$ devem aumentar proporcionalmente.[1]

Os mecanismos fisiopatológicos das inúmeras etiologias (doenças específicas) que causam falência respiratória são comuns (Tabela 4.1). Entender esses mecanismos é crítico para o raciocínio diagnóstico e manejo terapêutico adequados em situações de falência respiratória. É importante ressaltar que muitas dos mecanismos anteriormente descritos podem coexistir, resultando em apresentações complexas de gasometria arterial por vezes difíceis de serem desvendadas no cenário clínico.[1]

Tabela 4.1 – Mecanismos fisiopatológicos de alteração dos gases sanguíneos arteriais e principais etiologias clínicas[1]

Mecanismo	Causas
1) ↓ PIO_2	• Altitude • Viagem aérea • Incêndio
2) Hipoventilação	• Depressão do sistema nervoso central: *overdose* de drogas, lesões estruturais ou isquêmicas que afetem o centro respiratório • Síndrome de hipoventilação da obesidade • Condução nervosa prejudicada: esclerose lateral amiotrófica, síndrome de Guillain-Barré, lesão medular cervical alta, paralisia de nervo frênico, bloqueio aminoglicosídeo • Fraqueza muscular respiratória: miastenia gravis, paralisia diafragmática idiopática, polimiosite, distrofia muscular, hipotireoidismo grave • Expansibilidade da caixa torácica reduzida: tórax instável, cifoescoliose
3) Desequilíbrio V/Q alveolar	• Doenças pulmonares obstrutivas • Doenças pulmonares vasculares • Doenças difusas do parênquima pulmonar
4) ↓ Difusão pulmonar	• Doenças difusas do parênquima pulmonar • Doenças pulmonares vasculares • Enfisema pulmonar
5) *Shunt* direita-esquerda	• Anatômico: comunicação intracardíaca, malformações arteriovenosas pulmonares, síndrome hepatopulmonar • Fisiológicos: atelectasia, pneumonia, edema pulmonar, síndrome do desconforto respiratório
6) ↓ Pressão venosa mista	• ↓ débito cardíaco: embolia pulmonar, choque

PIO_2: pressão inspirada de O_2; V/Q: ventilação perfusão.

Em resumo, no ambiente hospitalar em baixa altitude, fração inspirada de O_2 ou CO_2 inapropriada pode ser virtualmente excluída para explicar alteração dos gases sanguíneos arteriais visto que os pacientes vão estar respirando o mesmo ar ambiente da equipe assistente. Hipoventilação pode ser rapidamente excluída se o paciente não estiver hipercapnico. Por outro lado, $PaCO_2$ elevada reflete ventilação alveolar reduzida. Isso pode ser secundário à ↓ ventilação-minuto por falha da bomba ventilatória e/ou unidades alveolares com redução desproporcional da perfusão com relação à ventilação (efeito espaço morto) na ausência de hiperventilação compensatória. Redução da difusão pulmonar não é uma causa importante de hipoxemia aguda, em que a transferência de O_2 por meio da membrana alvéolo capilar é usualmente limitada por perfusão (não por difusão). Isso significa que usualmente há tempo suficiente para a difusão de O_2, mesmo na presença de doença pulmonar intrínseca. Deste modo, a maioria dos pacientes com insuficiência respiratória hipoxêmica aguda necessitando de suporte crítico vai provavelmente apresentar uma combinação (em diferentes proporções) de desequilíbrio V/Q (razão ↓) e *shunt* entre a circulação direita-esquerda.[15]

Referências bibliográficas

1. Wagner PD. The physiological basis of pulmonary gas exchange: implications for clinical interpretation of arterial blood gases. Eur Respir J. 2015;45(1):227-43.

2. Wagner PD. Ventilation, Pulmonary Blood Flow, and Ventilation-Perfusion Relationships. In: Grippi MA, Elias JA, Fishman JA, Kotloff RRM, Pack AI, Senior RM, editors. Fishman's Pulmonary Diseases and Disorders. Fifth ed: McGraw Hill Education; 2015.

3. O'Driscoll BR, Howard LS, Earis J, Mak V, Group BTSEOG, Group BEOGD. BTS guideline for oxygen use in adults in healthcare and emergency settings. Thorax. 2017;72(Suppl 1):ii1-ii90.

4. Radtke T, Crook S, Kaltsakas G, Louvaris Z, Berton D, Urquhart DS, et al. ERS statement on standardisation of cardiopulmonary exercise testing in chronic lung diseases. Eur Respir Rev. 2019;28(154).

5. Grippi M. Respiratory Failure: An Overview. In: Grippi M, Elias J, Fishman J, Kotloff R, Pack A, Senior R, editors. Fishman's Pulmonary Diseases and Disorders. Fifth ed: McGraw Hill Education; 2015. p. 2152-61.

6. West JB. The physiological legacy of the Fenn, Rahn, and Otis school. Am J Physiol Lung Cell Mol Physiol. 2012;303(10):L845-51.

7. Curran-Everett D. A classic learning opportunity from Fenn, Rahn, and Otis (1946): the alveolar gas equation. Adv Physiol Educ. 2006;30(2):58-62.

8. Mellemgaard K. The alveolar-arterial oxygen difference: its size and components in normal man. Acta Physiol Scand. 1966;67(1):10-20.

9. Neder JA, Berton DC, O'Donnell DE. Arterial blood gases in the differential diagnosis of hypoxemia. J Bras Pneumol. 2020;46(5):e20200505.

10. Graham BL, Brusasco V, Burgos F, Cooper BG, Jensen R, Kendrick A, et al. 2017 ERS/ATS standards for single-breath carbon monoxide uptake in the lung. Eur Respir J. 2017;49(1).

11. Klocke R, Shifren A. Diffusion, Chemical Reactions, and Diffusing Capacity. In: Grippi M, Elias J, Fishman J, Kotloff R, Pack A, Senior R, editors. Fishman's Pulmonary Diseases and Disorders. Fifth ed: McGraw Hill Education; 2015. p. 199-206.

12. Gold WM, Koth LL. Pulmonary Function Testing. In: Broaddus VC, editor. Murray & Nadel's Textbook of Respiratory Medicine. 1: Elsevier Saunders; 2016. p. 407-35.

13. Neder JA, Berton DC, O'Donnell DE. Quantification of oxygen exchange inefficiency in interstitial lung disease. J Bras Pneumol. 2021;47(1):e20210028.

14. Chiang ST. Anomogram for venous shunt (Qs-Qt) calculation. Thorax. 1968;23(5):563-5.

15. Lee W, Slutsky A. Acute hypoxemic respiratory failure and ARDS. In: Broaddus VC, editor. Murray & Nadel's Textbook of Respiratory Medicine. 2. Sixth ed: Elsevier Saunders; 2016. p. 1740-60.

5 Respiração Disfuncional

Laís Silva Vidotto
Celso Ricardo Fernandes de Carvalho

Introdução

Respiração disfuncional (RD) é um termo que descreve um grupo de distúrbios respiratórios em pacientes nos quais mudanças no padrão respiratório resultam em dispneia e, muitas vezes, sintomas não respiratórios que ocorrem na ausência ou em excesso de doença respiratória orgânica. Esses padrões anormais da respiração têm sido descritos em diferentes populações, como crianças[1] e pessoas com doenças crônicas.[2] O entendimento do profissional da saúde acerca desses padrões errôneos da respiração torna-se extremamente necessário já que o subdiagnóstico é um dos grandes problemas relacionados à RD.[3]

Definição de RD

RD é o nome dado a um grupo de distúrbios respiratórios no qual há diferentes alterações no padrão biomecânico da respiração de maneira intermitente ou crônica, como respiração superficial, períodos de apneia/suspiros e/ou hiperventilação.[4] Esses padrões erráticos são manifestados no repouso e/ou durante o exercício e podem vir acompanhados de dispneia.[5] Além de sintomas respiratórios, é comum o relato de sintomas sistêmicos, como vertigem e taquicardia.[3] A síndrome da hiperventilação (SHV) é o tipo mais conhecido de RD e trata-se do aumento crônico ou intermitente do volume minuto que não possa ser justificado por alterações fisiológicas.[6] O principal sintoma na RD é dispneia depois que as causas orgânicas foram descartadas, porém outros sintomas não específicos como formigamento, tetania e dormência também tem sido descritos.

Além disto, normalmente, a SHV aparece associada a sintomas psicossomáticos como ansiedade e depressão.[7]

Na última década, alguns pesquisadores propuseram classificações específicas para as diferentes maneiras de RD. Barker e Everard,[8] em 2015, sugeriram que a RD seja subdividida em torácica e extra torácica e, ainda, em funcional e estrutural (Figura 5.1). Porém, mais recentemente, foi proposta uma nova classificação:[9]

- Síndrome de hiperventilação: associada a sintomas relacionados à alcalose respiratória que ocorrem independentes de hipocapnia.

- Suspiro profundo periódico: suspiros frequentes com um padrão de respiração irregular.

- Respiração torácica dominante: pode se manifestar em forma somática, porém, se ocorrer sem o diagnóstico de doença, pode ser considerada disfuncional e resultar em dispneia.

- Expiração abdominal forçada: os pacientes utilizam contração muscular abdominal inadequada e excessiva para ajudar na expiração.

- Assincronia toracoabdominal: apresenta retardo entre a caixa torácica e o abdômen resultando numa mecânica respiratória ineficaz.

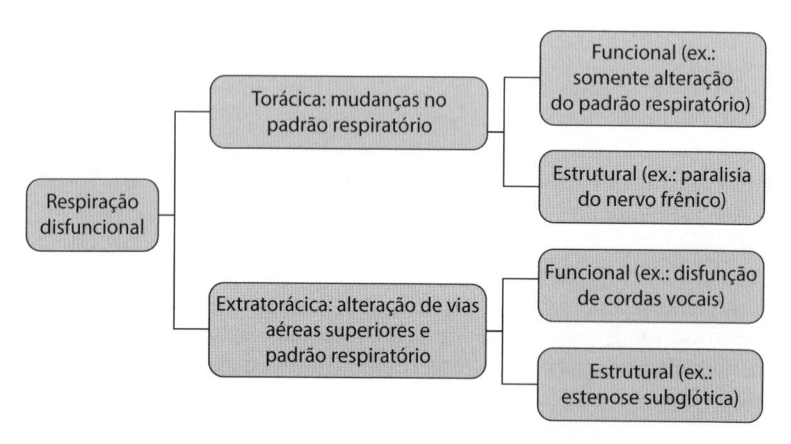

Figura 5.1 – Fluxograma representativo baseado na classificação de RD sugerida por Barker e Everard.[8]

Diagnóstico de RD

Até o momento, não existe uma ferramenta validada e considerada padrão ouro para o diagnóstico de qualquer forma de RD o que dificulta significativamente a avaliação dos profissionais de saúde e pesquisadores.[10] Por outro lado, é de senso comum no meio científico que o diagnóstico de RD deva ser abordado de modo multidimensional (Figura 5.2).[3] Além disso, devido à estreita ligação entre asma e RD, antes de considerar o diagnóstico de RD, a equipe médica deve excluir, ou otimizar o tratamento de doenças orgânicas.[3]

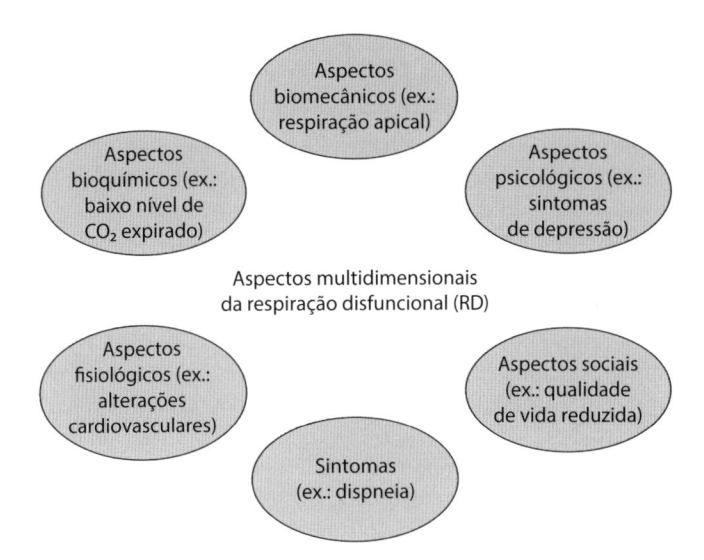

Figura 5.2 - Avaliação multidimensional da RD. Fonte: adaptada de Vidotto et al.[3]

Como previamente mencionado, os pacientes com RD apresentam sinais e sintomas, respiratórios ou sistêmicos, que não podem ser justificados por uma doença orgânica ou resposta fisiológica esperada frente ao estresse físico ou mental.[3] Assim, pacientes com RD associada com a asma apresentam os sinais e sintomas desproporcionais à severidade da doença.[9] Torna-se, portanto, extremamente desafiador determinar essa proporcionalidade de sintomas apresentados, já que na maioria das vezes o paciente com asma leve e RD podem relatar dispneia grave, por exemplo. Há uma linha tênue entre o quadro clínico de um paciente com asma moderada e o de um paciente com asma moderada e RD. Existem ferramentas que podem auxiliar na identificação de sintomas sugestivos de RD, que serão descritas a seguir.

O Questionário Nijmegen (QN) é a ferramenta mais utilizada em pacientes com RD. O QN foi criado em 1985 como uma ferramenta de triagem de sintomas de hiperventilação em pacientes que poderiam se beneficiar de treinamento respiratório baseado em *biofeedback* por meio de capnografia.[11] O questionário é constituído por 16 questões sobre a presença e a frequência de sintomas relacionados a fatores psicológicos, como ansiedade e tensão, e fatores fisiológicos, como palpitações e dor torácica. Dessas, sete estão relacionadas à sintomas respiratórios, quatro à excessiva ventilação e cinco dizem respeito aos sintomas do sistema nervoso. O paciente deve escolher uma resposta para cada pergunta, onde 0 = nunca, 1 = raramente, 2 = às vezes, 3 = frequentemente e 4 = muito frequentemente. O QN mostrou ter uma sensibilidade de 91% e especificidade de 95%. Uma pontuação > 23 é usada como um ponto de corte para se considerar RD. Vale ressaltar que o QN foi validado apenas para o uso em pacientes com SHV em associação com a asma[12] e a validação foi feita com o teste de provocação de hiperventilação positivo como o padrão ouro, o que por si só não é considerada uma maneira confiável de diagnosticar RD.[13] Recomenda-se que o QN seja usado na triagem de pacientes com sintomas sugestivos de RD e nunca com o objetivo de diagnóstico diferencial. Dixhoorn e Folgering sugerem que o QN é uma ferramenta válida para a auxiliar na triagem de pacientes que apresentam sintomas não causados exclusivamente por alterações fisiológicas.[13] Mesmo com o alerta para a cautela no uso do QN[14] e estudos propondo classificações mais detalhadas para a RD,[8,9,15] estudos publicados recentemente continuam utilizando o QN como parâmetro diagnóstico de RD.[16,17]

Ferramentas de avaliação de baixo custo e fácil aplicação podem ser úteis na prática clínica, como o Questionário de Autoavaliação Respiratória (em inglês, SEBQ), a quantificação dos níveis de dióxido de carbono expirado (por meio de capnografia), o teste de apneia (em inglês, breath-hold test) e a avaliação manual do movimento respiratório (em inglês, MARM).[3]

O breath-hold test[18] é um teste no qual os pacientes são orientados a prender a respiração pelo maior tempo possível logo após uma expiração normal, ou seja, ao nível da capacidade residual funcional.[18] O profissional irá parar o cronômetro no momento em que houver o primeiro sinal de desconforto respiratório, mesmo que o paciente continue em apneia.[18] O teste deve ser realizado três vezes com um intervalo de, pelo menos, 5 minutos entre as tentativas.[18] É importante salientar que o breath-hold test não é uma ferramenta validada para o diagnóstico de RD. Entretanto, já foi observada como um dos parâmetros que podem auxiliar a avaliação funcional de pacientes com suspeita de RD ou monitorização pós intervenção.[18] Isso se deve ao fato de o tempo de apneia representar a capacidade de controle respiratório do indivíduo, que parece estar comprometida nos pacientes com RD.[18]

A pletismografia optoeletrônica (OEP) é uma técnica de captura de movimento em terceira dimensão de modo não invasivo capaz de capturar os movimentos da caixa torácica durante a respiração no repouso e no exercício.[19] Essa técnica captura movimentos por meio de câmeras infravermelhas para rastrear e registrar as coordenadas de marcadores retro-reflexivos colocados no torso do paciente.[20] OEP foi usado anteriormente para avaliar diferentes tipos de intervenções respiratórias incluindo empilhamento de respiração e reabilitação pulmonar. OEP também já foi usado para investigar o impacto de diferentes tipos de exercícios respiratórios, incluindo a respiração diafragmática, suspiros inspiratórios e respiração intercostal em indivíduos.[20] Outras maneiras de pletismografia, como a pletismografia de luz estruturada[21] e a pletismografia de indução respiratória,[22] também são excelentes alternativas para a avaliação objetiva do padrão respiratório em pacientes com RD. Entretanto, vale ressaltar que as diferentes técnicas de pletismografia são de alto custo e necessitam de treinamento específico por parte do profissional da saúde.

Por fim, o teste cardiopulmonar de esforço (TCPE) é uma das ferramentas mais importantes na identificação da RD.[10,23] Recentemente, Ionescu e colaboradores detalharam o uso do TCPE para a identificação e acompanhamento do tratamento de pacientes com suspeita de RD.[10] O TCPE permite a identificação de diversas causas fisiopatológicas de dispneia no esforço que não podem ser demonstradas pelos testes realizados em repouso. Nesse sentido, aeróbio, ventilatório, cardíaco, troca gasosa e a resposta muscular ao exercício podem ser determinadas e comparadas para avaliação de respostas normais previstas.

A Tabela 5.1 destaca as principais alterações a serem observadas por esses pacientes. No mesmo artigo é discutido que o TCPE pode identificar uma alteração fisiológica que justifique os sintomas, ou a presença de um padrão errático da respiração (RD). Além disso, os autores propõem um fluxograma claro e objetivo de procedimentos a serem utilizados no processo de identificação de pacientes com RD.[10]

Tabela 5.1 – Principais parâmetros para a identificação de RD por meio do TCPE[10]

Parâmetro	Alteração indicativa de RD
Volume corrente (V_t)	Resposta errática ao esforço
Frequência respiratória (B_r)	Resposta errática ao esforço
Gás carbônico exalado ($P_{ET}CO_2$)	< 30 mmHg (em repouso e ao esforço)
Equivalente ventilatório de gás carbônico ($VeqCO_2$)	> 35 (ao esforço com carga de 40-50 watts)

Nota: as abreviações dos parâmetros citados acima são correspondentes às apresentadas pelos autores do artigo em questão.

Ionescu et al. ressaltam a importância do profissional saber analisar os gráficos de alteração do volume corrente e da frequência respiratória frente aos diferentes protocolos de TCPE e complementar essa interpretação com a análise de nível de gás carbônico exalado e equivalente ventilatório de gás carbônico.[10] O mesmo artigo também menciona a declaração da European Respiratory Society sobre a necessidade de padronização de testes de esforço cardiopulmonar em pacientes com doença pulmonar crônica,[24] no qual são descritos todos os aspectos do TCPE e a interpretação dos resultados.

Doenças associadas à RD

A RD tem como base principal sua associação com sintomas de ansiedade e depressão.[6,25,26] Isso se deve ao fato de o drive respiratório humano estar diretamente ligado ao seu estado mental.[26] A RD também pode vir associada a doenças estruturais, como a asma e a doença pulmonar obstrutiva crônica.[4,27] Ainda não se sabe se as doenças de base são os fatores causais dos quadros de RD, já que essas doenças, em sua grande maioria, são acompanhadas de altos índices de sintomas de ansiedade e depressão. Pacientes asmáticos, por exemplo, têm maiores chances de apresentarem sintomas de ansiedade e depressão.[25,28] Entretanto, é importante ressaltar que a relação entre a presença de doenças respiratórias e o estado de saúde mental dos pacientes é considerada bidirecional.[28,29] A associação de um quadro asmático e deterioração da saúde mental faz com que RD esteja mais frequentemente presente em pacientes asmáticos.[30] Além disso, junto com sintomas de ansiedade e depressão, a RD está entre as principais comorbidades presentes tratáveis em pacientes asmáticos.[31] Recentemente, RD foi reportada como o segundo fator (atrás somente de frequência de infecções pulmonares) que mais explicou baixa qualidade de vida relacionada à saúde, medida pelo *Saint George Respiratory Questionnaire*, em pacientes com asma e doença pulmonar obstrutiva crônica.[32]

A disfunção de cordas vocais (DCV) também é uma doença que está associada à RD e à asma.[31,33] De fato, 'RD extra torácica funcional' foi a subclassificação de RD na qual Barker e Everard incluíram a DCV.[8] Ao contrário do que acontece na asma, a principal dificuldade apresentada por pacientes com DCV ocorre na inspiração, quando os movimentos das cordas vocais estão alterados e dificultam a entrada de ar.[34] Entretanto, os sintomas relatados por pacientes com DCV são similares aos apresentados durante crises de asma.[34] A ansiedade e a RD cronicamente ativam reflexos laríngeos que causam a DCV, o que parece provocar mais ansiedade um ciclo vicioso é estabelecido.[35] Além disso, foi recentemente demonstrado que sinais e sintomas indicativos de RD quando o paciente apresenta função pulmonar normal podem ser indicativos de um quadro de DCV.[34] A espirometria e a laringoscopia são exames muitas vezes necessários para o diagnóstico da DCV.[34]

Tratamento da RD

O tratamento para RD, idealmente, deve começar com um diagnóstico preciso, que por si só passa confiança para o paciente e pode reduzir sintomas de ansiedade, até mesmo, a gravidade e a frequência dos sintomas. A avaliação feita por um especialista e equipe interdisciplinar é indispensável. Desse modo, é possível treinar os pacientes para obterem controle sobre ataques futuros.[9] Existem poucos dados de alta qualidade disponíveis na literatura sobre tratamento de pacientes com sintomas sugestivos de RD, o que pode ser justificado por variáveis métodos de recrutamento utilizados em diferentes estudos e a falta de uma ferramenta diagnóstica validada para essa população.[3] Apesar disso, duas técnicas respiratórias têm sido comumente utilizadas em pacientes com RD: os métodos de Papworth e Buteyko.

Papworth é o método no qual fisioterapeutas ensinam os pacientes sobre a respiração diafragmática com ênfase em respiração nasal lenta e controlada. Há estudos mostrando algum alívio de sintomas em pacientes com asma moderada, como escore no QN e na Escala Hospitalar de Ansiedade e Depressão (HADS) e dispneia, mas estudos futuros são necessários para confirmar os benefícios do método Papworth, principalmente a longo prazo.[9]

No método Buteyko pacientes são ensinados a utilizar respiração nasal e aumento das pausas controladas (apneia) no intuito de diminuir episódios de hiperventilação. O método Buteyko parece mostrar maiores resultados em pacientes que apresentam respiração torácica dominante, e já foram relatadas reduções de sintomas e uso de broncodilatador sem nenhuma alteração de função pulmonar. Há também estudos que mostram benefício do método Buteyko em pacientes asmáticos com sintomas sugestivo de RD, com diminuição dos scores de QN e HADS, e melhor controle da asma.[36] Entretanto, os resultados têm validade externa limitada já que o diagnóstico específico de RD não foi realizado.

Conclusão

Em resumo, a RD é uma condição respiratória multidimensional, o que requer abordagem interdisciplinar. Ferramentas simples e de baixo custo, como o QN e o teste de apneia, podem ser úteis na triagem de pacientes com sintomas sugestivos de RD/ dispneia inexplicada. O descarte de uma possível doença de base (de origem orgânica ou psicológica) que possa estar causando tais sintomas, ou a otimização do tratamento da mesma, são essenciais para o sucesso na identificação da RD. Diante disso, testes específicos e, muitas vezes, de alto custo, como o TCPE, a pletismografia, e a laringoscopia, podem ser necessários.

Referências bibliográficas

1. Newson TP, Elias A. Breathing pattern disorders (dysfunctional breathing) characteristics and outcomes of children and young people attending a secondary care respiratory clinic. Pediatr Pulmonol. 2020 Jul 25 [cited 2020 Jul 31];55(7):1736-44. Disponível em: https://onlinelibrary.wiley.com/doi/abs/10.1002/ppul.24791.

2. Thomas M, McKinley RK, Freeman E, Foy C, Prodger P, Price D. Breathing retraining for dysfunctional breathing in asthma: A randomised controlled trial. Thorax. 2003;58(2):110-5.

3. Vidotto LS, de Carvalho CRF, Harvey A, Jones M. Dysfunctional breathing: What do we know? Vol. 45, Jornal Brasileiro de Pneumologia. 2019.

4. Law N, Ruane LE, Low K, Hamza K, Bardin PG. Dysfunctional breathing is more frequent in chronic obstructive pulmonary disease than in asthma and in health. Respir Physiol Neurobiol. 2018;247(August 2017):20-3. Disponível em: https://doi.org/10.1016/j.resp.2017.08.011.

5. Hull JH, Godbout K, Boulet LP. Exercise-Associated Dyspnea and Stridor: Thinking Beyond Asthma. J Allergy Clin Immunol Pract. 2020 Jul 1.

6. Greiwe J, Gruenke J, Zeiger JS. The impact of mental toughness and postural abnormalities on dysfunctional breathing in athletes. J Asthma. 2021;0(0):1-15. Disponível em: https://doi.org/10.1080/0277090 3.2021.1871739

7. Folgering H. The pathophysiology of hyperventilation syndrome. Monaldi Arch Chest Dis. 1999;54(4):365-72.

8. Barker N, Everard ML. Getting to grips with 'dysfunctional breathing.' Paediatr Respir Rev. 2015 Jan;16(1):53-61. Disponível em: https://linkinghub.elsevier.com/retrieve/pii/S1526054214001109.

9. Boulding R, Stacey R, Niven R, Fowler SJ. Dysfunctional breathing : a review of the literature and proposal for classification. Eur Respir J. 2016;25:287-94. Disponível em: http://dx.doi.org/10.1183/16000617.0088-2015.

10. Ionescu MF, Mani-Babu S, Degani-Costa LH, Johnson M, Paramasivan C, Sylvester K, et al. Cardiopulmonary Exercise Testing in the Assessment of Dysfunctional Breathing. Front Physiol. 2021;11(January).

11. van Dixhoorn J, Duivenvoorden HJ. Efficacy of Nijmegen questionnaire in recognition of the hyperventilation syndrome. J Psychosom Res. 1985;29(2):199-206.

12. Grammatopoulou EP, Skordilis EK, Georgoudis G, Haniotou A, Evangelodimou A, Fildissis G, et al. Hyperventilation in asthma: A validation study of the Nijmegen Questionnaire-NQ. J Asthma. 2014;51(8):839-46.

13. van Dixhoorn J, Folgering H. The Nijmegen Questionnaire and dysfunctional breathing. Eur Respir J. 2015;00001–2015(1):3-6.

14. Ogilvie V, Kersten P. A critical review of the psychometric properties of the Nijmegen Questionnaire for hyperventilation syndrome. New Zeal J Physiother. 2015;43(1).

15. Kiesel K, Burklow M, Garner MB, Hayden J, Hermann A, Kingshott E, et al. Exercise Intervention for Individuals With Dysfunctional Breathing: a Matched Controlled Trial. Int J Sports Phys Ther. 2020;15(1):114-25.

16. Denton E, Hons M, Bondarenko J, Physio B, Tay T. Factors Associated with Dysfunctional Breathing in Patients with Difficult to Treat Asthma. J Allergy Clin Immunol Pract. 2018;7(5):1471-6. Disponível em: https://doi.org/10.1016/j.jaip.2018.11.037.

17. Veidal S, Jeppegaard M, Sverrild A, Backer V, Porsbjerg C. The impact of dysfunctional breathing on the assessment of asthma control. Respir Med. 2017;123:42-7. Disponível em: http://dx.doi.org/10.1016/j.rmed.2016.12.008

18. Courtney R, Cohen M. Investigating the claims of Konstantin Buteyko, M.D., Ph.D.: The relationship of breath holding time to end tidal CO2 and other proposed measures of dysfunctional breathing. J Altern Complement Med. 2008;14(2):115-23.

19. Smyth CME, Winter SL, Dickinson JW. Optoelectronic plethysmography derived breathing parameters can differ between athletes with and without a dysfunctional breathing pattern during exercise. 2020 IEEE Int Work Metrol Ind 40 IoT, MetroInd 40 IoT 2020 - Proc. 2020;54-8.

20. Smyth CME, Winter SL, Dickinson JW. Novel real-time OEP phase angle feedback system for dysfunctional breathing pattern training - An acute intervention study. Sensors. 2021;21(11).

21. Lauhkonen E, Cooper BG, Iles R. Mini review shows that structured light plethysmography provides a non-contact method for evaluating breathing patterns in children. Vol. 108, Acta Paediatrica, International Journal of Paediatrics. 2019. p. 1398-405.

22. Carry PY, Baconnier P, Eberhard A, Cotte P, Benchetrit G. Evaluation of respiratory inductive plethysmography: Accuracy for analysis of respiratory waveforms. Chest. 1997;111(4):910-5. Disponível em: http://dx.doi.org/10.1378/chest.111.4.910.

23. Warwick G, Pynn M, Thomas J. P250 A six year follow up study of patients undergoing Cardiopulmonary Exercise Testing (CPET) for investigation of unexplained breathlessness. Thorax. 2021 Feb 1;76(Suppl 1):A224 LP-A225. Disponível em: http://thorax.bmj.com/content/76/Suppl_1/A224.abstract.

24. Radtke T, Crook S, Kaltsakas G, Louvaris Z, Berton D, Urquhart DS, et al. ERS statement on standardisation of cardiopulmonary exercise testing in chronic lung diseases. Eur Respir Rev. 2019;28(154). Disponível em: http://dx.doi.org/10.1183/16000617.0101-2018.

25. Ye G, Baldwin DS, Hou R. Anxiety in asthma: A systematic review and meta-analysis. Psychol Med. 2021;51(1):11-20.

26. Koniukhovskaia J, Pervichko E. Psychological mediation of dysfunction and hyperfunction of respiratory regulation. Behav Sci (Basel). 2020;10(1).

27. Morgan MDL. Dysfunctional breathing in asthma: is it common, identifiable and correctable? Thorax. 2002;57 Suppl 2(Suppl II):II31-5.

28. Choi HG, Kim JH, Park JY, Hwang Y Il, Jang SH, Jung KS. Association Between Asthma and Depression: A National Cohort Study. J Allergy Clin Immunol Pract. 2019;7(4):1239-1245.e1. Disponível em: https://doi.org/10.1016/j.jaip.2018.10.046.

29. Morrison D, Agur K, Mercer S, Eiras A, González-Montalvo JI, Gruffydd-Jones K. Managing multimorbidity in primary care in patients with chronic respiratory conditions. npj Prim Care Respir Med. 2016;26(May).

30. Thomas M, McKinley RK, Freeman E, Foy C. Prevalence of dysfunctional breathing in patients treated for asthma in primary care: Cross sectional survey. Br Med J. 2001;322(7294):1098-100.

31. Global Initiative for Asthma. Global strategy for asthma management and prevention. Fontana; 2021. Disponível em: https://ginasthma.org/gina-reports/.

32. Hiles SA, Gibson PG, Agusti A, McDonald VM. Treatable Traits That Predict Health Status and Treatment Response in Airway Disease. J Allergy Clin Immunol Pract. 2021;9(3):1255-1264.e2. Disponível em: https://doi.org/10.1016/j.jaip.2020.09.046.

33. Lee J, Denton E, Hoy R, Tay TR, Bondarenko J, Hore-Lacy F, et al. Paradoxical Vocal Fold Motion in Difficult Asthma Is Associated with Dysfunctional Breathing and Preserved Lung Function. J Allergy Clin Immunol Pract. 2020;8(7):2256-62.

34. Lee J, Denton E, Hoy R, Tay TR, Bondarenko J, Hore-Lacy F, et al. Paradoxical Vocal Fold Motion in Difficult Asthma Is Associated with Dysfunctional Breathing and Preserved Lung Function. J Allergy Clin Immunol Pract. 2020;8(7):2256-62. Disponível em: https://doi.org/10.1016/j.jaip.2020.02.037.

35. Bardin PG, Low K, Ruane L, Lau KK. Controversies and conundrums in vocal cord dysfunction. Lancet Respir Med. 2017;5(7):546-8.

36. Thomas M, McKinley RK, Mellor S, Watkin G, Holloway E, Scullion J, et al. Breathing exercises for asthma: a randomised controlled trial. Thorax. 2009;64(1):55-61.

6 Bases e Interpretação dos Testes de Função Pulmonar

Carlos Alberto de Castro Pereira

Maria Raquel Soares

Introdução

Os testes de função pulmonar incluem a avaliação da mecânica respiratória (medida dos volumes e fluxos respiratórios, força dos músculos respiratórios e resistência ao fluxo aéreo), bem como testes que medem a troca gasosa (gasometria, medida da SpO_2, medida da difusão do CO).

Espirometria

A espirometria é a medida do ar que se move para dentro e para fora dos pulmões durante várias manobras respiratórias. A medida mais comumente realizada é a medida da Capacidade Vital Forçada (CVF). A CVF é usualmente medida por uma manobra de expiração forçada, após uma inspiração máxima e completo esvaziamento pulmonar, restando ao final da manobra um volume de ar (volume residual, VR), que não pode ser medido pela espirometria.

A manobra de CVF deve ser registrada graficamente nos laudos de função, tanto por medidas do volume contra o tempo (curva volume-tempo), como por curvas de fluxo-volume. Na curva de fluxo-volume, o pico de fluxo expiratório (PFE) é um excelente indicador do esforço expiratório inicial, que deve ser explosivo. Na curva de volume-tempo, o final adequado da curva será evidenciado por um platô no último segundo da expiração.

Diversas medidas são derivadas da manobra de expiração forçada. As mais comuns incluem o volume expiratório forçado no primeiro segundo (VEF1), e as medidas dos fluxos, incluindo o PFE, o fluxo observado no meio da curva ($FEF_{50\%}$), e após a eliminação de 75% da CVF ($FEF_{75\%}$). Da curva de volume tempo deriva-se o fluxo após a expiração de 25% e 75% da CVF ($FEF_{25-75\%}$) e o tempo na expiração entre estes dois pontos ($TFEF_{25-75\%}$).

A obtenção de valores máximos obtidos na manobra de CVF é indicada pela reprodutibilidade dos maiores valores observados para a CVF e VEF_1. Idealmente estes valores devem diferir menos de 0,1L, embora diferenças < 0,15 L sejam aceitos.[1]

Volumes pulmonares

Os volumes pulmonares estáticos dos pulmões são mostrados na Figura 6.1.[1]

Capacidades são definidas pela soma de 2 ou mais volumes. O volume total de ar contido nos pulmões após uma inspiração máxima é a capacidade pulmonar total (CPT). É composta da soma do volume de ar que um indivíduo pode expirar completamente a partir da inspiração máxima (capacidade vital, CV) e do volume que permanece nos pulmões após a expiração máxima, denominado volume residual (VR).

O volume de ar corrente (VAC) é o volume de ar que é respirado para dentro e para fora dos pulmões na respiração normal.

A capacidade inspiratória (CI) é o volume máximo de ar que é inspirado a partir do final do VAC. A redução da CI, nas doenças obstrutivas, espelha o aprisionamento de ar e sua redução após tratamento se correlaciona com a redução da dispneia.[2]

A capacidade residual funcional é o volume de ar contido no pulmão após uma expiração normal (CRF). A CRF é composta da soma do VR e do volume de reserva expiratório (VRE). A CRF representa o volume de gás que mantém a troca gasosa, na ausência de renovação do gás alveolar. O VRE e a CRF são reduzidos em obesos.

A medida dos volumes pulmonares pode ser feita por diversos métodos, sendo a medida por pletismografia considerada o padrão. O princípio é baseado na aplicação da lei de Boyle, onde o produto do volume de um gás pela pressão é uma constante, em

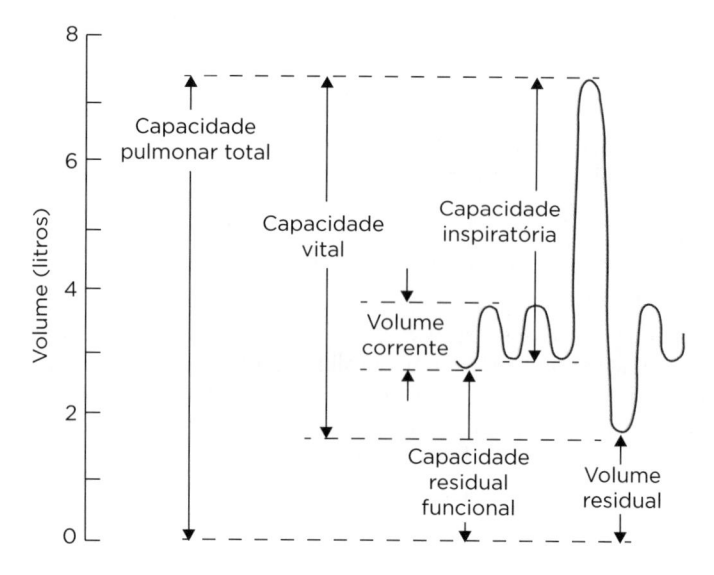

Figura 6.1 – Volumes e capacidades pulmonares.[1]

condições isotérmicas, ou seja, P1V1 = P2V2. Resolvida a equação, após o indivíduo respirar contra uma válvula bucal fechada, a CRF é medida.

Interpretação

A inspeção visual das curvas VT e FV permite rápida inferência dos possíveis distúrbios ventilatórios (Figura 6.2).[1]

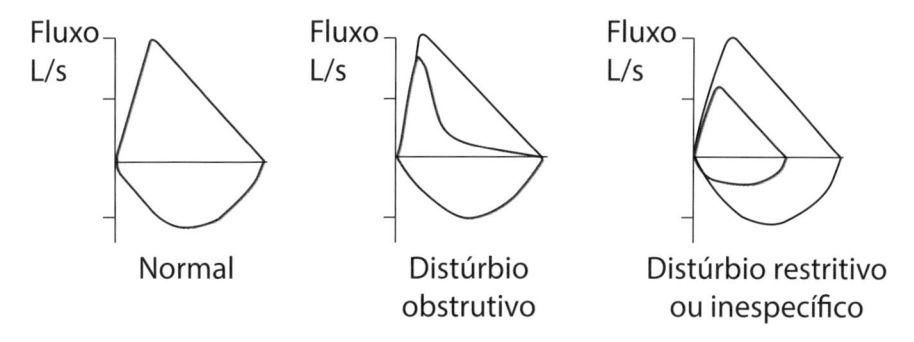

Normal **Distúrbio obstrutivo** **Distúrbio restritivo ou inespecífico**

Figura 6.2 – Curva de fluxo-volume expiratório em normais, portadores de distúrbio obstrutivo e de distúrbio restritivo ou inespecífico.[1]

Os resultados dos testes de função pulmonar podem ser classificados em 6 grupos[3]

- Valores espirométricos situados na faixa de referência.
- Distúrbio ventilatório obstrutivo (DVO): redução desproporcional do fluxo expiratório com relação ao volume.
- Distúrbio ventilatório restritivo (DVR): redução da CPT $< 5°$ percentil do valor previsto e ausência de obstrução por quaisquer parâmetros.
- Distúrbio ventilatório combinado (DVC) ou misto: coexistência de obstrução e restrição.
- Distúrbio ventilatório inespecífico (DVI): redução proporcional do VEF_1 e da CVF com CPT na faixa prevista.
- Padrão de obstrução de vias aéreas superiores.

O DVO pode ser identificado na presença de:

- VEF_1/CVF e VEF_1 reduzidos.

  O consenso GOLD define DPOC com base na razão $VEF_1/CVF < 0,70$ por considerar sua simplicidade, enquanto outros autores indicam que se deve usar o limite inferior do previsto (LIP). A razão VEF_1/CVF declina ao longo da vida, e também é inversamente relacionada à estatura. O limite inferior do previsto (LIP) para a relação VEF_1/CVF de 0,70 será atingido em média após 55 - 65 anos. Ao se utilizar a relação fixa de 0,70 para diagnóstico de LFA, indivíduos doentes mais jovens deixarão de ser diagnosticados, com implicações clínicas. Já idosos saudáveis com LIP da relação $VEF_1/CVF < 0,70$ poderão ser caracterizados como doentes, com prescrições desnecessárias. Deve-se, portanto, usar valores abaixo do LIP como anormais.

O aprisionamento de ar, comum nas doenças pulmonares obstrutivas difusas, pode elevar o volume residual e, dependendo da variação concomitante da CPT, pode resultar em queda da CV e CVF. É um erro comum caracterizar a combinação de CVF reduzida com VEF_1/CVF e VEF1 reduzidos como distúrbio combinado ou misto. Em tais casos, idealmente, deve ser medida a CPT ou no laudo deve constar DVO com CVF reduzida.

- Redução da razão VEF_1/CVF% com VEF_1 na faixa prevista em indivíduos com sintomas respiratórios (tosse, expectoração, dispneia, sibilância), grandes fumantes ($\geq$ 20 maços-ano) ou com antecedentes de asma.

- Outros parâmetros indicativos de DVO em indivíduos com sintomas respiratórios – Fluxos expiratórios reduzidos, resistência específica das vias aéreas (Reva) elevada, relação volume residual pela capacidade pulmonar total (VR/CPT) elevada na ausência de outras causas.

Os fluxos expiratórios reduzidos indicam DVO quando a CVF se situa na faixa normal, ou quando os fluxos corrigidos para a CVF (Ex $FEF_{25-75\%}$/CVF reduzido ou $TFEF_{25-75\%}$ elevado). Quando a CVF cai os fluxos podem também encontrar-se reduzidos, de modo que a correção para a perda de volume torna-se necessária para caracterizar DVO.

A espirometria detecta DVO em $\approx$ 85% dos casos de doença obstrutivas difusas, nos demais a pletismografia com medida de resistência de vias aéreas e dos volumes pulmonares é necessária.[4]

Distúrbio ventilatório combinado (DVC)

Caracteriza-se por CPT reduzida associado a algum parâmetro indicativo de limitação ao fluxo aéreo (LFA), tais como relação VEF_1/CVF ou $FEF_{25-75\%}$/CVF reduzida ou $TFEF_{25-75\%}$ ou Reva elevados. A relação VR/CPT é um indicador importante de aprisionamento de ar e, consequentemente, de DVO quando a CPT está na faixa prevista. Outras causas devem ser afastadas, como fraqueza muscular expiratória. Porém, se a CPT está reduzida, a relação VR/CPT elevada é desprovida de valor para indicar LFA, uma vez que o denominador (CPT) está baixo.

Distúrbio ventilatório restritivo e inespecífico (DVR e DVI)

Quando a CVF está reduzida, sem evidência espirométrica de obstrução, a CPT pode estar reduzida, confirmando distúrbio ventilatório restritivo (DVR), ou estar na faixa prevista, caracterizando o denominado distúrbio ventilatório inespecífico (DVI). As condições que resultam em DVI podem decorrer de limitação ao fluxo aéreo, ou de doenças que reduzem a complacência do sistema respiratório. As doenças obstrutivas podem resultar em fechamento das vias aéreas na expiração, com o aprisionamento de ar levando à redução proporcional da CVF e do VEF_1 ("aparente restrição").[5]

Em diversos casos pode-se separar pela espirometria DVR de DVI (Figura 6.3).[3]

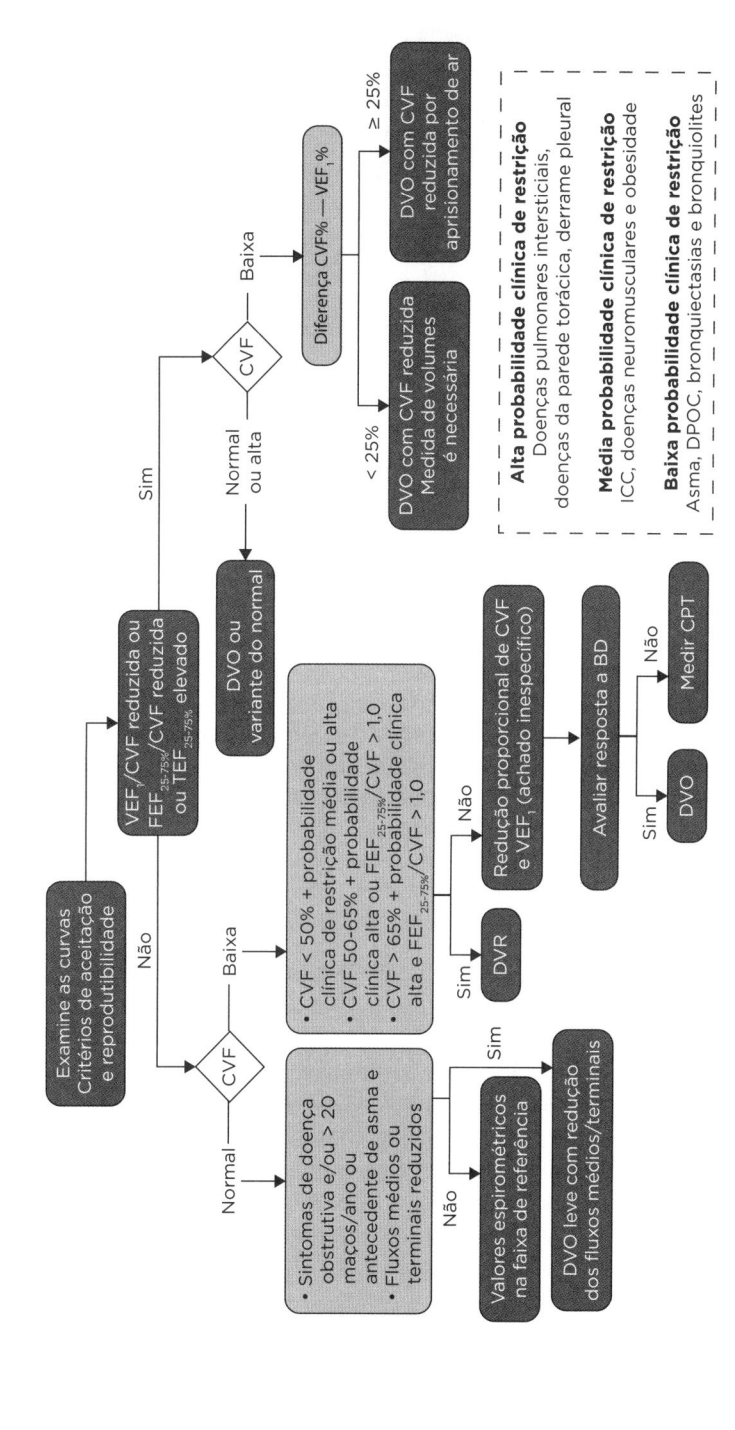

Figura 6.3 – Algoritmo para interpretação de espirometria.[1]

Obstrução de vias aéreas centrais

A obstrução das vias aéreas centrais se expressa por achados característicos nas curvas fluxo-volume tanto na alça expiratória quanto na inspiratória ou mesmo em ambas (Figura 6.4).

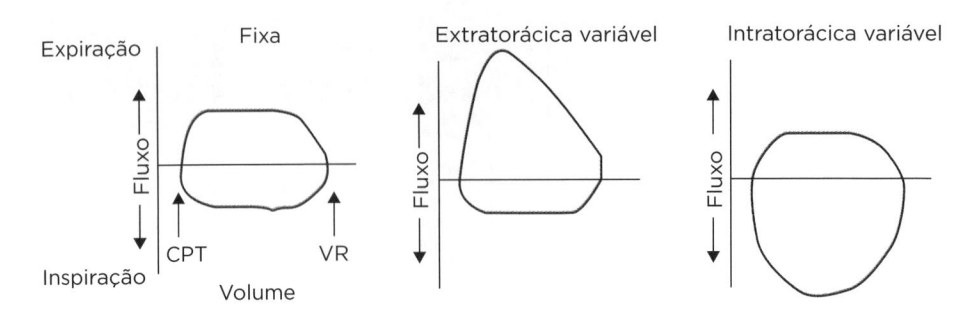

Figura 6.4 – Padrões na curva de fluxo-volume em obstrução de vias aéreas centrais.[1]

Resposta a broncodilatador

Habitualmente, 400 mcg de salbutamol (100 mcg em quatro doses consecutivas), com intervalos de 30 segundos entre as doses, é fornecido e a resposta é medida depois de pelo menos 15 minutos de espera. A maior aplicação da avaliação da variabilidade após BD é confirmar o diagnóstico de asma após a primeira consulta em portadores de obstrução leve/moderada. Consideramos variação significativa após a administração de BD, elevação de 7% ou mais do previsto tanto para a CVF como para o VEF_1.[6] Pode-se, também, utilizar para o VEF_1 os limites sugeridos pela ATS/ERS de > 12% do valor inicial e 0,20 L. Estes limites não devem ser usados para a CVF.

Valores de referência

Valores adequadamente obtidos nos testes de função pulmonar devem ser comparados a valores previstos derivados de indivíduos saudáveis da mesma população, desde que os valores de referência variam em diferentes países.

No Brasil valores de referência para os diversos parâmetros funcionais, incluindo espirometria, volumes pulmonares e difusão do CO são disponíveis.[7-11]

Diversas interpretações equivocadas podem ocorrer pela adoção de equações inapropriadas. As equações sugeridas pela GLI, por exemplo, têm menor sensibilidade para detecção de LFA em crianças e adultos brasileiros.[12]

Indicações

Espirometria é frequentemente diagnóstica em pacientes que apresentam sinais ou sintomas pulmonares tais como: cianose, dispneia, aperto no peito, sibilância, tosse, expectoração crônica; sons respiratórios anormais ou reduzidos, anormalidades da parede torácica; alterações na radiografia ou tomografia de tórax e nas medidas dos gases arteriais ou na oximetria de pulso e em casos de policitemia.[13]

A espirometria também é útil para quantificar as manifestações de várias doenças sobre os pulmões tais como: DPOC, asma, doenças intersticiais, ICC e doenças neuromusculares. A gravidade do distúrbio funcional encontrado tem valor prognóstico em diversas condições. Outras indicações incluem avaliação pré-operatória e procedimentos tais como transplante de pulmão e cirurgia redutora de volume. Na **avaliação pré-operatória**, espirometria é essencial em candidatos à ressecção pulmonar (lobectomia, pneumonectomia), em outros procedimentos torácicos com esternotomia, em procedimentos cirúrgicos de abdome superior, em sintomáticos respiratórios com história pregressa de asma, na presença de doença pulmonar definida e em candidatos à cirurgia bariátrica.[14]

A espirometria também é comumente empregada para **monitorização** após intervenções terapêuticas. O exemplo mais comum é avaliação da resposta a broncodilatadores. Variáveis espirométricas (CVF e VEF_1, especialmente após administração de broncodilatador) são os parâmetros básicos para acompanhar o curso das doenças pulmonares obstrutivas. A medida da CVF é também básica para o acompanhamento de doenças intersticiais e neuromusculares. Nas doenças intersticiais, a medida da difusão de monóxido de carbono (DCO), deve sempre acompanhar a espirometria.

A espirometria é largamente utilizada para monitorizar a função pulmonar em **exposições** ocupacionais e ambientais que envolvem agentes de risco. Em fumantes espirometria é indicada em indivíduos com mais de 40 anos de idade com um ou mais: dispneia, tosse crônica, expectoração crônica, infecções recorrentes do trato respiratório inferior, presença de fatores de risco, história familiar de DPOC ou fatores presentes na infância como infecção respiratória ou baixo peso ao nascimento.[15]

Teste de broncoprovocação com metacolina

A maioria dos portadores de asma sintomática tem HRB como uma manifestação fundamental da disfunção das vias aéreas. A demonstração da presença de HRB tem papel importante para o diagnóstico de asma em sintomáticos respiratórios com espirometria normal. Os testes de broncoprovocação com agentes farmacológicos diretos são os testes de escolha para a medida da responsividade das vias aéreas. Destes, o mais usado é a metacolina. O teste deve ser realizado com nebulizador de jato de débito conhecido, e o resultado expresso pela dose cumulativa que provoca queda de 20% no VEF_1.[16]

Pressões respiratórias máximas

A medida das pressões respiratórias máximas (PIMAX e PEMAX) podem auxiliar na identificação de fraqueza muscular respiratória, a qual pode resultar em distúrbio restritivo ou inespecífico. O teste exige grande esforço e colaboração, sendo cansativo. Várias manobras são frequentemente necessárias para obtenção de valores reprodutíveis. Devido a isto o teste deve ser aplicado apenas na suspeita ou possibilidade de fraqueza muscular respiratória e os resultados interpretados com cautela.[17]

Medida da captação do CO

O termo medida da captação do CO (Cco) é melhor do que os termos capacidade de difusão, ou fator de transferência, já que diversos fatores estão envolvidos no teste.[18] A captação do CO reflete a capacidade de troca gasosa dos pulmões. Valores progressivamente menores se associam com maior probabilidade de hipoxemia no esforço e depois em repouso em diversas doenças pulmonares.

A manobra é realizada por sistemas computadorizados, com analisadores rápidos para o CO e para o gás traçador.[19] Na manobra o indivíduo expira até o volume residual e então rapidamente inala uma mistura de gás com uma concentração conhecida de um gás inerte mais uma pequena concentração de CO (em geral 0,3%). Após inalar a mistura o indivíduo sustenta a respiração na capacidade pulmonar por ≈ 10 segundos e então expira rapidamente. A concentração do gás inerte, após a coleta de uma amostra de gás alveolar, irá permitir a medida do volume alveolar. A captação do CO se dá de modo exponencial no tempo. A transformação logarítmica permite calcular a denominada constante de difusão (KCO), a qual multiplicada pelo VA irá permitir o cálculo da Captação (ou capacidade de difusão) do CO, expresso em mL/min/mmHg. O valor da Cco irá depender da superfície alveolar adequada, número de capilares e hemácias neles contidos, e especialmente uma relação ventilação-perfusão homogênea. Cco reduzida em doenças obstrutivas aponta para enfisema, pela perda de superfície alveolar, na asma sendo normal. Nas doenças restritivas, Cco reduzida é mais comumente observada nas doenças intersticiais. Cco reduzida com testes de mecânica pulmonar normais pode ser encontrada em anemia, hipertensão pulmonar e na combinação de fibrose com enfisema pulmonar, doenças intersticiais e eventualmente enfisema isolado. Cco elevada é mais frequentemente observada em asma e obesidade.[20]

Medida de volumes pulmonares e resistência de vias aéreas

A disponibilidade de um pletismógrafo permite a rápida medida da resistência das vias aéreas e volumes pulmonares.

De posse destes dados, além da espirometria, uma interpretação completa da função pulmonar é obtida (Figura 6.5).

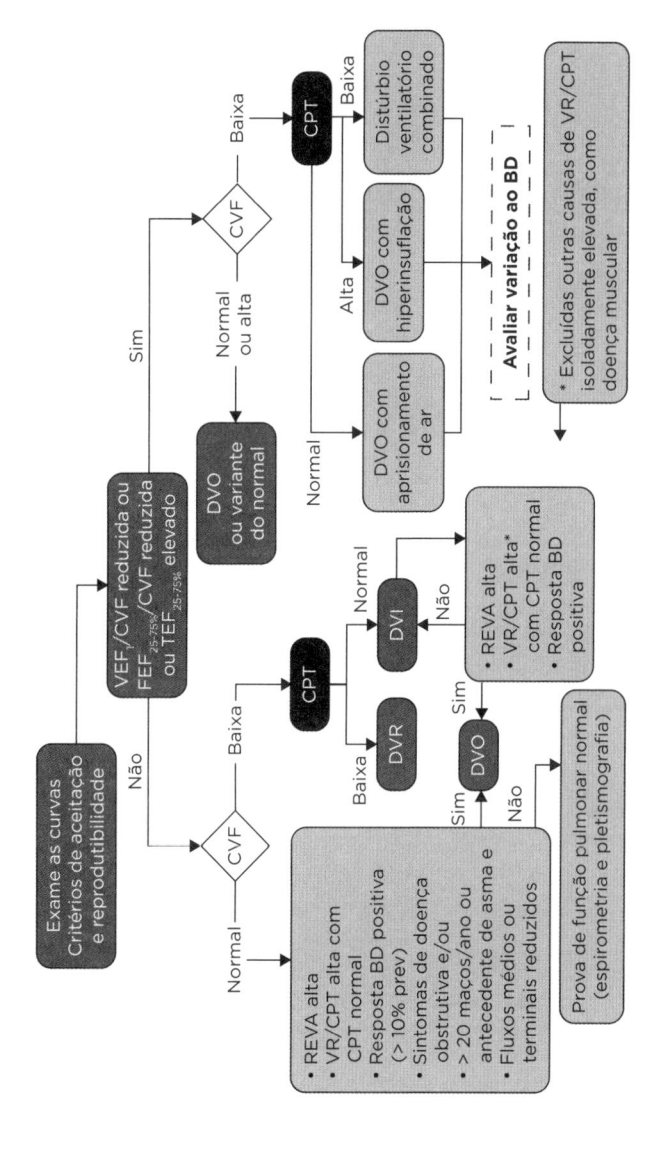

Figura 6.5 – Algoritmo de interpretação da prova de função completa (espirometria e pletismografia).[1]

Referências bibliográficas

1. Soares MR, Pereira CAC. Aspectos técnicos da espirometria. Em: Pereira CAC (ed). Testes de função pulmonar-Bases, Interpretação e Aplicações Clínicas. Atheneu 1.ed. 2021, pg 39-68.

2. O'Donnell DE, Lam M, Webb KA. Spirometric correlates of improvement in exercise performance after anticholinergic therapy in chronic obstructive pulmonary disease. Am J Respir Crit Care Med. 1999;160(2):542-9.

3. Pereira CAC. Interpretação e Classificação de Gravidade. Em: Pereira CAC (ed). Testes de função pulmonar-Bases, Interpretação e Aplicações Clínicas. Atheneu 1.ed. 2021, pg 165-90.

4. Gilbert R, Auchincloss JH. The interpretation of the spirogram. How accurate is it for 'obstruction'? Arch Intern Med.1985;145:1635-9.

5. Schultz K, D'Aquino LC, Soares MR, et al. Lung volumes and airway resistance in patients with a possible restrictive pattern on spirometry. J Bras Pneumol. 2016; 42:341-7.

6. Soares AL, Pereira CA, Rodrigues SC. Spirometric changes in obstructive disease: after all, how much is significant? J Bras Pneumol. 2013;39(1):56-62.

7. Pereira CAC, Rodrigues SC, Sato T. Novos valores de referência para espirometria forçada em brasileiros adultos de raça branca. J Bras Pneumol. 2007; 33:397-406.

8. Prata TA, Mancuzo E, Pereira CAC, et al. Spirometry reference values for Black adults in Brazil. J Bras Pneumol. 2018; 44:449-55.

9. Jones MH, Vasconcellos PCV, Lanza FC, et al. Valores de referência de espirometria para crianças brasileiras. J Bras Pneumol 2020; 46; e 20190138.

10. Guimarães VP, Miranda DM, Reis MAS, et al. Reference values for the carbon monoxide diffusion (transfer factor) in a brazilian sample of white race. J Bras Pneumol. 2019;45(5):e20180262. Published 2019 Oct 17. DOI:10.1590/1806-3713/e20180262.

11. Lessa T, Pereira CAC, Soares MR, et al. Reference values for pulmonary volumes by plethysmography in a Brazilian sample of white adults. J Bras Pneumol. 2019;45(3): e20180065.

12. Pereira CA, Duarte AA, Gimenez A, Soares MR. Comparison between reference values for FVC, FEV1, and FEV1/FVC ratio in White adults in Brazil and those suggested by the Global Lung Function Initiative 2012. J Bras Pneumol. 2014; 40:397-402.

13. Crapo RO. Pulmonary-function testing. N Engl J Med. 1994;331(1):25-30.

14. Bedin D, Izbicki M, Faresin SM A utilização dos testes de função pulmonar na avaliação pré-operatória. Pulmão RJ 2015;24(1):49-55.

15. Disponível em: https://goldcopd.org/wp-content/uploads/2019/11/GOLD-2020-POCKET-GUIDE-FINAL-pgsized-wms.pdf

16. Pereira CAC, Soares MR. Teste de broncoprovocação com metacolina. Em: Pereira CAC (ed). Testes de função pulmonar-Bases, Interpretação e Aplicações Clínicas. Atheneu 1.ed. 2021, pg 203-220.

17. Rodrigues A, Da Silva ML, Berton DC, et al. Maximal Inspiratory Pressure: Does the Choice of Reference Values Actually Matter? Chest. 2017;152(1):32-9.

18. Pereira CAC. Medida da Captação do Monóxido de Carbono-Difusão do Monóxido de Carbono ou Fator de Transferência. Em: Pereira CAC (ed). Testes de função pulmonar-Bases, Interpretação e Aplicações Clínicas. Atheneu 1.ed. 2021, pg 131-64.

19. Graham BL, Brusasco V, Burgos F, et al. 2017 ERS/ATS standards for single-breath carbon monoxide uptake in the lung [published correction appears in Eur Respir J. 2018 Nov 22;52(5):]. Eur Respir J. 2017;49(1):1600016.

20. Saydain G, Beck KC, Decker PA, et al. Clinical significance of elevated diffusing capacity. Chest. 2004;125(2):446-52.

7 Miniatlas de Radiografia de Tórax

Cassio Gomes dos Reis Junior

Introdução

A radiografia simples de tórax e a tomografia computadorizada com todas as suas técnicas avançadas de reconstruções multiplanares, tridimensionais e utilização de softwares avançados, são os pilares da imagem torácica e seu uso criterioso é o objetivo de prática radiológica segura.

No entanto, a radiografia de tórax em PA e perfil dentre os métodos de imagem ainda continua sendo (ou deveria ser) a primeira modalidade na investigação, triagem e acompanhamento de patologias torácicas, nos indicando muitos achados específicos ou orientando uma melhor avaliação pela topografia computadorizada.

Frente aos vários métodos de imagem, a radiografia simples tem se tornado o "patinho feio", não sendo raro os novos residentes e pneumologistas preferirem diretamente um exame mais sofisticado em vez de um exame "arcaico" como a radiografia de tórax, que mostra muito menos que a tomografia computadorizada.

Em parte, há razão; porém, esquecem que o raciocínio adquirido na análise de uma radiografia de tórax é imprescindível para uma indicação precisa da tomografia, quer seja no melhor protocolo a ser utilizado, quer seja na própria interpretação das imagens nos vários cortes. Não se esquecendo do custo do exame e da radiação, por vezes desnecessária, quando bem analisada a radiografia.

Desse modo, a meu ver, tanto os radiologistas quanto os pneumologistas precisam estar preparados para identificar e interpretar uma imagem radiográfica com precisão e de modo eficiente, reconhecendo o normal e suas variações, para minimizar as recomendações de exames mais complexos e caros, apenas para descobrir que não há nada de significativo, bem como aprimorar suas habilidades interpretativas gerando diagnósticos diferenciais adequados e impactando positivamente no atendimento ao paciente.

Nesse contexto e dentro dos objetivos dessa obra, elaboramos um mini atlas com imagens de radiografias simples de tórax, muitas delas típicas de determinado evento, outras limitando diagnósticos diferenciais e outra inespecíficas, sem nunca menosprezar melhores avaliações frequentemente necessárias com a tomografia computadorizada. Longe também de esgotar o assunto, uma vez que a mesma patologia pode ter várias manifestações de imagens ou uma mesma imagem ter vários diagnósticos.

Optamos, desse modo, mostrar alguns exemplos de artefatos que podem simular patologias, os principais sinais radiológicos na radiografia simples, alterações diversas da pleura, diafragma, mediastino, parede torácica etc., bem como alguns exemplos de patologias mais comuns e outras mais raras, nas quais a radiografia simples pode trazer alguma informação inicial, preferencialmente as patologias discutidas nos vários capítulos sempre que a radiografia simples possa demonstrar algum achado digno de nota.

Optamos, também, sempre que possível mostrar diagnóstico diferencial de um mesmo aspecto radiológico e, na maioria das vezes, mostrar aquele aspecto identificado na radiografia simples como é demonstrado na tomografia computadorizada para melhor compreensão.

Convém lembrar, também, que dados clínicos e laboratoriais sempre são fundamentais para uma interpretação de qualquer imagem, seja ela de radiografia simples ou tomografia computadorizada.

Índice temático das imagens

Índice por patologias

Continua

Índice por patologias (continuação)

Continua

Índice por patologias (continuação)

Continua

Índice por patologias (continuação)

Continua

Índice por patologias (continuação)

Continua

Índice por patologias (continuação)

Continua

Índice por patologias (continuação)

Continua

Índice por patologias (continuação)

Continua

Índice por patologias (continuação)

Continua

Índice por patologias (continuação)

**Prezado leitor, acesse o QRcode
para visualizar as imagens do miniatlas.**

8 Padrões de Alteração na Tomografia Computadorizada do Tórax e Algoritmo de Diagnóstico Diferencial

Israel Missrie

Introdução

Os padrões de alteração podem ser primariamente divididos em aumento da atenuação (consolidação, vidro fosco, halo invertido e pavimentação em mosaico), redução da atenuação (enfisema, cistos aéreos, mosaico, bronquiectasias e faveolamento), nódulos, micronódulos, espessamento septal.

Aumento da atenuação

- **Consolidação:** preenchimento completo ou quase total dos alvéolos, que pode ser por conteúdo (líquido, edema, sangue, hemorragia pulmonar, neutrófilos, microrganismos e infecção) ou células neoplásicas (**Figuras 8.1** e **8.2**).

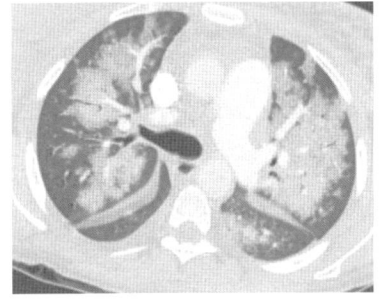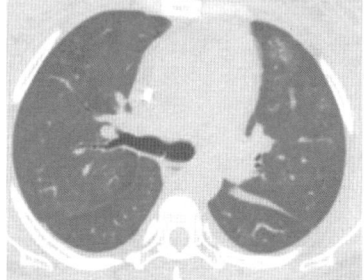

Figura 8.1 – Fem. 28 anos. Lúpus com queda da hemoglobina. Controle 7 dias depois. Hemorragia alveolar difusa.

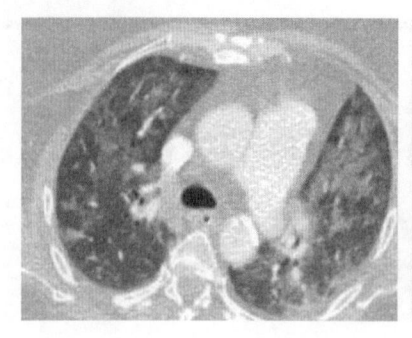
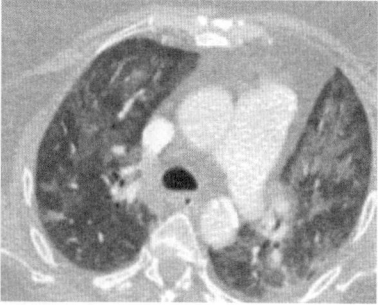

Figura 8.2 – Fem. 56 anos com SARA – vidro fosco e consolidações posteriores com gradiente.

- **Vidro fosco:** preenchimento parcial dos alvéolos.
- **Consolidações de natureza aguda:** pneumonias, infarto, edema ou sara, hemorragia alveolar e pneumonia eosinofílica aguda.
- **Causas crônicas:** pneumonia em organização (PO ou pneumonia em organização), pneumonia eosinofílica crônica, linfoma pulmonar, pneumonia lipídica, adenocarcinoma lepídico (antigo bronquioloalveolar) e atelectasias (**Figuras 8.3** e **8.4**).

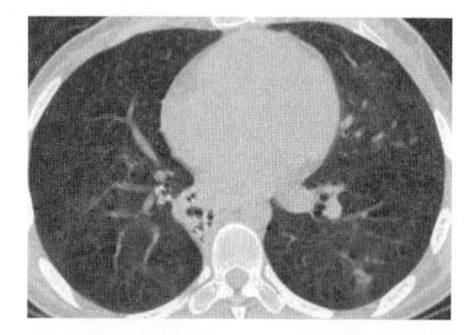

Figura 8.3 – Fem. 22 anos atelectasia crônica do lobo inferior direito, possivelmente pós-infecciosa.

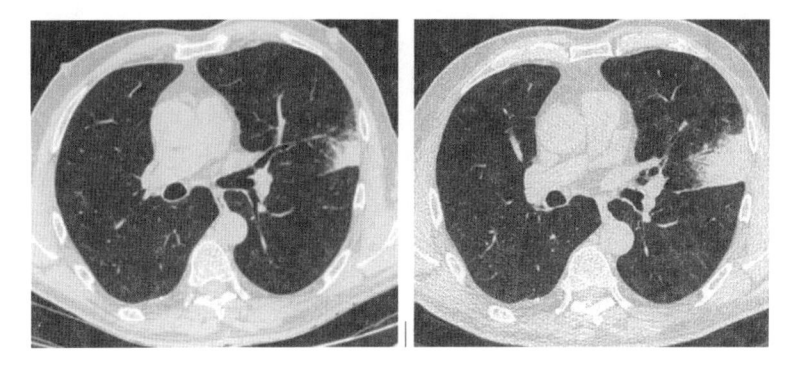

Figura 8.4. – Mar. 2015-Mar. 2018 – Linfoma MALT confirmado por biópsia.

Distribuição

- **Central:** edema, hemorragia e pneumonia em organização (pneumonia em organização) (**Figuras 8.5-8.7**).

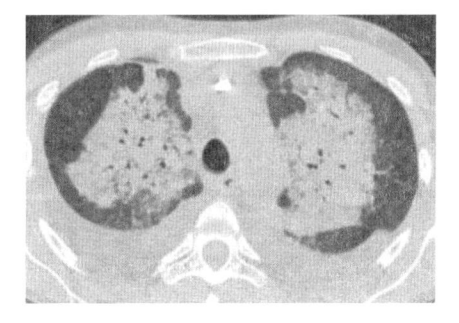

Figura 8.5 – Insuficiência renal aguda com padrão central e simétrico (edema).

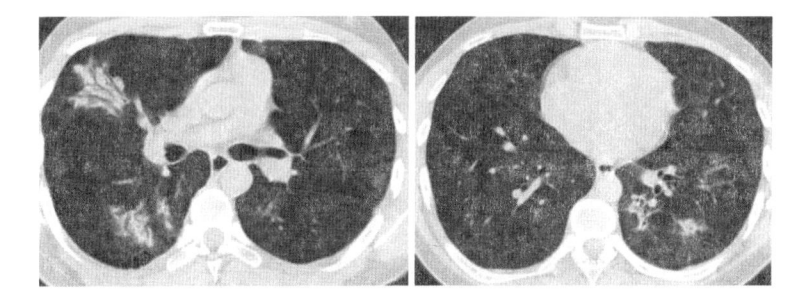

Figura 8.6 – Fem. 27 anos febre e dor torácica – Granulomatose com poliangeíte.

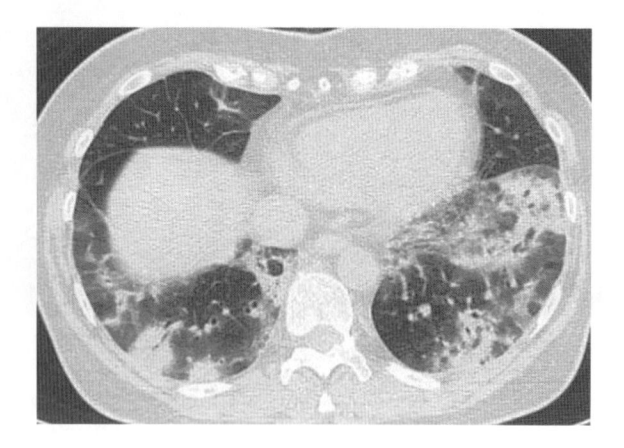

Figura 8.7 – Pneumonia em organização com anticorpo antissintetase e consolidações peribrônquicas.

- **Periférica – em cunha/triangular:** Pneumonia × atelectasia × infarto (**Figuras 8.8 e 8.9**).

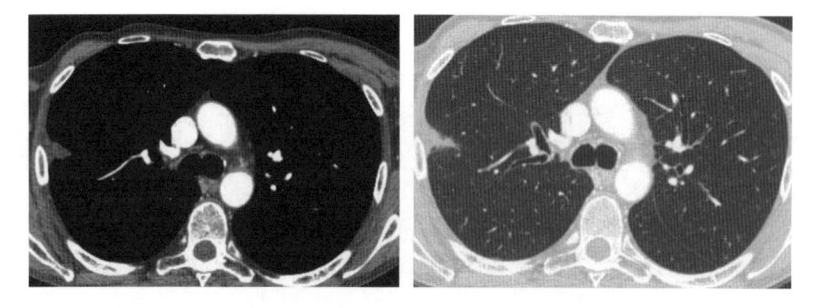

Figura 8.8 – Masc. 55 anos com infarto pulmonar.

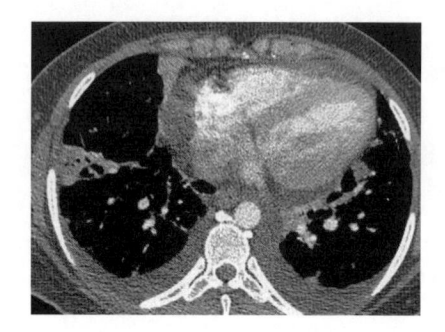

Figura 8.9 – Fem. 26 com foco de pneumonia na região lateral periférica direita.

- **Acompanhando a convexidade pleural:** pneumonia em organização × pneumonia eosinofílica crônica (PEC), eventualmente fibroelastose quando predominando nos ápices (**Figuras 8.10** a **8.13**).

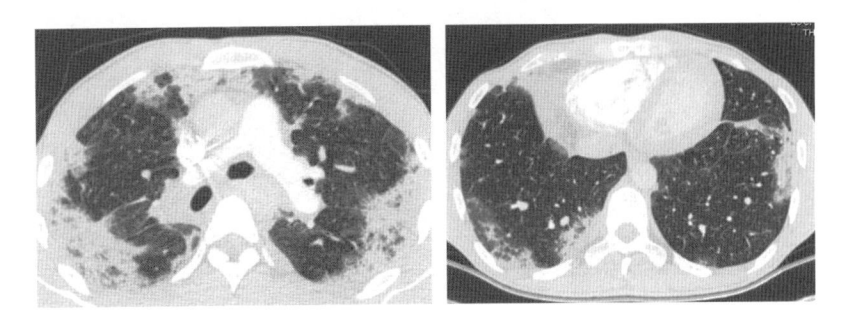

Figura 8.10 – Masc. 33 anos com consolidações periféricas, biópsia com eosinofilia tecidual: pneumonia eosinofílica crônica.

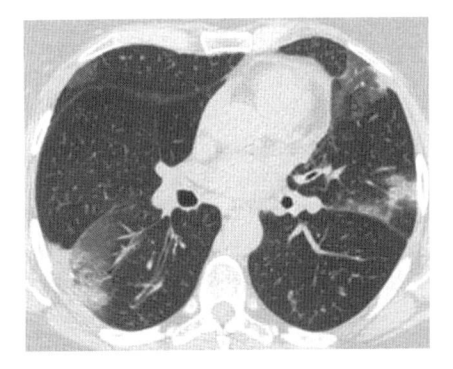

Figura 8.11 – Fem. 51 anos com asma, eosinofilia e pneumonia eosinofílica.

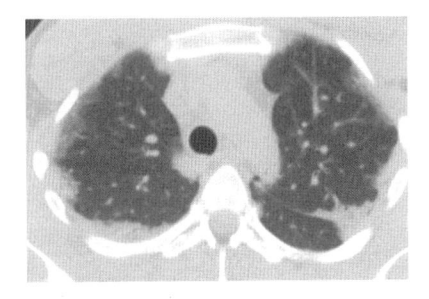

Figura 8.12 – Masc. 33 anos com pneumonia em organização.

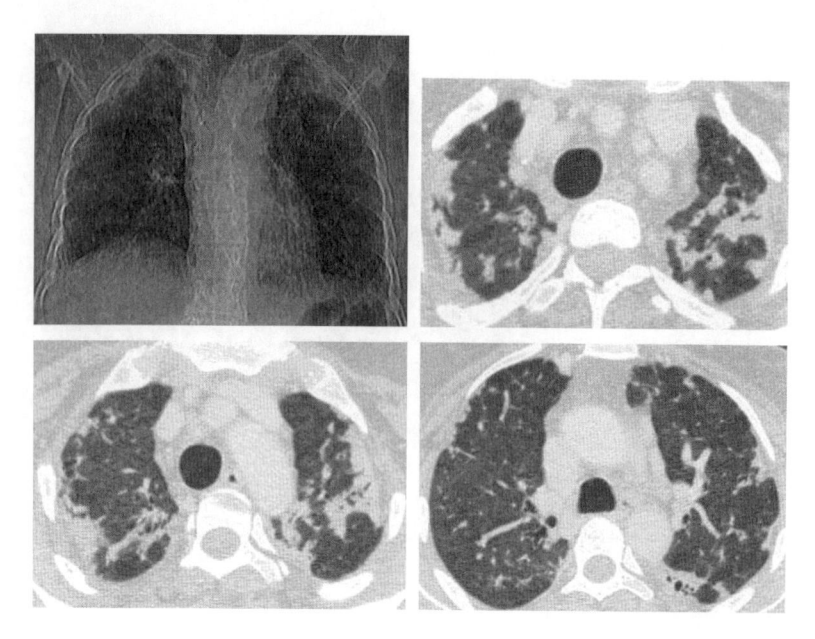

Figura 8.13 – Fem. 43 anos com fibroelastose pleuroparenquimatosa.

Deve-se também se atentar para a atenuação das consolidações, que por vezes são a chave para o diagnóstico. No caso de consolidações hiperdensas as considerações são: amiodarona, ossificação pulmonar distrófica, calcificação metastática, silicose – fibrose massiva progressiva, talcose e tuberculose/histoplasmose (**Figuras 8.14** a **8.17**).

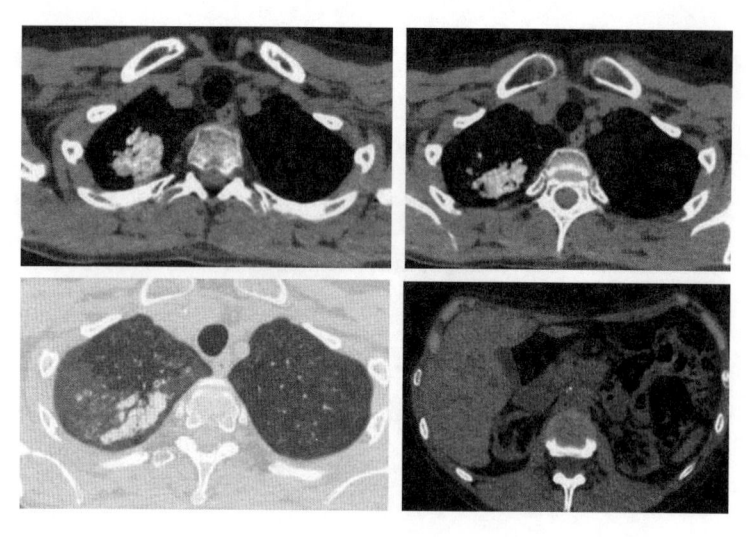

Figura 8.14 – Insuficiência renal crônica e calcificações metastáticas.

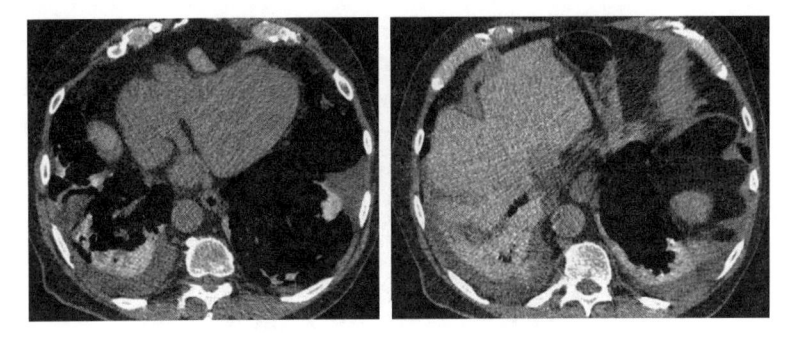

Figura 8.15 – Uso crônico de amiodarona.

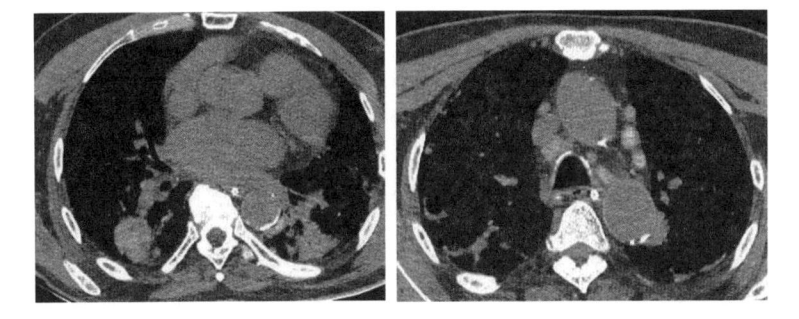

Figura 8.16 – Silicose com focos hiperdensos nas consolidações e linfonodos.

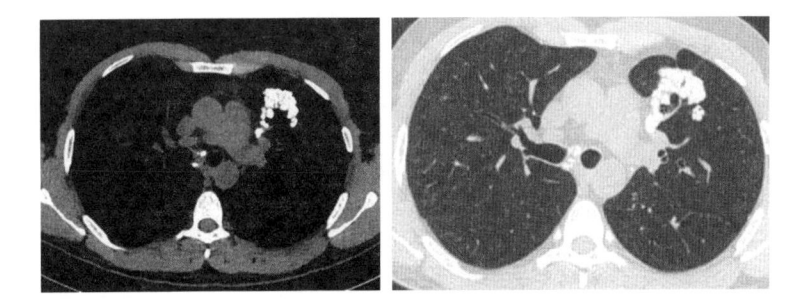

Figura 8.17 – Histórico de tuberculose prévia.

- **Consolidações com baixa atenuação:** se atenuação for semelhante a gordura, considerar pneumonia lipídica. Pode ocorrer ainda nas lesões com necrose, adeno-carcinomas mucinosos e infartos (que não realçam na fase com contraste) (**Figura 8.18**).

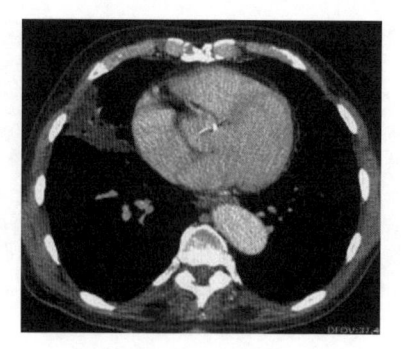

Figura 8.18 – Pneumonia lipídica – Uso de óleo mineral.

- **Vidro fosco:** em geral, as mesmas etiologias das consolidações, infecções oportunistas, virais ou germes atípicos (Micoplasma e Clamídia), pneumonias intersticiais (geralmente associado a achados de fibrose), raramente com pneumonia em organização e sarcoidose (**Figuras 8.19** a **8.21**).

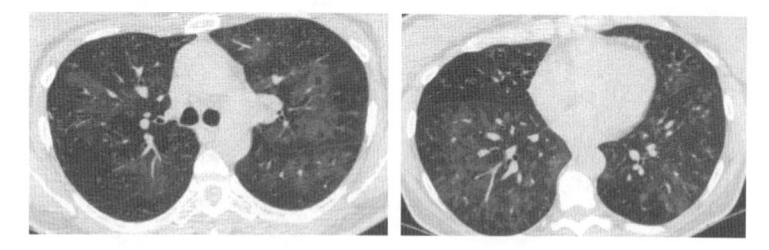

Figura 8.19 – Hemorragia alveolar – Poliangeíte microscópica.

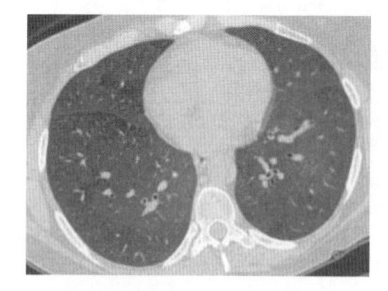

Figura 8.20 – Fem. HIV 53 anos – Pneumocistose.

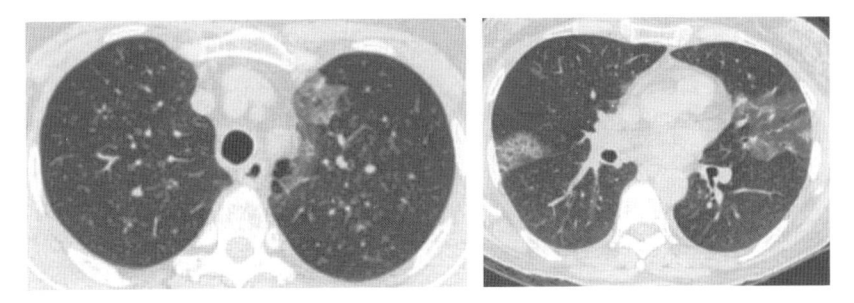

Figura 8.21 – Fem. 55 anos asma e dispneia há 1 semana – Pneumonia viral por H1N1.

Consolidações ou opacidades em vidro fosco migratórias. As principais considerações são: pneumonia em organização, síndromes eosinofílicas (síndrome de Loeffler, pneumonia eosinofílica crônica), vasculites (hemorragias alveolar) e aspiração (**Figura 8.22**).

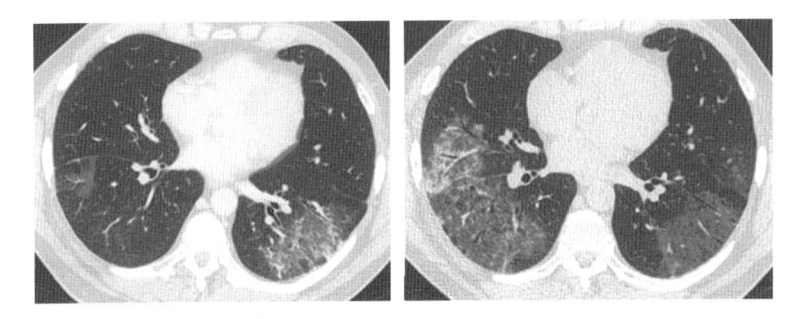

Figura 8.22 – Abril de 2019 – Maio de 2019. Melhora das opacidades no lobo inferior esquerdo e surgimento de novas opacidades no pulmão direito. Diagnóstico de pneumonia em organização.

- **Sinal do halo Invertido (ou do atol):** O sinal do halo invertido é caracterizado por opacidade central em vidro fosco, circundada por consolidação anelar ou em forma de crescente. Foi primeiramente descrito na pneumonia em organização, porém posteriormente foi reportado em diversas etiologias desde infecciosas (fungos, tuberculose, bactérias e pneumocistose), infartos, vasculites, sarcoidose, neoplasias primárias e secundárias (**Figuras 8.23** e **8.24**).

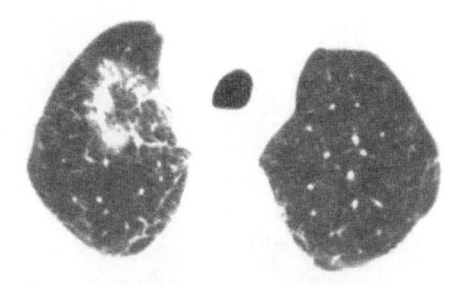

Figura 8.23 – Fem. 54 anos com pneumonia em organização

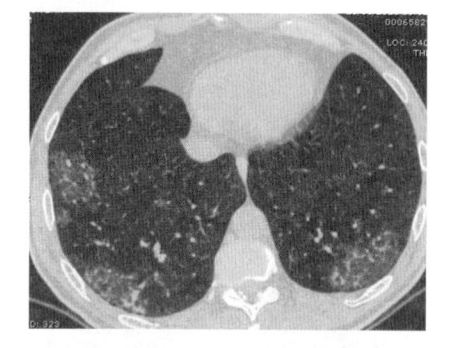

Figura 8.24 – Masc. 63 anos assintomático com halo invertido nodular. Paracoccidioidomicose.

- **Pavimentação em mosaico:** no inglês padrão de *crazy paving*, representa vidro fosco associado a reticulado (espessamento septal intralobular). Tal padrão pode ocorrer em apresentação crônica na qual a principal causa é a proteinose alveolar e os diferenciais são o adenocarcinoma mucinoso e a pneumonia lipídica (**Figuras 8.25** a **8.27**).

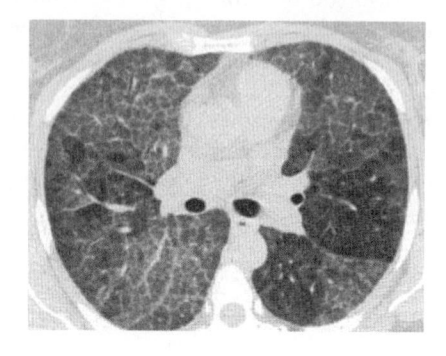

Figura 8.25 – Fem. 36 anos. Proteinose alveolar.

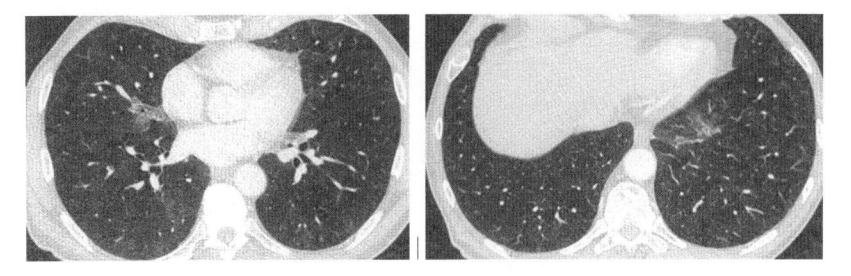

Figura 8.26 – Masc. 70 anos assintomático usa óleo mineral. Pneumonia lipídica.

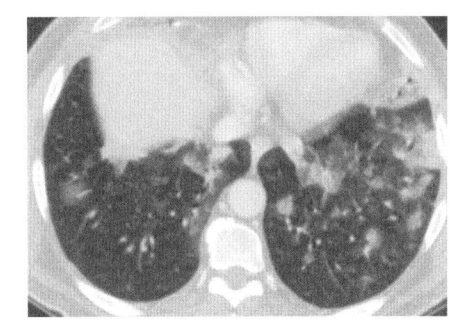

Figura 8.27 – Masc. 57 anos com tosse e dispneia. Adenocarcinoma lepídico multifocal.

- Na apresentação aguda os diferencias incluem hemorragia pulmonar (vasculites), Infecções (vírus e pneumocistose), edema e dano alveolar difuso, pneumonia eosinofílica aguda e pneumonia em organização (**Figuras 8.28** a **8.31**).

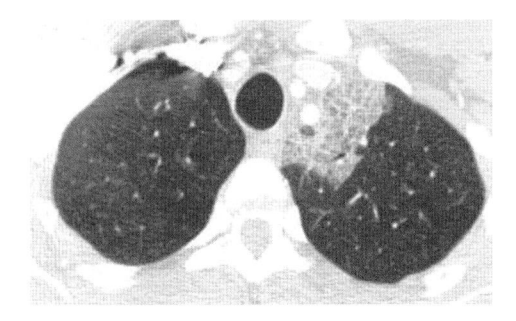

Figura 8.28 – Masc. 35 anos com dispneia aguda. Pneumonia eosinofílica aguda.

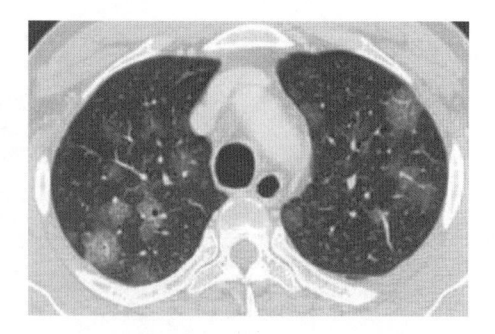

Figura 8.29 – Masc. 54 anos com insuficiência renal aguda e hemorragia alveolar. Síndrome anticorpo antimembrana basal glomerular (antiga síndrome de Goodpasture).

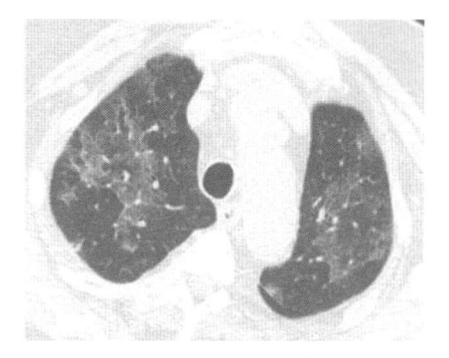

Figura 8.30 – Fem. 69 anos em uso de varfarina com hemorragia alveolar e queda da hemoglobina.

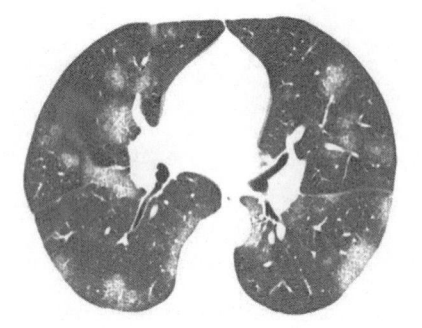

Figura 8.31 – Pneumonia por Covid-19.

Redução da atenuação

- **Cistos pulmonares:** tem paredes finas e bem delimitadas, diferentemente do enfisema centrolobular.
- **Múltiplos cistos em grande número:** Linfangioleiomiomatose, Histiocitose de Langerhans e Bronquiolite Constritiva (**Figura 8.32**).
- **Linfangioleiomiomatose:** praticamente exclusivo em mulheres, distribuição difusa.

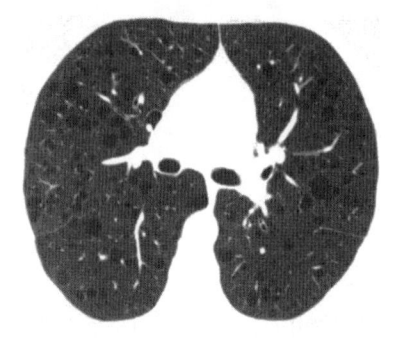

Figura 8.32 – Fem. 40 anos. Linfangioleiomiomatose.

- **Histiocitose de Langerhans:** predomínio em campos superiores, poupa os seios costofrênicos, frequentemente associada a enfisema e tabagismo, eventualmente a associado a micronódulos (**Figura 8.33**).

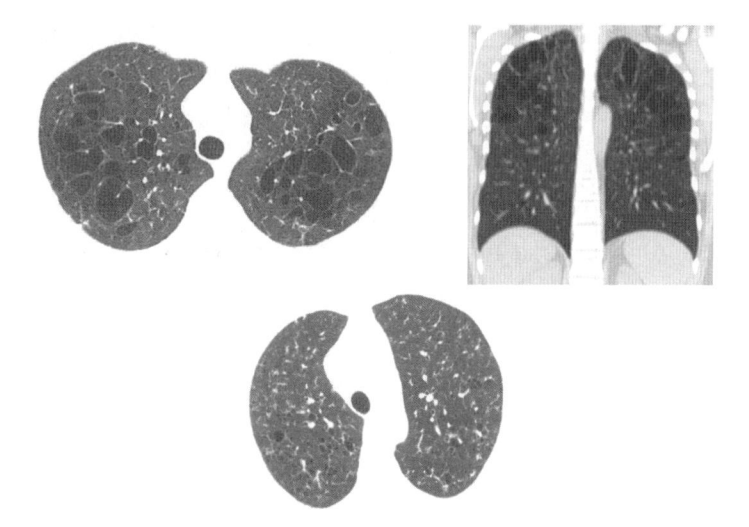

Figura 8.33 – Histiocitose pulmonar de células de Langerhans.

- **Bronquiolite constritiva:** raramente pode simular a LAM e o diagnóstico é só possível por meio da análise histológica (**Figura 8.34**).

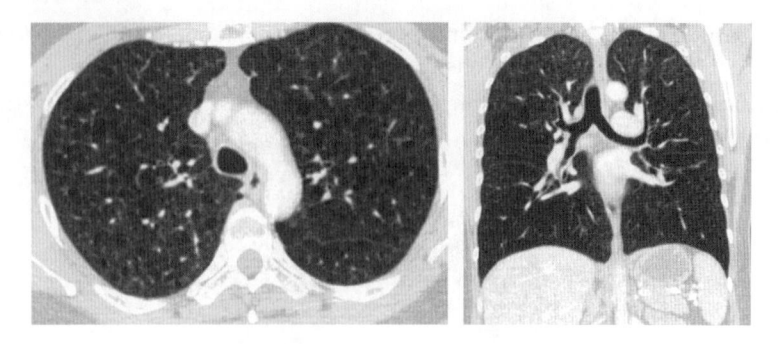

Figura 8.34 – Bronquiolite constritiva.

Número pequeno/moderado

- **Bronquiolite folicular/Pneumonia Intersticial Linfocítica (LIP):** comumente associada a síndrome de Sjogren, poucos cistos por corte tomográfico (**Figura 8.35**).

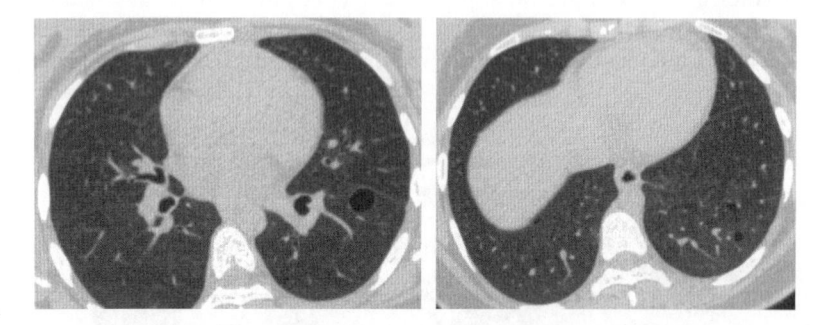

Figura 8.35 – A pneumonia intersticial linfocítica tem vidro fosco associado aos cistos.

- **Birt-Hogg Dubé:** cistos alongados, de predomínio subpleural e junto de fissuras. Associa-se a fibrofoliculomas na face e tronco e tumores renais (**Figura 8.36**).

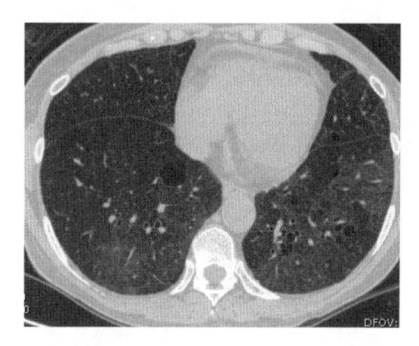

Figura 8.36 – Fem. 39 anos com pneumotórax de repetição e fibrofoliculomas na face. Síndrome de Birt-Hogg Dubé.

- **Esclerodermia:** cistos de predomínio basal, por vezes difíceis de diferenciação com faveolamento (**Figura 8.37**).

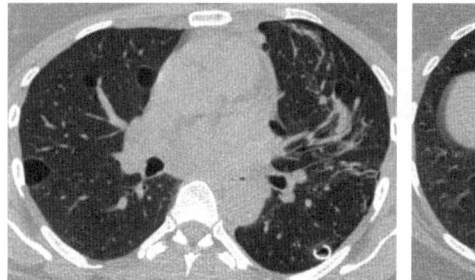 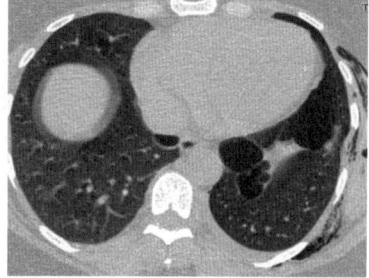

Figura 8.37 – Esclerodermia.

- **Pneumonite de hipersensibilidade:** vistos em até 10%, geralmente pouco em número, porém não são o achado principal e não constam como achado único (**Figura 8.38**).

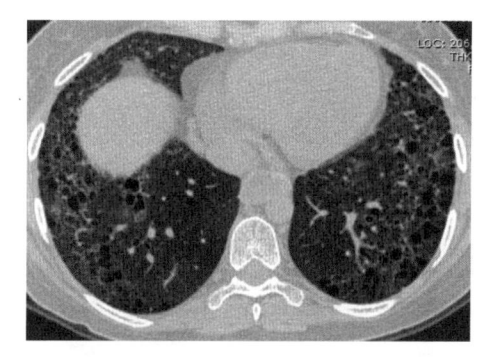

Figura 8.38 – Pneumonite de hipersensibilidade.

- **Amiloidose:** são incomuns, porém podem ser vistos associados a nódulos, notadamente na Síndrome de Sjogren (**Figura 8.39**).

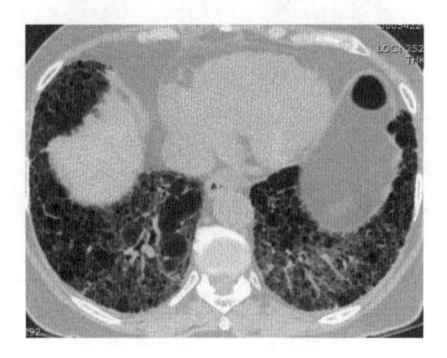

Figura 8.39 – Masc. 66 anos assintomático. Amiloidose.

- **Pneumonia Intersticial Descamativa:** podem ser eventualmente vistos associados a vidro fosco, notadamente nas bases (**Figura 8.40**).

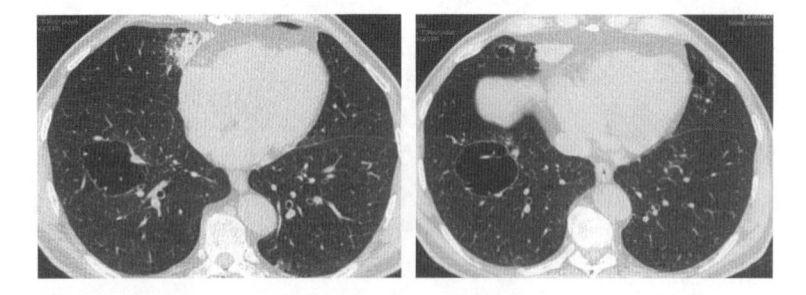

Figura 8.40 – Masc. 64 anos. Pneumonia intersticial descamativas.

- **Pneumocistose:** opacidades em vidro fosco que eventualmente apresenta cistos, geralmente nos lobos superiores. O contexto clínico é importante (**Figuras 8.41 e 8.42**).

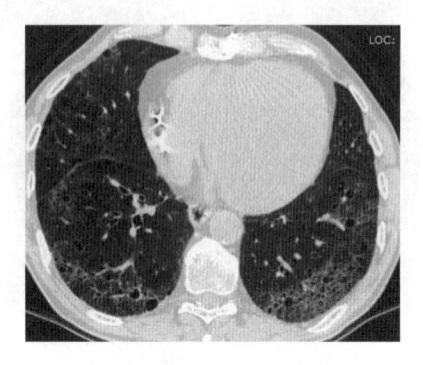

Figura 8.41 – Masc. 41 anos. Pneumocistose.

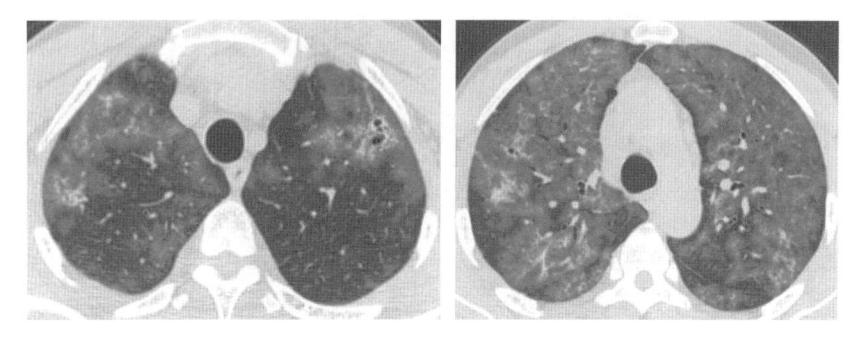

Figura 8.42 – Pneumocistose.

- **Bronquiectasias:** geralmente a diferenciação com cistos nos múltiplos cortes é fácil, ao se ver o aspecto alongado de algumas no plano transversal e a comunicação com a árvore brônquica. Podem ser decorrentes de alteração genéticas (fibrose cística, discinesia ciliar, traqueobroncomegalia congênita e Síndrome de Williams Campell), pneumonias de repetição (às vezes associadas a imunopatias), alergias (ABPA/asma), infecções (micobacteriose atípica) ou reumatológicas (artrite reumatoide) (**Figura 8.43**).

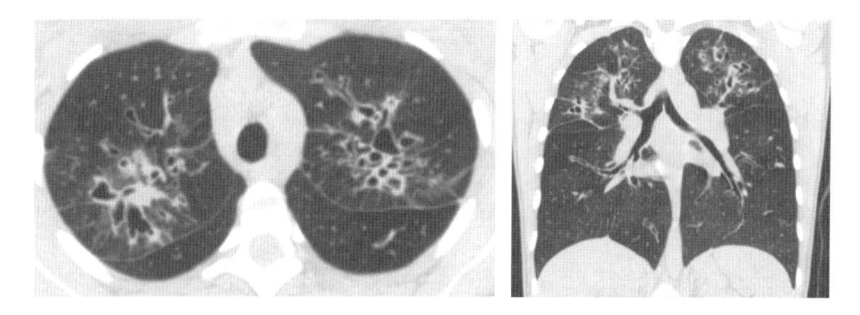

Figura 8.43 – Fem. 23 anos. Fibrose cística.

- **Enfisema:** pode ser subdividido em centrolobular, parasseptal e panacinar. O centrolobular de maneira geral não tem paredes discerníveis; o parasseptal é subpleural com paredes nítidas e em camada única. O pancinar é difuso, mas em geral predomina nos campos inferiores. Pode estar associado a deficiência de alfa1 antitripsina ou uso de ritalina endovenoso (**Figuras 8.44 e 8.45**).

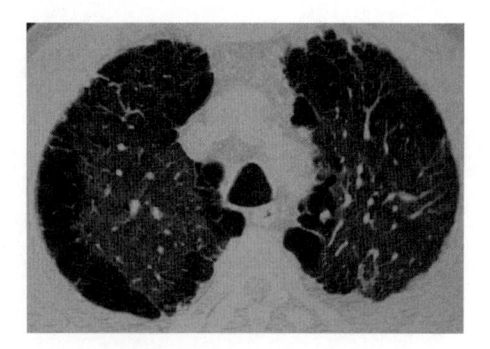

Figura 8.44 - Enfisema parasseptal e centrolobular.

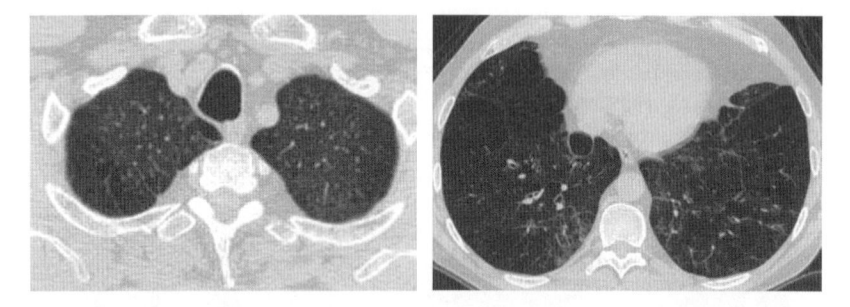

Figura 8.45 - Masc. 50 anos com deficiência de alfa1 antitripsina e tabagismo 2 maços/ano. Enfisema panlobular.

- **Faveolamento:** cistos em camadas, associados a fibrose (**Figura 8.46**).

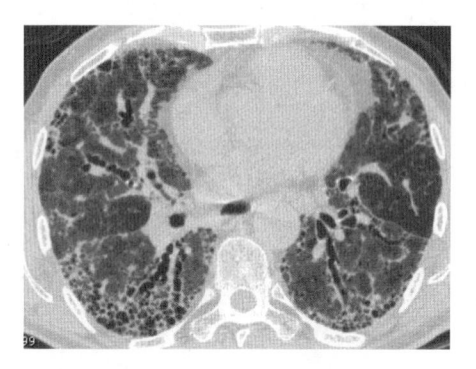

Figura 8.46 - Faveolamento.

- **Atenuação em mosaico:** áreas hipoatenuantes e hiperatenuantes esparsas com aspecto geográfico, notando-se pobreza vascular nas áreas hipoatenuantes e vasos mais numerosos e calibrosos nas áreas hiperatenuantes. Pode ser decorrente de alteração das pequenas vias aéreas (bronquiolites), alteração vascular (embolia pulmonar crônica ou eventualmente hipertensão pulmonar) (**Figuras 8.47 e 8.48**).

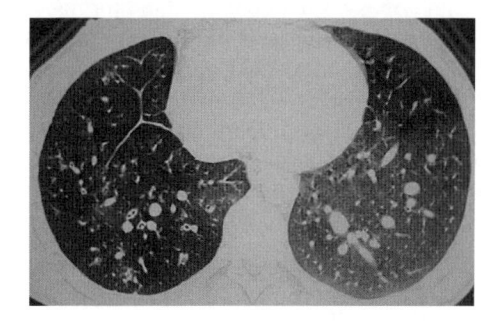

Figura 8.47 – Bronquiolite.

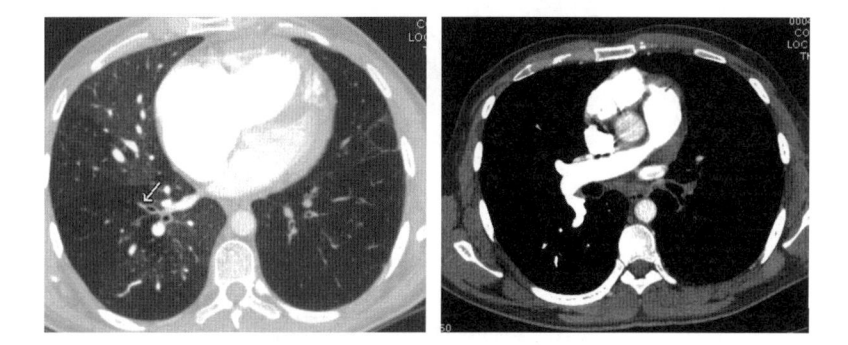

Figura 8.48 – TEP crônico.

- **Padrão das 3 densidades ou Headcheese (Terrine):** vidro fosco sobreposto a mosaico e pulmão normal. Causa mais comum é a Pneumonite de Hipersensibilidade (PH), mas pode ser visto em pneumonias virais ou por Micoplasma e excepcionalmente na sarcoidose (**Figura 8.49**).

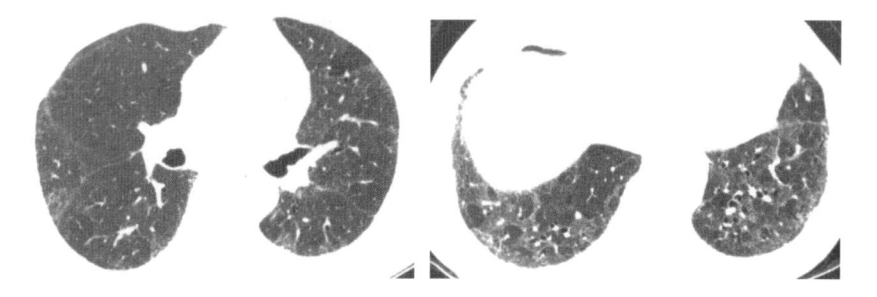

Figura 8.49 – Fem. 68 anos. Pneumonite de hipersensibilidade.

- **Nódulos pulmonares:** São opacidades arredondadas no parênquima pulmonar. Podem ser divididos conforme suas dimensões em micronódulos de 2 a 6mm (embora o ideal seja utilizar o termo micronódulo para nódulos menores que 0,4cm), nódulos de 7 a 30mm e massa quando o tamanho for maior que 30mm. Também podem ser classificados conforme sua morfologia em sólidos (calcificados, não calcificados e parcialmente calcificados), subsólidos (quando apresentam componente em vidro fosco), escavados (com cavidade interna) e em vidro fosco. Os contornos do nódulo também são importantes para a sua caracterização. Podem ser regulares, lobulados, irregulares, espiculados ou ainda apresentar halo de vidro fosco (**Figuras 8.50** a **8.55**).

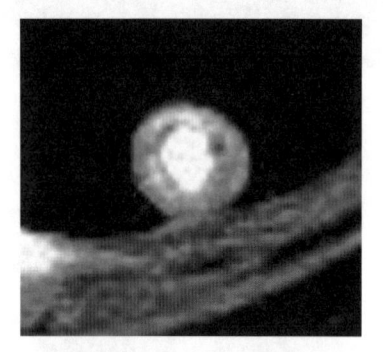

Figura 8.50 – Nódulo com calcificação central, aspecto benigno, possivelmente correspondendo a um granuloma.

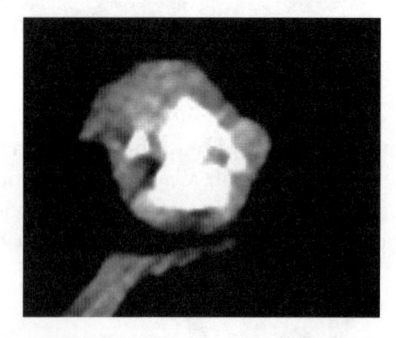

Figura 8.51 – Nódulo com calcificação em pipoca, aspecto típico do hamartoma.

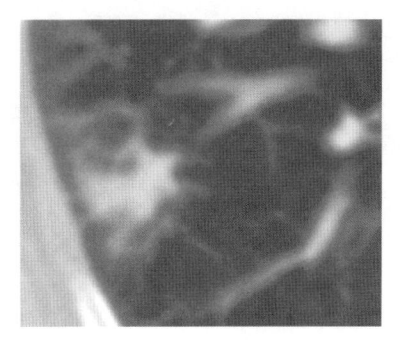

Figura 8.52 – Fem. 59 anos nódulo irregular que sumiu no controle tomográfico em 3 meses, indicando etiologia inflamatória.

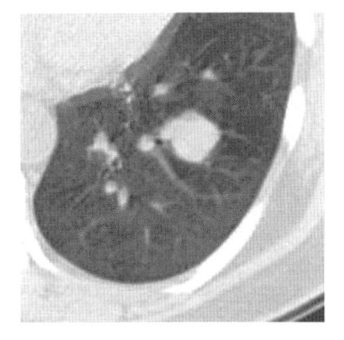

Figura 8.53 – Fem. 47 anos com nódulo sólido discretamente lobulado. Tumor carcinoide.

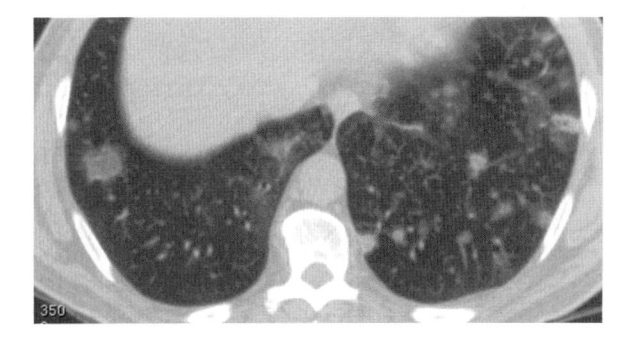

Figura 8.54 – Masc. 57 anos com adenocarcinoma lepídico disseminado e múltiplos nódulos, alguns em vidro fosco e outros sólidos e semissólidos.

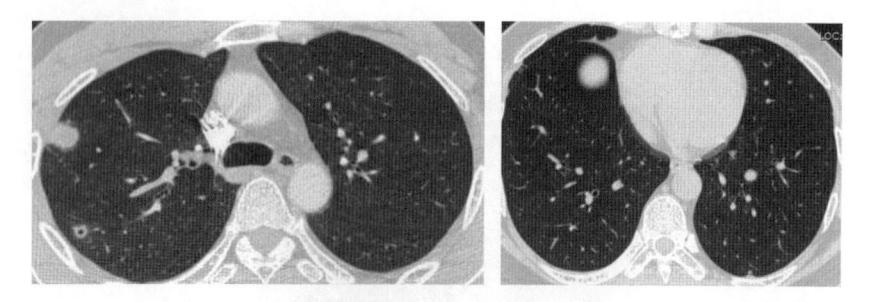

Figura 8.55 - Masc. 45 anos com múltiplos nódulos pulmonares. Biópsia: pneumonia em organização.

- **Micronódulos:** Podem apresentar padrões de distribuição distintos, cada qual com o seu respectivo diferencial. Podem ter conformação de árvore em brotamento (*"tree in bud"*) e distribuição centrolobular, perilinfática e randômica.

- **Árvore em brotamento:** na maioria das vezes representa conteúdo endobrônquico (excepcionalmente algumas metástases endarteriais distais podem dar este padrão) e são vistos em infecções (notadamente as micobacterianas), impactações mucoides relacionadas à bronquiectasias, ABPA (aspergilose broncopulmonar alérgica), panbronquiolite, aspiração e excepcionalmente neoplasias (adenocarcinoma lepídico) (**Figuras 8.56** a **8.58**).

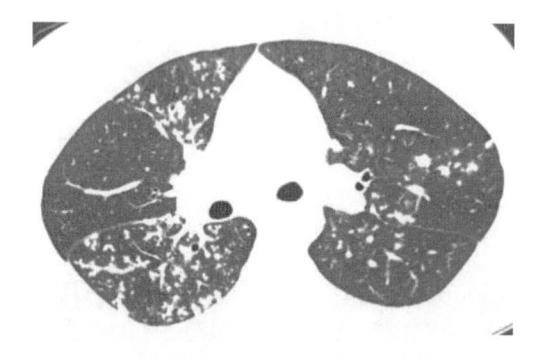

Figura 8.56 - TB ativa.

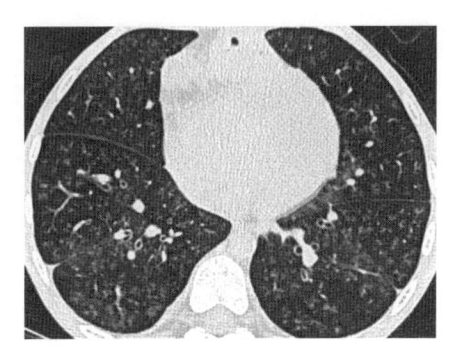

Figura 8.57 – Criança de 8 anos com aspiração crônica decorrente de atresia de esôfago com reconstrução.

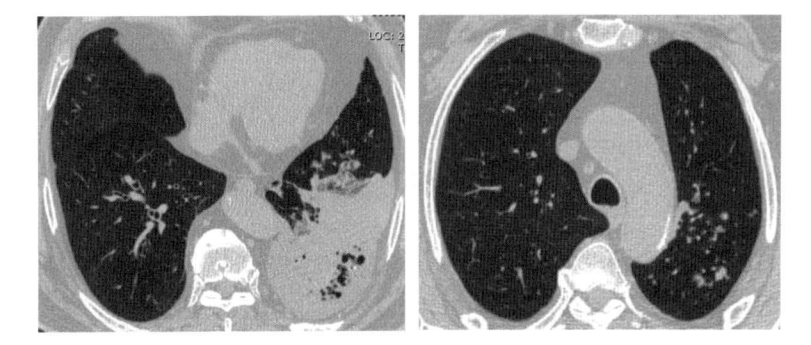

Figura 8.58 – Masc. 78 anos com adenocarcinoma lepídico no lobo inferior esquerdo e disseminação endobrônquica no lobo superior esquerdo.

- **Perilinfática:** caracterizada por micronódulos no interstício peribroncovascular, regiões subpleurais, septos interlobulares e eventualmente nódulos centrolobulares associados. O principal diagnóstico é a sarcoidose, mas os diferenciais a considerar são a silicose, exposição ao carvão, carcinomatose linfática e excepcionalmente amiloidose (**Figuras 8.59** a **8.62**).

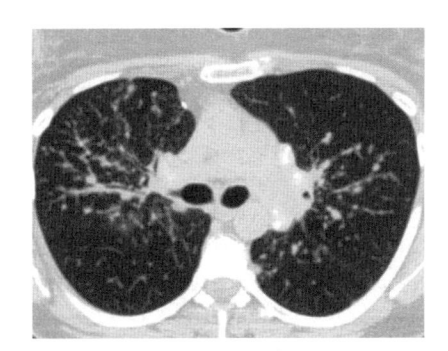

Figura 8.59 – Sarcoidose.

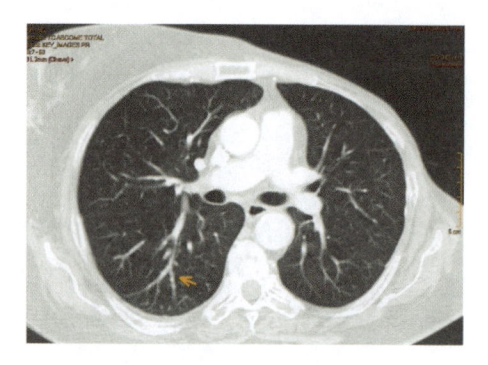

Figura 8.60 – Neoplasia de mama e com carcinomatose linfática.

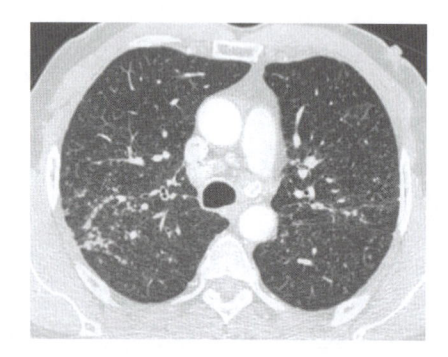

Figura 8.61 – Masc. 59 anos. Silicose.

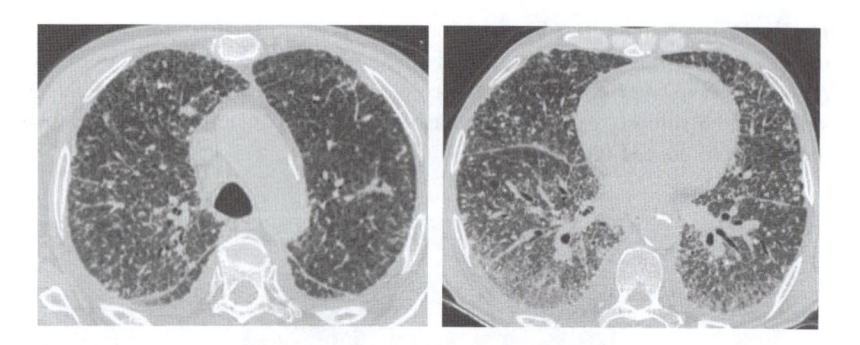

Figura 8.62 – Masc. 81 anos com amiloidose.

- **Randômicos:** infecções (tuberculose é a causa mais comum, mas citomegalovírus, histoplasmose, paracoccidioidomicose ou cândida também podem causar tal apresentação), metástases (tiroide é a causa clássica), excepcionalmente sarcoidose (**Figuras 8.63** a **8.65**).

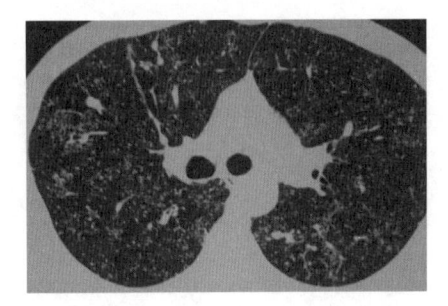

Figura 8.63 - Tuberculose miliar.

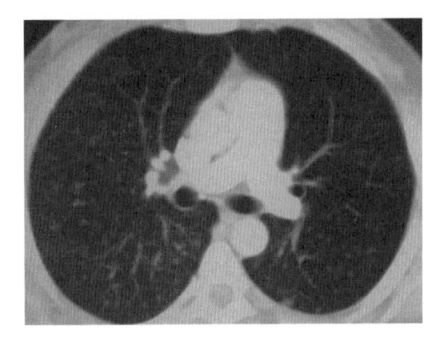

Figura 8.64 - Metástases de neoplasia tiroidiana.

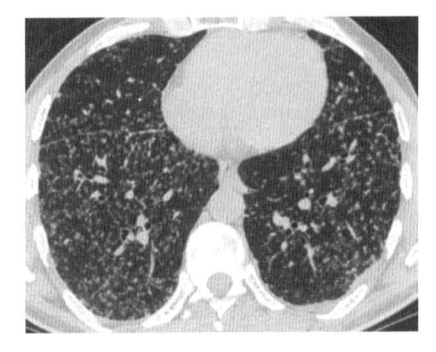

Figura 8.65 - Masc. 57 anos. Sarcoidose.

- **Micronódulos centrolobulares em vidro fosco:** Podem ser vistos na pneumonite de hipersensibilidade, bronquiolite respiratória relacionada ao tabagismo e infecções oportunistas (**Figuras 8.66** e **8.67**).

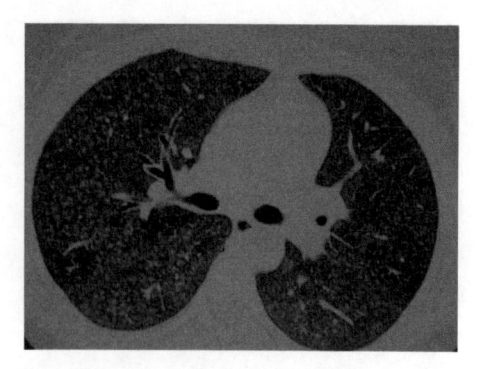

Figura 8.66 – Pneumonite de hipersensibilidade.

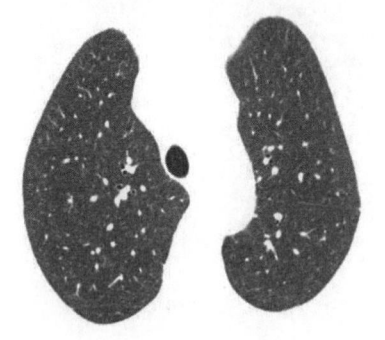

Figura 8.67 – Bronquiolite respiratória – micronódulos centrolobulares de baixa atenuação com predomínio em campos superiores, com menor atenuação do que aqueles vistos na PH.

- **Espessamento Septal:** É dividido em sem distorção arquitetural e com distorção (fibroses). O espessamento sem distorção pode ser subdividido em liso e nodular. O liso é visto classicamente no edema pulmonar, mas também pode ser eventualmente encontrado na carcinomatose linfática. O nodular é praticamente exclusivo da carcinomatose linfática (raramente a sarcoidose também apresenta, mas não como principal achado) (**Figuras 8.68** e **8.69**).

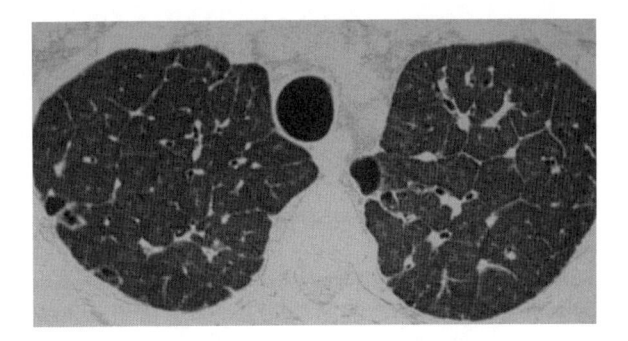

Figura 8.68 – Edema pulmonar – repare no desenho de arcadas poligonais representando os lóbulos pulmonares secundários, com aspecto simétrico.

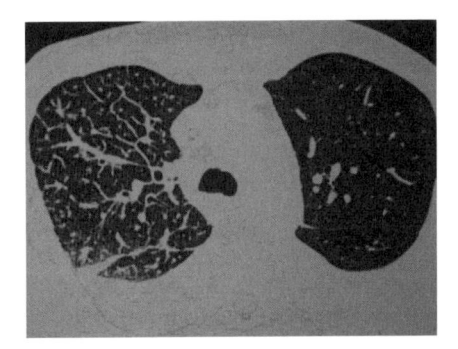

Figura 8.69 – Carcinomatose linfática: espessamento unilateral neste caso e com micronódulos subpleurais.

Excepcionalmente outras causas podem ser vistas na **Figura 8.70**.

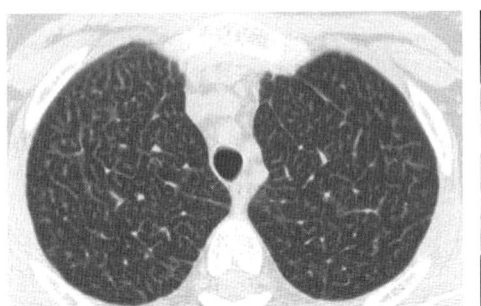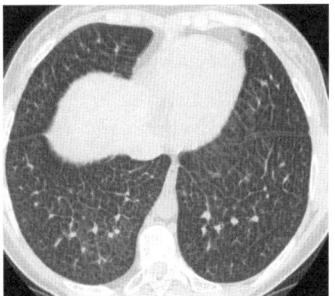

Figura 8.70 – Fem. 18 anos achado inalterado em 6 meses. Doença de Newmann--Pick.

Referências bibliográficas

1. Hansell DM, Bankier AA, MacMahon H, McLoud TC, Muller NL, Remy J, et al. Fleischner Society: Glossary of terms for thoracic imaging. Radiology. 2008; 246:697-722.

2. Collins J, Stern EJ. Ground-glass opacity at CT: the ABCs. AJR Am J Roentgenol. 1997; 169:355-67.

3. Khan AN, Irion K, Ganem SA, et al. A pictorial assay of ground opacification of the lungs. EC Pulmonol Respir Med. 2017;53-134.

4. Faria IM, Zanetti G, Barreto MM, et al. Organizing pneumonia: chest HRCT findings. J Bras Pneumol. 2015; 41:231-7.

5. Matos MJR, Rosa MEE, Brito VM, et al. Differential diagnoses of acute ground-glass opacity in chest computed tomography: pictorial essay. Einstein (Sao Paulo). 2021;19: eRW5772.

6. Parekh M, Donuru A, Balasubramanya R, Kapur S. review of the chest CT differential diagnosis of ground-glass opacities in the Covid era. Radiology. 2020;297:E289-E302.

7. Silva CI, Marchiori E, Souza JúNior AS et al. Illustrated Brazilian consensus of terms and fundamental patterns in chest CT scans. J Bras Pneumol.;36: 99-123.

8. Kuhlman JE, Scatarige JC, Fishman EK et-al. CT demonstration of high attenuation pleural-parenchymal lesions due to amiodarone therapy. J Comput Assist Tomogr. 1987;11: 160.

9. Franquet T, Giménez A, Rosón N, et al. Aspiration diseases: findings, pitfalls, and differential diagnosis. Radiographics. 2000; 20:673-85.

10. Frazier AA, Franks TJ, Cooke EO, et al. From the archives of the AFIP: pulmonary alveolar proteinosis. Radiographics. 2008; 28:883-99

11. Attili AK, Kazerooni EA, Gross BH, et al. Smoking-related interstitial lung disease: radiologic-clinical-pathologic correlation. Radiographics. 2008; 28:1383-96.

12. Jeong YJ, Lee KS, Chung MP, et al. Amyloidosis and lymphoproliferative disease in Sjögren syndrome: thin section computed tomography findings and histopathologic comparison. J Comput Assist Tomogr 2004; 28:776-781.

13. Lee KH, Lee JS, Lynch DA, Song KS, Lim TH. The radiologic differential diagnosis of diffuse lung diseases characterized by multiple cysts or cavities. J Comput Assist Tomogr. 2002; 26:5-12.

14. Beddy P, Babar J, Devaraj A. A practical approach to cystic lung disease on HRCT. Insights Imaging. 2011; 2:1-7.

15. Raoof S, Bondalapati P, Vydyula R, et al. Cystic Lung Diseases: Algorithmic Approach. Chest. 2016; 150:945-965.

16. Bergemann A, Tikly M. Cystic lung disease in systemic sclerosis: a case report with high resolution computed tomography findings. Rev Rhum Engl Ed. 1996; 63:213-5.

17. Franquet T, Hansell DM, Senbanjo T, et al. Lung cysts in subacute hypersensitivity pneumonitis. J Comput Assist Tomogr. 2003; 27:475-8.

18. Rossi ES, Erasmus JJ, Volpacchio M, et al. "Crazy-paving" pattern at thin-section CT of the lungs: radiologic-pathologic overview. Radiographics 23:1509-1519.

9 Nódulo Pulmonar Solitário

Ilka Lopes Santoro

Nódulo pulmonar é identificado incidentalmente em 15 a 30% dos exames de tomografia de tórax, portanto é um cenário que faz parte da prática clínica diária do radiologista bem como do pneumologista e do cirurgião de tórax.[1] O manejo de nódulo pulmonar é desafiador e requer abordagem multidisciplinar com delineamento de estratégias e ajustes individuais.

A definição de nódulo pulmonar solitário proposta pela Sociedade Fleischner é de uma opacidade, mais ou menos esférica, de contornos bem definidos e com o maior diâmetro ≤ 30mm.[2]

Nódulos pulmonares devem ser qualificados por fatores determinantes de risco de câncer, ou seja, pelo tamanho e morfologia. Morfologia refere-se particularmente a dois fatores, primeiro a margem da lesão que pode ser estratificada em lisa, lobulada e espiculada e segundo a atenuação do nódulo que é caracterizada em três diferentes tipos. A saber, atenuação sólida, na qual se observa densidade homogênea de partes moles; atenuação em vidro fosco caracterizada por discreto aumento, não uniforme da densidade que não obscurece as estruturas vasculares e brônquicas subjacentes, e densidade parcialmente sólida que compreende a associação dos dois componentes, o sólido e o vidro fosco.[3]

O diagnóstico diferencial de nódulo solitário de pulmão é muito vasto, pode compreender:[4]

- Neoplasias malignas: câncer primário de pulmão, linfoma, carcinoide, sarcoma, metástase solitária; e benigna: hamartoma, condroma, lipoma, papilomatose respiratória.
- Doenças infecciosas: micobacteriose, fungo, nocardia, cisto hidático, pneumonia redonda, abscesso pulmonar.

- Doenças imune mediadas: artrite reumatoide, granulomatose com poliangeite, sarcoidose, pneumonia em organização, granulomatose linfoide.

- Congênitas: má formação arteriovenosa, cisto broncogênico, sequestro pulmonar, atresia brônquica com broncocele.

- Outras: atelectasia redonda, linfonodo intraparenquimatoso, pseudo tumor inflamatório, amiloidose, pneumonia lipoide.

O foco deste capítulo é no manejo de nódulo solitário de pulmão, de achado incidental, com ênfase nos achados tomográficos e suas relações com fatores clínicos, baseado nas recomendações estabelecidas pela última versão da Sociedade Fleischner.[2] É uma diretriz abrangente, fundamentada na estimativa do risco individual que tem como principal proposta diminuir o número de exames de imagem desnecessários durante a vigilância.

Um outro ponto importante no manejo de nódulo é a quantificação de risco e existem vários modelos preditivos de malignidade validados, porém nenhum modelo se mostrou superior. Esses modelos facilitam a discussão e podem ser considerados como guia para a escolha do tratamento adequado para cada paciente pela capacidade de discriminação entre benigno e maligno. Entre eles pode-se citar o modelo Brock,[5] modelo Herder e modelo da Clínica Mayo.[6] Os dois primeiros modelos de predição de risco são usados em conjunto com a Diretriz Britânica para investigação e manejo de nódulos pulmonares.[7]

É fundamental entender para qual população a Diretriz proposta pela Sociedade Fleischner se aplica. Foram estabelecidos 3 critérios de exclusão: idade menor que 35 anos, história de câncer prévia ou de imunocomprometimento.[3]

Essa diretriz é recomendada para nódulos de achado incidental, em indivíduos com 35 anos de idade ou mais, ponderando que em faixa etária mais jovem, a probabilidade de o nódulo pulmonar ser de origem infecciosa é muito maior que a probabilidade de ser câncer. Outro ponto é a presença de neoplasia prévia. A exclusão desse grupo se deve a alta possibilidade do nódulo representar a presença de metástase pulmonar. O terceiro ponto é a exclusão de indivíduos imunocomprometidos pelo alto risco de o nódulo ser secundário a infecções pulmonares oportunistas.

Fatores de risco clínicos como tabagismo, exposição a outros carcinógenos, presença de enfisema, localização do nódulo (lobos superiores) e história familiar de câncer de pulmão, tem influência na probabilidade de câncer de pulmão, e são ajustados na composição do modelo. A última versão da diretriz da Sociedade Fleischner recomenda as categorias de risco propostas pelo *American College of Chest Physicians*, onde o risco é classificado em três níveis: baixo risco – estimativa de risco menor que 5%, risco intermediário - estimado entre 5-65%, e alto risco – maior que 65%.[3]

Nesse algoritmo o nódulo é um achado incidental em tomografia computadorizada de tórax de baixa dose, com aquisição em cortes finos (< 1,5 mm) e essa técnica é recomendada para minimizar exposição à irradiação e adequar a mensuração do nódulo.[8,9] Sabe-se que a espessura de corte é essencial para caracterização da atenuação (sólido e subsólido) e para detecção de cálcio e componente de gordura.

A probabilidade de malignidade é fortemente correlacionada com o tamanho e a taxa de crescimento do nódulo. Portanto, a mensuração acurada do nódulo na tomografia basal do paciente é fundamental por três razões principais: determinar de modo fidedigno o risco de malignidade, detectar possíveis alterações nos exames subsequentes de acompanhamento, e manejar adequadamente esse paciente durante o período de vigilância clínica-tomográfica.

Nódulos devem ser mensurados na tomografia de tórax, em janela de pulmão, por se correlacionar bem com as medidas realizadas no anatomopatológico.

Na prática clínica é recomendado que na mensuração manual, para nódulo sólido e em vidro fosco, deve-se primeiro medir o maior diâmetro e no mesmo corte da tomografia medir perpendicularmente o menor diâmetro e reportar o resultado médio desses dois valores, por melhor se correlacionar com o volume do tumor. No caso especial de nódulo parcialmente sólido, os dois diâmetros devem ser mensurados para o nódulo total e para o componente sólido. Nesse cenário clínico as medidas do componente sólido e do componente não solido não precisam, obrigatoriamente ser realizadas no mesmo corte, pois deve-se buscar o maior diâmetro para ambos os componentes. Importante reafirmar que o plano e as estruturas anatômicas de referência de cada medida deverão ser claramente anotados na descrição da interpretação do exame. Caso exista mais de um componente sólido no interior do nódulo é recomendado medir o maior deles.

Todas as medidas devem ser expressas em milímetros. Se caso matematicamente a média dos diâmetros resultarem em fração decimal, esse valor deve ser arredondado para cima, de maneira que o resultado seja número inteiro. Por exemplo, maior diâmetro 7,5mm e menor diâmetro 3mm: $(7,5 + 4,3)/2 = 5,9$ com resultado a ser anotado de 6 mm.

Na situação especial de nódulo espiculado, as espículas não devem ser incluídas na mensuração, deve-se medir apenas o corpo do nódulo.

Nem todo nódulo precisa ser medido, nódulo com até 3mm no maior diâmetro é impossível de se medir acuradamente, assim é preferível descrevê-lo como micronódulo.

A reconstrução axial é o plano padrão para medir nódulo e suas possíveis alterações durante o processo de acompanhamento. Como o nódulo pode ter sua maior dimensão na direção crânio caudal a reconstrução multiplanar é recomendada para aferir a medida de maneira acurada. A reformatação axial, sagital e coronal facilita a caracterização detalhada da lesão nodular.[8]

A variabilidade intra e interobservador aumenta com a complexidade da medida, especialmente nos nódulos parcialmente sólidos.

A maioria dos nódulos tem densidade de tecidos moles (nódulos sólidos), alguns outros têm densidades nebulosas, mais densas bem como menos densas, tendo uma aparência de vidro fosco.

Áreas em vidro fosco, menores que 5mm no maior diâmetro, são provavelmente benignas ou lesões pré-malignas (hiperplasia atípica adenomatosa). Quando são maiores que 5 mm, podem ser representar adenocarcinoma *in situ* ou adenocarcinoma minimamente invasivo. A presença de um componente sólido no interior da lesão com aparência de vidro fosco (nódulo parcialmente sólido) é uma característica de alta suspeita de malignidade (adenocarcinoma).[10]

Na maioria das vezes, a morfologia do nódulo não é caracterizada o suficiente para permitir o diagnóstico da lesão. Alguns tipos de lesões focais apresentam características morfológicas típicas, suficientes para permitir diagnóstico específico a ser feito na tomografia de tórax de alta resolução. Exemplos incluem malformações arteriovenosas pulmonares, bola fúngica, atelectasia redonda e rolhas de muco. Porém, a análise do tamanho, as margens, o conteúdo e a densidade são o primeiro passo para diferenciar lesões benignas de malignas.[11]

Deve-se observar a presença de gordura, calcificação, broncograma aéreo e cavidade no interior da lesão nodular. A identificação de gordura no interior de um nódulo pulmonar solitário com bordas lisas ou lobuladas é indicativa de benignidade. Esse achado é bastante característico dos hamartomas.[2] A detecção de calcificação e avaliação de seu padrão é um passo importante para diferenciar os nódulos benignos e malignos. Existem quatro padrões de calcificações benignas: difusa, sólida central, laminada, e em forma de pipoca. Os três primeiros são tipicamente vistos com infecções prévias, particularmente a histoplasmose e a tuberculose. Calcificação em pipoca é característica do hamartoma condroide. Quando presentes, esses três padrões de calcificação são indicadores confiáveis de uma causa benigna, embora estas lesões devam ser seguidas radiograficamente na maioria dos casos, a menos que a calcificação seja difusa e densa. Calcificações excêntricas ou pontilhadas são altamente sugestivas de malignidade.[11]

Presença de broncograma aéreo (pseudocavidade) no interior do nódulo é mais comum em nódulos malignos. Cavidade em lesões benignas geralmente têm paredes finas e lisas enquanto em lesões malignas as paredes são espessas e irregulares.

Outra situação especial a ser considerada são lesões císticas que caso evoluam com espessamento localizado da parede, maior de 2 mm, pode significar adenocarcinoma.

Nódulo perifissural, justapleural sugere linfonodo intrapulmonar (prevalência de 20%). Geralmente assumem forma triangular ou lentiforme, com contornos lisos. A reconstrução sagital e coronal ajuda nessa caracterização. Porém são achados suspeitos de neoplasia, caso o nódulo seja arredondado com bordas irregulares e adjacente à fissura, induzindo a abaulamento, retração ou mesmo a transpondo.[2,3]

Dois tipos de nódulo em vidro fosco podem ser considerados benignos. Tipo I - presença de alta atenuação interna (pelo menos 200 HU maior que a atenuação do vidro fosco) esses achados tomográficos foram associados com achado histopatológico de espessamento de parede alveolar, células inflamatórias, tecido fibroso e exsudação. O tipo II – nódulo em vidro fosco localizado adjacente a vasos com bordas bem definidas e irregulares, que foi associado a fibrose intersticial local com ou sem células inflamatórias no histopatológico. Observação importante, caso o vaso próximo ao nódulo estiver distorcido ou dilatado esses achados aumentam a probabilidade de malignidade.[12]

Em face desses conhecimentos, é importante salientar que o algoritmo de acompanhamento de nódulo é uma ferramenta para nos ajudar na tomada de decisão e não deve ser considerado como um manual de conduta. Portanto é recomendável que para elaboração do raciocínio clínico do diagnóstico diferencial seja levada em consideração os achados clínicos, em termos de história, antecedentes pessoais, comorbidades e exame físico do paciente, portanto o algoritmo é um instrumento a mais para ajudar a confirmar ou afastar a hipótese diagnóstica, de maneira personalizada. Outro ponto importante é o conhecimento detalhado de todas as nuances do algoritmo escolhido como guia para que haja correta interpretação dos resultados e recomendações.

Como o principal objetivo da versão de 2017 da diretriz de nódulo solitário de pulmão proposta pela Sociedade Fleischner é a diminuição do número de exames desnecessários, foi sugerido que a periodização do estudo tomográfico fosse em um intervalo de tempo. A escolha de realizar o exame no início, meio ou final desse espaço de tempo está na dependência do tamanho, morfologia do nódulo e preferência do doente.[2]

Quanto a recomendação de periodização da tomografia de tórax confirmatória de persistência do nódulo vai variar a depender da atenuação da lesão. Assim, para nódulo sólido e nódulo em vidro fosco a tomografia deve ser realizada entre seis a doze meses da tomografia basal, enquanto para nódulos parcialmente sólidos é recomendado avaliar a persistência entre três e seis meses.[2] Essa recomendação está baseada na diferença do comportamento biológico desses nódulos onde o crescimento de nódulo em vidro fosco é considerado indolente (Figuras 9.1 e 9.2).

O seguimento de nódulo de pulmão sólido é de dois anos e estão representadas na Figura 9.1.

No seguimento de nódulo sólido de pulmão deve-se levar em consideração não só o tamanho, mas também se o indivíduo tem alto ou baixo risco para neoplasia. Os fatores clínicos considerados na construção desse modelo de probabilidade de risco pré-teste foram idade, tabagismo, presença de espículas, lesão em lobo superior, presença de enfisema e história familiar de neoplasia de pulmão, como citado anteriormente.[2,3]

Quanto ao tamanho, é recomendado apenas o acompanhamento de nódulos acima de 6mm, isto porque a probabilidade pré-teste para malignidade é menor que 1% ou seja muito baixa, em nódulos sólidos menores que 6mm, sem alto risco de malignidade. Exceção a esta orientação é quando são indivíduos de alto risco para malignidade.[2,3]

Em nódulos um pouco maiores, entre 6-8 mm, deve-se fazer o primeiro exame tomográfico de controle entre 6-12 meses e a vigilância por dois anos é opcional se o indivíduo em questão for considerado de baixo risco para neoplasia de pulmão.[2,3]

Nódulo solido maior que 8mm, esse achado por si só já é considerado um sinal de alerta, portanto investigações adicionais devem ser consideradas. Nesse cenário clínico pode-se optar pela realização de nova tomografia dentro de três meses, ou solicitar um exame de PET-TC ou mesmo uma biópsia via broncoscópica, transtorácia ou por meio de toracotomia a depender da morfologia e localização do nódulo.[2,3]

As recomendações para seguimento de nódulo subsólido (parcialmente sólido e vidro fosco) são por um período mais prolongado, ou seja, cinco anos e estão representadas na Figura 9.2. Quando a lesão tem a presença de vidro fosco existe a possibilidade de crescimento indolente, o que justifica uma vigilância longa.[2,3]

No cenário de nódulo solitário de pulmão do tipo parcialmente sólido é importante ressaltar que o achado mais importante a ser observado é o tamanho do componente sólido, pela sua forte correlação com achados de malignidade no anatomopatológico.[2,3] Portanto quando o componente sólido for maior de seis milímetros esse nódulo é estimado como altamente suspeito para malignidade e deve-se considerar a realização de biópsia via broncoscópica, transtorácia ou por meio de toracotomia a depender da morfologia e localização do nódulo. Lembramos que quando se busca o diagnóstico por punção ou biópsia transbronquica, precisamos deixar claro que o diagnóstico tem que ser de certeza, precisa-se dizer qual é o diagnóstico histológico do nódulo, não apenas dizer que não é maligno, pois em nódulos pequenos pode-se não atingir o nódulo durante o procedimento e o possível tumor não diagnosticado continuar crescendo.

Para as medidas do nódulo, na sequência de imagens de vigilância, o exame de referência é sempre a tomografia basal, ou seja, a tomografia que primeiro identificou a presença da lesão nodular. Nessa comparação deve-se levar em conta o esforço inspiratório, em cada exame. A última tomografia disponível será utilizada para determinar o intervalo de crescimento com relação ao exame anterior. É crucial que as técnicas de tomada de imagem das tomografias sequenciais sejam similares, que se utilize o mesmo nível anatômico e orientação dos pontos de ancoragem para que as medidas sejam comparáveis e fidedignas.[2,3,8]

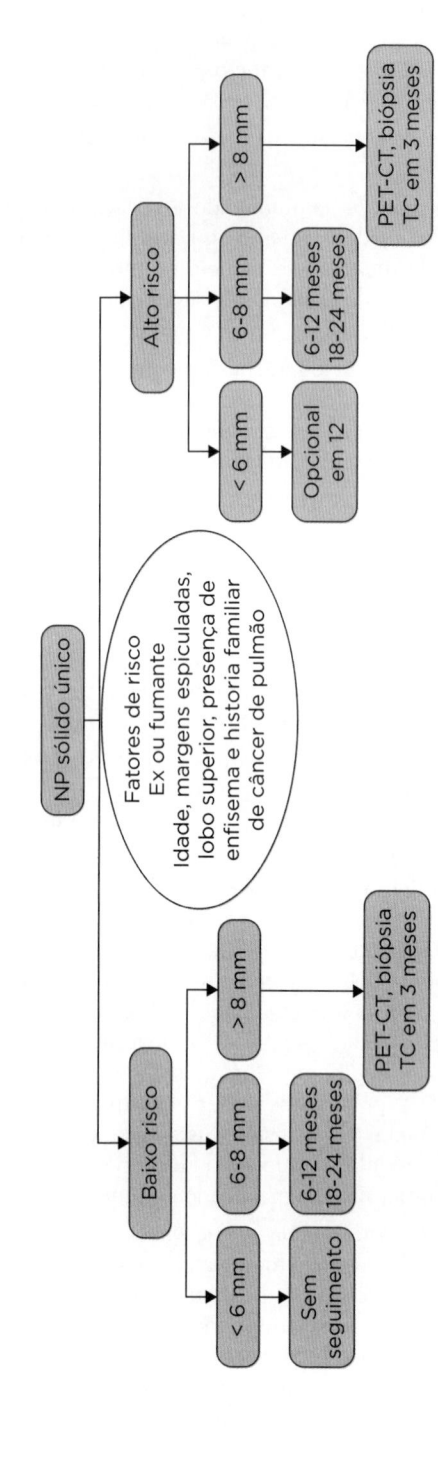

Figura 9.1 – Recomendações da Sociedade Fleischner para seguimento de nódulo pulmonar sólido.[2]

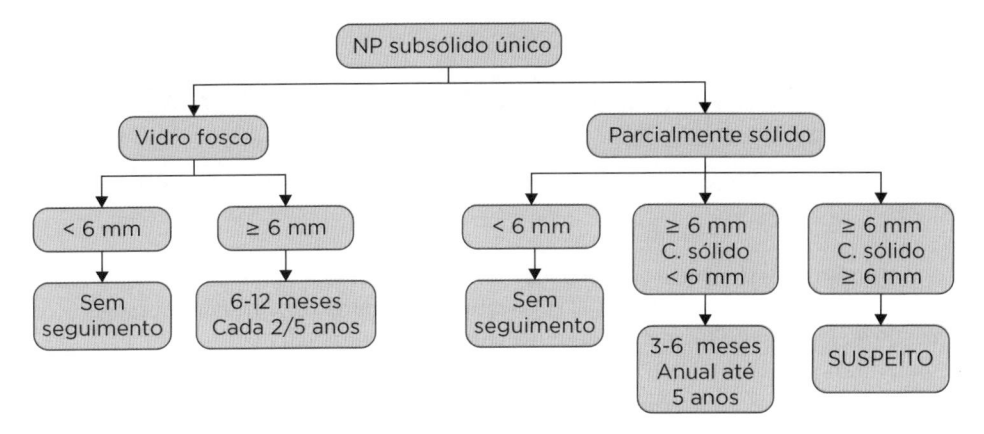

Figura 9.2 – Recomendações da Sociedade Fleischner para seguimento de nódulo pulmonar subsólido: vidro fosco e parcialmente sólido.[2]

A mudança do tamanho do nódulo deve ser interpretada em conjunto com alterações morfológicas como forma, bordas e textura interna ou densidade. Isto porque mudança no coeficiente de atenuação em um nódulo inicialmente em vidro fosco ou aumento do componente sólido em um nódulo parcialmente sólido são achados que devem ser interpretados como sugestivo de malignidade (adenocarcinoma *in situ* ou adenocarcinoma minimamente invasivo).[2,3,8]

Em caso de mudança de tamanho do nódulo deve-se calcular o tempo de duplicação do tumor (TDT). Para a maioria dos nódulos pulmonares malignos, o tempo de duplicação varia de 30 a 400 dias. Nódulos que duplicam muito mais rapidamente ou muito mais lentamente, normalmente têm uma causa benigna. A estabilidade do nódulo sólido em estudo de tomografia de tórax por dois anos implica em tempo de duplicação de pelo menos 730 dias e é geralmente considerado um indicador de benignidade. A exceção para esta afirmação é nódulo com aparência de vidro fosco, onde o tempo sugerido de acompanhamento é de cinco anos, pela alta probabilidade de ser adenocarcinoma minimamente invasivo com crescimento lento do tipo lepídico.[2,3,7,8] O tempo de duplicação do volume varia com o tipo de nódulo e com a histologia (Tabelas 9.1 e 9.2).[13]

Tabela 9.1 – Média do tempo de duplicação e tamanho com relação ao tipo de nódulos

Tumor	Vidro fosco	Semissólido	Sólido
Tempo de duplicação do volume	813 ± 375	457 ± 260	149 ± 125

DP = desvio padrão; media e desvio padrão em dias.

Tabela 9.2 – Média do tempo de duplicação ao tipo histológico dos nódulos[18]

Nódulo - anatomopatológico	Adenocarcinoma	Espinocelular	CICP
Tempo de duplicação do volume	533 ± 381	129 ± 97	97 ± 46

CICP = Carcinoma indiferenciado de células pequenas; DP = desvio padrão; media e desvio padrão em dias.

O algoritmo de vigilância utilizado para interpretar a alteração do tamanho do nódulo depende da duplicação do tumor (TDT), segundo a Diretriz Britânica de Investigação e Manejo de Nódulo Pulmonar e está representado na Figura 9.3.[7]

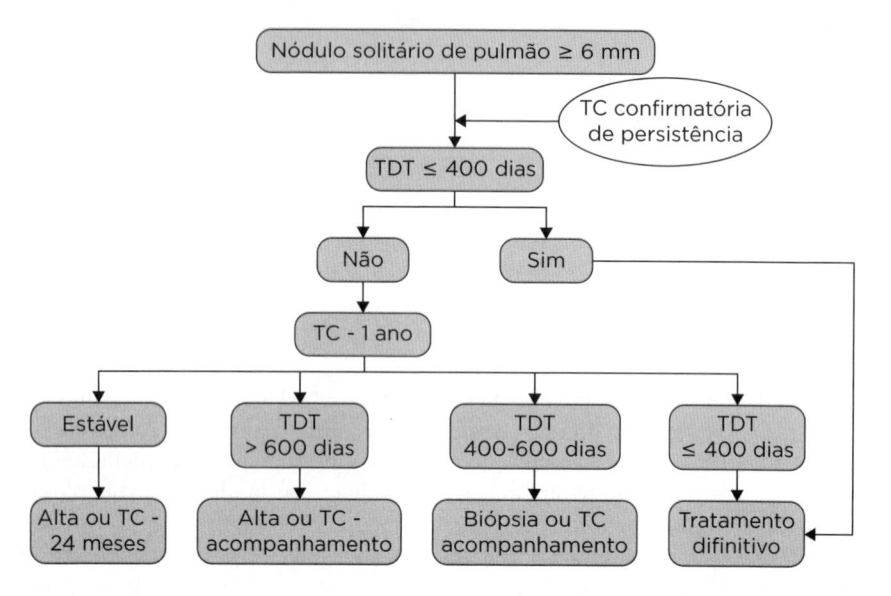

Figura 9.3 – Algoritmo de vigilância de nódulo solitário de pulmão. TC – tomografia computadorizada de tórax; TDT – tempo de duplicação do tumor.[7]

Para taxas de crescimento acima de 400 dias, a tomografia de vigilância será uma opção, dependendo da preferência do paciente, enquanto se tiver um tempo de crescimento inferior a 400 dias, que é considerado faixa de risco de neoplasia de pulmão, será necessário programar o tratamento definitivo que nesse caso é ressecção cirúrgica, nas suas diferentes modalidades, a depender da condição clínica do paciente no pré-operatório e o estadiamento da lesão.[7]

No enfrentamento da pandemia de Covid-19, deve-se considerar para todos os cenários descritos anteriormente, que risco de atrasar a aquisição da imagem de vigilância e evitar a biopsia é baixo. Análise da prevalência da Covid-19 na região, a disponibilidade de teste rápido, disponibilidade e alocação de recursos, valores do paciente e comorbidade são pontos importantes que que devem ser avaliados no momento da tomada de decisão.[14]

Entendo que devemos concentrar nossos esforços para que o diagnóstico e tratamento precoce se torne uma realidade no nosso país, uma vez que essa é a única maneira de provável cura na neoplasia de pulmão.

Referências bibliográficas

1. Gould MK, Tang T, Liu IA, et al. Recent trends in the identification of incidental pulmonary nodules. Am J Respir Crit Care Med, 2015; 192(10):1208-14.

2. MacMahon H, Naidich DP, Goo JM, et al. Guidelines for management of incidental pulmonary nodules detected on CT images: from the Fleischner Society 2017. Radiology, 2017; 284: 228-43.

3. Bueno J, Landeras L, Chung JH. UptoDate Fleischner Society guidelines for management of incidental pulmonary nodules: common questions and challenging scenarios. RadioGraphics, 2018; 38:1337-50.

4. Loverdos C, Fotiads A, Kintogianni C; et al. Lung nodules: a comprehensive review on current approach and management. Ann Thorac Med. 2019;14: 226-38.

5. McWilliams,A, Tammemagi MC; Mayo JR; et al. Probability of cancer in pulmonary nodules detected on first screening CT. N Engl J Med, 2013; 369: 910-19.

6. Swensen SH; Silverstein, MD, Ilstrup DM, et al. The probability of malignance in solitary pulmonary nodules. Application to small radiologically indeterminate nodules. Arch Intern Med, 1997; 157:849-55.

7. Callister MEJ, Baldwin DR, Akram AR, et al. British Thoracic Society guidelines for the investigation and management of pulmonary nodules. Thorax, 2015; 70: ii1-ii54.

8. Bankier AA, MacMahon H, Goo JM, et al. Recommendations for measuring pulmonary nodules at CT: a statement from the Fleischner Society. Radiology, 2017; 285:584-600.

9. Cappabianca S, Porto A, Petrillo M, et al. Preliminary study on the correlation between grading and histology of solitary pulmonary nodules and contrast enhancement and [18F] fluorodeoxyglucose standardized uptake value after evaluation by dynamic multiphase CT and PET/CT. J Clin Pathol 2011; 64:114-119.

10. Ko JP, Azour L. Management of incidental lung nodules. Semin Ultrasound CT and MIR, 2018; 39: 249-59.

11. Wahidi MM, Goveri JA, Goudar RK et al Evidence for the treatment of patients with pulmonary nodules: When is it lung cancer? ACCP Evidence-Based clinical practice guidelines (2 nd Edition). CHEST, 2007;132:94S-107S.

12. Li WJ, Lv FJ, Tan YW, et al. Pulmonary benign ground-glass nodules: CT features and pathological findings. Intern J Gen Med, 2021; 14:581-90.

13. Barnett PG, Ananth L, Gould MK, for the Veterans Affairs Positron Emission Tomography Imaging in the Management of Patients with Solitary Pulmonary Nodules (VA SNAP) Cooperative Study Group. Cost and Outcomes of Patients with Solitary Pulmonary Nodules Managed with PET Scans. Chest. 2010; 137:53-59.

14. Mazzone PJ, Gould, MK, Arenberg DA; et al. Management of lung cancer and lung cancer screening during the COVID-19 pandemic. Chest expert panel report. CHEST 2020; 158:406-15.

10 Doenças Pulmonares Obstrutivas

10.1 Asma

Ana Luisa Godoy Fernandes
José Baddini Martinez
Lilian Serrasqueiro Ballini Caetano
Michel Drakoulakis

Introdução

Definição

Mais que uma doença, asma é uma síndrome; um conjunto de sintomas – sibilância, dispneia, tosse e aperto no peito – associados a limitação ao fluxo aéreo, de intensidade variável, associado a inflamação crônica de vias aéreas. A limitação ao fluxo de ar pode tornar-se irreversível em pacientes portadores de asma mais grave, asma de longa duração e com o avançar da idade.

Há substancial heterogeneidade na apresentação e importante influência dos genes, mas também do meio ambiente; não é possível predizer a evolução de um paciente e ainda que a maioria dos casos tenha boa resposta aos tratamentos existentes, 3-10% apresenta asma grave, com morbidade e custos significativos.

Epidemiologia

A *GINA (Global Initiative for Asthma)* refere uma prevalência de 1-18% em diferentes países. No Brasil a prevalência de asma clínica/tratada foi 13,0%, a maior na América Latina e a 5ª maior entre os 70 países participantes do estudo.

Segundo o levantamento do *Global Burden of Disease*, em 2019, apesar do aumento da incidência global da asma (3,9% IC 95% 0,4% – 7,4%) houve queda na mortalidade (-17,4% IC 95% -27,0% a -9,1%).

A asma impacta de modo importante a expectativa e a qualidade de vida por afetar principalmente jovens.

Na infância, a asma ocorre mais em meninos, mas se resolve mais frequentemente nestes e inicia, tardiamente, e mais frequentemente no sexo feminino, a resultar em mais mulheres asmáticas.

Fatores de risco

Vários fatores são estudados para explicar o aumento da prevalência de asma a partir de 1970 – dieta, uso de antimicrobianos, alterações na exposição ambiental a outros organismos (hipótese da biodiversidade) incluindo-se o microbioma e poluentes (em conjunto, o "exposoma", em contraste com o genoma). Não parece que uma única explicação seja correta.

A prevalência e incidência variam muito entre populações, mesmo com genética similar, a demonstrar a importância dos fatores ambientais. Em um grande estudo com gêmeos do mesmo sexo, asma auto relatada foi concordante em 19% dos monozigóticos e 4,8% dos dizigóticos, com uma herdabilidade estimada de 60%. Em um estudo com 25000 gêmeos suecos a heritabilidade foi calculada em 82%.

A exposição a uma diversidade maior de microrganismos também tem efeito protetor na asma. Isto se associa ao tipo de parto, ao ambiente (rural/urbano, poeira derivada de grandes mamíferos) presença de animais de estimação e de irmãos quando do nascimento. Animais criados em ambiente estéril desenvolvem diversas alterações ligadas a mais inflamação. Estudos mostraram que crianças em fazendas europeias têm menos asma e alergias, o mesmo ocorre com as que consomem leite cru. Ao contrário, o uso de antimicrobianos no primeiro ano de vida parece aumentar a incidência de asma. Deve-se considerar, contudo, que algumas infecções aumentam a incidência de asma, com por exemplo pelo Vírus Sincicial Respiratório.

O tabagismo é fator importante tanto no desenvolvimento de asma (seja primário ou secundário) e não apenas em crianças – quanto da frequência de sintomas. O tabagismo passivo pode aumentar em 20% o risco de desenvolver asma em crianças. Em adultos, tanto tabagismo passivo e ativo, quanto uso de cigarros eletrônicos são deletérios, de modo similar. A piora da morbidade devido exposição do asmático à fumaça de cigarro não parece ser dose dependente, com aumento de exacerbações mesmo com exposição baixa.

A poluição do ar também tem seu papel no desenvolvimento de asma, com um estudo europeu a atribuir-lhe 14% dos casos de asma pediátrica e 15% das exacerbações. Em diferentes estudos, os efeitos da poluição do ar são mais marcantes em minorias e populações carentes, possivelmente devido a exposição mais intensa ou frequente, por piores condições de vida.

A sensibilização a aeroalérgenos é fator de risco e desencadeador de crises importante. Os ácaros da poeira doméstica foram descobertos por conta das alergias respiratórias, e são os principais alérgenos perenes. Epitélios de cães e gatos desencadeiam sintomas em pacientes alérgicos (o efeito protetor da posse do animal é antes da sensibilização) assim como fungos, baratas e camundongo. Evitar o alérgeno é, muitas vezes, difícil, pois as proteínas podem demorar várias semanas para se degradar. Medidas comportamentais para diminuição da exposição ao epitélio de camundongo e barata (eliminação de esconderijos, armadilhas, evitar exposição de alimentos) podem abrandar a exposição. Títulos elevados de imunoglobulina E para alérgenos perenes estão associados a maior risco de asma, enquanto aos alérgenos sazonais (pólens) estão mais associados ao risco de rinite. Ainda, a rinite *per si* é fator de risco importante para o desenvolvimento de asma, e rinite alérgica perene com exacerbações sazonais se associa mais frequentemente com asma de difícil controle.

As desigualdades também constituem fator de risco, com maior prevalência de asma, nos EUA, em negros e porto-riquenhos que brancos, hispânicos e asiáticos. Há vários estudos mostrando associação entre menor nível de renda e diferentes minorias e a incidência de asma. Múltiplos fatores precisam ser vistos nestes estudos, tanto ambientais quanto genéticos e no acesso aos tratamentos.

Fisiopatologia/endótipos inflamatórios

Atualmente tem-se evoluído muito quanto ao mecanismo fisiopatológico da doença. A inflamação das vias aéreas é crucial na fisiopatologia da asma e a grande maioria dos pacientes responde ao tratamento com corticoides inalatórios, agentes anti-inflamatórios.

Do ponto de vista inflamatório, a maioria dos pacientes asmáticos têm um componente eosinofílico (T2) importante (T2-*high*) alérgico ou não, implicando que há asmáticos com componente T2 menos significativo (T2-*low*) (Figura 10.1.1). Os componentes alérgicos e não alérgicos da inflamação concorrem em um mesmo paciente, com variações em intensidade de um ou outro ao longo da vida.

A asma eosinofílica alérgica é a mais comum, que ocorre em indivíduos geneticamente suscetíveis, que quando expostos ao alérgenos, esses antígenos ao atravessar o epitélio, são captados pelas células dendríticas, células apresentadoras de antígenos. Os sinais emitidos pelas células dendríticas, dentre outros, induzem a maturação de linfócitos T *naive* (Th0) em células Th2, que ativados, produzem GATA3 com consequente aumento da expressão de IL-4, proliferação e recrutamento de eosinófilos (IL-5), aumento e capacitação de mastócitos (IL-9) aumento da produção de muco, remodelamento brônquico e hiper-reatividade de vias aéreas (IL-13).

No caso da asma alérgica, ocorre principalmente maior expressão de IL-4, a qual induz a maturação e diferenciação de linfócitos B em plasmócitos produtores de imunoglobulina E – IgE, a qual irá se ligar aos receptores de alta afinidade (FceRI) e baixa afinidade (FceRII) respectivamente na superfície de mastócitos e basófilos, principalmente e em linfócitos B, provocando assim a degranulação dos mastócitos, com consequente liberação de outros agentes pró inflamatórios como leucotrieno, fator ativador de plaquetas (PAF), histamina, fator estimulador de colônias de granulócitos e macrófagos (GM-CSF), dentre outros.

Disto resulta broncoconstrição, extravasamento de líquido no espaço intercelular com edema e facilitação da migração celular. Citocinas como TNF-α, IL4, IL-6 e IL-13, e leucotrienos e prostaglandinas amplificam a inflamação e induzem mais diferenciação de células dendríticas e linfócitos B, ativando o ciclo e os sintomas. Por outro lado, os linfócitos Th2 irão mediar a produção de IL-5, responsável pelo recrutamento, maturação e sobrevida dos eosinófilos, que por sua vez, também liberam proteínas específicas eosinofílicas altamente pró inflamatórias, perpetuando assim, o processo inflamatório na asma. Na asma eosinofílica (T2) não alérgica (não Th2), ocorre disfunção epitelial causada por vírus, restos bacterianos e poluição ambiental, que induzem a produção de citocinas inflamatórias denominadas alarminas (IL-25,IL-33, TSLP), que induzem a inflamação via imunidade inata, recrutando células linfoides tipo 2 (ILC2) que são capazes de produzir grandes quantidades de IL-5 com recrutamento de eosinófilos e IL-13; nesse processo não existe produção de IL-4, por esse motivo denominada asma eosinofílica não alérgica.

A lesão epitelial acaba por formar uma unidade trófica epitelial-mesenquimal, em que fatores de crescimento, citocinas e quimiocinas produzidas pelo epitélio aumentam o remodelamento brônquico, com consequente alterações estruturais crônicas de vias aéreas.

Na asma T2-*low ou não* eosinofíica, os estímulos ambientais (infecções, poluentes, tabagismo) induzem lesão epitelial com secreção de alarminas que findam pelo recrutamento e ativação de vias Th1 e Th17, com predomínio de TNF-α, interferon-g (IFN-g), IL-6, IL-8, IL-17, IL-22 resultando em recrutamento de linfócitos e neutrófilos, e lesão epitelial subjacente.

A hiper-reatividade brônquica (*airway hyperresponsiveness* - AHR) é característica importante na asma, apesar de não exclusiva, deriva da inflamação persistente e do remodelamento decorrente.

A inervação brônquica e a musculatura lisa (*airway smooth muscle* - ASM) são os principais efetores na AHR; além disso, o espessamento da matriz extracelular e aumento dos vasos na mucosa brônquica contribuem com o agravamento do processo. O tônus muscular brônquico é controlado principalmente pela inervação – os nervos parassimpáticos levam à broncoconstrição pela liberação de acetilcolina na camada muscular, glândulas submucosas e vasos.

Ainda, existe a inflamação neurogênica, pela própria estimulação nervosa e o aumento da reatividade dos nervos por mediadores como fator de crescimento de nervos (*nerve growth factor* – NGF) e o fator neurotrófico derivado do cérebro (*brain-derived neurotrophic factor* – BDNF).

As fibras de ASM são os principais efetores na broncoconstricção. O aumento da camada muscular é característico do remodelamento na asma e sua massa se associa com a gravidade da doença. Há aumento da matrix, hiperplasia e hipertrofia celular. A células musculares não são apenas efetoras, produzindo, elas também, mediadores inflamatórios. A hiperatividade parassimpática, com liberação de acetilcolina e outros mediadores são parte dos mecanismos da hiperplasia de ASM.

Também alterações nas propriedades/composição da matriz extracelular influenciam nas propriedades mecânicas das vias aéreas.

Apesar de classificarmos as células e estruturas, elas evoluíram juntas para comunicar-se e funcionar da maneira mais eficaz. Em uma síndrome multifatorial, como a asma, múltiplos mecanismos concorrem de modo diverso, tornando a segmentação dos pacientes um desafio e uma necessidade.

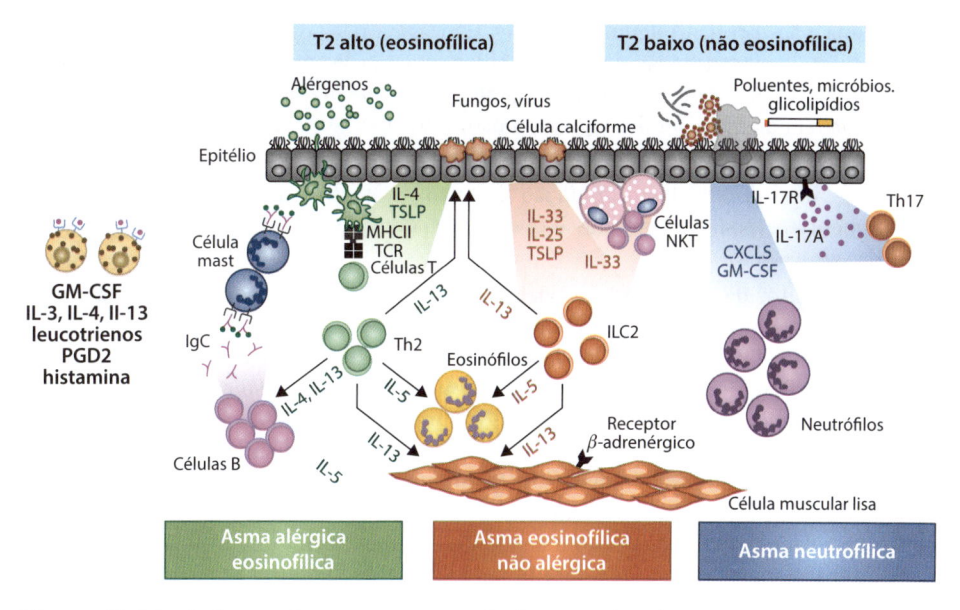

Figura 10.1.1 – Inflamação na asma e endotipos moleculares. Fonte: Brusselle G. et al. Ann Am Thorac Soc, 2014.

Fenótipos clínicos

A fenotipagem dos pacientes asmáticos relaciona sintomas clínicos com perfil inflamatório e torna-se importante principalmente para o manuseio dos pacientes mais graves. A asma apresenta vários fenótipos que se caracterizam por diversos sintomas e sinais agrupados em clusteres que definem um determinado grupo de pacientes:

Muitos fenótipos clínicos têm sido definidos, sendo os mais comuns:

- Asma alérgica: mediada por imunoglobulina E (IgE) é o tipo mais comum de asma e constitui aproximadamente 80% dos casos de asma persistente, implica uma relação que existe entre a reatividade clínica e exposição a aeroalérgenos. Este é o fenótipo de asma mais facilmente reconhecido, que muitas vezes começa na infância e é associada a uma história passada e/ou familiar de doença alérgica, como eczema, rinite alérgica ou alergia a alimentos ou medicamentos. O exame do escarro induzido desses pacientes antes do tratamento costuma revelar inflamação eosinofílica. Os pacientes com esse fenótipo de asma geralmente respondem bem ao tratamento com corticosteroides inalatórios (CI).

- Asma de início na idade adulta (início tardio): alguns adultos, especialmente mulheres, apresentam asma pela primeira vez na vida adulta. Esses pacientes tendem a ser não alérgicos e muitas vezes requerem doses mais altas de ICS ou são relativamente refratários a tratamento com corticosteroides. Geralmente apresentam fenótipo inflamatório eosinofílico não alérgico. Asma ocupacional (ou seja, asma devido a exposições no trabalho) deve ser descartada em pacientes apresentando asma com início na idade adulta.

- Asma não alérgica: alguns pacientes têm asma não associada a alergia. O perfil celular da expectoração desses pacientes podem ser neutrofílicos, eosinofílicos ou conter apenas algumas células inflamatórias (paucigranulocíticas). Pacientes com asma não alérgica geralmente demonstram menos resposta de curto prazo à CI.

- Asma com limitação persistente do fluxo de ar: alguns pacientes com asma de longa data desenvolvem limitação do fluxo de ar que é persistente ou incompletamente reversível. Acredita-se que isso seja devido ao remodelamento da parede das vias aéreas.

- Asma induzida por exercício: pacientes que são sintomáticos e com asma persistente ou como a única manifestação de asma leve. Sintomas, incluindo tosse, chiado, falta de ar e tórax dor ou desconforto, geralmente ocorre 8 - 15 minutos após início do exercício em ambientes frios e secos. Sintomas respiratórios relacionados ao exercício limitam as atividades físicas e podem impactar negativamente a vida diária. O mecanismo de broncoconstrição não é completamente compreendido, embora mediadores inflamatórios, incluindo leucotrieno C4 e D4, liberados em resposta à respiração rápida a grandes volumes de ar seco durante o exercício foram relatados. O diagnóstico é geralmente clínico, com uma história convincente e uma resposta apropriada para broncodilatadores de curta duração, um declínio de 10% no volume expiratório forçado no primeiro segundo (FEV1), após um teste de exercício pode ser útil.

- Asma exacerbada por aspirina (AERD) é caracterizada pela combinação de asma, rinossinusite crônica com polipose nasal, e o desenvolvimento de sintomas respiratórios agudos após a ingestão de aspirina ou outro antiinflamatório não esteroidal (AINE) que inibem a enzima ciclooxigenase (COX)1. Os sintomas podem ocorrer dentro de minutos ou até a 3 horas após a ingestão de AINE e, classicamente, incluem rinorréia, congestão nasal, tosse, falta de ar e até broncoconstrição severa. A prevalência de AERD foi relatada como 7,2% na população geral com asma e 14,9% nos pacientes com asma grave. Além disso, 16% dos pacientes com polipose nasal tem AERD. AERD geralmente se apresenta na idade adulta, com início de rinite refratária progredindo para polipose nasal, seguido pelo desenvolvimento de asma. Sensibilidade a aspirina e AINEs podem ocorrer em vários pontos na progressão da doença.

Controle e gravidade da asma

O controle da asma refere-se à dimensão em que as manifestações clínicas são reduzidas ou eliminadas pelo tratamento e envolve tanto o controle atual quanto componentes a longo prazo, também chamados de riscos futuros. Este controle atual consiste em manter o paciente sem sintomas de asma, uso mínimo de broncodilatador de alívio, ausência de limitação para atividades físicas e ter uma função pulmonar com valores próximos da normalidade. Um segundo objetivo no manejo do paciente com asma é minimizar os riscos futuros, assegurar a ausência de exacerbações, evitar a instabilidade da doença (repetidos episódios de perda do controle), além de prevenir o declínio acelerado da função pulmonar e evitar efeitos adversos das medicações, principalmente os corticoides. Durante o tratamento de manutenção, a classificação da gravidade da asma se refere a uma característica intrínseca da doença, definida pela intensidade do tratamento requerido para manter o controle da doença. O controle da asma é multidimensional e inclui medidas objetivas e relatos do paciente; pode ser alcançado com medicações padronizadas de manutenção, educação do paciente, controle ambiental e profilaxia de exacerbações.

Tabela 10.1.1 - Critérios para avaliação do controle da asma segundo a GINA 2021

Avaliação do controle clínico atual (preferencialmente nas últimas quatro semanas)			
Parâmetros	Controlada (todos abaixo)	Parcialmente controlada (um ou dois destes)	Não controlada (três ou mais destes)*+
Sintomas diurnos	Nenhum ou ≤ 2/semanas	Três ou mais/semanas	Três ou mais/semanas
Limitação de atividades	Nenhuma	Qualquer	Qualquer
Sintomas/despertares noturnos	Nenhum	Qualquer	Qualquer
Necessidade medicação alívio	Nenhuma ou ≤ 2/semanas	Três ou mais/semanas	Três ou mais/semanas
Função pulmonar (PEF ou VEF_1)**±	Normal	< 80% predito ou do melhor prévio (se conhecido)	< 80% predito ou do melhor prévio (se conhecido)
Avaliação dos riscos futuros (Exacerbações, instabilidade, declínio acelerado da função pulmonar, efeitos adversos)			
Características que estão associadas com aumento dos riscos de eventos adversos no futuro: má controle clínico, exacerbações frequentes no último ano*, admissão prévia em UTI, baixo VEF_1, exposição a fumaça do tabaco e necessidade de usar medicação em altas dosagens.			

Fonte: Fernandes ALG, Caetano LB. Dracoulakis, S. Asma. Atualização terapêutica 26o. edição ed. São Paulo: Artes Médicas, 2018;1686-92.

Manifestações clínicas

A asma se caracteriza por três sintomas cardinais: tosse, dispneia e chiado no peito. Ainda que a tríade esteja presente nos casos típicos, tais achados podem se apresentar isoladamente ou em combinações variadas. Os sintomas tendem a ser mais comuns no período noturno e pela madrugada, geralmente surgindo após exposição a desencadeantes aéreos, tais como alérgenos, irritantes químicos, ar frio ou exercícios. Característica fundamental da asma é a esporadicidade das manifestações clínicas, sendo que o paciente pode permanecer assintomático por períodos significativos de tempo.

A tosse acontece devido ao processo inflamatório das vias aéreas, ou mesmo associada a fatores mecânicos relacionados ao broncoespasmo. Ela geralmente é seca, podendo ser acompanhada por pequena quantidade de expectoração mucoide, às vezes adquirindo cor levemente amarelada devido à presença de eosinófilos. Em alguns casos ela pode ser perturbadora e única manifestação da doença, caracterizando a condição conhecida como asma tosse-variante.

O surgimento de dispneia na asma associa-se ao broncoespasmo e suas consequências na mecânica respiratória. Geralmente os pacientes referem sensação de aperto ou constrição no peito, pelo menos nas fases iniciais das crises. Uma característica fundamental dessa doença é a hiperresponsividade brônquica, ou seja, surgimento de broncoespasmo frente a estímulos que não causariam tal resposta em pessoas sadias. Embora atributo típico da asma, a hiperresponsividade brônquica não é específica dela, podendo aparecer em outras doenças como, por exemplo, DPOC e bronquiectasias. O broncoespasmo quando intenso pode ser ouvido pelo doente, principalmente no silêncio da madrugada, levando a queixa de "chiado no peito".

A maioria dos asmáticos apresenta sintomas desde a infância, mesmo que em uma proporção elevada de casos os sintomas reduzam, ou mesmo desapareçam, com o advento da puberdade. É comum ainda a ocorrência de comorbidades alérgicas, tais como rinite e dermatites, bem como antecedentes familiares de asma e atopias. Em pacientes diagnosticados com asma na idade adulta, sem história prévia de sintomas respiratórios ou atopia, deve-se levantar a hipótese de etiologia ocupacional.

Na anamnese de asmáticos é importante caracterizar os fatores desencadeantes das crises, em especial exposição a ácaros, fungos, pelos de gatos e cães, baratas, pólens, tabagismo ativo e passivo, queima de materiais, produtos químicos, gases, vapores, uso de aspirina e anti-inflamatórios não hormonais, estresse emocional, infecções virais, ar frio e exercícios. Vale lembrar que o uso de certos medicamentos pode contribuir para pior controle da asma, em especial beta-bloqueadores não seletivos tanto apresentação oral como tópica (colírio).

O exame físico de asmáticos pode ser normal fora dos períodos de crise. O achado mais comum na vigência de broncoespasmo são sibilos difusos, geralmente de predomínio expiratório, polifônicos, mais intensos no tórax propriamente dito, ainda que possam irradiar-se para o pescoço. O achado de sibilos monofônicos persistentes, restritos a uma região específica do tórax, é sugestivo de processo obstrutivo localizado como, por exemplo, tumor ou corpo estranho. A ocorrência de sons musicais mais intensos no pescoço do que no tórax devem levantar a suspeita de processos obstrutivos altos, tais como estenose de traqueia ou tumor traqueal. Esses sons, que já foram chamados de "sibilos traqueais", são melhor classificados como estridores e, ao contrário dos sibilos, costumam ser predominantemente inspiratórios.

Diagnóstico

O diagnóstico da asma baseia-se na associação entre quadro clínico e comprovação de obstrução variável das vias aéreas. Nesse último contexto, acabam ganhando importância os exames de função pulmonar, em especial a espirometria e, eventualmente, medidas de pico de fluxo expiratório (PFE). Entretanto, devemos reconhecer que em situações com limitação de recursos, a presença de história clínica compatível e achados de sibilos que desapareçam com broncodilador podem embasar um diagnóstico presuntivo.

- Avaliação funcional: o exame fundamental para investigação funcional de pacientes com asma é a espirometria pré e pós broncodilatador. Na situação mais típica, pode-se observar a presença de obstrução, caracterizada por relação VEF1/CVF baixa, que normaliza após o uso de broncodilatador. Outra situação igualmente comum, é a ocorrência de função pulmonar normal que responde de maneira significante ao agente broncodilatador. Uma característica dos asmáticos é a resposta expressiva frente à inalação de 200 ou 400 microgramas de salbutamol em aerossol dosimetrado, com variações de VEF1 além de 15%. Considera-se como variação broncodilatadora significativa o aumento do VEF1 em ≥ 12% e ≥ 200 mL em relação ao valor basal ou ≥ 7% e ≥ 200 mL sobre o valor de referência. Entretanto, respostas ao broncodilatador, podem estar igualmente presentes em outras doenças respiratórias como DPOC e bronquiectasias. Eventualmente, indivíduos com asma apresentam espirometria normal sem variação pós uso de salbutamol. Isso pode significar realização de manobra inalatória inadequada, uso de broncodilatador no dia do exame, ou ainda excelente controle da doença. Pacientes com asma de longa evolução podem apresentar alterações obstrutivas que respondam ao broncodilatador, mas sem magnitude suficiente para normalizar o exame. Essa situação pode traduzir a chamada "asma remodelada", na qual alterações inflamatórias crônicas intensas cursam com anormalidades estruturais em vias aéreas de menor diâmetro. Pacientes asmáticos com padrão funcional obstrutivo devem ser adequadamente medicados e repetir a espirometria entre 3 e 6 meses da otimização do tratamento. Não raro, nessa situação, observamos melhora impressionante dos parâmetros funcionais. É nossa prática realizar uma espirometria ao ano em pacientes asmáticos, visando monitorar melhor a evolução da doença. Exames de função pulmonar mais completos como, por exemplo, pletismografia com medida de volumes pulmonares ou avaliação da capacidade de difusão só estão indicados na suspeita de outros diagnósticos.

- Testes de broncoprovocação: uma das características fundamentais da asma é a hiperresponsividade brônquica, a qual nem sempre pode ser caracterizada em termos clínicos ou espirométricos. Nesse cenário, a realização de testes de broncoprovocação com agentes químicos como metacolina ou manitol, ou físicos, como ar frio ou exercício, pode adquirir importância. Entre esses, o teste melhor padronizado e mais difundido é o que emprega metacolina como agente direto de broncoconstrição. Uma queda de pelo menos 20% no valor do VEF1, após inalação de concentração do agente inferior ou igual a 8 mg/mL, é indicativa de hiperresponsividade brônquica. Um teste negativo praticamente afasta asma, mas um positivo não é específico para a doença. Esse exame não está indicado para indivíduos com diagnóstico bem estabelecido da doença. A broncoprovocação pode ser contraindicada em alguns pacientes idosos devido à baixa função pulmonar de base e comorbidades cardíacas.[4]

- Monitoramento do PFE: aparelhos portáteis, práticos e de custo aceitável, estão disponíveis no mercado para monitoramento do PFE, já tendo sido preconizados para diagnóstico da asma. Contudo, quadros restritivos pulmonares cursam igualmente com PFE baixos. Além disso, medidas obtidas com tais dispositivos podem apresentar grandes variações, mesmo em leituras sequenciais, e as aferições frequentemente são realizadas pelos pacientes de maneira não supervisionada. Por tudo isso, medidas repetidas de PFE acabam sendo restritas ao monitoramento de pacientes já diagnosticados com asma. Em condições fisiológicas, o maior valor de PEF ocorre em torno das 16 horas, enquanto os valores abissais aparecem na madrugada. Admite-se que variações além de 20% entre os valores de PFE da manhã e da tarde indiquem asma não controlada. Quedas além de 10% de medidas diárias efetuadas no mesmo horário também são indicativas de piora do controle da doença. Monitoramento do PFE pode ser usado ainda na detecção de desencadeantes ambientais da doença como, por exemplo, na asma ocupacional. A variação diurna exagerada do pico do fluxo expiratório (PFE), caracterizada por uma diferença percentual média maior que 20% entre a maior de três medidas do PFE, efetuadas pela manhã e à noite, em um período de 2 a 3 semanas, assim como o aumento de 20% em adultos e 30% em crianças do PFE 15 minutos após o uso do β2 de curta duração, também são indicativos de asma.

- Avaliação radiológica: radiografias de tórax em PA e perfil devem ser realizadas como parte da avaliação inicial de todo paciente com asma. Essa prática tem como finalidade excluir sinais indicativos de outras doenças respiratórias, bem como obter um padrão para eventuais comparações futuras. Radiografias periódicas não são necessárias, novos pedidos devendo ser feitos em função da evolução observada. Tomografias de tórax estarão indicadas apenas para esclarecimento de eventuais achados das radiografias iniciais, na suspeita de comorbidades específicas, ou diante de evoluções não favoráveis em pacientes com asma grave.

- Outros exames laboratoriais: a asma é doença heterogênea, com diferentes fenótipos e endótipos. Diante dessa complexidade, diversos testes laboratoriais são passíveis de solicitação em contextos clínicos variados. Contudo, tais exames se prestam para caracterizar a condição e não para diagnosticá-la. Em pacientes com asma recomenda-se fazer um hemograma para contagem dos eosinófilos sanguíneos, que quando superiores a 300 células/dL caracterizam asma eosinofílica, a qual pode ser atópica ou não atópica. Quando a contagem de eosinófilos for excessivamente elevada, em geral superior a 1500 células/dL, deve-se considerar a possibilidade de quadros hipereosinofílicos associados, tais como aspergilose broncopulmonar alérgica (ABPA) ou granulomatose eosinofílica com poliangeíte (Síndrome de Churg-Strauss). Apesar das contagens sanguíneas serem utilizadas habitualmente para definir asma eosinofílica, a determinação do tipo celular predominante em amostras de escarro induzido ainda é o padrão ouro para tal caracterização. Contudo, tal teste está disponível apenas em centros de pesquisa. Dosagens séricas de IgE total corroboram a ocorrência de atopia e devem ser pedidas quando se considerar o uso de agentes imunobiológicos, ou na suspeita de ABPA. A caracterização mais detalhada da condição alérgica pode ser realizada com o emprego de testes cutâneos ou dosagens de IgE séricas específicas. Os testes cutâneos, embora mais baratos, demandam a atuação de profissional treinado para aplicação e leitura, via de regra um médico. As dosagens de IgE específicas são efetuadas por ensaios imunológicos em amostras sanguíneas. Ambos os testes indicam sensibilização a um ou mais alérgenos, mas não obrigatoriamente doença. A pesquisa de sensibilização a alérgenos deve ser orientada pela história ambiental do paciente. Testes de sensibilidade podem ser muito úteis na comprovação diagnóstica de asma ocupacional. A inflamação eosinofílica crônica das vias aéreas cursa com elevação dos níveis de óxido nítrico exalado, o que levou ao desenvolvimento de dispositivos de mensuração da fração expirada do gás, teste conhecido como FeNO. Medidas de FeNo poderiam fornecer informações diagnósticas em determinados cenários, bem como auxiliar no monitoramento do controle da doença. Contudo, esse método não ganhou popularidade no nosso país, em grande parte devido ao seu alto custo.

Diagnóstico diferencial

O diagnóstico diferencial da asma deve ser feito com todas as doenças respiratórias crônicas que cursem com hiperresponsividade brônquica, em especial DPOC e bronquiectasias. Como DPOC é doença que costuma surgir depois da quinta década de vida em indivíduos com história de tabagismo, a distinção com asma costuma ser fácil. Além disso, pacientes com DPOC exibem alterações obstrutivas que perduram ao longo do tempo e não respondem, ou respondem pouco, ao teste com broncodilatador. A presença de quadros obstrutivos fixos, estáveis ao longo do tempo, praticamente exclui asma. Todavia, existem pacientes com história de tabagismo e antecedentes de asma na infância, ou sintomas pulmonares de início na juventude, que exibem espirometrias com obstrução permanente associada a respostas acentuadas aos broncodilatadores. Essa condição, que parece ser uma mistura de DPOC com asma, recebeu a denominação de ACOS (*asma-COPD overlap síndrome*), mas ainda está incompletamente caracterizada. Doenças como bronquiectasias difusas, incluindo a fibrose cística, podem cursar com sintomatologia respiratória desde a infância e serem interpretadas, pelo menos inicialmente, como asma. Exemplos dessa situação seriam imunodeficiências congênitas e a síndrome dos cílios imóveis. Contudo, doentes com bronquiectasias costumam referir tosse crônica com expectoração abundante, além de infecções respiratórias repetidas.

Os pacientes, bem como boa parte dos médicos, associam a presença de chiado no peito com asma, o que pode levar a erros diagnósticos substanciais. Muitos processos de vias aéreas superiores podem levar ao surgimento de sons musicais que simulam asma, entre eles destacando-se a disfunção de cordas vocais e o colapso dinâmico excessivo das vias aéreas. A Tabela 10.1.2 mostra um apanhado de condições que justificam a clássica máxima de que "nem tudo que chia é asma".

Tabela 10.1.2 – Diagnóstico diferencial da asma

Obstrução de vias aéreas superiores extratorácicas	Obstrução de vias aéreas superiores intratorácicas	Obstrução das vias aéreas inferiores
Drip pós-nasal	Estenose traqueal	DPOC
Disfunção de cordas vocais	Tumores de vias aéreas	Bronquiectasias
Amígdalas hipertrofiadas	Aspiração de corpo estranho	Síndrome de Williams--Campbell
Tumores de vias aéreas altas	Bócio intratorácico	Aspiração do conteúdo digestivo
Abscesso retrofaríngeo	Traqueobroncomegalia	
Edema ou estenose de laringe	Traqueomalácia	Bronquiolites
Laringocele	Colapso dinâmico excessivo de vias aéreas	Edema pulmonar
Paralisia de corda vocal	Compressões vasculares	Síndrome carcinoide
Policondrite recidivante		Linfangite carcinomatosa
Artrite cricoaritnoide		Infecções parasitárias
Granulomatose com poliangeite		Embolia pulmonar
		Causas variadas de broncoespasmos: anafilaxia, inalação de gases tóxicos, medicamentosa, síndrome torácica aguda, pós-viral etc.

Tratamento da asma

O objetivo do tratamento da asma visa o controle da doença a longo prazo, com redução dos sintomas, manutenção de atividades diárias normais, além da prevenção de exacerbações, e perda de função pulmonar.

Após o estabelecimento do diagnóstico, as condições coexistentes que afetam o controle da doença, como rinossinusite, obesidade, doença do refluxo gastroesofágico (DRGE), tabagismo e síndrome de apneia obstrutiva do sono, devem ser adequadamente identificadas e tratadas. Os fatores desencadeantes dos sintomas, tanto alérgicos, como não alérgicos, devem ser evitados, e a adesão e técnica inalatória devem ser rotineiramente checadas.

• Tratamento não farmacológico

As intervenções não farmacológicas, quando indicadas, podem ser relevantes na melhora dos sintomas e/ou na redução de exacerbações. Algumas dessas intervenções com alto grau de evidência, baseadas em vários estudos clínicos randomizados, incluem cessação do tabagismo, estimular asmáticos a prática de exercícios físicos regulares, evitar exposição ocupacional a agentes sensibilizantes, evitar medicamentos que podem agravar a asma, como aspirina e anti-inflamatórios não hormonais, assim como orientar a suspensão dos mesmos medicamentos em caso de piora dos sintomas, e evitar exposição a mofo ou umidade.

A educação em asma é fundamental, e permite que o paciente adquira melhor conhecimento sobre sua doença, assim como o diagnóstico e automanejo adequados, reduzindo assim a morbidade, internações, e como consequência direta, melhora da qualidade de vida dos pacientes, como já demonstrado em vários estudos.

• Tratamento farmacológico

De acordo com as recomendações internacionais para o manejo da asma (GINA 2019), o tratamento, sempre que possível, deve ser compartilhado com o paciente, medicamento a ser prescrito, escolha do dispositivo inalatório, e esquema posológico, visando a obtenção de melhores resultados, como maior adesão e técnica inalatória adequada.

O tratamento deve ser introduzido baseado na gravidade dos sintomas e função pulmonar, visando, além do controle adequado da doença, o tratamento personalizado para os fatores de risco de exacerbação modificáveis para cada paciente, instabilidade da doença, perda progressiva de função pulmonar, e efeitos adversos dos medicamentos.

A maioria das diretrizes compartilha uma abordagem de tratamento em "etapas", com o objetivo de alcançar o controle diário da asma e prevenir os riscos futuros descritos acima, mantendo a menor dose de medicação necessária para atingir esses objetivos. A medicação de controle deve ser aumentada ou diminuída de acordo com as variações observadas no nível de controle da asma, que podem ser detectadas por avaliação, tratamento e revisão regulares, segundo orienta a Global Strategy for Asthma Management and Prevention, 2019 (GINA). A otimização do tratamento farmacológico (*step up)* deve ser realizado em caso de não controle adequado da doença, mas antes de qualquer aumento da dose de medicação, deve-se confirmar o diagnóstico, checar técnica inalatória e adesão, pois diversos estudos apontam que a adesão é baixa e variável, tanto em adultos como em crianças, e que 70 a 80% dos pacientes não sabem usar adequadamente o dispositivo inalatório. Existem poucos estudos sobre a melhor oportunidade para a redução das doses. Se muito precoce, o paciente corre o risco de exacerbações.

O tratamento de controle da asma é dividido em etapas de I a V nas quais a dose de CI é aumentada progressivamente e/ou outros tratamentos de controle são adicionados. Os medicamentos de controle recomendados nas diferentes etapas do tratamento estão descritos a seguir.

» *Etapas I e II*

Durante muitos anos, na etapa I, para asma intermitente ou leve, recomendava-se um β2-agonista de curta duração (SABA) isolado, o qual tem como ação aliviar a broncoconstrição de modo rápido e eficaz, mas por outro lado não reduz a inflamação subjacente geralmente presente mesmo na asma leve. Além disso, a dependência excessiva de broncodilatadores β2-agonistas pode até piorar a inflamação e aumentar o risco de exacerbações e internações hospitalares. A recente atualização da GINA publicada em 2021, com o intuito de maior clareza sobre as etapas de tratamento em adultos e adolescentes, mostra duas "vias possíveis" (*Tracks*) baseado na escolha da medicação de resgate (Tabela 10.1.1).

- Track 1: A medicação preferível de resgate pela GINA é CI+LABA (budesonida-formoterol) num único dispositivo, em dose baixa. Quando for a escolhida, pode-se condensar a etapa 1 e 2, fazendo CI + LABA em baixa dose, sob demanda para ambos, principalmente porque a distinção entre etapa 1 ou 2 é muito limítrofe e foi definida arbitrariamente, sem forte evidência científica. Nas etapas 3 - 5 utiliza-se também essa associação CI-LABA (budesonida-formoterol) como tratamento de manutenção e resgate. Essa abordagem é preferível por reduzir o risco de exacerbações graves quando comparado ao uso de SABA de resgate e promover melhor controle dos sintomas, resolvendo, assim, um grande paradoxo observado na maioria das diretrizes anteriores. Em pacientes usando CI + formoterol de manutenção e resgate, o ajuste da dose é feito pelo próprio paciente em todas as etapas de tratamento, de acordo com a percepção de seus sintomas, mas deve-se acompanhar o controle da doença e as alterações funcionais.

- Track 2: A medicação de resgate é o SABA. Nos casos de indisponibilidade de uso de associação CI-LABA (budesonida-formoterol) de resgate, ou por preferência individual, utiliza-se o CI toda vez que for necessário SABA como terapia de alívio na Etapa 1e 2, já que a adesão ao CI isolado nessa população pouco sintomática é baixa. Além disso, a combinação CI + SABA está disponível em muitos países, inclusive no Brasil. Nesses pacientes, a separação entre Step 1 e 2 deverá ser mantida, sendo: Step 1: CI + SABA sob demanda; Step 2: CI de manutenção e SABA para alívio. Em pacientes em uso de CI ou CI + LABA em dose fixa, o SABA é indicado como opção de medicação de resgate em todas as etapas do tratamento da asma. Na estratégia dose fixa, o ajuste do tratamento deve ser realizado periodicamente, aumentando ou diminuindo a dose conforme o nível de controle e medicações adjuntas como antileucotrieno, anticolinérgico de longa ação (LAMA) podem ser associados a partir da etapa 3 ou4, respectivamente. Uma revisão sistemática evidenciou que a associação de tiotrópio ao CI + LABA melhora a função pulmonar e reduz a taxa de exacerbações.

• Corticoide oral

O uso de CO está indicado como terapia adicional em pacientes com asma grave não controlada na etapa V, mas seu uso prolongado pode causar efeitos adversos graves, entre eles catarata, diabetes, osteoporose, devendo assim, ser evitado ou ser mantido em doses baixas quando necessário ou uso somente nas exacerbações (Figura 10.1.2).

Tratamento da asma grave não controlada (etapa V de tratamento)

Embora a maioria dos pacientes com asma possa atingir o controle da doença com terapia de controle padrão, aproximadamente 5% têm asma grave que permanece inadequadamente controlada apesar da adesão ao tratamento padrão com corticosteroide inalado em altas doses (CI) associado a broncodilatador de ação prolongada. Esse grupo de pacientes com asma grave não controlada é responsável por grande parte da morbidade, mortalidade e utilização dos serviços de saúde.

Na última década, uma melhor compreensão da complexa fisiopatologia da asma, com identificação de diferentes fenótipos e endótipos da doença, baseados no padrão inflamatório, permitiu o desenvolvimento de tratamentos direcionados, que visam diferentes mediadores inflamatórios, com o objetivo de individualizar cada vez mais o tratamento para cada paciente.

Existem dois fenótipos inflamatórios específicos, tipo 2 (T2) alto e (T2) baixo, com diferentes vias moleculares, que vão direcionar a prescrição de terapia biológica, a qual é baseada na presença de biomarcadores como eosinófilos no escarro induzido, eosinófilos no sangue, fração exalada de óxido nítrico (FeNO) e IgE específica para alérgenos.

A asma T2 alta engloba a asma eosinofílica alérgica e não alérgica.

Tratamento da asma grave T2 alta ou eosinofílica

A asma tipo 2 (T2 alta) ou eosinofílica, é tipicamente definida por aumento de eosinófilos nas vias aéreas, mas contagens elevadas de eosinófilos no sangue periférico, óxido nítrico exalado fracionado (FeNO) e imunoglobulina E (IgE) têm sido usados também como biomarcadores. Vários imunobiológicos são eficazes como terapia alvo no tratamento da asma eosinofílica, que é caracterizada por eosinófilos no sangue periférico $\geq 150/\mu l$ e/ou FeNO ≥ 20 ppb e/ou eosinófilos no escarro $\geq 2\%$ e/ou asma clinicamente induzida por alérgenos na vigência de altas doses de CI ou CO contínuo.

Todos os imunobiológicos disponíveis para o tratamento da asma endótipo T2 alta demonstraram reduzir as exacerbações, melhora do controle, melhora da função pulmonar e a qualidade de vida.

Temos a seguir os imunobiológicos disponíveis como terapia adicional para asma tipo 2 alta ou eosinofílica.

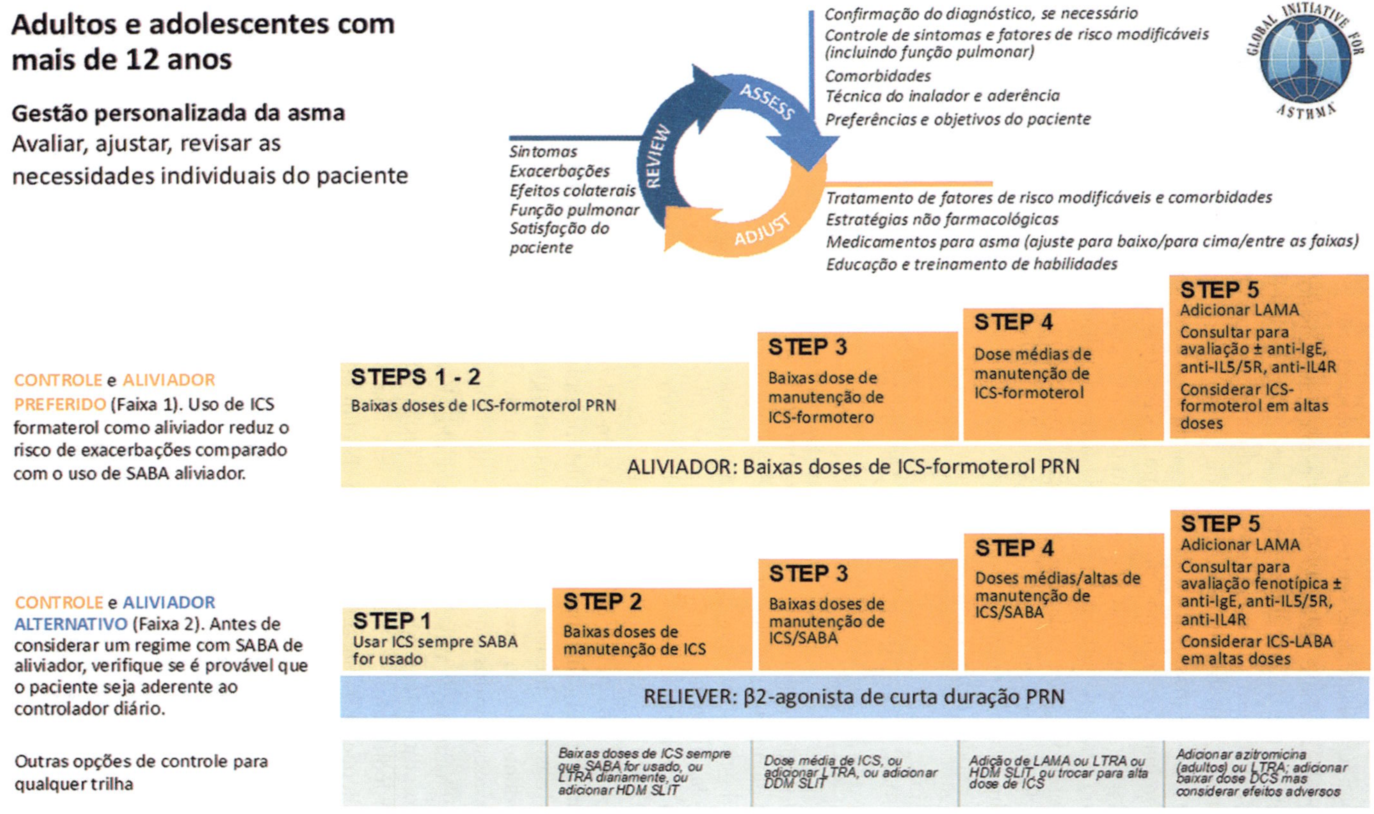

Adultos e adolescentes com mais de 12 anos

Gestão personalizada da asma

Avaliar, ajustar, revisar as necessidades individuais do paciente

ASSESS — ADJUST — REVIEW

Sintomas
Exacerbações
Efeitos colaterais
Função pulmonar
Satisfação do paciente

Confirmação do diagnóstico, se necessário
Controle de sintomas e fatores de risco modificáveis (incluindo função pulmonar)
Comorbidades
Técnica do inalador e aderência
Preferências e objetivos do paciente

Tratamento de fatores de risco modificáveis e comorbidades
Estratégias não farmacológicas
Medicamentos para asma (ajuste para baixo/para cima/entre as faixas)
Educação e treinamento de habilidades

CONTROLE e ALIVIADOR PREFERIDO (Faixa 1). Uso de ICS formoterol como aliviador reduz o risco de exacerbações comparado com o uso de SABA aliviador.

STEPS 1 - 2 — Baixas doses de ICS-formoterol PRN

STEP 3 — Baixas dose de manutenção de ICS-formoterol

STEP 4 — Dose médias de manutenção de ICS-formoterol

STEP 5 — Adicionar LAMA. Consultar para avaliação ± anti-IgE, anti-IL5/5R, anti-IL4R. Considerar ICS-formoterol em altas doses

ALIVIADOR: Baixas doses de ICS-formoterol PRN

CONTROLE e ALIVIADOR ALTERNATIVO (Faixa 2). Antes de considerar um regime com SABA de aliviador, verifique se é provável que o paciente seja aderente ao controlador diário.

STEP 1 — Usar ICS sempre SABA for usado

STEP 2 — Baixas doses de manutenção de ICS

STEP 3 — Baixas doses de manutenção de ICS/SABA

STEP 4 — Doses médias/altas de manutenção de ICS/SABA

STEP 5 — Adicionar LAMA. Consultar para avaliação fenotípica ± anti-IgE, anti-IL5/5R, anti-IL4R. Considerar ICS-LABA em altas doses

RELIEVER: β2-agonista de curta duração PRN

Outras opções de controle para qualquer trilha:
- Baixas doses de ICS sempre que SABA for usado, ou LTRA diariamente, ou adicionar HDM SLIT
- Dose média de ICS, ou adicionar LTRA, ou adicionar HDM SLIT
- Dose média/alta de ICS, ou adicionar LTRA, ou adicionar DDM SLIT
- Adição de LAMA ou LTRA ou HDM SLIT, ou trocar para alta dose de ICS
- Adicionar azitromicina (adultos) ou LTRA; adicionar baixar dose de ICS mas considerar efeitos adversos

Figura 10.1.2 – Etapas de tratamento (Track 1 e track 2) baseado na GINA 2021.

• Tratamento da asma grave eosinofílica alérgica

» Anti-IgE (Omalizumabe)

O omalizumabe é indicado para a asma grave eosinofílica alérgica; tem como alvo a IgE circulante e, em 2003, tornou-se o primeiro medicamento biológico aprovado pelo FDA para uso na asma grave. Omalizumabe é um anticorpo anti-IgE humanizado recombinante que bloqueia a ligação da IgE ao seu receptor de alta afinidade (FcεRI) na superfície de mastócitos e basófilos, bloqueando assim, resposta alérgica conduzida por histaminas, leucotrienos, prostaglandinas e outros mediadores. O omalizumabe também mostrou recentemente eficácia em pacientes com pólipos nasais com IgE elevada, sugerindo que pacientes portadores de asma e pólipos nasais poderiam se beneficiar duplamente. O omalizumabe está indicado para portadores de asma grave com idade ≥ 6 anos. A dose é variável de acordo com peso (20 - 150kg) e IgE sérica total (30 - 1.500 UI/ mL), administrado por via subcutânea, a cada 2 ou 4 semanas. avaliação da sua eficácia baseada em desfechos clínicos após seu uso por 16 semanas.

• Tratamento da asma eosinofílica não alérgica

» Anti-IL-5

IL-5 é uma importante citocina do tipo 2. É secretada por linfócitos Th-2, mastócitos, eosinófilos e células ILC2. A IL-5 é uma citocina eosinofílica potente e é responsável pela diferenciação celular e maturação de eosinófilos na medula óssea, bem como pela sobrevivência e ativação de eosinófilos em locais periféricos de inflamação alérgica. O bloqueio da atividade da IL-5 com anticorpos monoclonais revolucionou o tratamento da asma eosinofílica grave. Até o momento, existem três produtos biológicos aprovados pelo FDA, que têm como alvo a atividade da IL-5: mepolizumabe, reslizumabe e benralizumabe, sendo o Mepolizumabe e Benralizumabe aprovados para uso no Brasil. A doença eosinofílica não alérgica costuma ter início tardio; IgE frequentemente não é elevada e a polipose nasal e a sensibilidade ao ácido acetil salicílico são mais comuns.

Mepolizumabe é um anticorpo monoclonal humanizado anti IL-5, bloqueando assim, a resposta inflamatória eosinofílica. Os estudos foram realizados com doentes com asma eosinofílica não controlada com eosinofilia no escarro (> 3%) ou eosinofilia no sangue periférico (150 ou ≥ 300 células/mL). Foi demonstrado em vários estudos clínicos randomizados, que o mepolizumabe, em adição a terapia convencional para asma grave eosinofílica não controlada, reduziu as exacerbações da asma, melhorou a função pulmonar, o controle dos sintomas e qualidade de vida e reduziu o uso de CO. Entre os preditores de resposta ao mepolizumabe são descritos a asma de início tardio, eosinófilos no sangue ≥ 150 células/µL, presença de exacerbações no ano anterior, e presença de polipose nasal. A falta de resposta clínica ao omalizumabe não é preditora de falha de resposta ao tratamento com mepolizumabe. Em estudo publicado recentemente, Harvey et al. demonstraram que a adição de mepolizumabe ao tratamento de pacientes com asma eosinofílica grave, após 6 meses de tratamento, 86% eram respondedores (redução dos sintomas, exacerbações, melhora da qualidade de vida e da função pulmonar). Desses, após 1 ano de tratamento, 24% foram considerados super-respondedores (ACQ-5 < 1,0, ausência de exacerbações e sem necessidade de CO).

» Benralizumabe

Em contraste com mepolizumabe e reslizumabe, o benralizumabe tem como alvo o receptor de IL-5 (IL-5Rα), que é encontrado na superfície dos eosinófilos e basófilos. Quando o benralizumabe se liga ao receptor, ele induz a apoptose do eosinófilo por meio da atividade das células *natural killer*. Dois grandes ensaios de fase III foram conduzidos; SIRROCO e CALIMA e observaram redução da taxa anual de exacerbação da asma em asmáticos mal controlados em altas doses de ICS e LABA. Os autores observaram que no grupo de eosinófilos elevados ($\geq$ 300 células/µL), Benralizumabe reduziu significativamente a taxa anual de exacerbação da asma em estudos de fase III, como desfecho primário. Além disso, os estudos demonstraram que no grupo de eosinófilos elevados que recebeu qualquer regime de dosagem de benralizumabe (a cada 4 ou 8 semanas), os eosinófilos no sangue foram reduzidos para 0 células/µL na semana 4, enquanto os níveis de eosinófilos no sangue no grupo de placebo permaneceram inalterados. O benralizumabe está indicado em pacientes com asma eosinofílica grave com idade $\geq$ 18 anos. É administrado por via subcutânea na dose de 30 mg. As três primeiras aplicações são feitas com intervalos de 4 semanas e, a partir da quarta aplicação, de 8 semanas. A primeira avaliação da resposta ao tratamento deve ser feita após pelo menos 12 semanas.

» Dupilumabe

O dupilumabe é um anticorpo monoclonal totalmente humanizado com ação contra a subunidade α do receptor de IL-4 e, portanto, inibindo a atividade de IL-4 e IL-13. O bloqueio do IL-4Rα promove redução mais ampla da imunidade T, reduzindo a produção de IgE. Além disso, reduz a atividade da Il-13, que provoca hiperresponsividade brônquica, produção de muco, e fibrose subepitelial. Na asma moderada a grave não controlada, o dupilumabe reduziu as exacerbações graves e melhorou a função pulmonar comparativamente ao placebo. Esse achado foi independente da contagem de eosinófilos periféricos basais; no entanto, os subgrupos com pelo menos 300 eosinófilos/µL tiveram a melhora mais acentuada do VEF1 e redução da taxa anual de exacerbação grave. Os principais preditores de resposta ao tratamento com dupilumabe são eosinófilos elevados no sangue e FeNO $\geq$ 25 ppb. O dupilumabe é indicado em pacientes $\geq$ 12 anos, dose inicial de 400 ou 600 mg seguida de 200 ou 300 mg a cada 15 dias, administrado via subcutânea.

» Tezepelumabe

A linfopoietina estromal tímica (TSLP) é também um alvo para terapia biológica na asma. TSLP é uma citocina derivada de células epiteliais implicada em vários processos na fisiopatologia da asma, não apenas com padrão T2 alto. Dentre outros, ativa células dendríticas e mastócitos, sendo que os níveis da proteína TSLP encontrados nas vias aéreas dos asmáticos são mais elevados quando comparados aos indivíduos normais.

Recentemente aprovado pelo FDA, o Tezepelumabe é um um anticorpo monoclonal humano específico que inibe a TSLP. Um estudo multicêntrico de fase 3 em asmáticos graves não controlados, demonstrou melhora do controle da asma, redução de exacerbações e melhora da qualidade de vida.

• Tratamento da inflamação T2 baixa ou não eosinofílica

Esses pacientes têm endótipos alternativos de asma, incluindo neutrofílico, inflamatório misto ou paucigranulocítico, que resulta na ativação de células T1 e T17, e níveis elevados de mRNA de IL-17A, que foram encontrados em pacientes com asma moderada a grave.

Atualmente, não há nenhum produto biológico aprovado para asma T2 baixa, pois todos os imunobiológicos aprovados atualmente e a maioria dos produtos biológicos em desenvolvimento se concentram na inflamação Tipo 2. Isso deixou uma grande necessidade não atendida aos pacientes com asma grave não eosinofílica. Portanto, a terapia neste grupo depende de tratamento padrão com medicamentos controladores e possível termoplastia brônquica. No entanto, um estudo recente sugere que a terapia com macrolídeos com azitromicina pode ter um papel na redução das exacerbações em pacientes com asma não eosinofílica.

Futuro/perspectivas

Apesar dos avanços quanto a compreensão da asma e seus vários fenótipos, novos medicamentos e dispositivos inalatórios e diretrizes de manejo baseadas em evidências, a morbidade relacionada à asma (ou seja, asma não controlada e exacerbações) ainda é um problema generalizado, embora as taxas de mortalidade tenham diminuído nos últimos anos. O tratamento não farmacológico associado ao tratamento farmacológico da asma cada vez mais personalizado com surgimento de novos biológicos, tem futuro promissor para o tratamento da asma, principalmente a asma grave não controlada.

Referências bibliográficas

1. Asher, M. I. et al. Trends in worldwide asthma prevalence. Eur Respir J, v. 56, n. 6, 12 2020. ISSN 1399-3003. Disponível em: https://www.ncbi.nlm.nih.gov/pubmed/32972987

2. Lommatzsch, M. Airway hyperresponsiveness: new insights into the pathogenesis. Semin Respir Crit Care Med, v. 33, n. 6, p. 579-87, Dec 2012. ISSN 1098-9048. Disponível em: https://www.ncbi.nlm.nih.gov/pubmed/23047309

3. Stern, J.; Pier, J.; Litonjua, A. A. Asthma epidemiology and risk factors. Semin Immunopathol, v. 42, n. 1, p. 5-15, 02 2020. ISSN 1863-2300. Disponível em: https://www.ncbi.nlm.nih.gov/pubmed/32020334

4. Brusselle G, Bracke K. Targeting immune pathways for therapy in asthma and chronic obstructive pulmonary disease. Ann Am Thorac Soc. 2014 Dec;11 Suppl 5:S322-8. doi: 10.1513/AnnalsATS.201403-118AW. PMID: 25525740.

5. Sze, E.; Bhalla, A.; Nair, P. Mechanisms and therapeutic strategies for non-T2 asthma. Allergy, v. 75, n. 2, p. 311-325, 02 2020. ISSN 1398-9995. Disponível em: https://www.ncbi.nlm.nih.gov/pubmed/31309578

6. National Asthma Education and Prevention Program: Expert panel report III: Guidelines for the diagnosis and management of asthma. Bethesda, MD: National Heart, Lung, and Blood Institute, 2007 (NIH publication no. 08-4051). Disponível em: www.nhlbi.nih.gov/guidelines/asthma/asthgdln.htm (Acessado em 10/09/2021).

7. Global Initiative for Asthma. Bethesda: Global Initiative for Asthma; c2019 [cited 2019 Mar 01]. Global Strategy for Asthma Management and Prevention (2019 update). Disponível em: https://ginasthma.org/wp-content/uploads/2019/06/GINA-2019-main-report-June-2019- wms.pdf; J Bras Pneumol. 2020;46(1):e20190307

8. National Institute for Health and Care Excellence (NICE). Asthma: diagnosis, monitoring and chronic asthma management. Disponível em: https://www.nice.org.uk/guidance/ng80 (Acessado em 10/09/2021).

9. Baddini-Martinez J. Not all that wheezes is asthma! J Bras Pneumol. 2013; 39(4):518-20. DOI: 10.1590/S1806-37132013000400017

10. Pellegrino R, Viegi G, Brusasco V, Crapo RO, Burgos F, Casaburi R, et al. Interpretative strategies for lung function tests. Eur Respir J. 2005;26(5):948-968. Disponível em: https://doi.org/10.1183/09031936.05.00035205

11. Pereira CAC. Espirometria. J Pneumol. 2002;28 (Suppl 3):S1-S82. Disponível em: https://doi.org/10.1023/A:1021836204655

12. Global Initiative for Asthma. Bethesda: Global Initiative for Asthma; c2021 [cited 2021 Jun 1]. Global Strategy for Asthma Management and Prevention (2021 update). Disponível em: https://ginasthma.org/wp-content/uploads/2021/05/GINA-Main-Report-2021-V2-WMS.pdf

13. 2020 Brazilian Thoracic Association recommendations for the management of asthma. J Bras Pneumol. 2020;46(1):e20190307. Disponível em: https://doi.org/10.1590/1806-3713/e20190307

14. Allergy Asthma Immunol Res. 2017 Jan; 9(1): 3–14; Ann Allergy Asthma Immunol 2018 Oct;121(4):406-413.

15. Gevaert P, Omachi TA, Corren J, Mullol J, Han J, Lee SE, et al. Efficacy and safety of omalizumab in nasal polyposis: 2 randomized phase 3 trials. J Allergy Clin Immunol 2020;146:595–605 (artigo Severe Adult Asthmas: Integrating Clinical Features, Biology, and Therapeutics to Improve Outcomes).

16. Harvey ES, Langton D, Katelaris C, Stevens S, Farah CS, Gillman A, et al. 16.Mepolizumab effectiveness and identification of super-responders in severe asthma. Eur Respir J. 2020;55(5):1902420. Disponível em: https://doi.org/10.1183/13993003.02420-2019

17. Rabe KF, Nair P, Brusselle G, et al. Efficacy and Safety of Dupilumab in Glucocorticoid-Dependent Severe Asthma. N Engl J Med. 2018 May 21. doi: 10.1056/NEJMoa1804093. PubMed PMID: 29782224.

18. McGregor MC, Krings JG, Nair P, Castro M. Role of Biologics in Asthma. Am J Respir Crit Care Med. 2019 Feb 15;199(4):433-445. DOI: 10.1164/rccm.201810-1944CI. PMID: 30525902; PMCID: PMC6835092.

10.2 Doença Pulmonar Obstrutiva Crônica

Carlos Alberto de Castro Pereira

Definição

A doença pulmonar obstrutiva crônica (DPOC) é uma condição caracterizada pela presença de redução crônica do fluxo aéreo, resultante em geral de uma combinação de anormalidades alveolares e de vias aéreas, decorrente da inalação de agentes nocivos, em um indivíduo suscetível.

Presença de sintomas respiratórios persistentes devem estar presentes pela definição do GOLD para caracterização da presença de DPOC, mas podem estar ausentes em diversos casos.[1] Por outro lado, em fumantes, sintomas como tosse crônica, podem estar presentes com espirometria normal.

A limitação do fluxo aéreo é decorrente de combinações variáveis de doença de pequenas vias aéreas e enfisema pulmonar. Não se deve chamar o componente de vias aéreas que contribui para a DPOC de "bronquite crônica", desde que esta reflete hipersecreção crônica de muco decorrente de irritação de vias aéreas maiores. Habitualmente a limitação do fluxo aéreo é caracterizada pela redução dos fluxos expiratórios em relação ao volume pulmonar expirado.

O consenso GOLD caracteriza a limitação do fluxo aéreo por razão $VEF_1/CVF <$ 0,70 após a administração de broncodilatador.[1] Entretanto, o limite inferior da razão VEF_1/CVF cai com a idade, alcançando valores $< 0,70$ em torno de 65 anos de idade.[2,3] O uso desta relação fixa, portanto, irá inflar o diagnóstico de DPOC em indivíduos acima desta idade, e subestimar a presença de DPOC em indivíduos mais jovens. Deve-se prestar atenção especial às equações utilizadas no laboratório de função pulmonar. A equação proposta pela GLI, por exemplo, tem limites inferiores de previsto muito baixos, impedindo a detecção de obstrução ao fluxo aéreo em muitos casos se o limite inferior for usado para caracterizar obstrução.[4]

A exigência de razão VEF_1/CVF reduzida após a administração de broncodilatador para caracterização diagnóstica de DPOC é questionável, não sendo seguida na maioria dos laboratórios de função pulmonar. Um estudo recente mostrou que pacientes com normalização da espirometria após BD têm risco elevado de desenvolver DPOC no acompanhamento.[5]

A espirometria tem boa especificidade para caracterizar limitação do fluxo aéreo, porém deixa de detectar um número significativo de pacientes com espirometria normal ou com redução proporcional da CVF e do VEF_1 (achado inespecífico). Nestes casos pode se observar aprisionamento de ar (razão VR/CPT elevada) ou resistência específica de vias aéreas elevada.[6]

Epidemiologia e exposições

Em um estudo brasileiro realizado em São Paulo, 963 indivíduos da população geral com mais de 40 anos foram submetidos à espirometria. DPOC foi diagnosticada em 11,3% da amostra quando DPOC foi caracterizada por razão $VEF_1/CVF <$ LIN após BD.[7] No Brasil a DPOC é a quarta causa de mortes respondendo por 5% dos casos.[8]

DPOC mais comumente decorre do uso de tabaco. Em não-fumantes, tabagismo passivo, exposições ocupacionais, poluição do ar, e uma história de infecções pulmonares prévias, incluindo tuberculose, têm sido identificadas como fatores de risco para DPOC. Em países de menor renda, fontes de combustível tais como queima de biomassa e carvão são poluentes intradomiciliares comuns.

Diversas trajetórias podem resultar em DPOC. Classicamente haveria uma perda de função pulmonar acelerada em resposta a exposições nocivas durante a vida adulta, após crescimento normal dos pulmões.

Os homens fumantes ativos perdem anualmente em média 66 mL por ano e as mulheres 54 mL ao ano, em comparação a 30 e 22 mL por ano em homens e mulheres que abandonaram o cigarro completamente. Em torno de 15% dos fumantes desenvolvem sintomas progressivos de DPOC ao redor dos 40 anos de idade. Entretanto, em muitos casos a DPOC decorre do não alcance da função pulmonar máxima no início da vida adulta, com declínio posterior na velocidade prevista, ou acelerada pela presença de diversos fatores (Figura 10.2.1).

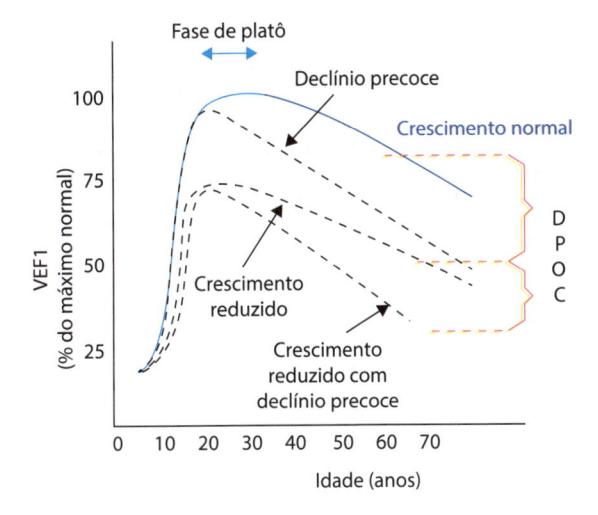

Figura 10.2.1 – Trajetórias para desenvolvimento da DPOC. Adaptada de McGea-chie MJ. N Engl J Med 2016;374:1842-1852.

Sintomas e sinais

Os principais sintomas da DPOC são tosse frequente com expectoração e dispneia progressiva ao longo de anos. A escala mais utilizada para quantificar a dispneia é a mMRC modificada (Tabela 10.2.1). Pacientes que evitam exercícios podem ter a dispneia subestimada por esta escala. Além disso, a escala é pouco sensível para detectar mudanças após intervenções.[9]

O GOLD considera dispneia relevante ≥ 2, embora reconheça suas limitações.[1]

Tabela 10.2.1 – Classificação da dispneia pela escala mMRC

Categoria mMRC	Descrição
0	Dispneia só com grandes esforços
1	Dispneia se andar rápido ou subir colina
2	Anda mais devagar do que pessoas da mesma idade devido à falta de ar; ou quando caminha no plano, no próprio passo, para respirar
3	após andar menos de 100 metros ou alguns minutos no plano, para respirar
4	Não sai de casa devido à dispneia

Baseada em: Fletcher CM. BMJ 1960;2:1662.

O CAT ("COPD assessment test") foi desenvolvido para medir os sintomas e o estado funcional na vida diária. O CAT é validado e de uso fácil, é sensível a intervenções e exacerbações, e tem boa correlação com escores de qualidade de vida.

Pontuação

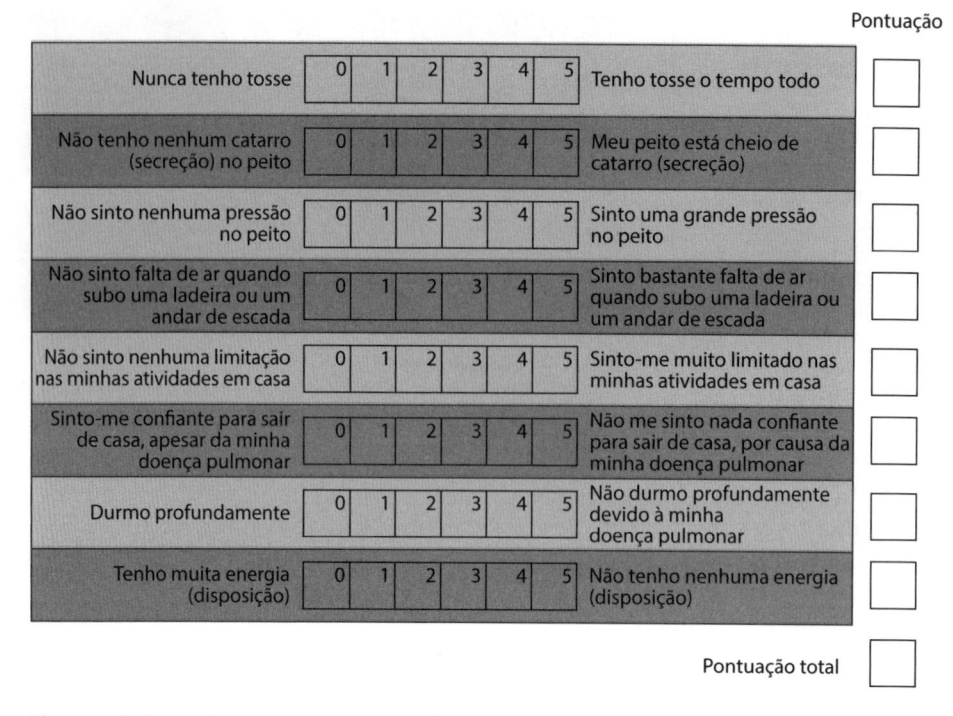

Figura 10.2.2 – Escore CAT (GSK, 2009).

Por meio da aplicação do *CAT*, os indivíduos são caracterizados como tendo impacto significativo, com escore ≥ 10 pontos, sugerindo necessidade de tratamento contínuo.[1]

Dispneia habitualmente é observada quando a obstrução do fluxo aéreo já é moderada, porém pode ocorrer com obstrução leve quando hiperinsuflação dinâmica ocorre no exercício.[10] Como regra geral, os sinais físicos da DPOC são observados em menos de 50% dos pacientes afetados, usualmente naqueles com doença mais grave. A maioria dos achados tradicionais da DPOC resultam de um tórax hiperinsuflado e o maior esforço necessário para mover o ar através das vias aéreas obstruídas. Dos diversos sinais descritos, os mais robustos são a respiração com lábios semicerrados, que reduz a dispneia por redução da frequência respiratória, a redução difusa do som vesicular, e a presença de estertores inspiratórios precoces.[11,12] Sinais de doença avançada tais como hiperressonância à percussão, tórax em tonel e posição trípode (respirar diante de uma mesa com os cotovelos apoiados ou apoio do peso com as palmas das mãos nas coxas, manobram que melhoram a função de alguns músculos respiratórios) são mais observados em pacientes graves internados. A disponibilidade de espirômetros portáteis permite o diagnóstico rápido de muitos casos, independente dos achados clínicos, incluindo doença mais precoce.

Fisiopatologia

Os achados patológicos fundamentais da DPOC são a inflamação e o remodelamento das vias aéreas periféricas, bem como a destruição do parênquima pulmonar ou enfisema.

O enfisema contribui para a limitação ao fluxo expiratório, reduzindo a retração elástica do pulmão por meio da destruição parenquimatosa, bem como por redução da tração radial exercida nas vias aéreas intraparenquimatosas, por destruição das ligações alveolares às vias aéreas periféricas.

Inflamação das glândulas submucosas e hipertrofia das células caliciformes resultam em hipersecreção crônica de muco (bronquite crônica).

Estudos de correlação morfofuncional demonstraram que a limitação ao fluxo aéreo leve se correlaciona bem com a obstrução e a perda bronquiolar, enquanto na doença avançada a melhor correlação da limitação ao fluxo aéreo se dá com a extensão do enfisema.[13]

A DPOC avançada se associa com anormalidades na troca gasosa, inicialmente hipoxemia e, mais tarde, hipoxemia e hipercapnia.[14] Dos quatro mecanismos clássicos determinantes de hipoxemia e/ou hipercapnia – hipoventilação alveolar, limitação da difusão alveolocapilar, *shunt* intrapulmonar aumentado e distúrbio de ventilação/perfusão – este último é o determinante mais importante de hipoxemia. A medida da difusão do CO se correlaciona inversamente com a extensão do enfisema em DPOC sendo esse o único teste funcional capaz de indicar a maior ou a menor extensão do enfisema presente. Não se deve confundir mecanismo de hipoxemia decorrente de distúrbio de difusão com resultados das medidas da difusão de CO. Esse teste é complexo e influenciado por diversos fatores, entre os quais se situa a perda da superfície alveolar como observada no enfisema. Exemplo clínico é o de pacientes com DPOC do "tipo PP", que exibem enfisema extenso e baixa DCO, mas têm hipoxemia frequentemente discreta. O distúrbio V/Q na DPOC pode ser causado por diversas anormalidades patológicas em diferentes estruturas pulmonares, incluindo as vias aéreas, o parênquima e a vasculatura pulmonar. Lesões bronquiolares são associadas com áreas de baixa relação V/Q. Em estudos que utilizaram a técnica de eliminação de múltiplos gases inertes, pacientes com DPOC e um fenótipo predominantemente enfisematoso tem ventilação aumentada de áreas pulmonares mal perfundidas (isto é, alta razão V/Q) e daí espaço morto fisiológico aumentado. Inversamente, pacientes com um grau significativo de doenças das vias aéreas têm mais comumente baixa relação V/Q, com hipoventilação alveolar heterogênea, perfusão substancial de áreas subventiladas e consequente efeito *shunt* (não *shunt* verdadeiro).

A hipercapnia em DPOC decorre das anormalidades da relação V/Q, porém é modulada por outros fatores. Na DPOC há hiperinsuflação dinâmica, o que resulta em cargas limiares decorrentes do PEEP intrínseco que devem ser vencidas em cada inspiração. A gravidade da retenção de CO2 se correlaciona com a quantidade de PEEP intrínseco, bem como com a razão da resistência pulmonar/pressão inspiratória máxima, um índice do desequilíbrio entre a carga e a capacidade inspiratória.

A carga mecânica imposta produz ajustes no padrão respiratório (menor volume corrente e maior frequência respiratória) para reduzir o trabalho respiratório. Nas exacerbações, com agravamento da obstrução, essas anormalidades surgem ou se agravam, podendo resultar em hipercapnia.

Hipertensão pulmonar (HP) clinicamente aparente surge tardiamente na história natural da DPOC, mas as lesões vasculares podem ser observadas precocemente. A patogenia da hipertensão pulmonar na DPOC é complexa.

Função pulmonar

O VEF_1 é o parâmetro mais utilizado para classificação funcional de gravidade da DPOC, bem como para seguir o curso da doença. A correlação do VEF_1 com a dispneia e a tolerância do exercício em DPOC é, entretanto, pobre. Hiperinsuflação pulmonar pode estar presente em DPOC em fase precoce e é comum na doença moderada a grave. O aprisionamento de ar e a hiperinsuflação são expressos pelo aumento do volume residual e da capacidade pulmonar total. À medida que a hiperinsuflação aumenta, existe uma redução associada da capacidade inspiratória (CI) e uma incapacidade para aumentar o volume corrente durante o esforço. Estas anormalidades resultam em dispneia e intolerância ao exercício. Vários estudos demonstraram que os broncodilatadores reduzem a dispneia por redução da hiperinsuflação dinâmica, não havendo correlação com a mudança do VEF_1, mas há uma correlação com o aumento da CI.[15] Em pacientes com DPOC, a medida da CI, CVF e do VR após broncodilatador pode ser útil para identificar uma resposta terapêutica não observada pela medida isolada do VEF_1. Valores de CI menor que 70% do previsto se correlacionam com outros marcadores de gravidade em DPOC.

Após demonstrada a presença de obstrução ao fluxo aéreo, a classificação da gravidade funcional sugerida pelo GOLD é mostrada na Tabela 10.2.2.

Tabela 10.2.2 – Classificação de gravidade da obstrução ao fluxo aéreo em DPOC pelo GOLD[1]

		VEF_1/CVF REDUZIDA *
GOLD 1	Leve	VEF_1 ≥80%
GOLD 2	Moderada	VEF_1 ≥50%-80%
GOLD 3	Grave	VEF_1 ≥30%-50%
GOLD 4	Muito grave	VEF_1 <30%

*Considera razão VEF_1/CVF reduzida 0,70.

Fenótipos e classificação da DPOC

A fenotipagem da DPOC pode auxiliar na definição de grupos de pacientes com características comuns que se relacionam com desfechos clinicamente significativos.

Diversos tipos de fenótipos têm sido sugeridos em DPOC.[16,17]

Dois fenótipos clássicos são ainda citados, e são ocasionalmente observados, os tipos PP ("pink puffer" ou "soprador rosado") e BB ("blue bloater" ou "cianótico edematoso"). O fenótipo PP (enfisema) queixa-se de dispneia, usualmente grave, tem escassa expectoração, e respira pelos lábios semicerrados. Emagrecimento é frequente. O tórax é silencioso à ausculta e não há edema periférico. A PaO_2 é preservada. A radiografia de tórax e a medida dos volumes pulmonares mostram sinais de hiperinsuflação pulmonar com CPT elevada, e difusão do CO reduzida pelo extenso enfisema. O tipo BB (bronquítico) queixa-se de tosse crônica com expectoração, e a dispneia é menos intensa. O índice de massa corporal é elevado, e pode haver edema de membros inferiores. A PaO_2 é reduzida e a Hb pode estar elevada. Sinais de hiperinsuflação na radiografia e pela medida de volumes pulmonares estão ausentes. Retenção de CO_2 é comum, bem como apneia obstrutiva do sono associada.

Diversos estudos sugeriram fenótipos de DPOC, especialmente pela técnica estatística com análise de *clusters*.

Em um estudo brasileiro 301 pacientes com DPOC foram avaliados e separados em 4 agrupamentos: O primeiro (203 casos) foi caracterizado por menos sintomas e menor gravidade funcional, o segundo por níveis elevados de eosinófilos periféricos (média 959±389/mm³), o terceiro por maior inflamação sistêmica (níveis mais elevados de proteína C reativa), maior grau de dispneia e menor peso corporal, e o quarto por maior grau de obstrução, maior média de IMC, pior troca gasosa com mais necessidade de uso de O_2, apneia do sono mais frequente, e maior número de exacerbações.[16] Os grupos 3 e 4 tinham 13 e 26 casos respectivamente. Nota-se a semelhança destes dois grupos com os tipos PP e BB descritos anteriormente. O grupo com eosinofilia não se associou com asma.

Um ponto essencial a ser considerado em todos os pacientes com DPOC, é a presença e a frequência das exacerbações. Exacerbações são definidas como um agravamento dos sintomas respiratórios que demandam o uso de medicação adicional para controle. A frequência de exacerbações tem uma relação frouxa com a gravidade da obstrução ao fluxo aéreo, embora haja uma tendência de exacerbações mais frequentes em casos de maior gravidade funcional.

Dentre os fenótipos descritos em DPOC, três foram propostos em 2012 que se associam com fatores prognósticos e sobretudo com resposta distinta aos tratamentos disponíveis na atualidade.[17] Estes fenótipos seriam: o agudizador ou exacerbador, o misto asma-DPOC, e o enfisematoso hiperinsuflado. O exacerbador se caracteriza pela presença de pelo menos duas agudizações no ano prévio, e além de tratamento com broncodilatadores de longa duração pode necessitar a utilização de fármacos anti-inflamatórios. O fenótipo misto (asma-DPOC) apresentaria uma obstrução não completamente reversível ao fluxo aéreo, porém acompanhada de uma reversibilidade aumentada da obstrução. Por fim, o fenótipo enfisema apresenta uma resposta pobre aos medicamentos anti-inflamatórios e os broncodilatadores de longa duração, junto com a reabilitação são a base de seu tratamento.

Nos últimos anos a caracterização para a combinação de asma com DPOC foi extensamente explorada.[18] Em 2020 o GOLD sugeriu o abandono da chamada sobreposição asma-DPOC ("ACO") e enfatizou que asma e DPOC são doenças diferentes, embora possam coexistir em pacientes individuais.

Dada a importância das exacerbações em DPOC, uma classificação, levando em conta a dispneia/qualidade de vida e exacerbações é proposta para uso na rotina.[1]

Avaliar sintomas e presença de exacerbações no último ano

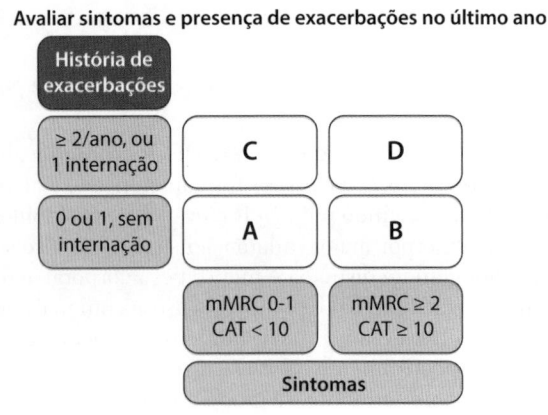

Figura 10.2.3 – Classificação de gravidade da DPOC de acordo com sintomas e exacerbações.[1]

Imagem

A radiografia de tórax e a tomografia computadorizada (TC) são as duas modalidades de imagem mais frequentemente utilizadas em DPOC. Embora não requerida para o diagnóstico de DPOC, o uso de imagem pode ser de auxílio em descartar processos concomitantes. Os achados radiológicos não têm grande sensibilidade e especificidade para o diagnóstico de DPOC. Entretanto, um observador bem treinado pode reconhecer muitos achados indicativos. O enfisema é caracterizado pelo denominado "padrão de deficiência arterial", onde a pobreza vascular, muitas vezes associada com hiperperfusão contralateral simétrica ou em outros lobos do mesmo pulmão, podem ser observados.[19]

A hiperinsuflação pulmonar se expressa por aumento do volume pulmonar total. O mais específico e sensível é a retificação do diafragma na radiografia em perfil, com ângulo esterno-diafragmático > 90°.[20] Em casos avançados o diafragma aparece retificado na radiografia em PA e seu ponto médio abaixo do $6^{1/2}$ arco costal anterior e o espaço retroesternal pode ser elevar > 3,0 cm. Grandes bolhas também podem ser visíveis. (Figura 10.2.4).

A TC permite melhor detecção e quantificação do enfisema. Processos concomitantes, como bronquiectasias, fibrose intersticial e tumores pulmonares podem ser observados. Pacientes fumantes com idade entre 55 e 74 anos ou que cessaram o tabaco nos últimos 15 anos, e fumaram ≥ 30 maços-ano, devem ser submetidos a tomografias de tórax anuais de baixa dose por 3 anos consecutivos para detecção precoce de câncer de pulmão em centros qualificados.[21]

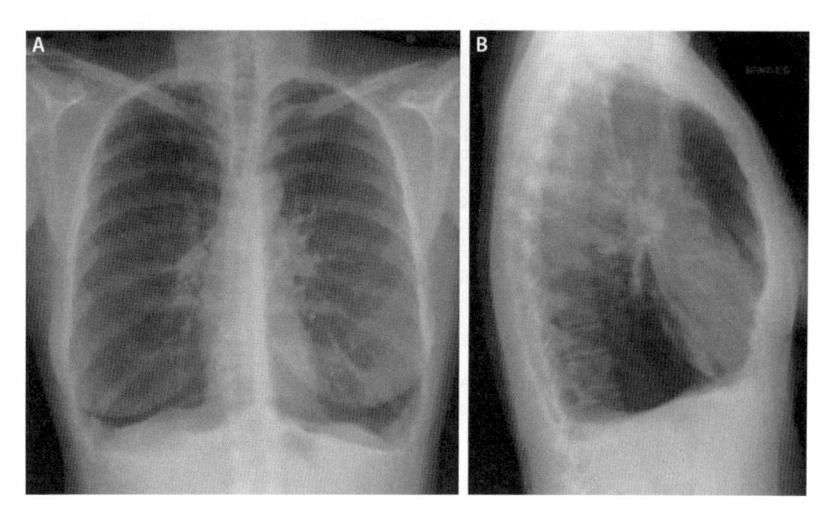

Figura 10.2.4 – Radiografia de tórax mostrando hiperinsuflação evidente em DPOC. Note as inserções costais visíveis do diafragma simulando espessamento pleural. Fonte: Martini, Annals Transl Med 2020;21:1467.

Tratamento

O tratamento da DPOC é orientado pela intensidade dos sintomas e pela presença de exacerbações, conforme discutido acima.

Tratamento ambulatorial

1. **Cessação do tabagismo** – é a medida isolada mais importante a ser tomada pelos pacientes ainda fumantes. Ver Capítulo 1.

2. **Oxigenoterapia domiciliar** – a utilização da oxigenoterapia domiciliar prolongada (ODP) é indicada para pacientes portadores de hipoxemia grave e persistente, caracterizada pela pressão de oxigênio no sangue arterial (PaO_2) menor do que 55 mmHg e também naqueles que apresentam PaO_2 entre 56 mmHg a 59 mmHg ou SpO_2 = 89%, associada a *cor pulmonale*, edema por insuficiência cardíaca ou hematócrito > 55%.

Dois grandes estudos randomizados, publicados na década de 1980, demonstraram o benefício da utilização da ODP em pacientes portadores de DPOC.[22,23] Quanto maior o tempo de uso diário melhores os resultados. O tratamento com a ODP aumenta a sobrevida dos pacientes com DPOC e hipoxemia crônica e também resulta em benefícios relacionados à capacidade de realizar exercício, à qualidade de vida, ao estado cognitivo e à taxa de hospitalização.[24]

O objetivo da ODP é obter saturação arterial de oxigênio $(SaO_2) \geq 90\%$. Essa titulação deve ser realizada em pacientes com estabilidade clínica de pelo menos três meses e também com terapia medicamentosa otimizada.

Estudo mais recente não mostrou benefício do uso de ODP em pacientes com hipoxemia mais branda (SaO_2 em repouso entre 89-93%) ou SaO_2 baixa no teste de caminhada de 6 minutos.[25]

Igualmente, outro estudo, interrompido precocemente, não mostrou menor mortalidade ou menor necessidade de oxigenoterapia em longo prazo em pacientes com > 30% de tempo do sono com queda da SaO_2.[26]

Tratamento farmacológico

• Broncodilatadores

Os objetivos do tratamento farmacológico para a DPOC são melhorar os sintomas e reduzir o risco de efeitos clínicos adversos, incluindo exacerbações, progressão da doença e morte. O alívio dos sintomas permite melhora na tolerância ao exercício e qualidade de vida.

A redução no declínio funcional obtida com tratamento farmacológico, medido pelo VEF_1 é pequena (~5 mL/ano) e de relevância clínica discutível.[1]

O tratamento de cada caso deve ser individualizado, dada a correlação variável entre grau de obstrução, grau de dispneia e frequência de exacerbações.

Em todos os pacientes a técnica de inalação dos diversos dispositivos e a adesão ao tratamento devem ser repetidamente revistas, antes de se concluir por falha de tratamento.

Recomenda-se que os broncodilatadores de longa duração sejam preferidos e usados de maneira contínua para melhor controle dos sintomas. O uso de BDs de longa duração não impede o efeito de Bds de curta duração, que podem ser usados de acordo com a necessidade.

As duas categorias principais de BDs são os beta-2 agonistas e os anticolinérgicos. Os beta-2 agonistas relaxam a musculatura lisa das vias aéreas ao estimular os beta-2 receptores e elevar o AMP cíclico. Existem beta-2 de curta duração (salbutamol, fenoterol) e de longa duração. Os de curta duração têm efeito por 4-6 horas, e os de longa duração de 12 ou mais horas (LABAs). Alguns LABAS têm efeito que perdura por 12 horas (salmeterol, formoterol) e outros por 24 horas (olodaterol, indacaterol, vilanterol).

Os agentes a antimuscarínicos de longa duração bloqueiam os efeitos broncoconstritores da acetilcolina sobre os receptores M3 na musculatura lisa das vias aéreas. Os antimuscarínicos de curta duração (ipratrópio) bloqueiam os receptores M2. Os agentes muscarínicos de longa duração (LAMA) incluem o tiotrópio, umeclidíneo (uso 1x/dia) e o aclidíneo e o glicopirrôneo.

Em geral, os LABAs e os LAMAs usados de maneira isolada melhoram de maneira significativa a função pulmonar, a dispneia, a qualidade de vida e o número de exacerbações em DPOC. Entretanto, estudos clínicos demonstraram que os LAMA reduzem mais as exacerbações quando comparados aos LABA isoladamente, e reduzem o risco de hospitalizações.[27]

A combinação de LABAs e LAMAs aumenta o VEF1 e reduz os sintomas e as exacerbações em comparação à monoterapia.

A teofilina tem modesto efeito broncodilatador e pequena eficácia clínica.

Em pacientes com DPOC leve e assintomáticos, embora a terapia farmacológica tenha efeitos em algumas alterações funcionais, até o momento não há estudos que permitam recomendar essa forma de terapia.[28] Há uma controvérsia a respeito do uso isolado ou associado de BDs de longa duração no tratamento inicial de pacientes com DPOC, e se existe um subgrupo de pacientes nos quais esta estratégia seria mais apropriada. Do ponto-de-vista prático, a combinação deve ser usada em pacientes mais sintomáticos e o uso de LAMA sempre considerado nos grupos com maior frequência de exacerbações.

• Corticosteroides

O uso de corticosteroides inalados (CI) em DPOC não é isento de riscos. O uso prolongado de CI eleva o risco de pneumonia, bem como de osteoporose e cataratas. A associação com BDs de longa duração deve ser considerada em pacientes com asma associada, para pacientes exacerbadores sem resposta satisfatória com o uso de LABA + LAMA e para o fenótipo de DPOC exacerbador com eosinofilia periférica.[29] Os valores de corte de eosinófilos para indicar o benefício do uso de CI são controversos, porém valores acima de 150 células/mm^3 parece ser o número mínimo a ser considerado.

Terapia tripla com LABA/LAMA e CI melhora a função pulmonar, os sintomas e o estado de saúde, e reduz exacerbações em comparação ao uso de BDs de ação prolongada, usados de maneira isolada ou em associação. Dados recentes sugerem um efeito benéfico versus combinação fixa de LABA/LAMA sobre a mortalidade em pacientes sintomáticos com DPOC com uma história de exacerbações frequentes ou graves.[30,31,32]

Exceto nas exacerbações, a DPOC não é responsiva ao tratamento com corticosteroide oral. Dados os riscos de efeitos adversos, corticosteroides orais não são recomendados para tratamento a longo prazo em DPOC.

• Prevenção de infecções respiratórias

Uma proporção significativa de exacerbações em DPOC são desencadeadas por infecções respiratórias. Todo paciente com DPOC deve ser vacinado anualmente para influenza e deve ser vacinado contra *S. pneumoniae*. A resposta à vacinação é efetiva.

O uso crônico de antibióticos profiláticos é eficaz em DPOC com exacerbações frequentes, apesar de tratamento adequado. Interesse especial recai no uso de macrolídeos, por seu efeito imunomodulador. Em um grande estudo randomizado e duplo-cego em 1142 pacientes, o uso de azitromicina reduziu em 27% a taxa de exacerbações, e melhorou a qualidade de vida.[33] Antes do uso ECG deve ser obtido para análise do intervalo QTc e audiometria deve indicada. A dose de azitromicina pode ser de 500 mg 3x/semana, ou 250 mg diariamente.

Exacerbações

Exacerbações agudas em doenças pulmonares obstrutivas crônicas (EADPOC) são caracterizadas tradicionalmente por episódios de aumento dos sintomas respiratórios, particularmente dispneia, tosse e produção de escarro. O GOLD define exacerbação como uma piora aguda dos sintomas respiratórios que resulta em necessidade de terapia adicional.[1] O GOLD então classifica a gravidade da EADPOC como leve, quando apenas os sintomas são relatados e o paciente é tratado com BDs inalados de curta duração; moderado quando o paciente recebe antibióticos, corticosteroides sistêmicos, ou ambos;

e grave quando os pacientes visitam um serviço de emergência ou são hospitalizados. Esta classificação é influenciada pela disponibilidade dos recursos de atendimento.

Na EADPOC um círculo vicioso de resistência aumentada de vias aéreas e taquipneia leva ao aprisionamento de ar nos pulmões, disfunção dos músculos respiratórios, piora da dispneia e distúrbio da relação V/Q manifestando-se como hipoxemia arterial com ou sem hipercapnia. Em alguns pacientes, a demanda ventilatória excede a reserva, levando à insuficiência ventilatória, hipercapnia, e acidose respiratória a qual, se não tratada, pode levar à morte.

Recentemente uma nova definição foi proposta por um grupo de peritos: "Em um paciente com DPOC, uma exacerbação é um evento caracterizado por dispneia e/ou tosse que piora nos últimos 14 dias, a qual pode se acompanhada por taquipneia e/ou taquicardia e é frequentemente associada com inflamação local e sistêmica aumentadas causada por infecção, poluição, ou outras agressões às vias aéreas".[34]

A classificação de gravidade proposta é:

- Leve: dispneia por escala analógica visual (EAV) < 5; FR < 24 rpm; FC < 95 bpm; SaO_2 ≥ 92% em ar ambiente (ou na concentração usada pelo paciente) e variação ≤ 3% (quando conhecida); PCR < 10 mg/L (se obtida).

- Moderada: dispneia EAV > 5; FR ≥ 24 rpm; FC ≥95 bpm; SaO_2 de repouso < 92% em ar ambiente (ou na concentração usual utilizada pelo paciente); PCR ≥ 10 mg/L; Gasometria arterial, se obtida, mostra hipoxemia (PaO_2 ≤ 60 mmHg) e /ou hipercapnia ($PaCO_2$ > 45 mmHg), mas acidose ausente (pH > 7,35).

- Grave: gasometria arterial mostra hipercapnia e acidose ($PaCO_2$ > 45 mmHg e pH < 7,35).

Em pacientes com DPOC e piora dos sintomas respiratórios, inicialmente deve-se considerar se há piora da DPOC, ou piora de uma condição associada que pode imitar uma exacerbação, ou ambas.[35] O diagnóstico de EADPOC é de exclusão. Os desencadeantes mais relevantes de EADPOC são as infecções respiratória e a poluição do ar.

Em um estudo, infecções virais e bacterianas foram detectadas em 78% das EADPOC em internados; 29,7% eram infecções bacterianas, 23,3% virais e 25% mistas.[35] PCR elevado, em doentes internados, favorece o diagnóstico de exacerbação bacteriana.

Pacientes com maiores níveis de eosinófilos no sangue na EADPOC respondem melhor ao uso de corticosteroides.[35]

O objetivo do manejo da EADPOC é tratar os agentes causais e modular a resposta do hospedeiro, enquanto se trata as alterações funcionais.

Broncodilatadores beta-2 de ação rápida são o pilar da terapia devido à sua eficácia e rápido início de ação. Podem ser usados através de nebulímetros pressurizados, com ou sem espaçador, ou através de nebulizadores. A eficácia é semelhante. Podem ser usados cada 4-6 horas. Os antagonistas muscarínicos de curta duração (ipratróprio) podem adicionar broncodilatação em combinação com os beta-2 de ação curta. Quando combinado com salbutamol em nebulização, o ipratrópio 0,5 mg (500 mcg, 20 gotas de Atrovent) é misturado com salbutamol 2,5 mg (10 gotas de Aerolin) e dado a cada 2-6 horas a depender da resposta e dos efeitos colaterais.

Inflamação sistêmica e de vias aéreas estão aumentadas durante as exacerbações da DPOC, e o tratamento com corticosteroides é um pilar do tratamento. Os corticosteroides reduzem as falhas de tratamento e o risco de recaída, reduzem o tempo de internação e levam à melhora mais rápida da função pulmonar e dos sintomas.

Cursos curtos de CS são suficientes e o uso VO e IV são equivalentes. Um estudo importante mostrou que 5 dias de tratamento com prednisona 40 mg/dia via oral são suficientes.[36]

Não há necessidade de redução gradual da prednisona com este esquema terapêutico.

Antibióticos devem ser prescritos na presença de escarro (o qual deve ser inspecionado) purulento.

Estratificação de risco deve ser usada para guiar a seleção dos antibióticos a serem utilizados. Os pacientes devem ser categorizados na situação de tratamento (ambulatorial ou internados), risco para piores desfechos clínicos (comorbidades, especialmente insuficiência cardíaca ou doença cardíaca isquêmica, VEF1< 50% do previsto, frequência de exacerbações como duas ou mais ao ano, hospitalização por exacerbação nos últimos 3 meses, uso de O_2 suplementar, e idade $\geq$ 65 anos) e risco para infecção com Pseudomonas (colonização crônica ou isolamento prévio de Pseudomonas aeruginosa do escarro nos últimos 12 meses, VEF1 < 30% do previsto, bronquiectasias na TCAR, uso de antibióticos de largo espectro nos últimos 3 meses, e uso crônico de corticosteroide sistêmico).

Para pacientes ambulatoriais, a cobertura deve contemplar *S. pneumoniae, H. influenzae,* e *M. catarrhalis,* podendo optar-se por uso de um macrolídeo, como azitromicina, ou uma cefalosporina de segunda geração como a cefuroxima ou amoxicilina-clavulanato. Para pacientes com fatores de risco para pior evolução e risco para Pseudomonas, pode-se lançar mão de ciprofloxacino, ou associação deste com amoxicilina. Levofloxacino é uma alternativa razoável. Embora menos potente que ciprofloxacino para Pseudomonas, mantém atividade, e comparativamente maior eficácia contra os agentes mais comuns, acima citados. Moxifloxacino tem pobre atividade contra Pseudomonas.

Em pacientes com insuficiência respiratória O_2 deve ser titulado para manter a SpO_2 entre 88-92% para se evitar o risco de hipercapnia. A ventilação não invasiva é a conduta padrão na EADPOC com hipercapnia, e é recomendada quando a $PaCO_2 \geq .45$ mmHg e com pH.$\leq$.7,35, a despeito de tratamento médico otimizado. A VNI permite a redução da sobrecarga sobre os músculos respiratórios, melhorando a ventilação alveolar. Em EADPOC a VNI reduz a taxa de intubação, melhora a sobrevida e reduz o tempo de internação hospitalar.

A ventilação mecânica ainda é necessária em diversos casos. Os médicos frequentemente subestimam a possibilidade de sobrevida quando a VM é indicada em EADPOC.

Reabilitação respiratória

O curso clínico da DPOC segue um círculo vicioso bem conhecido de dispneia-inatividade, resultando em descondicionamento físico, pior qualidade de vida, incluindo maior dispneia. A trajetória da doença pode ser impactada pela reabilitação pulmonar, que é considerada atualmente um componente essencial do tratamento da DPOC. Existem evidências robustas na literatura que a reabilitação pulmonar resulta em melhora na capacidade de exercício, qualidade de vida relacionada à saúde, e menor utilização dos serviços de saúde nos pacientes com DPOC. São fundamentais no programa o treinamento muscular e o automanejo.

Há subutilização de programas estruturados de reabilitação pulmonar na maioria dos países.[37]

Procedimentos cirúrgicos

Transplante pulmonar

Há aumento de sobrevida de pacientes com DPOC submetidos a transplante pulmonar, com mediana de sobrevida atual de 5,6 anos. Indicações específicas para transplante em DPOC incluem o índice de massa corporal, a obstrução medida pelo VEF_1, grau de dispneia e capacidade de exercício (escore BODE) de mais do que 7, um VEF_1 < 20% do previsto, DCO < 20% do previsto, $PaCO_2$ maior que 50 mmHg e/ou a presença de cor pulmonale.[38]

Cirurgia redutora de volume pulmonar

Há longo tempo se reconhece que a hiperinsuflação pulmonar é um fator essencial na produção de dispneia em DPOC. Redução de volume de áreas enfisematosas em DPOC pode ser realizada por cirurgia, ou através da colocação de válvulas endobrônquicas para redução das áreas hiperinsufladas. O candidato ideal para a cirurgia redutora de volume é o portador de enfisema de predomínio em lobos superiores e com baixa capacidade de exercício.[38] Os candidatos devem ser encaminhados para centros especializados.

Bulectomia

Bolhas gigantes são aquelas que ocupam > 30% do volume pulmonar, mas seus efeitos sobre a dispneia e a mecânica pulmonar são variáveis. Candidatos para bulectomia devem ter dispneia importante, VEF1< 50% do previsto, compressão adjacente do tecido pulmonar, bolha ocupando mais de um terço do pulmão, e enfisema pouco extenso no restante do parênquima pulmonar.[38]

Referências bibliográficas

1. Global strategy for the diagnosis, management, and prevention of chronic obstructive pulmonary disease. Global Initiative for Chronic Obstructive Lung Disease; 2022; [accessed 2021 May 24]. Available from: https://goldcopd.org/2022-gold-reports/.Acesso 29.05.2022.

2. Pereira CA, Sato T, Rodrigues SC. New reference values for forced spirometry in white adults in Brazil. J Bras Pneumol. 2007; 33:397-406.

3. Mohamed Hoesein FA, Zanen P, Lammers JW. Lower limit of normal or FEV1/FVC < 0.70 in diagnosing COPD: an evidence-based review. Respir Med. 2011; 105:907-15.

4. Pereira CA, Duarte AA, Gimenez A, Soares MR. Comparison between reference values for FVC, FEV1, and FEV1/FVC ratio in White adults in Brazil and those suggested by the Global Lung Function Initiative 2012. J Bras Pneumol. 2014; 40:397-402.

5. Buhr RG, Barjaktarevic IZ, Quibrera PM, et al; SPIROMICS investigators. Reversible Airflow Obstruction Predicts Future COPD Development in the SPIROMICS Cohort. Am J Respir Crit Care Med. 2022 May 12.

6. Schultz K, D'Aquino LC, Soares MR, et al. Lung volumes and airway resistance in patients with a possible restrictive pattern on spirometry. J Bras Pneumol. 2016; 42:341-347.

7. Menezes AM, Jardim JR, Pérez-Padilla R, et al. Prevalence of chronic obstructive pulmonary disease and associated factors: the PLATINO Study in São Paulo, Brazil. Cad Saude Publica. 2005; 21:1565-73.

8. Santo AH, Fernandes FLA. Chronic Obstructive Pulmonary Disease-Related Mortality in Brazil, 2000-2019: A Multiple-Cause-of-Death Study. COPD. 2022; 19:216-225.

9. Vogelmeier CF, Alter P. Assessing Symptom Burden. Clin Chest Med. 2020 ;41(3):367-373.

10. Soumagne T, Laveneziana P, Veil-Picard M, et al. Asymptomatic subjects with airway obstruction have significant impairment at exercise. Thorax. 2016; 71:804-11.

11. Mattos WL, Signori LG, Borges FK, et al. Accuracy of clinical examination findings in the diagnosis of COPD. J Bras Pneumol. 2009; 35:404-8.

12. McGee S. Chronic obstructive lung disease. In: Evidence-based physical diagnosis. Elsevier 3th Ed. Philadelphia 2012. p277-282.

13. Labaki WW, Gu T, Murray S, et al. Voxel-Wise Longitudinal Parametric Response Mapping Analysis of Chest Computed Tomography in Smokers. Acad Radiol. 2019; 26:217-223.

14. Pereira CAC.DPOC-Fisiopatologia. Em: Pereira CAC; Holanda MA (Eds). Medicina Respiratória. São Paulo, Editora Atheneu, 2014; p685-689.

15. O'Donnell DE, Lam M, Webb KA. Spirometric correlates of improvement in exercise performance after anticholinergic therapy in chronic obstructive pulmonary disease. Am J Respir Crit Care Med. 1999;160:542-9.

16. Zucchi JW, Franco EAT, Schreck T, et al. Different Clusters in Patients with Chronic Obstructive Pulmonary Disease (COPD): A Two-Center Study in Brazil. Int J Chron Obstructive Pulmonol Dis. 2020; 15:2847-2856.

17. Miravitlles M, Calle M, Soler-Cataluña JJ. Clinical phenotypes of COPD: identification, definition and implications for guidelines. Arch Bronconeumol. 2012; 48:86-98.

18. Halpin DMG. What Is Asthma Chronic Obstructive Pulmonary Disease Overlap? Clin Chest Med. 2020; 41:395-403.

19. Thurlbeck WM, Simon G. Radiographic appearance of the chest in emphysema. AJR Am J Roentgenol. 1978; 130:429-40.

20. Nicklaus TM, Stowell DW, Christiansen WR, Renzetti AD Jr. The accuracy of the roentgenologic diagnosis of chronic pulmonary emphysema. Am Rev Respir Dis. 1966;93(6):889-99.

21. Wilkinson AN, Lam S. Lung cancer screening primer: Key information for primary care providers. Can Fam Physician. 2021; 67:817-822.

22. Nocturnal Oxygen Therapy Trial Group. Continuous or nocturnal oxygen therapy in hypoxemic chronic obstructive lung disease: a clinical trial. Ann Intern Med. 1980; 93:391-8.

23. Medical Research Council Working Party. Long term domiciliary oxygen therapy in chronic hypoxic cor pulmonale complicating chronic bronchitis and emphysema: report of the Medical Research Council Working Party. Lancet. 1981; 1:681-6.

24. Tanni SE, Dodoy I. Oxigenoterapia domiciliar prolongada. Em: Pereira CAC; Holanda MA (Eds). Medicina Respiratória. São Paulo, Editora Atheneu, 2014; p327-335.

25. Long-Term Oxygen Treatment Trial Research Group. A Randomized Trial of Long-Term Oxygen for COPD with Moderate Desaturation. N Engl J Med. 2016; 375:1617-1627.

26. Lacasse Y, Sériès F, Corbeil F, and INOX Trial Group. Randomized Trial of Nocturnal Oxygen in Chronic Obstructive Pulmonary Disease. N Engl J Med. 2020; 383:1129-1138.

27. Nici L, Mammen MJ, Charbek E, et al Pharmacologic Management of Chronic Obstructive Pulmonary Disease. An Official American Thoracic Society Clinical Practice Guideline. Am J Respir Crit Care Med. 2020; 201:e56-e69.

28. Fernandes FLA, Cukier A, Camelier AA et al. Recommendations for the pharmacological treatment of COPD: questions and answers. J Bras Pneumol. 2017; 43:290-301.

29. Singh D. Pharmacological treatment of stable chronic obstructive pulmonary disease. Respirology. 2021; 26:643-651.

30. Lipson DA, Crim C, Criner GJ, et al. Reduction in All-Cause Mortality with Fluticasone Furoate/Umeclidinium/Vilanterol in Patients with Chronic Obstructive Pulmonary Disease. Am J Respir Crit Care Med. 2020; 201:1508-1516.

31. Rabe KF, Martinez FJ, Ferguson GT, and ETHOS Investigators. Triple Inhaled Therapy at Two Glucocorticoid Doses in Moderate-to-Very-Severe COPD. N Engl J Med. 2020; 383:35-48.

32. Axson EL, Lewis A, Potts J, et al. Inhaled therapies for chronic obstructive pulmonary disease: a systematic review and meta-analysis. BMJ Open. 2020;10(9):e036455.

33. Albert RK, Connett J, Bailey WC, and COPD Clinical Research Network. Azithromycin for prevention of exacerbations of COPD. N Engl J Med. 2011; 365:689-98.

34. Celli BR, Fabbri LM, Aaron SD, et al. An Updated Definition and Severity Classification of Chronic Obstructive Pulmonary Disease Exacerbations: The Rome Proposal. Am J Respir Crit Care Med. 2021; 204:1251-1258.

35. MacLeod M, Papi A, Contoli M, et al. Chronic obstructive pulmonary disease exacerbation fundamentals: Diagnosis, treatment, prevention and disease impact. Respirology. 2021; 26:532-551.

36. Leuppi JD, Schuetz P, Bingisser R, et al. Short-term vs conventional glucocorticoid therapy in acute exacerbations of chronic obstructive pulmonary disease: the REDUCE randomized clinical trial. JAMA. 2013; 309:2223-31.

37. Bourbeau J, Gagnon S, Ross B. Pulmonary Rehabilitation. Clin Chest Med. 2020; 41:513-528.

38. Duffy S, Marchetti N, Criner GJ. Surgical Therapies for Chronic Obstructive Pulmonary Disease. Clin Chest Med. 2020; 41:559-566.

10.3 Bronquiectasias

Paulo de Tarso Roth Dalcin

Introdução

As bronquiectasias constituem uma doença pulmonar crônica de diversas etiologias, causadas por um ciclo de inflamação e infecção que resulta em dano estrutural permanente às vias aéreas.[1,2] É um condição muito prevalente nos países em desenvolvimento que pode prejudicar de maneira significativa a qualidade de vida dos indivíduos com essa condição.[3] Uma parcela significativa desses indivíduos apresenta perda acelerada da função pulmonar, progressão para insuficiência respiratória e morte prematura.[1,4]

Neste documento, o termo bronquiectasias se refere a bronquiectasias não associadas à fibrose cística.

Definição

O termo bronquiectasia refere-se à dilatação anormal e irreversível dos brônquios, causada pela destruição dos componentes elástico e muscular de suas paredes. Existem muitas condições congênitas e adquiridas relacionadas ao aparecimento de bronquiectasias.[4]

Epidemiologia

Dados epidemiológicos mostram que a prevalência das bronquiectasias tem aumentado ao redor do mundo.[1,5] O diagnóstico vem crescendo, sendo que a prevalência aumenta com a idade e há variação geográfica e étnica.[4]

No Brasil, os dados epidemiológicos são escassos. Dados do Ministério da Saúde mostram que as bronquiectasias causaram uma taxa de mortalidade de 0,2/100.000 habitantes.[4]

Apresentação clínica

O diagnóstico de bronquiectasias deve ser suspeitado em indivíduos que apresentem tosse crônica, expectoração purulenta ou mucopurulenta e infecções respiratórias de repetição. Fatores adicionais que sugerem o diagnóstico incluem hemoptise, rinossinusite, dispneia e sibilância. Outros achados que podem estar presentes incluem mal-estar, fadiga e perda de peso.[6] Um estudo prévio em 103 pacientes mostrou que os achados clínicos que mais frequentemente se associaram com o diagnóstico de bronquiectasias foram tosse produtiva, rinossinusite, fadiga e estertores na ausculta pulmonar.[7]

Entretanto, devemos lembrar que as bronquiectasias também podem se apresentar como uma doença indolente ou como uma doença associada a hemoptise.[8]

A apresentação como uma doença indolente envolve o fato de que as bronquiectasias podem ser encontradas em indivíduos assintomáticos ou em pacientes com apenas tosse leve. A caracterização desse grupo de pacientes se deve ao fato de que o avanço no diagnóstico radiológico por imagem tornou mais fácil a identificação de graus menores de bronquiectasias, ampliando o diagnóstico da doença.[8]

Os pacientes com doença associada à hemoptise, em geral, apresentam bronquiectasias decorrentes de tuberculose pulmonar. A tosse e a expectoração podem não ser achados clínicos dominantes (bronquiectasias "secas").[8]

Diagnóstico

O diagnóstico de bronquiectasias é feito pela identificação de dilatações brônquicas não reversíveis na tomografia computadorizada de tórax com cortes de alta resolução (TCAR), de modo que esse é o exame padrão áureo para confirmar ou excluir o diagnóstico.[4]

TCAR deve ser realizada com cortes ≤ 1 mm, reconstruída por meio de algoritmo de frequência espacial elevada.[5] Os critérios diagnósticos incluem a identificação de dilatação brônquica sugerida por 1 ou mais dos achados citados a seguir:[1,4,5]

- Razão entre o diâmetro do lúmen interno da via aérea pelo diâmetro da artéria pulmonar adjacente > 1 (sinal do anel de sinete).
- Ausência de afunilamento brônquico, definido como um brônquio que tem o mesmo diâmetro do brônquio que o originou, por uma distância maior que 2cm.
- Visualização de brônquio na periferia de 1cm a partir da pleura costal ou visualização de brônquio adjacente à pleura mediastinal.
- Constrições varicosas ao longo das vias aéreas.
- Formação cística ao final de um brônquio.

Ainda, os seguintes sinais indiretos estão associados com bronquiectasias:

- Espessamento de paredes brônquicas.
- Impactação mucoide.
- Perfusão em mosaico/aprisionamento aéreo na tomografia em expiração.

Os sinais tomográficos das bronquiectasias são mostrados na Figura 10.3.1.

Devemos lembrar que o exame convencional de tórax, embora possa se constituir em exame de triagem e possa identificar as bronquiectasias mais ostensivas, apresenta menor sensibilidade e especificidade quando comparado com a TCAR.[9]

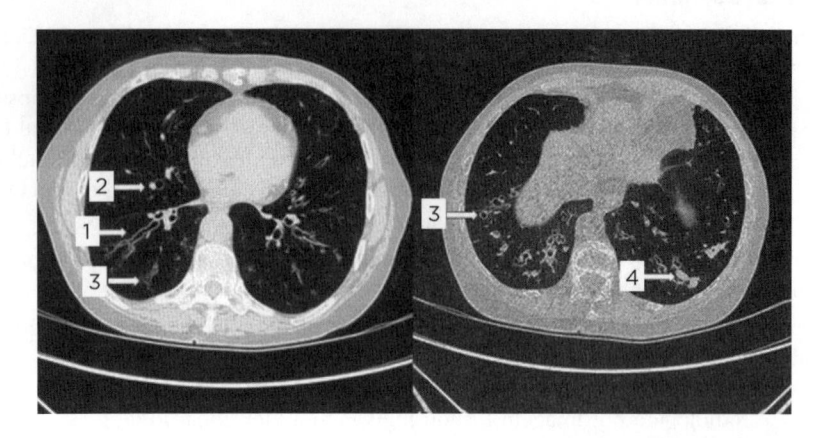

Figura 10.3.1 – Sinais tomográficos de bronquiectasias: 1: ausência de afunilamento brônquico com constrições varicosas ao longo das vias aéreas; 2: razão entre o diâmetro do lúmen interno da via aérea pelo diâmetro da artéria pulmonar adjacente > 1 (sinal do anel de sinete); 3: visualização de brônquio na periferia de 1cm a partir da pleura costal; impactação mucoide.

Avaliação diagnóstica da causa etiológica

As bronquiectasias se constituem em via final comum de uma variedade de doenças respiratórias e de doenças sistêmicas. Entretanto, uma grande proporção dos casos não apresenta causa identificada, refletindo a nossa incompleta compreensão da patogênese da doença.[1]

A Tabela 10.3.1 apresenta as principais condições associadas com bronquiectasias.

O espectro etiológico e a percentagem de casos idiopáticos dependem da origem do paciente e do protocolo diagnóstico utilizado na identificação diagnóstica.[10] Protocolos de investigação mais recentes melhoraram o rendimento na busca etiológica, identificando a causa das bronquiectasias em 60%[11] e 75,8% dos casos.[10] A etiologia pós-infecciosa é a mais frequentemente identificada, em 20% a 40% dos casos.[4]

A identificação da causa etiológica pode ter implicações terapêuticas e prognósticas em 13% e 37% dos casos.[11,12]

Tabela 10.3.1 – Condições associadas com bronquiectasias

Pós-infecciosa
• Infecções bacterianas (*Bordetella pertussis, Pseudomonas sp, Haemophilus sp, Klebsiella sp, Staphylococcus aureus*)
• Tuberculose
• Infecções pelo complexo *Mycobacterium avium*
• *Aspergillus sp*
• Infecções virais (adenovírus, sarampo, influenza)

Condições congênitas
• Discinesia ciliar primária
• Fibrose cística
• Deficiência de alfa₁-antitripsina
• Traqueobroncomegalia (síndrome de Mounier-Kuhn)
• Deficiência de cartilagem (síndrome de Williams-Campbell)
• Sequestro broncopulmonar
• Síndrome de Marfan

Imunodeficiência	
Primária	Secundária
• Hipogamaglobulinemia	• Leucemia linfocítica crônica
• Deficiência seletiva de IgA	• Quimioterapia
• Deficiência seletiva de IgG ou de suas subclasses	• Imunomodulação (após transplante)
	• Vírus da imunodeficiência humana

Obstrução brônquica localizada
• Aspiração de corpo estranho
• Neoplasia de crescimento lento (benigna ou maligna)
• Compressão extrínseca por linfonodomegalia

Sequela de inalação tóxica ou aspiração
• Cloro
• Heroína
• Aspiração de conteúdo gástrico

Condições reumatológicas
• Artrite reumatóide
• Lúpus eritematoso sistêmico
• Síndrome de Sjögren
• Policondrite recidivante

Outras
• Doença inflamatória intestinal (retocolite ulcerativa ou Crohn)
• Síndrome de Young (discinesia ciliar secundária)
• Síndrome das unhas amarelas
• Fístula brônquica
• Asma
• Doença pulmonar obstrutiva crônica

Idiopáticas

Fonte: adaptada de Diagnóstico e Tratamento das Bronquiectasias: Uma Atualização Diagnosis and Treatment of Bronchiectasis: An Update Dalcin PTR, Perin C, Barreto SSM. Rev HCPA 2007;27(1).

A busca etiológica é iniciada investigando os seguintes aspectos da história: infecção respiratória complicada na infância (coqueluche, sarampo ou pneumonia), tuberculose no passado, predisposição a infecções não-respiratórias (indicativa de possível deficiência imunológica), atopia ou asma, doença do tecido conjuntivo, sintomas de refluxo gastroesofágico, infertilidade, história familiar de imunodeficiência ou infecção pulmonar, e fatores de risco para infecção com o vírus da imunodeficiência humana.[8]

Exames de avaliação primária incluem hemograma completo, exames do escarro (gram, cultura, pesquisa de bacilo álcool-ácido resistente, cultura para micobactérias, pesquisa direta e cultura para fungos), dosagens séricas de IgG, IgM, IgA, IgE, IgE específica para Aspergillus, precipitinas para Aspergillus e testes cutâneos para Aspergillus. Exames de avaliação secundária incluem fator reumatóide, subclasses de IgG, níveis de anticorpos antipolissacarídeos do *Streptococcus pneumoniae*, dosagem de alfa$_1$-antitripsina, dosagem de eletrólitos no suor, fibrobroncoscopia (considerar pacientes com doença localizada), investigação de discinesia ciliar, pHmetria esofágica de 24 horas, sorologia para HIV, investigação do trato digestivo.[2,5]

Tratamento

A base do tratamento das bronquiectasias inclui: tratar a causa específica, promover a higiene brônquica (*clearance* de vias aéreas), administrar antibióticos para tratamento da exacerbação e para supressão da carga microbiana, reduzir a excessiva resposta inflamatória, usar drogas mucoativas, considerar uso de broncodilatadores, orientar exercício e reabilitação pulmonar, controlar a hemorragia brônquica e remover cirurgicamente segmentos ou lobos extremamente danificados que pode se constituir em foco de infecção ou sangramento, referenciar para transplante pulmonar. Outras recomendações gerais envolvem ainda manter boa nutrição, vacinação e evitar o tabagismo.[1,4,5]

Tratar a causa específica

Algumas causas de bronquiectasias possuem tratamento específico que pode impactar no prognóstico. Considerar imunodeficiências primárias, deficiência de alfa-$_1$ antitripsina, aspergilose broncopulmonar alérgica, micobacterioses não tuberculosa, doenças inflamatórias intestinais, doenças do colágeno, refluxo gastroesofágico, doenças localizadas com obstrução brônquica. A fibrose cística deve ser sempre excluída, pois possui uma abordagem terapêutica específica.[4,5]

Promover a higiene brônquica (*clearance* de vias aéreas)

Técnicas fisioterapêuticas para melhorar o *clearance* mucociliar devem ser realizadas e ensinadas para todos os pacientes com bronquiectasias com produção crônica de secreção e/ou sinais (tomográficos) de tampões mucosos.[4] É recomendado a supervisão de fisioterapeuta respiratório para ensinar e ajustar a técnica adequada e a usar dispositivos acessórios adequados. A análise do exame tomográfico pode fornecer informações sobre os segmentos pulmonares afetados e orientar na necessidade de técnicas de drenagem postural.[5]

Antibióticos para tratamento da exacerbação infecciosa pulmonar

O uso de antibióticos é essencial para o tratamento de exacerbações em bronquiectasias. Ao diagnóstico da exacerbação, indica-se coleta de amostra de escarro, mas o início do tratamento não deve esperar esse resultado. A escolha do antibiótico deve ser guiada pela gravidade clínica da exacerbação, pelas culturas prévias do escarro e teste de sensibilidade, resposta clínica prévia, alergias e interações medicamentosa.[1,4] Em casos mais graves, o tratamento hospitalar com drogas de uso intravenoso pode ser necessário e deve ser considerada cobertura anti-*Pseudomonas*. De qualquer modo, nos casos que não evoluem bem ao tratamento empírico inicial, sempre que possível, o ajuste do tratamento de acordo com o exame bacteriológico e antibiograma do escarro está indicado.[1,2] A duração apropriada do tratamento em geral é 14 dias.[5]

Erradicação da primo-infecção por *Pseudomonas aeruginosa*

A erradicação precoce da *Pseudomonas aeruginosa* tem sido recomendada em casos de primo-infecção. Tem sido sugerido esquema combinado de antibiótico sistêmico associado a um antibiótico inalatório por um tempo maior que 3 semanas.[4]

Antibióticos inalatórios a longo prazo

Os antibióticos inalatórios podem ser testados em pacientes selecionados com infecção bacteriana crônica e exacerbações infecciosas recorrentes.[1]

Existem evidências suficientes que fundamentam o uso dos antibióticos por via inalatória de maneira prolongada em pacientes com bronquiectasias, infecção brônquica crônica por *P. aeruginosa* e exacerbações. A escolha do antibiótico dependerá da disponibilidade e do acesso a medicação.[4]

Em paciente sem infecção crônica pela *P. aeruginosa*, o uso da gentamicina inalatória pode ser uma alternativa de segunda linha para os pacientes que não toleram ou não controlam as exacerbações com uso de azitromicina.[5]

Os antibióticos inalatórios disponíveis no Brasil e recomendados para o tratamento da infecção crônica brônquica em pacientes com bronquiectasias são: colistimetato de sódio, gentamicina, tobramicina solução inalatória e tobramicina em pó seco.

Reduzir a resposta inflamatória excessiva

Ensaios clínicos recentes têm fundamentado o uso a longo prazo dos macrolídeos, em especial da azitromicina, nos pacientes com bronquiectasias (com ou sem infecção crônica por *P. aeruginosa*) com 3 ou mais exacerbações ao ano. Estas medicações atuariam por efeitos antimicrobianos, anti-inflamatórios e imunomoduladores não completamente esclarecidos.[3]

Os corticoides inalatórios não têm um papel no manejo rotineiro das bronquiectasias. Sua utilização fica reservada para os pacientes com diagnóstico associado de asma ou doença pulmonar obstrutiva crônica.[3-5]

Usar drogas mucoativas

Há dois agentes hiperosmolares que são mucoativos: solução salina hipertônica e manitol. Entretanto, mesmo a solução salina 0,9% pode ter propriedades mucoativas.[4]

A utilização da terapia inalatória destes agentes a longo prazo tem sido recomendada em conjunto com as técnicas de *clearance* de vias aéreas, em especial, em adultos com bronquiectasias, dificuldade de expectorar e sintomas não controlados.[3]

As evidências para o uso dos mucolíticos orais são escassas, embora eles possam aumentar a expectoração.[5]

O uso de dornase alfa está contraindicado para pacientes com bronquiectasias não relacionadas com fibrose cística.[3-5]

Usar broncodilatadores

Não há evidências para o uso de rotina dos broncodilatadores nas bronquiectasias.[3-5] Entretanto, os broncodilatadores de longa ação (beta$_2$-agonistas e anticolinérgicos) podem ser utilizados em pacientes com dispneia.[3,5] Também tem sido sugerido que os broncodilatadores de curta ação sejam utilizados como medida adjuvante da fisioterapia respiratória ou para aumentar a tolerabilidade e para otimizar a deposição brônquica das drogas inalatórias mucoativas e dos antibióticos inalatórios.[3]

Orientar exercício e reabilitação pulmonar

É recomendado que os indivíduos com bronquiectasias e limitação aos esforços sejam orientados para a prática regular de exercício e, se disponível, para participação em programa de reabilitação pulmonar.[4]

Controlar a hemorragia brônquica

A hemoptise em pequena quantidade é frequentemente encontrada durante as exacerbações. Nessa situação, o tratamento antibiótico é usualmente suficiente para deter o processo hemorrágico. Hemoptises mais volumosas de repetição ou episódios hemorrágicos ameaçadores à vida podem exigir manejo com embolização de artérias brônquicas.[8]

Remover cirurgicamente segmentos ou lobos extremamente danificados

O tratamento cirúrgico das bronquiectasias pode estar indicado em doenças localizadas em pacientes com sintomas de difícil controle ou sintomas não controlados com tratamento otimizado. Algumas indicações incluem: remoção de bronquiectasias decorrente de obstrução tumoral ou de corpo estranho; remoção de segmentos broncopulmonares muito danificados que perpetuam a infecção e a supuração; remoção de áreas obstruídas por impactação mucoide ou tampão mucoso; remoção de áreas responsáveis por hemorragias de difícil controle; remoção de segmentos que albergam microrganismos multirresistentes.[3-5]

Referenciar para transplante pulmonar

O transplante pulmonar deve ser considerado para indivíduos com bronquiectasias difusas que apresentem declínio progressivo da função pulmonar a despeito do tratamento clínico pleno.[13] O avanço da doença de base com grave prejuízo da função pulmonar (VEF1 < 30% do previsto); presença de hipoxemia (com necessidade de oxigenoterapia domiciliar) e hipercapnia; necessidade de ventilação não invasiva; exacerbações graves e hospitalizações frequentes; e desenvolvimento de hipertensão pulmonar são sinais de que o paciente deva ser encaminhado para transplante pulmonar.[4,5,13]

Referências bibliográficas

1. Visser SK, Bye P, Morgan L. Management of bronchiectasis in adults. Med J Aust. 2018;209:177-83.

2. O'Donnell AE. Medical management of bronchiectasis. J Thorac Dis. 2018;10(Suppl 28):S3428-35.

3. Polverino E, Goeminne PC, McDonnell MJ, Aliberti S, Marshall SE, Loebinger MR, et al. European Respiratory Society guidelines for the management of adult bronchiectasis. Eur Respir J 2017;50:1700629.

4. Pereira MC, Athanazio RA, Dalcin P de TR, Figueiredo MRF de, Gomes M, Freitas CG de, et al. Consenso brasileiro sobre bronquiectasias não fibrocísticas. J Bras Pneumol. 2019; 45: e20190122.

5. Hill AT, Sullivan AL, Chalmers JD, De Soyza A, Stuart Elborn J, Andres Floto R, et al. British thoracic society guideline for bronchiectasis in adults. Thorax. 2019;74(Suppl 1).

6. McDonnell MJ, Hester K, Soyza A De. Bronchiectasis: Clinical features and management with a focus on inhaled antibiotics. Clin Pulm Med. 2014;21:251-61.

7. King PT, Holdsworth SR, Freezer NJ, Villanueva E, Holmes PW. Characterisation of the onset and presenting clinical features of adult bronchiectasis. Respir Med. 2006;100:2183-9.

8. Dalcin PTR; Perin C; Menna-Barreto SS. Diagnóstico e tratamento das bronquiectasias: uma atualização. Rev do HCPA 2007;27:51-60.

9. Van Der Bruggen-Bogaarts BAHA, Van Der Bruggen HMJG, Van Waes PFGM, Lammers JWJ. Screening for bronchiectasis: A comparative study between chest radiography and high-resolution CT. Chest 1996;109:608-11.

10. Olveira C, Padilla A, Martínez-García M-Á, de la Rosa D, Girón R-M, Vendrell M, et al. Etiology of Bronchiectasis in a Cohort of 2047 Patients. An Analysis of the Spanish Historical Bronchiectasis Registry. Arch Bronconeumol 2017;53:366-74.

11. Lonni S, Chalmers JD, Goeminne PC, McDonnell MJ, Dimakou K, De Soyza A, et al. Etiology of non-cystic fibrosis bronchiectasis in adults and its correlation to disease severity. Ann Am Thorac Soc. 2015;12:1764-70.

12. Shoemark A, Ozerovitch L, Wilson R. Aetiology in adult patients with bronchiectasis. Respir Med. 2007;101:1163-70.

13. Hayes D, Meyer KC. Lung transplantation for advanced bronchiectasis. Semin Respir Crit Care Med. 2010;31:123–38.

14. Diagnóstico e tratamento das bronquiectasias: uma atualização. Diagnosis and treatment of bronchiectasis: an update. Dalcin PTR, Perin C, Barreto SSM. Rev HCPA 2007;27(1).

10.4 Fibrose Cística

Rodrigo Abensur Athanazio

Introdução

A fibrose cística (FC) é uma doença genética autossômica recessiva causada por mutações em um gene localizado no braço longo do cromossomo 7 responsável pela codificação de uma proteína denominada proteína reguladora da condutância transmembrana da fibrose cística (CFTR). É uma das causas de bronquitectasias no entanto também acomete vários órgãos e sistemas, levando a manifestações clínicas variadas.[1]

Epidemiologia

Acomete mais comumente caucasianos. No Brasil, estima-se que a incidência de fibrose cística seja de 1:7.576 nascidos vivos, variando de acordo com diferenças regionais, sendo mais frequente na região Sul.[2]

Fisiopatologia

A mutação genética leva à disfunção da proteína CFTR, diminuindo a permeabilidade da membrana celular ao cloreto com consequente dificuldade no transporte e secreção deste íon. Cada órgão que depende da proteína CFTR – pulmões, pâncreas, intestino, glândulas sudoríparas e vasos deferentes – expressa esta disfunção de maneira diferente, de acordo com a sensibilidade de cada um deles ao déficit funcional. No pulmão, a alteração no canal de cloro leva a alteração na permeabilidade da membrana celular apical, prejudicando a saída deste íon e, consequentemente, aumentando o influxo de sódio e água no compartimento intracelular. Este processo compromete a hidratação da superfície celular, promovendo o espessamento do muco respiratório, característica marcante desta doença (Figura 10.4.1). Ocorre, então, uma dificuldade para o clareamento das secreções pulmonares e inicia-se o processo de formação progressiva das bronquiectasias, descrito como ciclo vicioso de Cole. Este processo consiste numa predisposição genética associada a um insulto ambiental que promove danos estruturais na via aérea, prejudicando o transporte mucociliar e favorecendo acúmulo de secreção e persistência de microrganismos e, consequentemente, inflamação crônica. Esta inflamação leva a mais dano tecidual, alterando ainda mais a motilidade ciliar, perfazendo um ciclo vicioso de: inflamação, destruição da via aérea, *clearance* mucociliar prejudicado, colonização bacteriana e novamente inflamação.[1]

Manifestações clínicas

A manifestação clínica é muito variável, nos casos mais graves os sintomas aparecem desde no nascimento e dependem do local acometido. Temos como exemplo:

- Glândulas sudoríparas: suor salgado, suor excessivo.
- Aparelho reprodutor masculino: agenesia de ducto deferente e, consequentemente, azoospermia obstrutiva.
- Pâncreas: pancreatites de repetição, síndrome disabsortiva com esteatorreia, desnutrição, hipovitaminoses relacionadas a vitaminas lipossolúveis, diabetes.
- Fígado: icterícia obstrutiva, cirrose biliar.
- Intestino: íleo meconial, retardo na eliminação de mecônio, atresia ileal; supercrescimento bacteriano, síndroma de obstrução intestinal distal.
- Vias aéreas superiores: sinusopatia crônica, pólipos nasais.
- Pulmão: bronquiectasias com tosse crônica produtiva, hemoptoico/hemoptise, dispneia, baqueteamento digital.

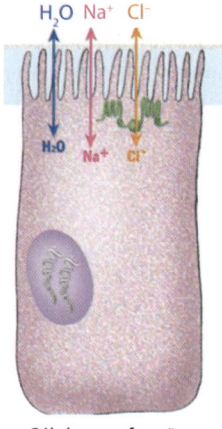 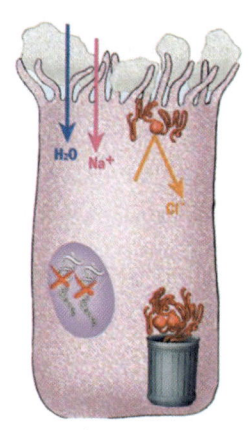

Célula com função normal do CFTR

Fibrose cística

Figura 10.4.1 – Fisiopatologia da fibrose cística[1]. Em pacientes sem disfunção do CFTR, este gene codifica uma proteína transmembrana epitelial que no trato respiratório é responsável por transportar cloro para o meio extracelular quando ativado. Paralelamente, a ativação do CFTR promove um feedback negativo para o canal de sódio (eNAC) que tende a transportar sódio para o meio intracelular. Deste modo, quando o CFTR é ativado ocorre uma concentração de NaCl (sal) no meio extracelular e consequentemente transporte de água para esta região por osmose, regulando a fluidez do muco do trato respiratório. Nos pacientes com fibrose cística, o não funcionamento do CFTR promove um acúmulo tanto de cloro como de sódio no interior das células, desidratando o muco e aumentando sua viscosidade com consequente aumento do risco de infecções respiratórias.

É importante salientar que apesar do acometimento multissistêmico da doença, as afecções pulmonares são a principal causa de morte nestes pacientes.[2,3] Há cerca de 40 anos, a expectativa de vida de um paciente com FC era inferior a 18 anos. A associação de comprometimento pulmonar por bronquiectasias com desnutrição decorrente de insuficiência pancreática exócrina acarretava numa alta morbidade aos portadores da doença associada a uma baixa qualidade de vida. As últimas décadas foram de grande avanço no entendimento da FC. O surgimento de diversos tratamentos melhorou consideravelmente a sobrevida destes pacientes. Atualmente, em diversos países do mundo a sobrevida média de um indivíduo com FC já atinge 40 anos. No Brasil, a última publicação do registro brasileiro de FC de 2018 destaca que cerca de 26% da população já possui mais de 18 anos.[4]

Abordagem diagnóstica

A abordagem começa ainda na infância com a triagem neonatal, feita por meio de quantificação dos níveis de tripsinogênio imunorreativo em duas dosagens, sendo a segunda feita em até 30 dias de vida. Frente a duas dosagens positivas, recomenda-se o teste do suor para a confirmação diagnóstica. A dosagem de cloreto por métodos quantitativos no suor ≥ 60 mmol/L, em duas amostras, confirma o diagnóstico. Alternativas para o diagnóstico são a identificação de duas mutações relacionadas à fibrose cística e os testes de função da proteína CFTR como por exemplo o teste de potencial nasal.[2,3] Na Figura 10.4.2, encontra-se o algoritmo diagnóstico proposto pelas diretrizes brasileiras de fibrose cística.[2]

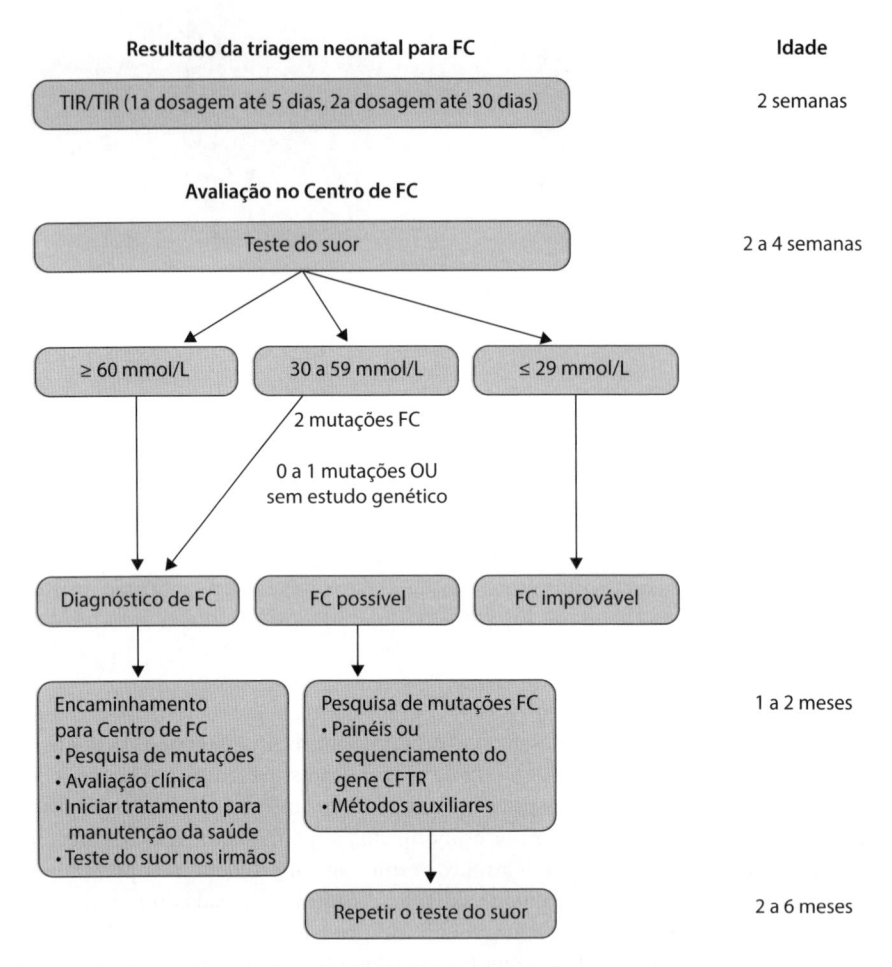

Figura 10.4.2 – Algoritmo diagnóstico conforme Diretriz Brasileira de Fibrose Cística (2017)[2]

Tratamento

O tratamento da fibrose cística abrange medicações e técnicas usadas para bronquiectásicos não-FC, com efeitos semelhantes. Fisioterapia respiratória está indicada para todos os pacientes bem como atividade física (exercício aeróbico e anaeróbico), auxiliando nos desfechos funcionais e posturais além de melhorar a autoestima dos pacientes.

Diferentemente das bronquiectasias não FC, a dornase alfa inalatória, um agente mucolítico, tem comprovada eficácia nos pacientes com FC. Age clivando o DNA dos neutrófilos, fluidificando a secreção e facilitando assim a higiene brônquica. Indicada para todo paciente com mais de 6 anos de idade com acometimento pulmonar, reduzindo exacerbações, melhora da função pulmonar e qualidade de vida.[5] Como complementar à dornase alfa, também podem ser utilizadas salina hipertônica 7% e manitol, ambos por via inalatória, com desfechos semelhantes.[2]

O reconhecimento das exacerbações agudas infecciosas pulmonares como fatores determinantes do declínio funcional foi fundamental para melhoria da qualidade de vida e sobrevida destes pacientes. Os portadores desta doença apresentam uma perda de função pulmonar progressiva ao longo da vida. Entretanto, reconhece-se que as exacerbações agudas infecciosas pulmonares são fenômenos associados a pior prognóstico uma vez que acarretam uma perda ainda mais acentuada da capacidade pulmonar e que, muitas vezes, não retornam ao seu patamar prévio à despeito de antibioticoterapia adequada. Diante disso, as exacerbações agudas passaram a ocupar uma posição de destaque no manejo da FC, tanto com intuito de preveni-las como tratá-las precocemente e de maneira agressiva com intuito de preservar a função pulmonar. Deste modo, torna-se possível que se atinja o principal objetivo do tratamento desta doença que visa aumentar a sobrevida dos pacientes com qualidade de vida aceitável.[6]

As exacerbações agudas pulmonares podem ser causadas por inúmeros agentes infecciosos. Dentre eles, destacam-se as bactérias gram negativas, sobretudo a *Pseudomonas aeruginosa* (PA). A presença desta bactéria nas vias aéreas está associada a uma maior inflamação do trato respiratório, maior número de exacerbações e declínio acelerado da função pulmonar. Frente a esta constatação, diversas estratégias que objetivam o controle da colonização crônica da Pseudomonas já foram testadas e mostraram-se eficazes em melhorar a saúde dos portadores de FC. Destaca-se entre elas a terapia de erradicação da Pseudomonas aeruginosa quando identificada pela primeira vez em culturas de escarro de vigilância e terapia supressora crônica com antibióticos inalatórios como tobramicina ou colistina.[7] Esses dados revelam a importância da cultura de escarro de vigilância nos pacientes com FC com intuito de monitorar a colonização crônica das vias aéreas e, sobretudo, orientar adequadamente o tratamento de uma exacerbação pulmonar aguda. Deste modo, recomenda-se a coleta para cultura de escarro, no mínimo, em toda consulta trimestral do paciente.[2] A azitromicina também é utilizada devido ao seu efeito imunomodulador, estando indicada para paciente colonizados por PA e para aqueles não colonizados, porém com exacerbações frequentes.[2,8]

Uma vez identificada uma exacerbação aguda pulmonar, prontamente deve ser instituído o tratamento antimicrobiano adequado. Diversos sinais e sintomas compõem sua definição que estão sumarizados na Tabela 10.4.1.[9] É importante reconhecer os sinais de gravidade de uma exacerbação pulmonar. Pacientes com perda de peso, queda de mais de 15% do VEF1, queda da saturação, estado geral comprometido ou ausência de melhora após 48-72h de antibioticoterapia via oral devem ser considerados para tratamento endovenoso. Atualmente, a terapia domiciliar já é uma realidade em alguns centros e pode ser usada com segurança no manejo destes pacientes melhorando a qualidade de vida durante as exacerbações.[2,3]

Tabela 10.4.1 – Definição de exacerbação aguda pulmonar[2]

Sinais e sintomas pulmonares	• Aumento da tosse por mais de 1 semana • Aumento da quantidade de secreção pulmonar • Exame físico com aumento de crepitações ou sibilos • Hemoptise nova ou aumento da quantidade habitual • Dispneia • Queda do VEF1 de pelo menos 10-15% • Dor torácica
Sinais e sintomas sistêmicos	• Fadiga • Febre • Letargia • Anorexia • Perda de peso • Dor ou sensibilidade nos seios da face

VEF1: volume expiratório forçado no primeiro segundo.
Nota: Uma exacerbação com necessidade de tratamento antimicrobiano deve conter desde um a todos os achados pulmonares desta lista.

Sempre que possível, recomenda-se que a antibioticoterapia seja guiada pelo perfil microbiológico das culturas de vigilância dos pacientes. Na presença de culturas prévias contendo *Pseudomonas aeruginosa*, o uso de dois agentes contra este micro-organismo no tratamento da exacerbação pulmonar aguda é recomendado. A *Pseudomonas aeruginosa* é uma bactéria com grande capacidade de adquirir resistência antimicrobiana ao longo do tratamento e o uso da terapia dupla minimiza este risco. Esse cuidado é de extrema importância neste grupo de pacientes que necessitam de uso recorrente de ciclos de antibiótico ao longo da vida. É sugerido uma associação de beta-lactâmico anti-Pseudomonas com uma quinolona ou aminoglicosídeo. As doses dos principais antibióticos para tratamento das exacerbações pulmonares agudas na FC estão descritas na Tabela 10.4.2 conforme agentes mais comumente presentes nas culturas de vigilância dos pacientes.[10]

Recentemente, iniciou-se uma nova era no manejo terapêutico dos pacientes com FC. Até então, todos os tratamentos disponíveis visavam o controle de sintomas e complicações decorrentes do defeito genético básico do CFTR. A descoberta dos moduladores do CFTR permitiu que a maior parte dos pacientes receba um tratamento direcionado ao problema central da FC. Apesar de existirem mais de 2000 mutações descritas no gene CFTR, a maior parte delas pode ser agrupada de acordo com o tipo de defeito produzido na síntese da proteína que, em última análise, acarretará uma menor funcionalidade da mesma (Figura 10.4.3).[11]

Tabela 10.4.2 – Antimicrobianos mais usados no tratamento das exacerbações pulmonares agudas na fibrose cística - recomenda-se realizar controle de nível sérico para drogas com disponibilidade (aminoglicosídeos, vancomicina)

Bactéria	Antimicrobiano	Dose (mg/kg/dia)	Intervalos e via
Staphylococcus aureus	Cefalexina	50 a 100 (máx. 4 g/dia)	6/6h - oral
	Cefadroxil	30 (máx. 4 g/dia)	12/12h - oral
	Cefuroxima	20 a 30 (máx. 1,5 g/dia)	12/12h - oral
	Claritromicina	15 (máx. 1 g/dia)	12/12h - oral
	Clindamicina	30 a 40 (máx. 2,4 g/dia)	6/6h ou 8/8h - EV
	Amoxicilina + ác. clavulânico	50* (máx. 1,5 g/dia)	8/8h ou 12/12h - oral
	Sulfametoxazol-trimetoprim	40 (sulfa)** (máx 1,6 g/dia)	12/12h - oral
	Oxacilina	200 (máx. 8 g/dia)	6/6h - EV
	Vancomicina §	40 a 60 (máx. 8 g/dia)	6/6h - EV
	Teicoplanina §	10 (máx. 400 mg/dia)	1×/dia - EV ou IM
	Linezolida §	20 (máx. 1,2 g/dia)	12/12h - oral ou EV
	Tigeciclina §	2 (máx. 100 mg/dia)	12/12h - EV
Haemophilus influenzae	Amoxicilina + ác. clavulânico	50* (máx. 1,5 g/dia)	8/8h ou 12/12h - oral
	Cefuroxima	20 a 30 (máx. 1,5 g/dia)	12/12h - oral
	Cefaclor	40 (máx. 1 g/dia)	8/8h - oral
Pseudomonas aeruginosa	Ciprofloxacina	30 a 50 (máx. 1,5 g/dia)	12/12h – oral
	Amicacina	30 (máx. 1,2 g/dia)	8/8h - EV
	Tobramicina	20 a 30 (máx. 1,5 g/dia)	1×/dia - EV
	Ceftazidima	10 (máx. 660 mg/dia)	1×/dia - EV
	Cefepima §§	150 (máx. 9 g/dia)	8/8h - EV
	Piperacilina + tazobactam §§	150 (máx. 6 g/dia)	8/8h - EV
	Meropenem §§	300 (máx. 18 g/dia)	6/6 ou 8/8h - EV
	Aztreonam	120 (máx. 6 g/dia)	8/8h - EV
		50 (máx. 6 g/dia)	8/8h - EV
Stenotrophomonas maltophilia §§§	Sulfametoxazol-trimetoprim	40** (máx 1,6 g/dia)	12/12h - oral
	Cloranfenicol	60 a 80 (4 g/dia)	6/6h - oral ou EV
	Levofloxacina	10 (máx. 750 mg/dia)	< 5 anos 12/12h > 5 anos 1 ×/dia
Complexo Burkholderia cepacia §§§, †	Sulfametoxazol-trimetoprim	40** (máx 1,6 g/dia)	12/12h - oral
	Meropenem	100** (máx 2,4 g/dia)	6/6h - EV (casos graves)
	Cloranfenicol	120 (máx. 6 g/dia)	8/8h - EV
	Doxiciclina	60 a 80 (4 g/dia)	6/6h - oral ou EV
		1 a 2 (máx. 200 mg/dia)	12/12h - oral

Adaptada das Diretrizes Brasileiras de Fibrose Cística de 2017[2]

*Dose da amoxicilina; **dose do sulfametoxazol; § reservados para as cepas de Staphylococcus aureus meticilina-resistentes; §§ ação também contra S. aureus meticilina-sensível; §§§ não há padronização dos antimicrobianos mais eficazes; † frequentemente resistente a vários antimicrobianos.

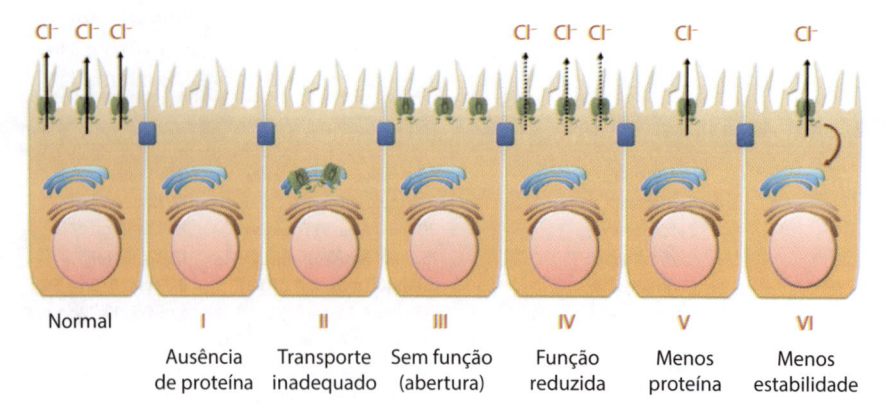

Normal	I	II	III	IV	V	VI
	Ausência de proteína	Transporte inadequado	Sem função (abertura)	Função reduzida	Menos proteína	Menos estabilidade

Figura 10.4.3 – Classes de mutações do CFTR de acordo com o defeito básico no processo de produção da proteína.11 Mutações de classe I: anulam a produção de proteínas, muitas vezes incluem mutações que geram códons de parada prematuros que leva à degradação do RNA mensageiro (mRNA). Classe II: (incluindo a mutação mais prevalente F508del) causa retenção de uma proteína mal dobrada no retículo endoplasmático e subsequente degradação no proteassoma não atingindo a membrana celular. Classe III: afetam a regulação do canal, prejudicando a sua abertura e consequente passagem do íon cloreto. Classe IV: exibem condutância reduzida, isto é, fluxo diminuído de íons pelo canal. Classe V: causam redução significativa no mRNA e/ou níveis de proteína - embora com função. Classe VI: causam instabilidade significativa da proteína na membrana celular.

Os moduladores do CFTR são medicamentos orais capazes de se ligar à proteína disfuncional da CFTR, corrigir sua conformação molecular estrutural e consequentemente retornar sua atividade funcional. Diversos estudos consistentemente mostraram benefícios clínicos importantes como ganho e estabilização da função pulmonar, redução das exacerbações pulmonares agudas, melhora nutricional e redução dos níveis de cloro no suor abaixo do limiar considerado como diagnóstico para doença. Podem ser classificadas de acordo com sua ação corretiva sobre a proteína CFTR (corretores ou potenciadores) e são específicas a um determinado grupo de mutações. As drogas corretoras do CFTR (lumacaftor, tezacaftor e elexacaftor), cujo alvo terapêutico principal é a mutação F508del (mutação mais comumente encontrada nos pacientes com FC), permitem que a proteína CFTR restaure sua conformação estrutural adequada e alcance a membrana celular das células epiteliais. Já as drogas pontenciadoras (ivacaftor) restauram ou aumentam a funcionalidade da proteína CFTR que já se encontra na membrana celular (Tabela 10.4.3). Os benefícios clínicos esperados com os moduladores incluem tanto ganho respiratório (melhora da função pulmonar, redução de exacerbações) como sistêmico (melhora nutricional, menor risco de desenvolvimento de diabetes relacionado à FC). Os eventos adversos são raros e geralmente as drogas são bem toleradas. Recomenda-se acompanhamento laboratorial com dosagem de enzimas hepáticas e CPK, sendo rara a necessidade de interrupção do tratamento.[12-17]

Tabela 10.4.3 – Características dos moduladores do CFTR e principais benefícios clínicos

Esquema terapêutico	Classe	Indicação	Benefícios clínicos esperados
Ivacaftor[12]	Potenciador	Mutações de *gating* (classe III)[a] Mutações de função residual[b]	• Ganho de aproximadamente 10 pontos percentuais no VEF1 • Redução de 65% do risco de exacerbações • Normalização dos níveis de cloreto no suor • Melhora significativa na qualidade de vida
Lumacaftor + Ivacaftor[13]	Corretor + potenciador	F508del em homozigose	• Ganho de aproximadamente 3 pontos percentuais no VEF1 • Redução de 62% do risco de exacerbações • Melhora significativa na qualidade de vida
Tezacaftor + Ivacaftor[14,15]	Corretor + potenciador	F508del em homozigose Mutações de função residual[c]	• Ganho de aproximadamente 3 pontos percentuais no VEF1 • Redução de 62% do risco de exacerbações • Ganho de aproximadamente 7 pontos percentuais no VEF1 • Melhora significativa na qualidade de vida
Elexacaftor + Tezacaftor + Ivacaftor[16,17]	Corretor + corretor + potenciador	Presença de ao menos uma mutação F508del	• Ganho de aproximadamente 14 pontos percentuais no VEF1 • Redução de 63% do risco de exacerbações • Normalização dos níveis de cloreto no suor • Melhora significativa na qualidade de vida

[a]*G551D, G1244E, G1349D, G178R, G551S, S1251N, S1255P, S549N ou S549R*

[b]*R117H*

[c]*P67L, D110H, R117C, L206W, R352Q, A455E, D579G, 711+3A→G, S945L, S977F, R1070W, D1152H, 2789+5G→A, 3272-26A→G, e 3849+10kbC → T*

Além de todas as intervenções previamente descritas, é importante lembrar da importância do atendimento multiprofissional desses pacientes tanto da equipe não médica como médica de outras especialidades. O acompanhamento regular com fisioterapeutas e nutricionistas é essencial para assegurar resultados satisfatórios no seguimento clínico. O uso de ventilação não invasiva, imunização e indicações de transplante pulmonar seguem as mesmas orientações que as descritas na seção anterior.[2,3]

Por fim, tratamentos medicamentosos não pulmonares são essenciais para esses indivíduos e incluem reposição de enzimas pancreáticas naqueles com insuficiência pancreática exócrina (cerca de 80% dos pacientes), insulinoterapia naqueles que desenvolvem insuficiência pancreática endócrina e uso de ácido ursodesoxicólico naqueles com elevação persistente de enzimas hepáticas e/ou canaliculares com intuito de evitar progressão para cirrose.[2,3]

Referências bibliográficas

1. Rafeeq MM, Murad HAS. Cystic fibrosis: current therapeutic targets and future approaches. J Transl Med. 2017; 27; 15:84.

2. Athanazio RA, Silva Filho LVRF, Vergara AA et al Grupo de Trabalho das Diretrizes Brasileiras de Diagnóstico e Tratamento da Fibrose Cística. Brazilian guidelines for the diagnosis and treatment of cystic fibrosis. J Bras Pneumol. 2017; 43:219-245.

3. Smyth AR, Bell SC, Bojcin S, et al. European Cystic Fibrosis Society. European Cystic Fibrosis Society Standards of Care: Best Practice guidelines. J Cyst Fibros. 2014;13 Suppl 1:S23-42.

4. Grupo Brasileiro de Estudos da Fibrose Cística. Registro Brasileiro de Fibrose Cística 2018. (Disponível em: http://portalgbefc.org.br/ckfinder/userfiles/files/REBRAFC_2018.pdf).

5. Yang C, Montgomery M. Dornase alfa for cystic fibrosis. Cochrane Database Syst Rev. 2021;3(3):CD001127.

6. Smyth A. Treatment of pulmonary exacerbations in cystic fibrosis - could do better? Paediatr Respir Rev. 2016; Suppl:6-7.

7. Talwalkar JS, Murray TS. The Approach to Pseudomonas aeruginosa in Cystic Fibrosis. Clin Chest Med. 2016;37:69-81.

8. Fonseca C, Bicker J, Alves G, Falcão A, Fortuna A. Cystic fibrosis: Physiopathology and the latest pharmacological treatments. Pharmacol Res. 2020; 162:105267.

9. Muirhead CA, Sanford JN, McCullar BG et al. One Center's Guide to Outpatient Management of Pediatric Cystic Fibrosis Acute Pulmonary Exacerbation. Clin Med Insights Pediatr. 2016; 12;10:57-65.

10. Aksamit TR, Chotirmall SH, Chotirmall SH, et al. Antibiotic management of lung infections in cystic fibrosis. I. The microbiome, methicillin-resistant Staphylococcus aureus, gram-negative bacteria, and multiple infections. Ann Am Thorac Soc. 2014; 11:1120-9.

11. Bell SC, De Boeck K, Amaral MD. New pharmacological approaches for cystic fibrosis: promises, progress, pitfalls. Pharmacol Ther. 2015; 145:19-34.

12. Ramsey BW, Davies J, McElvaney NG, et al. VX08-770-102 Study Group. A CFTR potentiator in patients with cystic fibrosis and the G551D mutation. N Engl J Med. 2011; 365:1663-72.

13. Wainwright CE, Elborn JS, Ramsey BW, et al. TRAFFIC Study Group; TRANSPORT Study Group. Lumacaftor-Ivacaftor in Patients with Cystic Fibrosis Homozygous for Phe508del CFTR. N Engl J Med. 2015; 373:220-31.

14. Taylor-Cousar JL, Munck A, McKone EF, et al. Tezacaftor-Ivacaftor in Patients with Cystic Fibrosis Homozygous for Phe508del. N Engl J Med. 2017;377:2013-2023.

15. Rowe SM, Daines C, Ringshausen FC, et al. Tezacaftor-Ivacaftor in Residual-Function Heterozygotes with Cystic Fibrosis. N Engl J Med. 2017; 377:2024-2035.

16. Heijerman HGM, McKone EF, Downey DG, et al. VX17-445-103 Trial Group. Efficacy and safety of the elexacaftor plus tezacaftor plus ivacaftor combination regimen in people with cystic fibrosis homozygous for the F508del mutation: a double-blind, randomised, phase 3 trial. Lancet. 2019; 394:1940-1948.

17. Middleton PG, Mall MA, D evínek P, et al. VX17-445-102 Study Group. Elexacaftor-Tezacaftor-Ivacaftor for Cystic Fibrosis with a Single Phe508del Allele. N Engl J Med. 2019;381:1809-1819.

10.5 Bronquiolites

Regina Celia Carlos Tibana
Ester Nei Aparecida Martins Coletta
Carlos Alberto de Castro Pereira

Introdução

Bronquiolite é o termo utilizado para descrever o envolvimento por inflamação e/ou por fibrose dos bronquíolos, que são pequenas vias aéreas não cartilaginosas e com menos de 2 mm. Clinicamente, manifestam-se com sintomas respiratórios inespecíficos, tais como dispneia, tosse e sibilância, que podem progredir para insuficiência respiratória e morte. Ao exame físico pode-se observar hiperinsuflação, sibilos, estertores e eventualmente grasnidos, que são sons semelhantes a um piado de pássaro, audíveis ao final da inspiração e que são indicativos de acometimento bronquiolar.[1]

Sinais radiológicos

Na radiografia de tórax, os achados não são específicos, sendo a tomografia computadorizada (TC) de tórax o melhor método de imagem para avaliação. Os sinais podem ser diretos (nódulos centrolobulares e padrão de árvore em brotamento) e indiretos (atenuação em mosaico e aprisionamento aéreo expiratório) (Figura 10.5.1).[2]

Os nódulos centrolobulares, independente de sua etiologia, localizam-se a 5-10mm da superfície pleural ou fissural. Podem ser bem definidos, refletindo impactação bronquiolar, ou mal definidos, em vidro fosco, quando as anormalidades são principalmente ocasionadas por inflamação.[2,3]

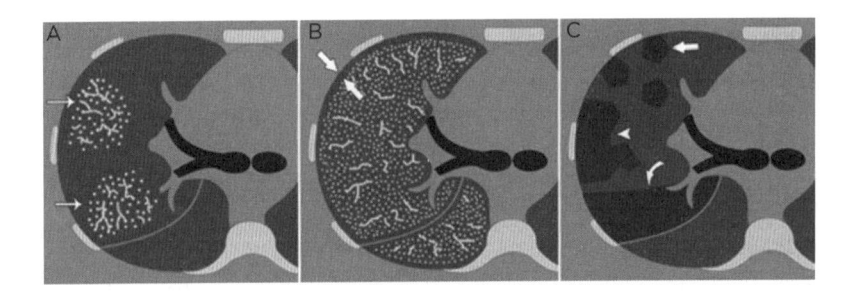

Figura 10.5.1 – Ilustração dos achados diretos e indiretos das anormalidades bronquiolares na tomografia computadorizada de tórax. 1A. Nódulos centrolobulares agrupados e opacidades de árvore em brotamento. 1B. Nódulos centrolobulares de distribuição difusa. Notar a distância característica da região subpleural e fissural. 1C. Áreas de atenuação em mosaico. Fonte: Traduzida e adaptada de Winningham et al.[2]

O padrão de atenuação em mosaico resultante do estreitamento da luz bronquiolar ocasiona áreas de densidade pulmonar reduzida e constrição dos vasos pulmonares nestas regiões. Cortes tomográficos em inspiração e expiração podem ajudar a distinguir bronquiolite de doença vascular pulmonar. Nas bronquiolites, áreas de baixa atenuação na inspiração permanecem como de baixa atenuação com pouco ou nenhuma redução no volume no estado de expiração.[2]

Avaliação funcional

Devido à baixa contribuição bronquiolar para a resistência total das vias aéreas poderá haver obstrução leve com dispneia importante. Quando o aprisionamento de ar é extenso, a CV(F) pode ser reduzida com relação VEF_1/CVF mantida, simulando um distúrbio restritivo. A medida do VR por pletismografia irá sugerir a causa correta do distúrbio.

Pode haver ou não resposta significativa após broncodilatador nas bronquiolites. O acompanhamento funcional das bronquiolites deve, idealmente, incluir além do VEF1, medidas pletismográficas do volume residual após broncodilatador.

Classificação

Não existe classificação universalmente aceita. Os achados anatomopatológicos podem ser específicos ou não, e muitas vezes os dados histológicos devem ser associados aos dados clínicos para um diagnóstico final.

Classificação histológica

Em termos histológicos as bronquiolites podem ser classificadas em:

Bronquiolite aguda

Ocorre infiltrado inflamatório celular da parede bronquiolar e um dano difuso do epitélio, podendo haver necrose. Pode haver completo reparo ou evolução para bronquiolite constritiva.

Bronquiolites crônicas

As bronquiolites crônicas podem ser predominantemente inflamatórias (celulares) ou fibróticas. Dentre as bronquiolites celulares crônicas existe uma forma inespecífica e outras com achados histológicos característicos (bronquiolite respiratória, folicular, panbronquiolite). A bronquiolite celular crônica pode associar-se a condições diversas. A resposta aos corticosteroides é boa.

A bronquiolite constritiva se associa muitas vezes com bronquiectasias.

Anteriormente a bronquiolite obliterante era classificada em constritiva e proliferativa. A bronquiolite constritiva resulta de uma fibrose da parede bronquiolar, que quando grave, resulta em destruição completa bronquiolar. Em biópsias muitas vezes estes casos são caracterizados pela presença de remanescentes de musculatura lisa da parede bronquiolar em meio à fibrose. A biópsia de um caso é mostrada na Figura 10.5.2a.

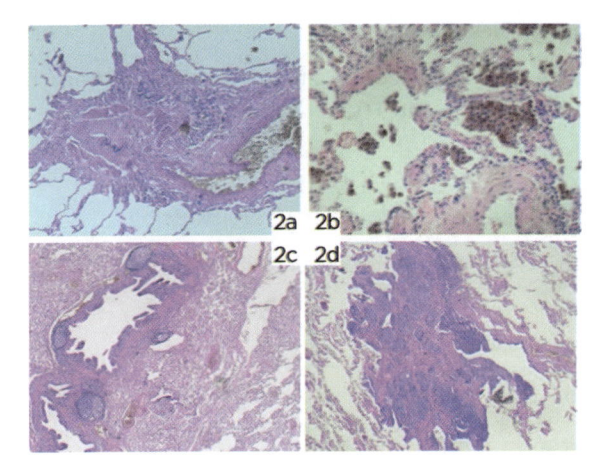

Figura 10.5.2 - 2a. Bronquiolite constritiva: Obliteração fibrosa do lúmen da via aérea (hematoxilina e eosina, 100 x). 2b. Bronquiolite respiratória: Numerosos macrófagos contendo pigmento castanho-dourado preenchendo lúmen de via aérea e os espaços alveolares (hematoxilina e eosina, 100 x). 2c. Bronquiolite folicular: Folículos linfoides com centros germinativos na parede de bronquíolo terminal (hematoxilina e eosina, 26x). 2d. Bronquiolite de células neuroendócrinas: proliferação de células neuroendócrinas com fibrose e obliteração do lúmen bronquiolar (hematoxilina e eosina, 40 x). Fonte: Acervo pessoal do autor.

A bronquiolite obliterante proliferativa se caracteriza por brotos, constituídos de tecido conjuntivo e células mesenquimais, ocupando a luz do bronquíolo. A bronquiolite obliterante proliferativa é geralmente um achado acessório no curso da pneumonia em organização. Foi por esta razão que a terminologia "bronquiolite obliterante com pneumonia em organização (BOOP)" foi substituída por pneumonia em organização criptogênica. Esta é abordada em outro capítulo .

Hipertrofia de musculatura lisa bronquiolar

Caracteriza-se por estreitamento do lúmen bronquiolar por hiperplasia da musculatura lisa bronquiolar e infiltrado celular inflamatório escasso. Pode ser encontrada em diversas condições.

Bronquiolites granulomatosas

Caracterizam-se pela presença de granulomas e/ou células gigantes, com ou sem necrose, circundando os bronquíolos. O diagnóstico diferencial inclui: infecções (fungos, micobactérias, incluindo as atípicas); sarcoidose; pneumonia de hipersensibilidade; granulomatose broncocêntrica; granulomatose com poliangeíte; aspiração crônica com material do tipo corpo estranho presente e doença por metal duro.

Classificação clínica

A classificação adotada na discussão abaixo está demonstrada na Tabela 10.5.1. Nesta abordagem, as bronquiolites são divididas em de causas determinadas ou indeterminadas.[4]

Tabela 10.5.1 – Classificação clínica das bronquiolites

Bronquiolites de causa determinada
Infecciosa
Por inalação de gases tóxicos
Doenças bronquiolares associadas ao tabagismo
• Bronquiolite respiratória
• Bronquiolite respiratória com doença pulmonar intersticial
• Bronquiolite na doença pulmonar obstrutiva crônica
Outras
• Bronquiolite medicamentosa
• Decorrente de inalação de poeiras, minerais orgânicos ou mistas
• Bronquiolites por causas profissionais diversas (*nylon*, pipoca)
Bronquiolite obliterante de causa indeterminada em um contexto clínico característico
Doenças do tecido conjuntivo
• Artrite reumatoide
• Síndrome de Sjögren
Outras doenças do tecido conjuntivo
Pós-transplante pulmonar
Pós- transplante de medula
Associada ao pênfigo paraneoplásico
Bronquiolite constritiva idiopática
Outras bronquiolites
Bronquiolite folicular
Bronquiolites e bronquiectasias (causas diversas)
Panbronquiolite difusa
Bronquiolite no curso de doenças pulmonares difusas
• Pneumonia de hipersensibilidade
• Granulomatose de células de Langerhans
• Sarcoidose
• Doença de Crohn
• Hiperplasia de células neuroendócrinas
• Fibrose bronquiolocêntrica

Fonte: Traduzida e adaptada de Cordier et al.[4]

Bronquiolites de causa determinada

Bronquiolites infecciosas e pós-infecciosas

Mais frequentemente ocorrem na infância, entre dois e oito meses de idade, sendo o vírus sincicial respiratório a causa em 45 a 75% dos casos. Em adultos, vírus, micoplasma e bactérias são todos igualmente responsáveis por bronquiolites infecciosas agudas. Em imunossuprimidos, causas para bronquiolite infecciosa podem incluir *Aspergillus sp*, citomegalovírus, vírus sincicial respiratório e *Pseudomonas aeruginosa*. Na TC de tórax, opacidades de árvore em brotamento são típicas e geralmente de distribuição não uniforme. Bronquiectasias e bronquiolectasias podem ocorrer. O acometimento concomitante de lobo médio e língula deve levantar a suspeita de infecção por *Mycobaterium avium*.

Infecções pulmonares por adenovírus, sarampo, *B. pertussis*, micoplasma e tuberculose causam bronquiolite pós-infecciosa. Nestes casos, o padrão tomográfico é de atenuação em mosaico e o padrão histológico é de bronquiolite constritiva.

A síndrome de Swyer-James (ou MacLeod), é uma complicação pós-infecciosa que ocorre na infância, caracterizada por pulmão hipertransparente unilateral com evidência de aprisionamento de ar e artéria pulmonar de calibre reduzido. Crianças que têm bronquiolite infecciosa antes da maturação alveolar (em torno de oitos anos de idade) curam completamente ou com fibrose, que resulta em uma diminuição no número de alvéolos e vasos pulmonares. Na TC de tórax observa-se aprisionamento de ar assimétrico lobar ou de todo um pulmão, podendo ocorrer bilateralmente.

Bronquiolites por inalação de gases tóxicos

Após inalação de gases ou fumaças tóxicas, ocorre intensa irritação das vias aéreas. Após uma fase de latência, em geral de duas a quatro semanas, a bronquiolite se manifesta com dispneia e obstrução ao fluxo aéreo. O tratamento com corticoide é útil na fase precoce, porém, distúrbio obstrutivo residual é frequente. Diversos gases podem ser a causa.

Doenças bronquiolares decorrentes do tabagismo

As lesões pulmonares induzidas pelo tabaco envolvem lesões de grandes e pequenas vias aéreas e destruição do parênquima pulmonar. A bronquiolite respiratória é um tipo histológico de bronquiolite encontrado exclusivamente em fumantes, habitualmente assintomáticos. Na TC de tórax, observam-se nódulos centrolobulares e opacidades em vidro fosco. As lesões envolvem o acúmulo de macrófagos pigmentados no interior dos bronquíolos respiratórios e nos espaços alveolares adjacentes.[5]

Na bronquiolite respiratória associada à doença pulmonar intersticial, a bronquiolite respiratória se associa à inflamação intersticial com fibrose (Figura 10.5.2b). Os sintomas (tosse, dispneia) são habitualmente moderados. Estertores à ausculta e hipocratismo digital podem ser observados. Em fumantes, na TC de tórax, a presença de opacidades em vidro fosco, nódulos centrolobulares e aprisionamento de ar são sugestivos. O efeito dos corticosteroides é incerto. A cessação do tabagismo pode reduzir as lesões em fases iniciais.[5]

Na doença pulmonar obstrutiva crônica, além da bronquiolite respiratória, ocorre uma inflamação da parede das pequenas vias aéreas, por meio de macrófagos e linfócitos, com posterior fibrose, hiperplasia de musculatura lisa, e metaplasia de células caliciformes. Em fumantes, a extensão da bronquiolite se correlaciona com a intensidade da obstrução ao fluxo aéreo. A inflamação bronquiolar conduz ao enfisema centrolobular.[5]

Outras bronquiolites de causa determinada

Os indivíduos expostos a poeiras minerais, orgânicas ou misturas podem desenvolver um distúrbio obstrutivo. As lesões histopatológicas correspondentes englobam fibrose, distorção e pigmentação dos bronquíolos membranosos e respiratórios (e mais enfisema centrolobular). Obstrução ao fluxo aéreo pode decorrer de episódios de inalação a poeiras de algodão, linho, cânhamo e sisal.[6]

Trabalhadores empregados há mais de um ano em fábricas de pipoca podem desenvolver bronquiolite constritiva, como resultado da exposição a aromatizantes da manteiga utilizada ou seus componentes (usualmente diacetil).[7]

Trabalhadores que fazem flocagem de *nylon* (transferência de flocos para um objeto) podem desenvolver um quadro de bronquiolite linfocítica ou folicular ou hiperplasia linfoide.[8]

O uso de cigarros eletrônicos está associado a quadros de doença pulmonar aguda. Biópsias revelaram padrões de lesão pulmonar aguda, incluindo dano alveolar difuso ou bronquiolite obliterante fibrinosa com distribuição bronquiolocêntrica, acompanhada de bronquiolite.[9]

Bronquiolites em um contexto clínico característico

Doenças do tecido conjuntivo

• Artrite reumatoide

Diversos tipos de bronquiolite podem ocorrer na artrite reumatoide (AR), sendo as mais comuns a BC e a BF e raramente panbronquiolite difusa. A BC e a BF podem resultar em obstrução ao fluxo aéreo e padrão em mosaico na TC de tórax, sem outros achados. Pode ocorrer bronquiolite celular crônica linfocítica sem formação de folículos linfoides.

As bronquiolites na AR podem ter evolução para obstrução grave ao fluxo aéreo, porém muitos pacientes têm doença pouco progressiva.[10]

No tratamento da BC secundária à AR pode haver resposta com o uso de agentes anti-TNF-α.[11] Outros tratamentos sugeridos são corticosteroides em doses altas, ciclofosfamida e macrolídeos. Em um grupo de pacientes com AR, e com bronquiolite constritiva ou folicular, com expectoração crônica e sinusopatia, o tratamento com macrolídeos resultou em melhora significativa dos sintomas em um estudo.[12]

• Síndrome de Sjögren

O achado de obstrução ao fluxo aéreo e/ou volume residual elevado em pacientes com síndrome de Sjögren, especialmente em não fumantes, associado a cistos ou nódulos centrolobulares, é suficiente para o diagnóstico de bronquiolite com infiltração linfoide bronquiolar ou peribronquiolar (bronquiolite folicular). Na maioria dos casos a doença é estável. Tratamento deve ser indicado quando há alteração funcional ou dispneia importante.[13]

Outras doenças do tecido conjuntivo

Bronquiolite celular ou constritiva pode ser observada mais raramente em outras doenças autoimunes.[6]

• Bronquiolite obliterante pós-transplante

Bronquiolite obliterante (BO) responde por 30% da mortalidade tardia após o transplante pulmonar e afeta em torno de 45% dos pacientes após cinco anos.

O termo síndrome da bronquiolite obliterante (SBO) é utilizado para obstrução progressiva ao fluxo aéreo sem causa identificável e sem confirmação histológica.

Existem dois padrões evolutivos, um de progressão rápida, e outro de progressão lenta. Nos casos com progressão rápida, a TC mostra áreas de aprisionamento de ar e naqueles com progressão lenta se observam bronquiectasias e outros sinais de infecção crônica. Nestes casos, colonização por *Pseudomonas aeruginosa* e *Aspergillus fumigatus* é comum.

A sobrevida mediana após a SBO é de dois anos e meio. Em geral, aumento da imunossupressão é realizado, com troca do esquema imunossupressor. Fundoplicatura gástrica ou tratamento com azitromicina reduz a inflamação neutrofílica e pode levar a um aumento do VEF_1. Fenótipo sem inflamação neutrofílica no lavado broncoalveolar apresenta início tardio (após 1 ano) e não responde à azitromicina. O retransplante é o último recurso, mas a sobrevida é inferior a 50% após um ano.[14]

• Bronquiolite obliterante em transplante de medula

A BO após transplante de medula óssea é tipicamente acompanhada por manifestações aloimunes em outros órgãos (fígado, olhos ou pele).

Nas fases iniciais, a BO é assintomática e a maioria dos casos são detectados quando a obstrução ao fluxo aéreo é acentuada.

Deve-se suspeitar na presença de:

• Ausência de infecção ativa.

• Evidência funcional de obstrução ao fluxo aéreo e/ou VR elevado.

• TC expiratória com aprisionamento aéreo ou bronquiectasias.

Se biópsia pulmonar não é realizada, outras manifestações da doença crônica enxerto versus hospedeiro devem estar presentes. O prognóstico é ruim. Menos de 20% dos pacientes melhoram e 65% morrem dentro de três anos do diagnóstico.

Tratamentos recomendados incluem corticosteroides sistêmicos em altas doses, inibidores de calcineurina, sirolimo, azitromicina e montelucaste.[15]

• Bronquiolite obliterante associada ao pênfigo paraneoplásico

O pênfigo paraneoplásico é uma síndrome autoimune associada a neoplasias (particularmente linfomas), com lesões de pele e mucosas.[16]

• Bronquiolite constritiva idiopática

Ocorre mais em mulheres entre 40 e 60 anos. Causas como tabagismo, inalação de fumaças e gases tóxicos, exposição a antígenos orgânicos causadores de pneumonia de hipersensibilidade, episódio viral precedente aos sintomas, doenças reumatológicas devem ser excluídos. O prognóstico é variável. O uso de corticosteroides e macrolídeos deve ser realizado, porém em alguns casos a evolução é desfavorável.[17]

Outras bronquiolites

• Bronquiolite folicular

Caracteriza-se pela presença de folículos linfoides hiperplásicos com centros germinativos reativos distribuídos ao longo dos feixes broncovasculares (Figura 10.5.2c). Associa-se a doenças sistêmicas (especialmente síndrome de Sjögren e artrite reumatoide) ou síndromes de imunodeficiência (HIV ou imunodeficiência comum variável). Outras causas descritas são flocagem de *nylon* e doença inflamatória intestinal.[18]

Na TC de tórax, nódulos centrolobulares, áreas de aprisionamento de ar e de vidro fosco são frequentes. Cistos pulmonares são comuns e decorrem da obstrução bronquiolar. O diagnóstico pode ser feito não invasivamente, por exemplo, em portadores de síndrome de Sjögren, com obstrução ao fluxo aéreo e nódulos centrolobulares na TC de tórax. Como em outras bronquiolites, o rendimento da BTB é baixo. O quadro permanece estável sem tratamento em muitos casos. Com indicação de tratamento, resposta a corticosteroides ou azatioprina é em geral boa. Alguns casos respondem à azitromicina 250 mg 3 ×/semana.[18]

• Bronquiectasias e bronquiolite

Bronquiolite se associa frequentemente com bronquiectasias e resultam em obstrução ao fluxo aéreo e áreas de perfusão em mosaico na TC de tórax.[4]

» Panbronquiolite difusa

A panbronquiolite difusa é uma doença rara fora do Japão. Ocorre em homens na quarta e quinta décadas de vida. O quadro é sugerido pelo encontro de tosse produtiva crônica em não fumantes, sinusite crônica, extensas áreas de árvore em brotamento e bronquioloectasias na TC de tórax, na ausência de bronquiectasias evidentes. Os achados histológicos incluem acúmulo intenso de macrófagos xantomizados dentro da parede dos ductos alveolares e septos alveolares, bronquiolite folicular e áreas de pneumonia em organização. A biópsia transbrônquica pode ser conclusiva. O tratamento é feito com macrolídeos a longo prazo, com melhora de sintomas, função pulmonar e redução da mortalidade.[19]

» Bronquiolite de células neuroendócrinas

A bronquiolite de células neuroendócrinas é uma condição rara que afeta mulheres não fumantes com idade entre 40 e 60 anos. Obstrução ao fluxo aéreo é comum e decorre da obstrução bronquiolar pela proliferação das células neuroendócrinas ou por bronquiolite constritiva resultante. Presença de obstrução ao fluxo aéreo associado a nódulos pulmonares esparsos e mosaico na TC de tórax são característicos. A evolução pode ser lenta ou progressiva. Tratamento pode ser tentado com corticoides inalados ou orais e medicações citotóxicas (Figura 10.5.2d).[20]

» *Bronquiolite aspirativa difusa*

A bronquiolite por aspiração difusa é resultante de aspiração recorrente crônica, geralmente oculta. Apresenta-se com tosse crônica, às vezes acompanhada de dispneia aos esforços. Fatores de risco para aspiração como doença do refluxo gastroesofágico, uso de medicamentos sedativos e doenças neurológicas estão presentes nesses pacientes.[21]

Os achados radiológicos na TC de tórax consistem em nódulos centrolobulares e em árvore em brotamento. A biópsia pulmonar revela bronquiolite crônica associada à pneumonia em organização e células gigantes contendo material consistente com alimentos ou outras partículas.[21]

• Bronquiolite no curso de doenças pulmonares difusas

» *Pneumonia de hipersensibilidade*

Bronquiolite granulomatosa e/ou obliterante é frequente na pneumonia de hipersensibilidade (PH). A tríade histológica inclui bronquiolite, granulomas e pneumonia intersticial. Nestes casos, nódulos centrolobulares, áreas de vidro fosco e aprisionamento de ar são frequentemente combinados, porém a bronquiolite pode ser o achado predominante. A PH também pode se manifestar como bronquiolite constritiva, por reparo do processo.

» *Granulomatose de células de Langerhans*

Os granulomas são centralizados nos bronquíolos, havendo inicialmente nódulos centrolobulares, que evoluem para cistos.[22]

» *Sarcoidose*

A obstrução ao fluxo aéreo é frequente e resulta em muitos casos de uma bronquiolite granulomatosa. Esta também pode ocorrer na tuberculose, micobacterioses atípicas, doença de Crohn e retocolite ulcerativa.[6]

» *Pneumonia intersticial broncocêntrica (fibrose bronquiolocêntrica) e metaplasia peribronquiolar*

A metaplasia peribronquiolar é caracterizada por espessamento da parede bronquiolar com extensão do epitélio cuboidal ou colunar baixo do bronquíolo respiratório para ductos alveolares e alvéolos adjacentes. Algum grau de fibrose pode ser observado nos alvéolos acometidos. Esta condição pode ser observada em: bronquiolite curada; achados distais em bronquiectasias de qualquer causa; associada com doenças intersticiais fibrosantes como PH crônica como parte da bronquiolite constritiva; ou ser idiopática, com achados tomográficos de doença intersticial pulmonar.

• Diagnóstico das bronquiolites primárias

A biópsia transbrônquica tem baixo rendimento para diagnóstico das bronquiolites primárias, especialmente a bronquiolite constritiva. A biópsia cirúrgica permanece como padrão-ouro e deve ser indicada na suspeita de bronquiolite, excluídas as doenças obstrutivas comuns que podem imitar ou mesmo resultar em bronquiolites (asma, DPOC, bronquiectasias) e doenças sistêmicas. Resultados promissores têm sido descritos com a criobiópsia transbrônquica.[23]

Referências bibliográficas

1. Ryu JH, Myers JL, Swensen SJ. Bronchiolar disorders. American journal of respiratory and critical care medicine. 2003;168(11).

2. Winningham PJ, Martínez-Jiménez S, Rosado-de-Christenson ML, et al. Bronchiolitis: A Practical Approach for the General Radiologist-Erratum. Radiographics: a review publication of the Radiological Society of North America, Inc. 2017;37(5).

3. Devakonda A, Raoof S, Sung A, et al. Bronchiolar disorders: a clinical-radiological diagnostic algorithm. Chest. 2010;137(4).

4. Cordier J. Bronchiolites. EMC - Pneumologie. 2005;2(4):204-18.

5. Ryu JH, Colby TV, Hartman TE, et al. Smoking-related interstitial lung diseases: a concise review. The European respiratory journal. 2001;17(1).

6. Ravaglia C, Poletti V. Bronchiolitis and Bronchiolar Disorders. Seminars in respiratory and critical care medicine. 2020;41(2).

7. Kreiss K, Gomaa A, Kullman G, et al. Clinical bronchiolitis obliterans in workers at a microwave-popcorn plant. The New England journal of medicine. 2002;347(5).

8. Boag AH, Colby TV, Fraire AE, et al. The pathology of interstitial lung disease in nylon flock workers. The American journal of surgical pathology. 1999;23(12).

9. Butt YM, Smith ML, Tazelaar HD, et al. Pathology of Vaping-Associated Lung Injury. The New England journal of medicine. 2019;381(18).

10. Fernández Pérez ER, Krishnamoorthy M, Brown KK, et al. FEV1 over time in patients with connective tissue disease-related bronchiolitis. Respiratory medicine. 2013;107(6).

11. Cortot AB, Cottin V, Miossec P, et al. Improvement of refractory rheumatoid arthritis-associated constrictive bronchiolitis with etanercept. Respiratory medicine. 2005;99(4).

12. Hayakawa H, Sato A, Imokawa S, et al. Bronchiolar disease in rheumatoid arthritis. American journal of respiratory and critical care medicine. 1996;154(5).

13. Chung A, Wilgus ML, Fishbein G, et al. Pulmonary and Bronchiolar Involvement in Sjogren's Syndrome. Seminars in respiratory and critical care medicine. 2019;40(2).

14. Welsh CH, Wang TS, Lyu DM, et al. An international ISHLT/ATS/ERS clinical practice guideline: summary for clinicians. Bronchiolitis obliterans syndrome complicating lung transplantation. Annals of the American Thoracic Society. 2015;12(1).

15. Williams KM. How I treat bronchiolitis obliterans syndrome after hematopoietic stem cell transplantation. Blood. 2017;129(4).

16. Hasegawa Y, Shimokata K, Ichiyama S, et al. Constrictive bronchiolitis obliterans and paraneoplastic pemphigus. The European respiratory journal. 1999;13(4).

17. Lynch JP, Weigt SS, DerHovanessian A, et al. Obliterative (constrictive) bronchiolitis. Seminars in respiratory and critical care medicine. 2012;33(5).

18. Tashtoush B, Okafor NC, Ramirez JF, et al. Follicular Bronchiolitis: A Literature Review. Journal of clinical and diagnostic research: JCDR. 2015;9(9).

19. Matsuura H, Yoshida Y, Yamaji Y. Diffuse panbronchiolitis. QJM: monthly journal of the Association of Physicians. 2017;110(4).

20. Ryu JH, Azadeh N, Samhouri B, et al. Recent advances in the understanding of bronchiolitis in adults. F1000Research. 2020;9.

21. Ryu AJ, Navin PJ, Hu X, et al. Clinico-radiologic Features of Lung Disease Associated With Aspiration Identified on Lung Biopsy. Chest. 2019;156(6).

22. Roden AC, Yi ES. Pulmonary Langerhans Cell Histiocytosis: An Update From the Pathologists' Perspective. Archives of pathology & laboratory medicine. 2016;140(3).

23. Sirol Aflah Syazatul S, Piciucchi S, Tomassetti S, et al. Cryobiopsy in the diagnosis of bronchiolitis: a retrospective analysis of twenty-three consecutive patients. Scientific reports. 2020;10(1).

11 Doenças do Controle da Ventilação

11.1 Síndrome da Hipoventilação – Obesidade

Andrea Barral Martins

Sônia Maria Guimarães Pereira Togeiro

Introdução

Várias doenças respiratórias cursam com hipoventilação (Quadro 11.1.1). Neste capítulo, vamos abordar a Síndrome da Hipoventilação e Obesidade (SHO) frente a sua alta morbi-mortalidade, prevalência com o crescimento mundial da obesidade e a importância do seu reconhecimento diagnóstico. Historicamente, foi denominada Síndrome de Pickwickian, em referência a um personagem obeso dos contos "The Posthumous Papers of the Pickwick Club" do escritor inglês Charles Dickens em 1867.[1]

A denominação atual é Síndrome da Hipoventilação e Obesidade.

Em geral, tais pacientes são diagnosticados tardiamente durante uma internação quando há exacerbação da insuficiência respiratória crônica ou quando referidos para os especialistas devido à suspeita de Apneia do sono.

A SHO resulta em maior utilização de recursos médicos e menor expectativa de vida nos casos sem tratamento comparados aos obesos sem SHO.[2] É passível de tratamentos que reduzem suas complicações e os custos ao sistema de saúde com melhora da sobrevida e qualidade de vida dos pacientes.[3]

Quadro 11.1.1 – Critérios da Síndrome da Hipoventilação-Obesidade

Hipoventilação na vigília ($PaCO_2$ > 45 mmHg)
Obesidade (IMC > 30 kg/m²) ou acima do percentil 95 para idade e sexo em crianças
Hipoventilação não decorrente de outras causas: • Doenças pulmonares obstrutivas ou pneumopatias intersticiais em fases avançadas; doenças da caixa torácica; doenças neuromusculares   • Doenças cerebrovasculares, Hipotiroidismo grave, Síndrome de hipoventilação alveolar congênita, Síndrome de hipoventilação alveolar primária, substâncias ou medicamentos depressores respiratórias.

Epidemiologia

Estima-se que nos EUA, a SOH é encontrada em 0,3% a 0,6% da população adulta e diretamente relacionada ao grau de obesidade. Sua prevalência em pacientes com AOS, varia de 20% a 30% sendo de 8% a 11% para IMC entre 30 a 35 kg/m² e 18% a 31% para IMC a partir de 40 kg/m².[4] Num estudo realizado em pacientes obesos hospitalizados por diferentes causas nas clínicas de medicina interna, 14 (48%) dos com IMC > 50 kg/m² sofriam de SOH. Nesse mesmo estudo, 31% de 150 pacientes obesos internados apresentavam critério para o diagnóstico de SOH embora sem diagnóstico prévio.[5] Há demora para o diagnóstico e é mais comumente diagnosticada entre a quinta e sexta década de vida.[6]

Quadro clínico e diagnóstico

Devido a associação frequente da SHO com a AOS, há a sobreposição dos sintomas, dificultando diferenciar clinicamente esses dois distúrbios. Assim, a maioria dos pacientes com SOH tem sintomas de AOS incluindo roncos, engasgos noturnos, apneias testemunhadas por terceiros, sono não reparador, sonolência excessiva e fadiga. Aproximadamente 90% dos pacientes com SHO apresentam AOS entretanto 10% não a apresentam ocorrendo a hipoventilação principalmente relacionada ao sono REM.

Comparados com pacientes portadores de AOS pura e similar IMC, pacientes com SOH podem apresentar dispneia e manifestações de *cor pulmonale*. Esses pacientes podem ter nove vezes mais chance de apresentarem insuficiência cardíaca e cor pulmonale.[2] Os achados de 15 estudos da literatura totalizando 757 pacientes mostraram um espectro na apresentação do fenótipo variando desde obesidade grau II até grau IV; VEF1 e CVF normais ou reduzidas; dispneia, hipoxemia e hipercapnia de grau leve a acentuado, apneias e hiponeias do sono (em geral do tipo obstrutivo) em grau moderado a acentuado bem como sonolência leve a moderada. A hipertensão pulmonar esteve presente em 50% dos pacientes.[7]

Doenças metabólicas e cardiovasculares são as comorbidades mais prevalentes e usualmente diagnosticadas antes do reconhecimento da SOH. A HAS na SOH pode chegar em 88%. Esses pacientes têm elevada mortalidade. Estudos observacionais registraram 24% de todas as causas de mortalidade em 1,5-2,0 anos nos casos sem tratamento.[5,8]

Uma força tarefa da European Respiratory Society sugeriu a inclusão de comorbidades cardiometabólicas para os estágios mais graves da doença já que essas impactam diretamente os recursos de saúde e agravam os desfechos destes pacientes.[9]

Os critérios diagnósticos constam na terceira edição da Classificação Internacional dos Distúrbios do Sono:[10]

- Comprovação de hipoventilação na vigília ($PaCO_2 > 45$ mmHg) respirando ar ambiente pela gasometria arterial, medida do CO_2 no final da expiração (capnografia) ou transcutâneo. O método mais utilizado é a gasometria arterial
- Presença de obesidade (IMC > 30 kg/m²) ou acima do percentil 95 para idade e sexo em crianças.
- Hipoventilação não decorrente de outras causas (Quadro 11.1.1).

Por se tratar de um diagnóstico de exclusão, deve-se investigar outras causas de hipoventilação, como uso de drogas ou medicações depressoras respiratórias, doenças pulmonares obstrutivas ou pneumopatias intersticiais em fases avançadas, alterações da caixa torácica, doenças neuromusculares, causas centrais (como cerebrovasculares e hipotiroidismo grave), síndrome de hipoventilação alveolar congênita ou a síndrome de hipoventilação alveolar primária.

Concluindo a SHO constitui-se numa tríade: obesidade, anormalidade das trocas gasosas (hipercapnia) e exclusão de outras causas de hipoventilação. Cabe lembrar que nem sempre a gasometria arterial está disponível. A última Diretriz da ATS,[3] publicada em 2019, sugere a medida do bicarbonato sérico como triagem diagnóstica em pacientes com baixa probabilidade de SHO. Valores < 27 mEq/L tem valor preditivo negativo de 97% para excluir um diagnóstico de SHO e valor ≥ 27 mEq/L tem sensibilidade de 90% e especificidade de 50% sugerindo-se a realização de uma análise confirmatória dos gases arteriais (Figura 11.1.1). Para pacientes com alta probabilidade de SHO, tal diretriz sugere a realização da gasometria sem triagem prévia do bicarbonato.

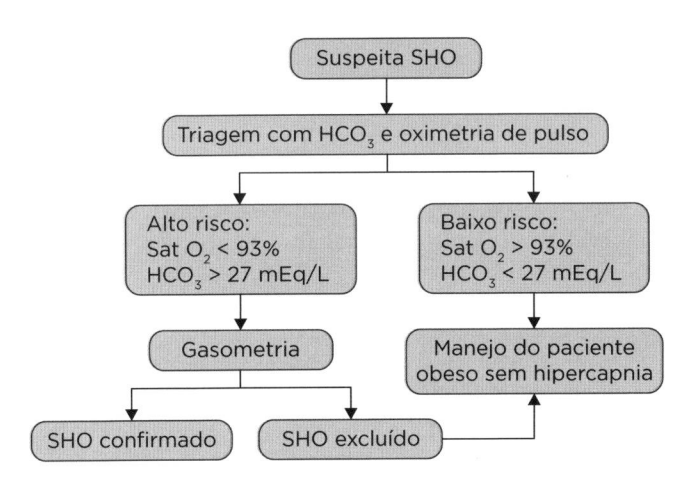

Figura 11.1.1 – Algoritmo diagnóstico da SHO (adaptado de Mokhlesi B et al. Evaluation and Management of Obesity Hypoventilation Syndrome An Official American Thoracic Society Clinical Practice Guideline. Am J Respir Crit Care Med 2019, 200:e6–e24}.

Pacientes com SHO raramente tem $PaO_2 > 70$ mmHg e, portanto, valores de SpO_2 < 93% podem ser sugestivos, entretanto não é obrigatório, justificando a não inclusão da hipoxemia como critério diagnóstico. Os clínicos devem ter em mente que os grandes obesos podem ser hipoxêmicos por microatelectasias pulmonares e aumento do shunt direito-esquerdo. Tais mecanismos não se associam a hipercapnia.

Para a exclusão de outras causas de hipoventilação impõem-se a avaliação da função pulmonar, força muscular respiratória (Pimax e Pemax), Rx tórax, função tireoidiana e exclusão de uso de medicamentos e substâncias (sedativos, hipnóticos, opioides e abuso de álcool). A polissonografia ou a poligrafia respiratória não são necessárias para o diagnóstico da SHO, no entanto justifica-se sua indicação para a avaliação das apneias - hipopneias, dessaturação durante o sono (principalmente nos períodos de sono REM) e a hipoventilação e com isso individualizar a terapia com pressão positiva de vias aéreas (PAP). A medida do CO_2 durante a polissonografia é desejável, entretanto pela sua complexidade nem sempre é realizada. A hipercapnia de dia sempre é precedida de hipoventilação durante o sono, considera-se então que a hipercapnia diurna é um agravamento do quadro de hipoventilação. Assim, uma força tarefa da European Respiratory Society sugeriu uma classificação dos estágios de hipoventilação em pacientes obesos (Quadro 11.1.2)[9]

Quadro 11.1.2 – Gravidade da hipoventilação

I	Hipoventilação do sono	Hipercapnia intermitente durante o sono, normalização completa; Bicarbonato sérico < 27 mmHg na vigília.
II	Hipoventilação do sono	Hipercapnia intermitente durante o sono (PCO_2 matinal > vespertino); Bicarbonato sérico ≥ 27 mmHg na vigília.
III	Hipoventilação da obesidade	Hipercapnia diurna (PCO_2 > 45 mmHg)
IV	Síndrome de hipoventilação da obesidade	Hipercapnia diurna (PCO_2 > 45 mmHg) Comorbidades cardiometabólicas.

A gravidade da hipoventilação também pode ser determinada em função do nível de $PaCO_2$, ou seja, leve (46-50 mmHg), moderada (51-55 mmHg) e grave (≥ 56 mmHg). Quanto maior a gravidade, maiores são os valores de IMC, $PaCO_2$, bicarbonato sérico, e menor PaO_2.

Fisiopatogenia

É complexa com interação de vários mecanismos (Figura 11.1.2).

- Mudanças no sistema respiratório relacionadas à obesidade determinam redução da complacência e aumento do trabalho respiratório.
- Alteração no comando respiratório central apontando-se que o mesmo não é suficiente para compensar o aumento da carga mecânica respiratória imposta pela obesidade. Adicionalmente o papel da leptina, um hormônio produzido pelos adipócitos, com ação hipotalâmica, responsável pela saciedade e também um estimulante do centro respiratório. Sua deficiência ou resistência à sua ação central leva à hipoventilação. Em pacientes com SHO é descrito a resistência a leptina frente a seus altos níveis.

- Distúrbios respiratórios do sono como presença de apneias- hipopneias que não são seguidas pelo aumento compensatório da ventilação (no período pós apneia e hipopneias) levam a retenção do CO_2 e aumento da reabsorção de HCO3 renal. Assim, há redução da atividade do quimiorreflexo central ao CO_2 em um círculo vicioso agravando-se a hipoventilação. A possibilidade de se identificar qual dos mecanismos mencionados e do fenótipo fisiopatogênico de cada paciente pode ajudar na escolha das diferentes modalidades de PAP.

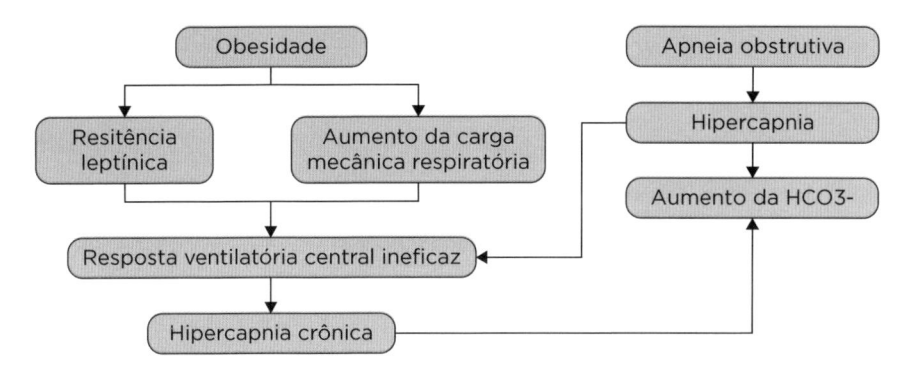

Figura 11.1.2 – Mecanismos de Hipercapnia na SHO. Adaptada de Edmond HL et al. Obesity Hypoventilation Syndrome. Anesthesiology 2012; 117:188-205.

Tratamento

A meta da terapêutica da SHO é reverter as anormalidades da doença como a melhora das trocas gasosas diurna e noturna, da hipertensão pulmonar, do cor *pulmonale*, da poliglobulia, da sonolência diurna, da qualidade do sono e de vida reduzindo a morbidade e mortalidade.

Pressão aérea positiva (PAP)

É o principal tratamento para SHO. É importante saber escolher qual modalidade de PAP será melhor indicado para cada paciente. A escolha está entre pressão aérea positiva contínua (CPAP) ou ventilação não invasiva (VNI) com dois níveis de pressão, fornecendo um suporte ventilatório.

A titulação da PAP durante o período de sono é fundamental para o adequado tratamento. Existem algoritmos sugeridos para titulação de PAP em SHO para os laboratórios de sono.[11,12] Inicia-se com o CPAP e a mudança para VNI ocorre na presença de dessaturação persistente abaixo de 88% a 90% na ausência de apneias[13] ou idealmente persistência de hipoventilação se o CO2 estiver sendo monitorado durante o sono. Na diretriz da ATS de 2019[3] foi discutido se pacientes com SHO estáveis e ambulatoriais deveriam ser tratados com CPAP ou VNI. Baseado em estudos observacionais e randomizados observou-se melhora similar na insuficiência respiratória, sintomas e qualidade de vida em ambas modalidades terapêutica. Embora CPAP não aumente a ventilação alveolar, ele pode melhorar a hipercapnia diurna por reduzir o CO2 acumulado devido a reversão da obstrução parcial ou total (apneias, hipopneias) da VAS durante o sono.

Considerando que 70% dos pacientes tem AOS de grau acentuado, o CPAP pode ser efetivo nesse subgrupo de pacientes (Figura 11.1.3). Um período de trinta dias em uso de PAP é suficiente para atingir o benefício máximo com relação às mudanças nos gases arteriais.[14] Portanto, após esse período se o objetivo não foi atingido deve-se rever o tipo de PAP.

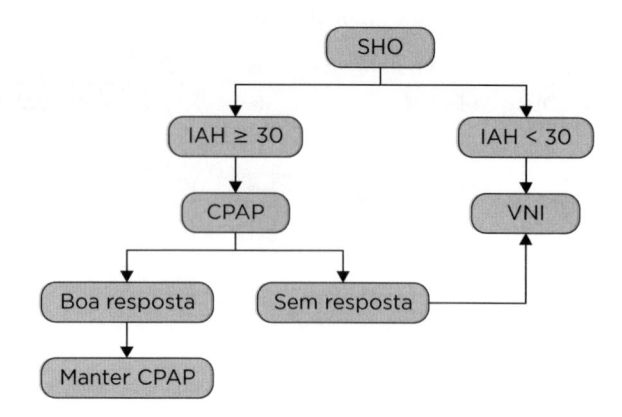

Figura 11.1.3 – Algoritmo de tratamento da SHO em pacientes estáveis. Fonte: adaptada de Mokhlesi B et al. Evaluation and Management of Obesity Hypoventilation Syndrome An Official American Thoracic Society Clinical Practice Guideline. Am J Respir Crit Care Med 2019, 200:e6–e24.

A longo prazo (3 anos), no estudo randomizado espanhol Pickwick incluindo pacientes com SHO e AOS acentuada, não houve diferença significativa entre o CPAP e o VNI nos desfechos como número e dias de hospitalização, visitas a pronto-socorro, eventos cardiovasculares incidentais e sobrevida, também não houve diferença significativa na adesão terapêutica, abandonos e efeitos adversos.[15]

Concluindo, a ATS recomenda que o CPAP mais que a VNI seja oferecida como primeira linha de tratamento para pacientes ambulatoriais com SHO e AOS acentuada. Adicionalmente, após a publicação recente de grupo espanhol, se mantém a mesma recomendação, entretanto para pacientes com SHO e SAOS leve, o tratamento de escolha seja a VNI.[16]

Já pacientes com insuficiência respiratória e hospitalizados com suspeita de SHO, a diretriz da ATS[3] recomenda a alta com VNI até ser realizado o diagnóstico e a titulação de PAP no laboratório, idealmente em 2 a 3 meses e seguindo os protocolos de titulação bem estabelecidos.[11,12]

Seguimento

A avaliação do benefício terapêutico deve ser feita nos primeiros 2 a 3 meses após o início do tratamento com PAP. Em caso de falha terapêutica, arbitrariamente definida como resposta clinica inadequada ou insuficiente melhora das trocas gasosas na vigília e sono, ou readmissões hospitalares por agudizações da insuficiência respiratória, deveria ser prudente considerar a mudança para VNI. Entretanto, antes de rotular estes pacientes como falha terapêutica ao CPAP deve ser checada se a adesão terapêutica ao CPAP em casa está adequada.

PAP no perioperatório

O risco de complicações perioperatórias em pacientes com SHO não tratados é alto,[17,18] entretanto se tratados adequadamente com PAP, estes riscos são mitigados.[18] O manejo perioperatório da AOS acentuada foi estabelecido pela diretriz da Academia Americana de Anestesiologia,[19] o que pode ser extrapolado para a SHO.

A terapia com PAP reduz os mecanismos associados a AOS como aumento da atividade do SNA, dos marcadores de estresse oxidativo e inflamatórios que levam as complicações da AOS. O período necessário do tratamento com PAP no período pré-operatório para melhora os desfechos clínicos como HAS, arritmias e sangramento é variável na literatura sendo período aceitável de 4 a 6 semanas.

Quanto as complicações no período pós-operatório, na SHO podemos citar a insuficiência respiratória (OR, 10,9; 95% CI, 3,7-32,3; P < 0,01), insuficiência cardíaca (OR, 5,4; 95% CI, 1,9-15,7; P = 0,002), intubação prolongada (OR, 3,1; 95% CI, 0,6-15,3; P = 0,2), transferência para UTI (OR, 10,9; 95% CI, 3,7-32,3; P < 0,001), permanência prolongada em UTI e no hospital comparados aqueles obesos com AOS e sem hipercapnia.[17] Assim, a Academia Americana de Anestesiologia[19] estabelece o protocolo de investigação de AOS no pré-operatório bem como o manejo terapêutico incluindo o uso da terapia com PAP, estratégias para redução do opioides e monitorização cardiorrespiratória no pós-operatório de pacientes com AOS acentuada que pode ser extrapolada para pacientes com SHO.

• Oxigênio

Monoterapia com oxigênio reduz a ventilação pulmonar e aumenta a hipercapnia, sendo assim, oxigênio só deve ser utilizado associado a VNI.[16]

• Perda de peso

Estratégias de controle de peso devem fazer parte do tratamento da SHO. A cirurgia bariátrica é um recurso utilizado no tratamento de obesidade grau 3 associada a comorbidades.[16] A recomendação da ATS é que para pacientes com SHO, a intervenção deva produzir sustentada perda ponderal de 25% a 30% do peso corporal para a resolução ou redução significativa da hipoventilação. Tal magnitude só é em geral obtida com as cirurgias bariátricas, mas não com a banda gástrica.

Quanto a AOS ainda que com significativa melhora essa ainda pode persistir.

Intervenções como mudanças de estilo de vida ainda que intensivas produzem redução discreta de perda ponderal que são improváveis de impactar a SOH.

• Estimulantes respiratórios

Poucos estudos randomizados avaliaram o papel dos estimulantes respiratórios como a medroxiprogesterona e acetazolamida na SHO e poderiam ser considerados nos intolerantes ao PAP.[20]

Faltam dados robustos para indicar tais medicamentos na SHO, associado ao fato que podem aumentar a pressão intratorácica com agravamento da AOS e outros desfechos desfavoráveis a longo prazo. Assim, recomenda-se que pacientes sob efeito destes estimulantes sejam monitorados por especialistas da área.

Referências bibliográficas

1. Dickens C. The posthumous papers of the Pickwick Club. Boston: Riverside Press; 1867.

2. Berg G, Delaive K, Manfreda J, Walld R, Kryger MH. The use of healthcare resources in obesity-hypoventilation syndrome. Chest 2001; 120:377-383.

3. Mokhlesi B et al. Evaluation and Management of Obesity Hypoventilation Syndrome. An Official American Thoracic Society Clinical Practice Guideline. Am J Respir Crit Care Med 2019, 200: e6-e24.

4. Mokhlesi B. Obesity hypoventilation syndrome: a state-of-the-art review. Respir Care. 2010; 55(10):1347-65.

5. Nowbar S, Burkart KM, Gonzales R, et al. Obesity-associated hypoventilation in hospitalized patients: prevalence, effects, and outcome. Am J Med 2004; 116: 1-7.

6. Balachandran JS, Masa JF, Mokhlesi B. Obesity hypoventilation syndrome: epidemiology and diagnosis. Sleep Med Clin 2014; 9: 341-347.

7. Kessler R, Chaouat A, Schinkewitch P, et al. The obesity-hypoventilation syndrome revisited: a prospective study of 34 consecutive cases. Chest 2001; 120: 369-376.

8. Jennum P, Kjellberg J. Health, social and economic consequences of sleep-disordered breathing: a controlled national study. Thorax 2011; 66: 560-566.

9. Randerath W, Verbrechen J, Andreas S, et al. Definition, discrimination, diagnosis and treatment of central breathing disturbances during sleep. Eur Respir J 2017; 49:1600959.

10. American Academy of Sleep Medicine. International Classification of Sleep Disorders. Third Edition 2014.

11. Kushida CA, Chediak A, Berry RB, Brown LK, Gozal D, Iber C, arthasarathy S, Quan SF, Rowley JA; Positive Airway Pressure Titration Task Force; American Academy of Sleep Medicine. Clinical guidelines for the manual titration of positive airway pressure in patients with obstructive sleep apnea. J Clin Sleep Med. 2008 15; 4:157-71.

12. Davidson AC, Banham S, Elliott M, et al. BTS/ICS guideline for the ventilatory management of acute hypercapnic respiratory failure in adults. Thorax 2016; 71: Suppl. 2, ii1-i35.

13. Piper AJ, Wang D, Yee BJ, Barnes DJ, Grunstein RR. Randomised trial of CPAP vs bilevel support in the treatment of obesity hypoventilation syndrome without severe nocturnal desaturation. Thorax 2008; 63:395-401.

14. Mokhlesi B, Tulaimat A, Evans AT, et al. Impact of adherence with positive airway pressure therapy on hypercapnia in obstructive sleep apnea. J Clin Sleep Med. 2006; 2: 57-62.

15. Masa JF, Corral J, Alonso ML, Ordax E, Troncoso MF, Gonzalez M, et al.; Spanish Sleep Network. Efficacy of different treatment alternatives for obesity hypoventilation syndrome: Pickwick study. Am J Respir Crit Care Med 2015; 192:86–95.

16. Masa JF, Pépin J-L, Borel J-C, et al. Obesity hypoventilation syndrome. Eur Respir Rev 2019; 28:180097.

17. Kaw R, Bhateja P, Paz YMH, et al. Postoperative complications in patients with unrecognized obesity hypoventilation syndrome undergoing elective noncardiac surgery. Chest 2016; 149:84–9.

18. Mokhlesi B, Hovda MD, Vekhter B, et al. Sleep-disordered breathing and postoperative outcomes after elective surgery: analysis of the nationwide inpatient sample. Chest 2013; 144:903-914.

19. American Society of Anesthesiologists: Practice Guidelines for the Perioperative Management of Patients with Obstructive Sleep Apnea. An Updated Report by the American Society of Anesthesiologists Task Force on Perioperative Management of Patients with Obstructive Sleep Apnea Anesthesiology 2014: 12:268-286.

20. Raurich JM, Rialp G, Ibanez J, et al. Hypercapnic respiratory failure in obesity-hypoventilation syndrome: CO2 response and acetazolamide treatment effects. Respir Care 2010; 55:1442-1448.

11.2 Apneia Obstrutiva do Sono

Fabíola Paula Galhardo Rizzatti

Erika Cristine Treptow

Lia Rita Azeredo Bittencourt

Introdução

A apneia obstrutiva do sono (AOS) é o principal distúrbio respiratório do sono e caracteriza-se por obstrução parcial (hipopneia) ou total (apneia) das vias aéreas superiores (VAS) que ocorre repetidas vezes durante o sono. Na AOS, o colapso parcial ou total da VAS dificulta a entrada de ar, mesmo na presença de esforço respiratório. As interrupções do fluxo aéreo têm duração de, pelo menos, 10 segundos e podem resultar em dessaturação da oxihemoglobina e fragmentação do sono.

Epidemiologia

Estima-se que, no mundo, 936 milhões de pessoas tenham AOS. Desse total, 425 milhões são constituídos por indivíduos entre 30 e 69 anos.[1] O Brasil é um dos dez países com maior prevalência de AOS. A estimativa de casos moderados e graves é de 25 milhões na população brasileira e um estudo populacional, conduzido em 2007 na cidade de São Paulo, mostrou uma prevalência de 32,8% de AOS em indivíduos de 18 a 80 anos.[2]

Os principais fatores de risco para o desenvolvimento da AOS encontram-se descritos na Tabela 11.2.1.

Tabela 11.2.1 – Fatores de risco para apneia obstrutiva do sono

- Obesidade
- Sobrepeso
- Idade (a prevalência da AOS aumenta com a idade)
- Sexo masculino
- Alterações craniofaciais
- Aumento dos tecidos moles nas vias aéreas superiores (amígdalas, adenoides, língua)
- Doenças respiratórias (rinite, asma)
- Tabagismo

Fisiopatologia

A AOS é uma doença heterogênea e diversos fatores fisiopatológicos podem determinar o colapso das VAS durante o sono. A presença de uma anatomia de VAS desfavorável é um dos pré-requisitos para o desenvolvimento de AOS. A faringe é um tubo flexível e colapsável, e seu estreitamento e/ou fechamento ocorre quando existe um desbalanço entre fatores que a mantém patente durante o sono (ação dos músculos dilatadores da faringe) e fatores que contribuem para sua oclusão (elevação da pressão tecidual extrínseca à faringe por aumento de partes moles e/ou aumento da colapsibilidade das VAS). O grau de colapsibilidade dessa estrutura pode ser medido pela pressão crítica de fechamento das VAS (Pcrit). Quanto maior a negatividade da Pcrit, menos colapsável é a via aérea superior. Quanto mais positiva a Pcrit, mais colapsável será a faringe. Em indivíduos saudáveis, a Pcrit é negativa, em torno de – 10 cmH_2O. Pacientes com AOS apresentam maior positividade da Pcrit e, na AOS grave, a Pcrit é $> + 2cmH_2O$, o que significa que apresentam uma VAS mais colapsável quando comparados a pacientes sem AOS ou com AOS leve.

Nas últimas décadas, estudos demonstraram que, além das condições anatômicas desfavoráveis, existem fatores adicionais que contribuem para o desenvolvimento de AOS. Os principais incluem um baixo limiar de despertar, a redução da resposta da musculatura dilatadora da VAS e a instabilidade do controle ventilatório durante o sono.[3-5] Esses traços fisiopatológicos que contribuem para o desenvolvimento da AOS em determinado indivíduo são também denominados endótipos e seu reconhecimento permite uma abordagem mais personalizada no tratamento da doença.[5,6]

Manifestações clínicas

É fundamental avaliar os sinais e sintomas associados com a AOS tanto no período noturno, quanto no período diurno.[7] Dentre os sintomas noturnos, destacam-se a sensação de sono agitado, noctúria, sudorese excessiva, as pausas respiratórias presenciadas e o ronco. O ronco ressuscitativo, caracterizado por ronco explosivo após uma pausa respiratória, muitas vezes acompanhada de sensação de sufocamento ou engasgos, também pode estar presente. Durante o dia, os sintomas da AOS podem envolver sonolência excessiva diurna, sono não reparador, cefaleia matinal autolimitada, alterações de humor, déficit de concentração e esquecimento. Embora inespecíficos, esses sintomas devem levantar a suspeição diagnóstica da AOS.

Diagnóstico da AOS

A investigação diagnóstica de AOS inicia-se pela anamnese, com avaliação dos padrões de sono, presença de sintomas noturnos, diurnos e comorbidades. O exame clínico deve incluir a verificação da anatomia facial e das VAS, medidas de circunferência abdominal e cervical, índice de massa corpórea (IMC) e pressão arterial. Diversos questionários podem ser úteis na triagem inicial, principalmente pelo não especialista em Medicina do Sono para o reconhecimento precoce de pacientes com maior risco da doença. O escore NOSAS é uma ferramenta simples e que utiliza variáveis facilmente obtidas na prática clínica para determinar o risco de AOS: circunferência cervical, IMC, histórico de roncos, idade e gênero. A pontuação varia de 0 a 17 e valores maiores ou iguais a 8 identificam indivíduos com risco clínico significativo de distúrbios respiratórios do sono.[8] A escala de sonolência de Epworth define a presença subjetiva de sonolência excessiva diurna (SED), uma das principais consequências diurnas da AOS. Consiste em 8 perguntas que avaliam a propensão de adormecer em atividades cotidianas. A escala varia de 0 a 24 e uma pontuação maior do que 10 indica a presença de SED.

A polissonografia (PSG) de noite inteira é o padrão áureo para o diagnóstico de distúrbios do sono. O exame consiste na monitorização contínua de diversas variáveis fisiológicas durante o sono. A PSG de noite inteira é denominada registro tipo I quando realizada em laboratório do sono, sob supervisão técnica de profissional habilitado. Os demais tipos de registros diagnósticos para AOS estão descritos no Tabela 11.2.2.

Nos registros tipo I, II e III é realizada a contagem dos eventos respiratórios durante a noite. Nos registros tipo I e II o total de eventos respiratórios é dividido pelo tempo total de sono para obtenção do índice de apneia e hipopneia (IAH). No registro tipo III o total de eventos respiratórios é dividido pelo tempo total de registro para determinação do índice de eventos respiratórios (IER), visto que, sem a monitorização do eletroencefalograma, não é possível determinar o tempo total de sono.

Tabela 11.2.2 – Modalidades diagnósticas dos distúrbios do sono

Tipo 1 – Polissonografia
Monitorização assistida em laboratório com avaliação de pelo menos 7 canais*. É o estudo do sono que fornece a mais completa avaliação do sono.
Tipo 2 – Monitorização não assistida/domiciliar tipo 2
Monitorização não assistida com mais de 7 canais. Avalia os mesmos parâmetros que a tipo I, porém é realizada sem supervisão e pode ser feita no domicílio.
Tipo 3 – Monitorização não assistida/domiciliar tipo 3 (cardiorrespiratória)
Registra entre 4 e 7 canais incluindo a saturação do oxigênio, fluxo aéreo, esforço respiratório e frequência cardíaca. Não é possível diferenciar os estágios do sono.
Tipo 4 – Monitorização não assistida/domiciliar tipo 4
Registra de 1 a 2 canais sendo um deles obrigatoriamente a oximetria. Não diferencia os estágios do sono.

Canais de registro: eletroencefalograma, eletro-oculograma, eletromiograma, eletrocardiograma, medida de fluxo aéreo, esforço respiratório, posição corporal, saturação da oxiemoglobina, ronco.

O manual da Academia Americana de Medicina do Sono (AASM) (9) determina as regras para estadiamento dos eventos respiratórios na polissonografia ou registro equivalente, conforme descrito na Figura 11.2.1.

Classificação dos eventos respiratórios obstrutivos

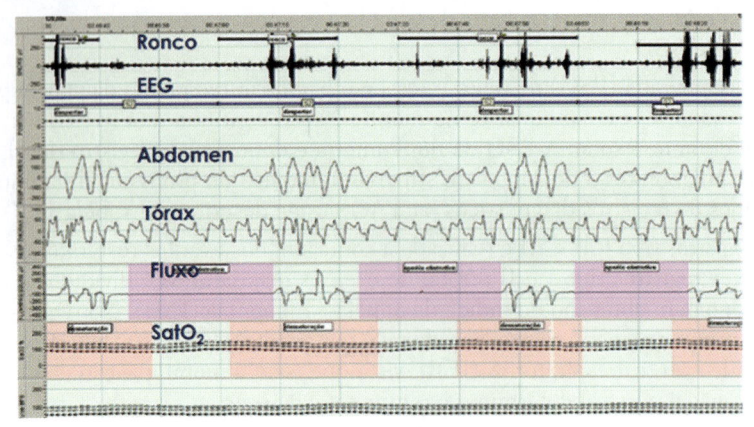

As apneias são definidas conforme os seguintes critérios:
1: Queda da amplitude do registro de fluxo aéreo do termístor/termopar ≥ 90% da linha de base;
2: Duração do evento ≥ 10 segundos.
É importante lembrar que a dessaturação da oxiemoglobina e/ou os despertares no EEG não fazem parte dos critérios para marcação de apneias.

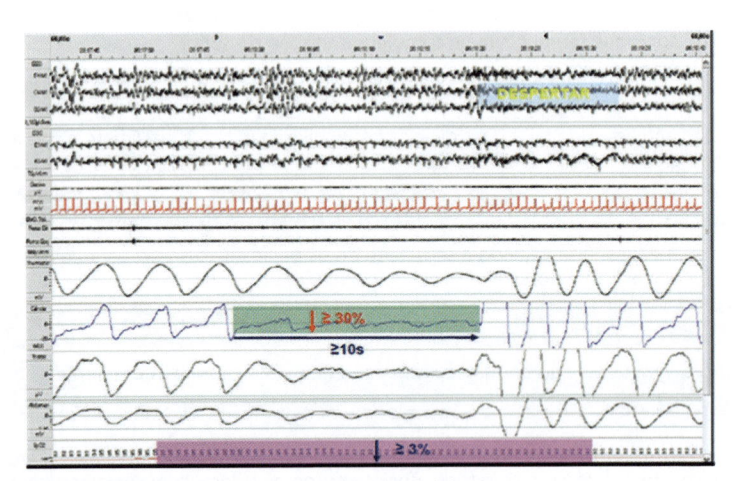

As hipopneias são definidas conforme os seguintes critérios:
1: Queda da amplitude do registro do fluxo aéreo pela cânula nasal ≥ 30% da linha de base;
2: Duração do evento ≥ 10 segundos
3: Dessaturação da oxiemoglobina ≥ 3% em relação aos valores pré-evento ou presença de despertar.

Figura 11.2.1 – Regras para estadiamento dos eventos respiratórios na polissonografia segundo a Academia Americana de Medicina do Sono. (Continua)

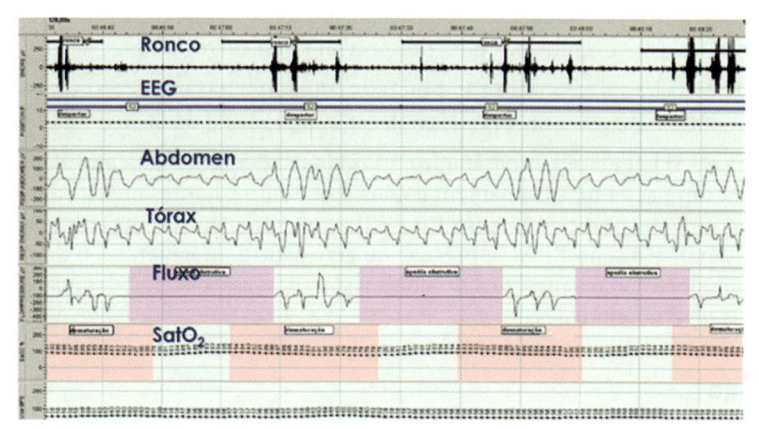

O esforço respiratório relacionado ao despertar (RERA) é definido conforme os seguintes critérios:

1: Aumento do esforço respiratório, mensurado pela pressão esofágica ou achatamento da curva de fluxo inspiratória pela cânula nasal;

2: Duração do evento ≥ 10 segundos

3: Término do evento com a presença de despertar.

OBS.: a marcação dos eventos de RERA durante a leitura do traçado de polissonografia não é obrigatória. Desse modo, nem todos os laboratórios de sono incluem a descrição desses eventos em seus laudos.

Figura 11.2.1 – (Continuação) Regras para estadiamento dos eventos respiratórios na polissonografia segundo a Academia Americana de Medicina do Sono. Fonte: arquivo pessoal dos autores

Os critérios diagnósticos da AOS estão descritos na Tabela 11.2.3.

Tabela 11.2.3 – Critérios diagnósticos de apneia obstrutiva do sono (Classificação Internacional de Distúrbios do Sono)[10]

Presença de um ou mais dos seguintes itens: • Sonolência, sono não reparador, fadiga ou sintomas de insônia • Despertar associado com pausas respiratórias, engasgos, sensação de asfixia • Observação pelo(a) parceiro(a) de cama de ronco alto e/ou pausas respiratórias durante o sono • Diagnóstico de hipertensão arterial sistêmica, doença coronariana, doença cerebrovascular, insuficiência cardíaca, diabetes tipo 2, alteração cognitiva ou depressão
Registro de polissonografia ou poligrafia apresentando: • Cinco ou mais eventos respiratórios predominantemente obstrutivos (apneias, hipopneias ou despertares relacionados a esforço respiratório) por hora de sono na polissonografia ou por hora de registro na poligrafia
Registro de polissonografia ou poligrafia apresentando: • Quinze ou mais eventos respiratórios predominantemente obstrutivos (apneias, hipopneias ou despertares relacionados a esforço respiratório) por hora de sono na polissonografia ou por hora de registro na poligrafia
A presença de A + B ou C define o diagnóstico de AOS

A gravidade da AOS é definida conforme o valor do IAH em:

• Leve: 05 a 14,9 eventos por hora de sono/ou horas de registro.

• Moderada: 15 a 29,9 eventos por hora de sono/ou horas de registro.

• Grave: 30 ou mais eventos por hora de sono/ou horas de registro.

Embora o IAH ainda seja o parâmetro utilizado para determinar a gravidade da AOS, ao se avaliar um paciente, é fundamental considerar outros fatores observados no exame diagnóstico como os índices de dessaturação, a predominância de eventos em posição supina ou durante o sono REM, a presença e gravidade da fragmentação do sono, além de fatores clínicos como a presença de sinais e sintomas associados à doença, bem como a existência de comorbidades.

Tratamento

O tratamento da AOS associa medidas gerais e específicas, de preferência, idealizadas e acompanhadas por equipe multidisciplinar de cuidados. As medidas gerais devem ser aplicadas a todos pacientes, porém nem todos os pacientes com AOS devem receber tratamento específico. Indica-se tratar os pacientes com AOS leve sintomáticos e/ou com comorbidades e os pacientes com AOS moderada e grave. A escolha do tratamento mais eficaz para cada perfil de paciente é um desafio. Deve-se atuar sobre os fatores de risco modificáveis e utilizar medidas comportamentais associadas a terapias que visam manter a VAS aberta durante o sono. Tais terapias podem incluir o uso de aparelhos de pressão positiva em vias aéreas superiores (PAPs), a utilização de dispositivos (ou aparelhos) intraorais, diferentes opções cirúrgicas, a estimulação elétrica do músculo genioglosso por dispositivo implantável no nervo hipoglosso e/ou a fonoterapia. Outras modalidades adicionais de cuidado têm sido consideradas no tratamento da AOS, a exemplo das terapias que visam atuar em fatores neuroventilatórios associados à fisiopatogenia da apneia obstrutiva. Independentemente da opção de tratamento a ser escolhida, o melhor manejo envolve o acompanhamento multidisciplinar e multiprofissional desses pacientes.[11,12]

Ao tratar um paciente com AOS, os objetivos a serem alcançados são: reduzir a sonolência excessiva, melhorar os sintomas (ronco, sono não restaurador), melhorar a qualidade de vida, reduzir o risco cardiovascular, o risco de acidentes e a mortalidade.[7,13]

Medidas gerais no tratamento da AOS

Todos os pacientes com AOS devem receber orientações sobre higiene de sono regularmente e sobre a importância de dormir respeitando o tempo de sono de cada indivíduo. Essas medidas ajudarão a prevenir a privação de sono e a sonolência diurna excessiva. Deve-se cessar o tabagismo, evitar o consumo de bebidas alcoólicas e medicamentos como miorrelaxantes, benzodiazepínicos, barbitúricos e narcóticos, que contribuem para o relaxamento da musculatura e obstrução das vias aéreas superiores. Evitar o decúbito dorsal com terapias posicionais pode ser útil em pacientes com apneia obstrutiva de decúbito.[7,13] A perda de peso (por meio de atividade física e dieta) deve ser indicada para o tratamento dos pacientes com AOS e sobrepeso ou obesidade. Perder peso se associa com redução da gravidade da apneia e dos sintomas.[7,14] A cirurgia bariátrica resulta em perda de peso eficaz; no entanto, o efeito a longo prazo sobre a AOS é variável. Alguns estudos mostraram que a AOS ressurge ou persiste mesmo após a perda peso (induzida cirurgicamente ou não).[7,15] Quanto ao uso de medicamentos para tratamento da doença, foram testados agentes que aumentam o tônus da VAS, que estabilizam o sono e reduzem despertares, que estimulam o centro respiratório e que reduzem a quantidade de sono REM (os eventos respiratórios pioram nessa fase do sono); mas nenhuma dessas opções mostrou, de modo definitivo, a melhora da AOS.[12,16]

Tratamento com pressão positiva não invasiva em VAS

A terapia mais eficaz para a AOS compreende o uso de aparelhos de pressão positiva (*Positive Airway Pressure* – PAP) em VAS. Essa opção é a preferencial no manejo de pacientes com AOS moderada a grave (IAH ≥ 15). Em pacientes com AOS leve (IAH ≥ 5) sintomática, a terapia com PAP pode ser uma opção de tratamento.[16,17] As modalidades de terapia com PAP que podem ser adotadas no tratamento da AOS incluem: a terapia com pressão positiva contínua em VAS (CPAP), a terapia com ajuste automático de pressão em VAS (auto-PAP) e a terapia com dois níveis de pressão em VAS (binível), que oferece pressão positiva inspiratória (IPAP) e pressão positiva expiratória (EPAP) independentes.[17,18]

A modalidade de tratamento inicial mais comum para a AOS é o CPAP. Esses aparelhos fornecem uma pressão fixa (contínua) na VAS durante toda a noite. Diferentemente dos aparelhos de pressão fixa, os aparelhos de PAP automáticos ajustam a oferta de pressão na VAS ao longo da noite e de acordo com os eventos respiratórios do paciente. Apesar de interessantes, os aparelhos automáticos não resultam em maior eficácia ou adesão quando comparados aos aparelhos de pressão fixa no tratamento dos pacientes com AOS. Os aparelhos de PAP eliminam os eventos obstrutivos por elevarem a pressão intraluminal na faringe, mantendo a pérvia e impedindo seu colapso durante o sono. Caso um paciente tratado com PAP fixo ou automático não responda, não tolere ou necessite de pressão de tratamento elevada para supressão dos eventos obstrutivos, os aparelhos de pressão positiva binível podem ser uma opção viável.[7,14,17,18] O uso do CPAP revolucionou o cuidado dos pacientes com AOS. O tratamento é seguro, eficaz e não oferece nenhum risco maior ao paciente em tratamento.

Vários estudos randomizados avaliaram e confirmaram a eficácia do CPAP na redução do IAH, na melhora dos sintomas, da sonolência, em alguns domínios da qualidade de vida, na redução dos acidentes automobilísticos e na mortalidade.[17,18] Os resultados são ainda contraditórios sobre a melhora das alterações de humor, da cognição e da redução do risco cardiovascular.[7,17-20] Mais estudos randomizados que avaliem os efeitos do tratamento com CPAP nos desfechos cardiovasculares são necessários.

Os pacientes em tratamento com CPAP devem ser monitorados periodicamente e avaliados quanto à adesão, efeitos adversos e benefícios clínicos do tratamento. Nesse quesito, a monitorização à distância trouxe facilidades e tornou-se uma ferramenta adicional no cuidado dos pacientes em tratamento com PAP. Muitos benefícios clínicos do tratamento com os aparelhos de pressão positiva estão bem documentados, mas a adesão dos pacientes ao tratamento ainda é um desafio. Outras opções terapêuticas podem ser adotadas no tratamento dos pacientes com AOS, e a sua escolha envolverá a fisiopatogenia predominante na doença daquele indivíduo, a apresentação clínica e gravidade da doença, a experiência do profissional, as expectativas do paciente e os melhores níveis de evidência científica disponíveis.

Outras opções de tratamento

Outras opções de tratamento incluem: aparelhos intraorais (AIO), tratamentos cirúrgicos, estimulação do nervo hipoglosso e terapia miofuncional.[7,11-14]

Os aparelhos intraorais (AIO) podem ser retentores linguais ou dispositivos de avanço mandibular. Existem os dispositivos pré-fabricados e os feitos de modo personalizado por odontólogo especializado. São muitos os modelos disponíveis e a confecção dos AIOs pode ser realizada com diversos materiais. O mecanismo de ação dos AIOs envolve o aumento do calibre das VAS. Retentores linguais movem a língua para frente, enquanto os AIOs de avanço mandibular movem a língua e a mandíbula para a frente, aumentando o espaço aéreo posterior. Os AIOs são usados no tratamento do ronco isolado, na AOS leve, nos pacientes intolerantes à PAP, nos que preferem terapias alternativas ou de modo coadjuvante ao tratamento cirúrgico.[7,11,13] Os AIOs de avanço mandibular apresentam benefícios na correção da sonolência excessiva, ronco, despertares, dessaturação e IAH. A melhor resposta terapêutica aos AIOs é observada nos pacientes do sexo feminino, mais magros, mais jovens, com menor circunferência cervical, naqueles que conseguem maior avanço mandibular, nos que apresentam menor gravidade da AOS (AOS leve a moderada) e na AOS posicional (IAH na posição supina 2 vezes maior do que na posição lateral). Complicações associadas ao uso de AIOs de avanço mandibular incluem dor dental, desconforto em mandíbula, sensibilidade dentária, problemas oclusais e dores na articulação temporomandibular. Contraindicações ao uso do AIO incluem doenças periodontais, anodontia, bruxismo grave ou disfunção na articulação temporomandibular.[7,11,13]

A cirurgia nasal, as cirurgias faríngeas, o avanço do genioglosso, o avanço maxilomandibular, o avanço do osso hioide, a cirurgia de redução da base da língua e a traqueostomia estão entre as opções de tratamento cirúrgicos possíveis para a AOS. A opção pelo tratamento cirúrgico e a determinação da técnica mais adequada para cada caso dependerão de uma avaliação cuidadosa em busca de anormalidades anatômicas craniofaciais existentes (de partes moles ou ósseas), da gravidade da AOS, da idade dos pacientes, da presença de comorbidades, da não adesão a outros tratamentos e do desejo dos pacientes. Vale a pena ressaltar que após os avanços obtidos nas cirurgias para tratamento para a AOS, a traqueostomia passou a ser um tratamento de exclusão e reservada apenas para casos selecionados, onde outras opções de tratamento falharam.

Outro procedimento cirúrgico que vem sendo empregado recentemente em alguns centros é o implante de um sistema de estimulação do nervo hipoglosso.[7,11,12,14,20] O objetivo é promover a contração muscular da orofaringe e da língua, aliviando a obstrução da VAS nos pacientes com AOS. Pacientes que podem se beneficiar com este tratamento incluem: indivíduos que não se adaptaram ao tratamento com CPAP, que apresentam IAH entre 20 e 50 eventos por hora, IMC menor que $32kg/m^2$ e colapso não concêntrico de VAS durante o exame de endoscopia no sono. Esse tratamento reduz o IAH, melhora a qualidade do sono, a hipoxemia noturna e a sonolência diurna excessiva avaliada pela escala de Epworth. Os efeitos benéficos do tratamento persistiram em 5 anos de seguimento após o procedimento. Possíveis efeitos adversos do tratamento são a possibilidade de infecção no local da implantação, mau posicionamento do sistema com necessidade de reposicionamento ou uma sensação desconfortável na língua.[7,14,20]

Um resumo sobre as sugestões da Academia Americana de Medicina do Sono para tratamento da AOS pode ser visualizado na Tabela 11.2.4.

Tabela 11.2.4 – Sugestões da Academia Americana de Medicina do Sono para tratamento da apneia obstrutiva do sono de acordo com a gravidade, sintomatologia e comorbidades

Quem devemos tratar?			
	Sintomático*	**Assintomático**	**Assintomático**
Gravidade da AOS		Sem comorbidades	Com comorbidades
Leve	Tratar	Existe razão para tratar?	Tratar
Moderada	Tratar	Tratar	Tratar
Grave	Tratar	Tratar	Tratar

Sintomático: sonolência excessiva, ronco, comprometimento da qualidade de vida, hipertensão arterial sistêmica.

Recomendações finais

A AOS é uma doença prevalente e subdiagnosticada tendo a obesidade como principal fator de risco. Os sintomas englobam sintomas diurnos e noturnos como ronco, pausas respiratórias presenciadas e sonolência diurna excessiva. O diagnóstico pode ser feito por polissonografia em laboratório de sono ou por algum método simplificado. O tratamento é multidisciplinar e envolve medidas comportamentais e específicas direcionadas para a correção de sintomas, melhora da qualidade de vida e redução de mortalidade.

Referências bibliográficas

1. Benjafield AV, Ayas NT, Eastwood PR, et al. Estimation of the global prevalence and burden of obstructive sleep apnoea: a literature-based analysis. Lancet Respir Med. 2019;7:687-98.

2. Tufik S, Santos-Silva R, Taddei JA, Bittencourt LR. Obstructive sleep apnea syndrome in the Sao Paulo Epidemiologic Sleep Study. Sleep Med. 2010;11:441-6.

3. Eckert DJ. Phenotypic approaches to obstructive sleep apnoea - New pathways for targeted therapy. Sleep Med Rev. 2018;37:45-59.

4. Osman AM, Carter SG, Carberry JC, Eckert DJ. Obstructive sleep apnea: current perspectives. Nature and science of sleep. 2018;10:21-34.

5. Edwards BA, Redline S, Sands SA, Owens RL. More Than the Sum of the Respiratory Events: Personalized Medicine Approaches for Obstructive Sleep Apnea. Am J Respir Crit Care Med. 2019;200:691-703.

6. Bonsignore MR, Suarez Giron MC, Marrone O, et al. Personalised medicine in sleep respiratory disorders: focus on obstructive sleep apnoea diagnosis and treatment. Eur Respir Rev. 2017;26: 170069.

7. Gottlieb DJ, Punjabi NM. Diagnosis and Management of Obstructive Sleep Apnea: A Review. JAMA. 2020;323:1389-400.

8. Marti-Soler H, Hirotsu C, Marques-Vidal P, et al. The NoSAS score for screening of sleep-disordered breathing: a derivation and validation study. Lancet Respir Med. 2016;4:742-8.

9. Berry RB BR, Gamaldo CE, Harding SM, et al. The AASM Manual for the Scoring of Sleep and Associated Events: Rules, Terminology and Technical Specifications. American Academy of Sleep Medicine. 2018, versão 2.5.

10. (AASM) AASM. The International Classification of Sleep Disorders. 3rd ed. Westchester: American Academy of Sleep Medicine; 2014.

11. Lorenzi-Filho G, Almeida FR, Strollo PJ. Treating OSA: Current and emerging therapies beyond CPAP. Respirology. 2017;22:1500-7.

12. Light M, Owens RL, Schmickl CN, Malhotra A. Precision Medicine for Obstructive Sleep Apnea. Sleep Med Clin. 2019;14:391-8.

13. Haddad F, Bittencourt L. Recomendações para diagnóstico e tratamento da síndrome da apneia obstrutiva do sono no adulto. Estação Brasil; 2013.

14. Patel SR. Obstructive Sleep Apnea. Ann Intern Med. 2019;171:ITC81-ITC96.

15. Ashrafian H, Toma T, Rowland SP, et al. Bariatric Surgery or Non-Surgical Weight Loss for Obstructive Sleep Apnoea? A Systematic Review and Comparison of Meta-analyses. Obes Surg. 2015;25:1239-50.

16. White DP. Pharmacologic Approaches to the Treatment of Obstructive Sleep Apnea. Sleep Med Clin. 2016;11:203-12.

17. Patil SP, Ayappa IA, Caples SM, et al. Treatment of Adult Obstructive Sleep Apnea with Positive Airway Pressure: An American Academy of Sleep Medicine Clinical Practice Guideline. J Clin Sleep Med. 2019;15:335-43.

18. Patil SP, Ayappa IA, Caples SM, et al. Treatment of Adult Obstructive Sleep Apnea With Positive Airway Pressure: An American Academy of Sleep Medicine Systematic Review, Meta-Analysis, and GRADE Assessment. J Clin Sleep Med. 2019;15:301-34.

19. Javaheri S, Barbe F, Campos-Rodriguez F, et al. Sleep Apnea: Types, Mechanisms, and Clinical Cardiovascular Consequences. J Am Coll Cardiol. 2017;69:841-58.

20. Veasey SC, Rosen IM. Obstructive Sleep Apnea in Adults. N Engl J Med. 2019;380:1442-9.

12 Infecções Respiratórias

12.1 Bronquite Aguda

Rosali Rocha

Introdução

A bronquite aguda é uma condição clínica comum, responsável por muitas consultas em unidades de atendimento primário e pronto socorro. Estima-se que a cada ano, 5% da população geral tenham um episódio de bronquite aguda e, destes 90% procuram atendimento médico.[1-3]

Definição

Bronquite aguda é uma inflamação do trato respiratório inferior. Manifesta-se, predominantemente, por tosse aguda com ou sem produção de escarro e tem duração de até três semanas, sem evidência clínica ou radiológica recente que sugira explicação alternativa. É considerada uma infecção autolimitada.[2]

Patogênese/microbiologia

A causa da tosse em pacientes com bronquite aguda não complicada é multifatorial. Inicia com lesão da mucosa, danos às células epiteliais e liberação de mediadores pró-inflamatórios podendo levar a obstrução ao fluxo aéreo e hiper-reatividade brônquica transitórias.[4]

Vírus respiratórios parecem ser a causa mais comum de bronquite aguda. O agente responsável raramente é identificado na prática clínica porque as sorologias e culturas para vírus não são realizadas de rotina. Os vírus influenza B, influenza A, parainfluenza e vírus sincicial respiratório são conhecidos por envolver o trato respiratório inferior. Influenza ocorre em surtos distintos a cada ano, e devido a sua rápida transmissão, causa considerável morbidade e mortalidade na população geral. Os sintomas mais frequentes de influenza são fraqueza, mialgia, tosse e congestão nasal. Quando influenza está circulando na comunidade, a presença de tosse e febre em 48 horas de início dos sintomas é forte preditor de infecção por influenza. Vírus sincicial respiratório tem sido reconhecido como causa de morbidade e mortalidade em adultos, especialmente, idosos. As taxas de acometimentos são elevadas em famílias com crianças pequenas, enfermarias de geriatria e asilos.[4]

Outra infecção emergente que deve ser considerada em pacientes com doença aguda, semelhante à influenza, é a síndrome respiratória aguda grave (SARS). Apresentação, entretanto, como bronquite aguda isolada é rara. De maneira interessante, em um estudo de pacientes com diagnóstico de bronquite aguda o número de consultas presenciais caiu, com redução da prescrição de antibióticos, porém aumentou o número em teleconsultas, pelo temor da covid-19.[5]

Vírus predominantemente associados a infecção de via aérea superior, incluindo coronavírus. rinovírus e adenovírus, têm sido implicados como causa de bronquite aguda. Os sintomas predominantes são congestão nasal, rinorreia e faringites.[4]

As bactérias relacionadas a causa de bronquite aguda em indivíduos saudáveis incluem *Mycoplasma pneumoniae, Chlamydophila pneumoniae, Bordetella pertussis* e *Bordetella parapertussis.*[4]

Evidências epidemiológicas específicas da família e contatos na comunidade podem ser importantes para o diagnóstico de bronquite aguda causada por *B. coqueluche* em pacientes que tiveram contato com caso confirmado ou tosse com paroxismos graves, som típico de "guincho" ou vômitos pós tosse. Assim como, surtos em populações específicas, tais como, quartéis militares e colégios de estudantes.[4]

Diagnóstico

Clínico

O diagnóstico de bronquite aguda é estabelecido em paciente que tem início repentino de tosse, com ou sem expectoração e sem evidência de pneumonia, resfriado comum, asma aguda ou exacerbação aguda de bronquite crônica.[2,4]

Em estudo prospectivo, um total de 1384 pacientes tiveram diagnóstico de infecção do trato respiratório inferior, em 50,5% diagnóstico de bronquite aguda e 49,5% pneumonia. Os sintomas mais frequentes nos pacientes com bronquite aguda foram tosse (97,6%), febre (34,2%), dispneia (24,2%), aumento do escarro purulento (21,2%). Pacientes com diagnóstico de pneumonia relatavam, mais frequentemente, febre (> 38,5°C) em 63% dos casos, dispneia (38,7%), aumento do escarro purulento (32,7%), além disso, apresentavam ausculta pulmonar anormal, retração torácica (67,2%), mal-estar geral (45,1%).[6]

Radiológico

Em pacientes com sintomas de bronquite aguda, os exames de imagem são usados para descartar pneumonia. Eles não são necessários em pacientes com sinais vitais normais e a ausência dos seguintes achados de exame físico auxiliam a afastar essa possibilidade: frequência cardíaca > 100 batimentos/minuto; frequência respiratória > 24 irpm; temperatura oral > 38 °C e achados de exame físico sugestivos de consolidação focal, egofonia ou frêmito.[4,7]

Laboratorial

Exames laboratoriais não são, normalmente, indicados na avaliação de bronquite aguda. Leucocitose pode estar presente em, aproximadamente 20% dos pacientes; quando presente, se relaciona mais à infecção bacteriana do que bronquite.[7,8] Apesar de testes rápidos estarem disponíveis para alguns patógenos respiratórios, não são necessários nos cuidados de pacientes ambulatoriais típicos.[4,7] Em pacientes com alta suspeita de influenza e coqueluche os testes podem ser considerados e o tratamento pode mudar o curso da doença.

Os biomarcadores podem ajudar a identificar pacientes que se beneficiam de antibióticos. Estudos usando os níveis de proteína C reativa (PCR) para guiar o tratamento com antibióticos em pacientes com infecção do trato respiratório são inconclusivos.[2,7,9] Dois estudos mostraram que um nível elevado de PCR esteve associado com maior probabilidade de pneumonia. Em um deles, uma regra para decisão para pneumonia foi desenvolvida e validada prospectivamente por pesquisadores que encontraram que pneumonia poderia ser descartada em pacientes com PCR menor que 50 mcg/mL, sem dispneia e sem febre.[10] Em outro, os autores demonstraram que a associação de febre, achados de exame físico alterados (ausculta, retração torácica) e PCR aumentaram a probabilidade de diagnóstico de pneumonia em cinco vezes e o valor de PCR $\geq$ 11 mg/L esteve positivamente associado com diagnóstico de pneumonia.[6]

O teste de procalcitonina pode ser útil na diferenciação de pneumonia e bronquite aguda, mas não está amplamente disponível. Estudos de pacientes com infecção do trato respiratório inferior demonstraram que esse teste não acrescentou benefício ao modelo quando incluía sinais, sintomas e níveis de PCR.[11]

Diagnóstico diferencial

Os principais diagnósticos diferenciais de bronquite aguda são o resfriado comum, exacerbação aguda de bronquite crônica e asma aguda. O resfriado comum é uma doença leve, benigna, do trato respiratório superior, caracterizada por sintomas de obstrução nasal, espirros, dor de garganta e tosse. O quadro clínico pode ser acompanhado por sintomas constitucionais como febre, dores musculares, fadiga. A tosse associada a resfriado comum é proveniente da síndrome via aérea superior, frequentemente, associada a pigarro e gotejamento pós nasal.[4]

Os quadros clínicos de exacerbação aguda de bronquite crônica e asma aguda são similares ao da bronquite aguda. A única ferramenta diagnóstica que o clínico pode usar é a avaliação prospectiva do paciente para verificar se a bronquite aguda é um evento isolado ou um preditor de doença crônica.

Bronquite aguda é considerada uma doença respiratória autolimitada e quando a tosse persiste por mais de três semanas, outros diagnósticos devem ser considerados, incluindo tosse pós infecciosa, síndrome de via aérea alta por rinusinusopatia, asma, doença do refluxo gastroesofágico.[4] A maioria dos pacientes com bronquite aguda é saudável e tem um quadro não complicado da doença. Os pacientes com doença pulmonar associada como doença pulmonar obstrutiva crônica, bronquiectasias e outras como insuficiência cardíaca congestiva ou imunocomprometidos (síndrome da imunodeficiência adquirida ou quimioterapia) são considerados de alto risco para complicações e foram excluídos das recomendações das principais diretrizes para bronquite aguda.[2,4]

Tratamento

Cuidados de suporte e manejo dos sintomas são os principais tratamentos da bronquite aguda. Deve incluir, também, boa higiene das mãos, aumento da ingestão de líquidos e evitar exposição a cigarro e poeiras.

Há muitas abordagens para o tratamento de tosse, incluindo analgésicos, drogas anti-inflamatórias não hormonais, expectorantes, mucolíticos, anti-histamínicos, descongestionantes, antitussígenos, broncodilatadores, terapias alternativas e tratamento natural. Geralmente, essas terapias estão disponíveis como medicações de venda livre, sem necessidade de receita em muitos países.[12] As diretrizes europeias anteriores recomendavam que a tosse aguda fosse tratada com dextrometorfan ou codeína. Mucolíticos, anti-histamínicos e broncodilatadores não deveriam ser prescritos em infecções do trato respiratório inferior.[1,12] As revisões atuais concluem que faltam estudos que comprovem benefícios dessas terapias. Em geral, os estudos têm tamanho da amostra pequeno e falhas metodológicas que dificultam sua comparação.[12,13] A maioria dos clínicos recomenda o uso de analgésicos para aliviar a febre, cefaleia, mialgia e dor torácica. Anti-inflamatórios são prescritos, frequentemente, para aliviar a tosse, mas estudos clínicos randomizados mostraram que o número de dias com tosse nos pacientes que tomaram anti-inflamatório não foi, significativamente, menor que no grupo placebo.[12,14,15] Outros estudos utilizando corticoide inalatório também demostraram pouco benefício e o número de pacientes incluídos era pequeno.[12,16]

Muitos pacientes com bronquite aguda têm hiper-reatividade brônquica, que conduz a obstrução ao fluxo aéreo. Revisão recente não recomenda o uso de rotina de beta 2 adrenérgicos em pacientes que não tenham hiperrreatividade.[12,17] Por outro lado, em um dos estudos clínicos incluídos nessa revisão, observaram melhora dos escores de sintomas em adultos que receberam o broncodilatador por sete dias quando havia hiper-reatividade brônquica, sibilos, ou diminuição do volume expiratório forçado no primeiro segundo quando comparado com o grupo placebo.[12,18] Este efeito não foi observado entre os pacientes que não apresentavam hiper-reatividade brônquica. Anticolinérgicos inalados (brometo de ipratrópio ou tiotrópio) isolados ou associados a beta 2 agonistas tem sido têm resultados semelhantes, mas os estudos foram realizados em pacientes com tosse devido infecção de via aérea superior.[12,19] A liberação de acetilcolina na via aérea por estímulo do parassimpático pode ser o gatilho para hiper-reatividade e aumento da secreção na mucosa das paredes da vias aéreas e isso poderia explicar as possíveis propriedades antitussígenas das drogas anticolinérgicas inaladas.[12,20]

A bronquite aguda é considerada uma condição autolimitada, mas os dados da literatura sugerem que clínicos, frequentemente, prescrevem antibióticos.[2,21] A importância do manejo do antibiótico é bem reconhecido quando se avalia a morbidade individual relacionada à tosse devido bronquite aguda, tais como, dias fora do trabalho, e consultas no atendimento primário.[2,22] Muitos clínicos gerais prescrevem antibióticos, mesmo com evidências de pouco ou nenhum benefício, pois bronquite aguda tem, na sua maioria, etiologia viral, o que pode contribuir para aumento de resistência bacteriana.[3,12]

Clínicos prescrevem mais antibióticos em pacientes com escarro purulento. Em estudo multicêntrico, randomizado, controlado, em 416 pacientes com infecção respiratória aguda, tratados com ibuprofeno 600mg, amoxicilina-clavulanato 500 mg/125 mg ou placebo três vezes por dia durante 10 dias, não houve diferença significativa no número de dias com tosse entre os pacientes com bronquite aguda não complicada e alteração na coloração do escarro para os três grupos de tratamento.[2,14]

Uma revisão recente sugere que não há benefício usar antibióticos para bronquite aguda em indivíduos saudáveis. Apesar do antibiótico ter diminuído a duração da tosse em 0,46 dias e diminuir a limitação de atividade em 0,49 dias, não houve diferença na melhora clínica durante seguimento. Os efeitos adversos relatados foram náuseas, diarreia, cefaleia, rush cutâneo, vaginite. Em função da melhora mínima de sintomas para uma condição autolimitada e a taxa aumentada de efeitos colaterais, com potencial risco para resistência bacteriana, é sensato limitar o uso de antibióticos na população geral. São necessários estudos em idosos e indivíduos com múltiplas doenças associadas.[13] Em casos de persistência de tosse, acompanhados de sintomas sugestivos, exposições ou exames que confirmem coqueluche, há recomendação para tratamento com macrolídeo.[7,23]

A diretriz do *American College of Chest Physicians* de 2020 excluiu estudos envolvendo a eficácia e segurança de ervas e terapias complementares para tosse em bronquite aguda. Relata que muitas dessas terapias não são reguladas, nem consideradas como opções terapêuticas por médicos em vários países.[2]

Recomendações

Tabela 12.1.1 – Principais sugestões do American College of Chest Physicians 2020 para o manejo da tosse devido a bronquite aguda em pacientes imunocompetentes em tratamento ambulatorial[2]

Recomendações
1. Pacientes adultos imunocompetentes ambulatoriais com tosse devido suspeita de bronquite aguda: não há indicação de investigação de rotina para radiografia de tórax, espirometria, medidas de pico de fluxo, escarro para cultura microbiana, amostras do trato respiratório para PCR viral, dosagem de proteína C reativa (PCR) ou procalcitonina.
2. Pacientes adultos imunocompetentes ambulatoriais com tosse devido suspeita de bronquite aguda com persistência ou piora do quadro: aconselhar paciente a procurar reavaliação e investigação direcionada** deve ser considerada. ** Pode incluir radiografia de tórax, cultura de escarro, registros de pico expiratório de fluxo, hemograma completo, marcadores inflamatórios (PCR).
3. Pacientes adultos imunocompetentes ambulatoriais com tosse devido suspeita de bronquite aguda: não prescrever tratamento com antibióticos, antivirais, antitussígenos, beta-agonista inalados, anticolinérgicos inalados, corticosteroides inalados ou oral, anti-inflamatórios não hormonais ou outras terapias até que esses tratamentos se mostrem seguros e efetivos para tornar a tosse menos grave ou resolvê-la mais rápido.
4. Pacientes adultos imunocompetentes ambulatoriais com tosse devido à bronquite aguda, com piora: considerar tratamento com antibiótico se provável complicação com infecção bacteriana.

*** Diagnósticos diferenciais, como exacerbação de bronquite crônica, asma e bronquiectasias que requeiram outro manejo terapêutico como corticosteroide oral, devem ser considerados.*

Referências bibliográficas

1. Woodhead M, Blasi F, Ewig S, et al. Guidelines for the management of adult lower respiratory tract infections. Clin Microbiol Infect. 2011;17(suppl 6):E1-E59.

2. Smith MP, Lown M, Singh S, Ireland B, Hill AT, Linder JA, et al. Acute cough due to acute bronchitis in immunocompetente adult outpatients. Chest Expert Panel Report. Chest 2020;157: 1256-1265.

3. Smith SM, Fahey T, Smucny J, Becker LA. Antibiotics for acute bronchitis. Cochrane Database Syst Rev 2017;6:CD000245.

4. Braman SS, Chronic cough due to acute bronchitis. ACCP Evidence-Based Clinical Practice Guidelines. Chest 2006;129: 95S-103S.

5. Dilworth TJ, Brummitt CF. Reduction in ambulatory visits for acute, uncomplicated bronchitis: an unintended but welcome result of the coronavirus disease 2019 (COVID-19) pandemic. Infect Control Hosp Epidemiol. 2020; 28:1-2.

6. Hansen LS, Lykkegaard J, Thomsen JL, Hansen MP. Acute lower respiratory tract infections: Symptoms, findings and management in Danish general practice. Eur J Gen Pract 2020; 26:14-20.

7. Kinkade S & Long NA. Acute bronchitis. Am Fam Physician. 2016;94;560-565.

8. Holm A, Nexoe J, Bistrup LA et al. Aetioloy and prediction of pneumonia in lower respiratory tract infection in primary care. Br J Gen Pract. 2007; 57:547-554.

9. Aabenhus R, Jensen JU, Jorgansen KJ, et al. Biomarkers as point-of-care tests to guide prescription of antibiotics in patients with acute respiratory infections in primary care. Cochrane Database Syt Rev 2014;(11) CD010130.

10. Held U, Steurer-Stey C, Huber F, et al. Dianostic aid to rule out pneumonia in adults with cough and feeling fever. A validation study in the primary care setting. BMC Infect Dis 2012; 12:355.

11. Van Vugt SF, Broekhnizen BD, Lamnes C, et al. Grace Consortium. Use of serum C reactive protein and procalcitonin concentrations in addition to symptoms and signs to predict pneumonia in patients presenting to primary care with acute cough: diagnostic study. BMJ 2013;346:f2450.

12. Cots JM, Moragas A, Garcia-Sangenis A, et al. Effectiveness of antitussives, anticholinergics or honey versus usual care in adults with uncomplicated acute bronchitis: a study protocol o an open randomised clinical trial in primary care. BMJ Open 2019;9: e028159.

13. Smith SM, Schroeder K, Fahey T, Over-the-counter (OTC) medications for acute cough in children and adults in community settings. Cochrane Database Syst Rev 2014;11:CD001831.

14. Llor C, Moragas A, Bayona C, et al. Efficacy of anti-inflamatory or antibiotic treatment in patients with non-complicated acute bronchitis and discoloured sputum: randomized placebo controlled trial. BMJ 2013;347:f5762.

15. Little P, Moore M, Kelly J et al. Ibuprofen, paracetamol and steam for patients with respiratory tract infections in primary care: pragmatic randomized factorial trial. BMJ 2013; 347: f6041.

16. El-Gohany M, Hay AD, Coventry P, et al. Corticoesteroids for acute and subacute cough following respiratory tract infection: a systematic review. Fam Pract 2013; 30:492-500.

17. Becker LA, Hom J, Villasis-Keever M, et al. Beta 2-agonists for acute cough or a clinical diagnosis of acute bronchitis. Cochrane Database Syst Rev 2015;9:CD001726.

18. Melbye H, Aasebo U, Straume B. Symptomatic effect of inhaled fenoterol in acute bronchitis: a placebo-controlled double-blind study. Fam Pract 1991; 8:216-222.

19. Zanasi A, Lecchi M, Del Forno M, et al. A randomized, placebo-controlled, double-blind trial on the management of post-infective cough by inhaled ipratropium and salbutamol administered in combination. Pulm Pharmacol Ther 2014; 29:224-232.

20. Coulson FR, Fryer AD. Muscarinic acetylcholine receptors and airway diseases. Pharmacol Ther 2003; 98:59-69.

21. Gulliford MC, Dregan A, Moore MV et al. Continued high rates of antibiotic prescribing to adults with respiratory tract infection: survey of 568 UK general practices. BMJ Open 2014;4:e006245.

22. Hordijk PM, Broekhuizen BD, Butler CC, et al. Illness perception and related behavior in lower respiratory tract infections-a European study. Fam Pract. 2015;32:152-158.

23. Altunaij S, Kukuruzonic R, Curtis N, Massie J. Antibiotics for whooping cough (coqueluche). Cochrane Database Syst Rev 2007;(3):CD004404.

12.2 Pneumonia Adquirida na Comunidade

Ricardo de Amorim Corrêa

Introdução

Do ponto de vista clínico, a pneumonia adquirida na comunidade (PAC) ocorre em pacientes na comunidade ou em até 48 horas de uma internação hospitalar, caracterizando-se pelo aparecimento de sintomas de doença aguda do aparelho respiratório (tosse e pelo menos mais um dentre expectoração, dor torácica e dispneia); presença de sinais focais ao exame físico do tórax (som bronquial, crepitações teleinspiratórias e macicez à percussão torácica); pelo menos um sinal de comprometimento sistêmico (sudorese, calafrios, febre ≥ 38 °C, tremores ou mialgias) e presença de opacidade pulmonar nova na radiografia do tórax, caracterizada como preenchimento dos espaços aéreos e adjacências, denominada consolidação. Devido ao baixo valor preditivo dos sinais e sintomas clínicos, a radiografia do tórax é necessária para confirmação do diagnóstico e auxilia na avaliação de diagnósticos diferenciais.[1]

Epidemiologia

A PAC tem incidência estimada entre 2 e 12 casos/1.000 habitantes por ano, variando com a faixa etária, sendo superior entre crianças menores de cinco anos e idosos.[2] Cerca de 12 a 20% dos pacientes podem requerer hospitalização e 5 a 10% necessitam de tratamento em unidade de tratamento intensivo (UTI). A taxa de mortalidade varia entre 0,1 e 5% nos pacientes ambulatoriais; nos hospitalizados pode alcançar 12%, e dentre os que são admitidos à UTI pode exceder 30 a 50%. Segundo dados do Sistema Único de Saúde do Brasil (DATASUS), em 2019 houve 609.374 internações por pneumonia, 237.812 (39,0%) das quais em pacientes com idade até 19 anos, 114.412 (18,8%) com idade entre 20 e 59 anos e 257.150 (42,2%) em pacientes com idade superior a 60 anos, o que demonstra seu impacto entre os extremos de idade.[3]

Etiologia

O *Streptococcus pneumoniae* permanece como o agente mais prevalente, independentemente da gravidade clínica.[4] Em uma metanálise envolvendo mais de 24.000 pacientes europeus, confirmados microbiologicamente, 4.714 (19,3%) foram atribuídos ao pneumococo. Essa etiologia era mais identificada de acordo com a maior gravidade, pacientes na UTI com maior probabilidade do que pacientes hospitalizados em enfermaria ou ambulatoriais.[5] *Haemophilus influenzae, Mycoplasma pneumoniae, Chlamydophila pneumoniae* e *Legionella spp.* Enterobactérias, *Pseudomonas aeruginosa, Staphylococcus aureus*, anaeróbios e vírus respiratórios (Influenza, adenovírus, vírus sincicial respiratório, parainfluenza, coronavírus) são agentes com maior prevalência. Em 40% a 60% dos casos não se identificam os agentes etiológicos e 2% a 5% apresentam flora polimicrobiana.[6]

Utilizando a reação em cadeia da polimerase na pesquisa etiológica da PAC, os vírus têm sido detectados em aproximadamente um terço dos casos em adultos. Os mais encontrados são o influenza, rinovírus, vírus sincicial respiratório, vírus parainfluenza, adenovírus e metapneumovírus. O papel destes agentes como copatógenos é discutível apesar de que influenza, vírus sincicial respiratório e metapneumovírus são raramente encontrados em adultos assintomáticos.[7]

Dentre as pneumonias virais, a infecção pelo coronavírus (SARS-CoV) tornou-se a doença infecciosa mais importante deste século. A doença causada pelo SARS-CoV-2, a covid-19, por sua importância, será tratada no Capítulo 12.4.

A prevalência de *S. aureus* como agente da PAC é variável e depende do contexto clínico. Estudo retrospectivo no Brasil o identificou em 7,3% dentre pacientes hospitalizados acima de 14 anos.[8] Em uma grande coorte espanhola este agente foi identificado em 86 (6%) dentre 1548 de casos hospitalizados de PAC. Cinquenta e dois foram devidos ao *S. aureus* meticilino-sensível (MSSA; 60% dos casos de PAC por *S. aureus* e 3% dos casos de PAC confirmados microbiologicamente) e 37 devidos ao MRSA (40% dos casos de PAC por *S. aureus* e 2% dos casos de PAC confirmados microbiologicamente).[9]

O termo "pneumonia atípica" é atualmente utilizado para se referir a um paciente com PAC que apresente sintomas e sinais clínicos, resultados de exames laboratoriais ou radiológicos incomuns em um paciente com a doença.[10] Os germes comuns são *M. pneumoniae*, *Legionella spp.*, *C. pneumoniae*, mas também outros agentes são assim classificados (Tabela 12.2.1). A expressão não guarda relação com a maneira de apresentação clínica da doença, mas com a resposta inflamatória do hospedeiro, havendo superposição dessas manifestações com as das pneumonias bacterianas típicas. Segundo um levantamento de 4.337 amostras biológicas de pacientes de quatro regiões do planeta, testadas com reação de cadeia polimerase, a incidência geral de pneumonia atípica foi de 22%, tendo *M. pneumoniae* em aproximadamente 50% deles, *C. pneumoniae* em 30% e *L. pneumophila* em 20%. Em termos práticos, não é possível distinguir as pneumonias ditas típicas das atípicas com relação ao quadro clínico, radiológico e exame físico.[10]

Bactérias com maior potencial de resistência a antibióticos, incluindo *Klebsiella pneumoniae, K. pneumoniae* produtora de betalactamase (ESBL), *P. aeruginosa, Moraxella catarrhalis, Escherichia coli, E. coli* ESBL, *Enterobacter sp., Klebsiella oxytoca, Serratia marcescens, Citrobacter sp., Acinetobacter sp., Stenotrophomonas maltophilia*, outras enterobactérias e bactérias Gram-negativas não fermentadoras e *Proteus ssp.* podem ser encontrados em grupos selecionados de pacientes ambulatoriais com PAC. Esses agentes devem ser suspeitados quando da presença de fatores de risco tais como hospitalização anterior (*odds ratio* ajustada [ORA] 2,06; IC 95%, 1,23-3,43), imunossupressão (ORA 2,31; IC 95%, 1,05-5,11), uso prévio de antibióticos (OR 2,45; IC 95%, 1,51-3,98), uso de agentes supressores de ácido gástrico (ORA 2,22; IC 95%, 1,39-3,57), alimentação por sonda (ORA 2,43; IC 95%, 1,18-5,00) e cuidado não ambulatorial (ORA 2,45; IC 95%, 1,40-4,30).[11]

Nos pacientes com PAC grave, *S. pneumoniae* é encontrado em cerca de 20%, bastonetes Gram-negativos em 10%, *Legionella pneumophila* em 7%, *H. influenzae* em 6% e *S. aureus* em 5% dos casos. *M. pneumoniae* é causa esporádica de pneumonia grave (Tabela 12.2.2).[12]

Tabela 12.2.1 – Agentes etiológicos atípicos da pneumonia adquirida na comunidade*

Agentes comuns
Mycoplasma pneumoniae
Legionella pneumophila
Chlamydia pneumoniae
Agentes incomuns
Coxiella burnetii
Francisella tularensis
Outros agentes
Adenovírus
Bocavírus
Chlamydia psittaci
Cytomegalovírus
Vírus Influenza
Metapneumovírus
Mycobacterium tuberculosis
Pneumocystis jiroveci
Vírus sincicial respiratório
Coronavírus

Adaptada da referência 10.

Tabela 12.2.2 – Agentes etiológicos da PAC de acordo com a gravidade clínica

Pneumonia leve ambulatorial	Pneumonia moderada internação	Pneumonia grave - UTI
S. pneumoniae	*S. pneumoniae*	*S. pneumoniae*
Atípicos*	Atípicos	*Legionella spp*
Vírus respiratórios	Vírus respiratórios	*S. aureus*
H. influenzae	*Legionella spp.*	Enterobacterias
Legionella spp	*H. influenzae*	*H. influenzae*
Não identificados	Enterobactérias	Vírus respiratórios
-	*S. aureus*	Germes atípicos
-	Não identificados	Não identificados

Atípicos: M. pneumoniae, Chlamydophila pneumoniae, Chlamydophila psitacci, Coxiella burnetti.
Adaptada da referência 12.

A resistência do S. *pneumoniae* às penicilinas, é regional e variável, com prevalência baixa em nosso meio, havendo frequente dissociação clínica entre os resultados de testes de sensibilidade *in vitro* e a resposta clínica observada ao tratamento com betalactâmicos e outros agentes.[13]

Diagnóstico

Diagnóstico clínico

Os sintomas clássicos de pneumonia bacteriana são febre, calafrios, dor pleurítica e tosse com expectoração purulenta. A tosse pode ser seca ou produtiva com escarro purulento, mucopurulento ou piossanguinolento e, eventualmente, hemático. Escarro com cheiro pútrido pode ser indicativo da presença de anaeróbios, como no abscesso pulmonar. Manifestações sistêmicas e de outros sistemas como cefaleia, náuseas, vômitos, dor abdominal, mialgia, artralgia e diarreia, podem ocorrer. Achados clínicos compatíveis com o diagnóstico são a presença de pelo menos um dos sintomas dentre tosse, expectoração ou febre acima de 37,8 °C (critérios maiores), ou de dois dentre dor torácica pleurítica, dispneia, alteração nova do estado mental, identificação de sinais de consolidação pulmonar ao exame físico, leucocitose acima de 12.000/mm³ (critérios menores), associados à presença de uma opacidade nova à radiografia do tórax no primeiro atendimento e até nas primeiras 24 horas.[12] Embora não seja patognomônico da etiologia, pacientes com pneumonia pneumocócica frequentemente apresentam calafrios, febre, escarro mucopurulento e dor torácica ventilatório-dependente. Presença de diarreia pode sugerir pneumonia causada por clamídia ou legionela. Infecções por *Mycoplasma pneumoniae* podem cursar com sintomas intensos como tosse seca, otalgia, otite (miringite bolhosa) e alteração do estado mental.[14]

Pacientes idosos podem apresentar manifestações extrapulmonares como hiporexia, hipodinamia, obnubilação mental, aumento da frequência respiratória e da temperatura corporal. A obtenção de história clínica completa e dirigida, incluindo informações sobre possíveis exposições ambientais, viagens recentes, hábitos pessoais de vida, doenças pregressas e exame físico minucioso buscando alterações que possam consubstanciar a impressão diagnóstica e eventuais diagnósticos diferenciais são fundamentais para a suspeita diagnóstica.[14]

Os sinais físicos iniciais de pneumonia são a taquipneia, taquicardia e febre. Presença de cianose, confusão mental nova (objetivamente pesquisada), frequência respiratória superior a 30 incursões por minuto e hipotensão arterial indicam acometimento respiratório e sistêmico graves. Na avaliação inicial dos pacientes, a saturação periférica de oxigênio (SpO$_2$) deve ser verificada rotineiramente logo no início da avaliação. A presença de hipoxemia indica o uso de oxigênio suplementar e admissão hospitalar.[15] Sinais de acometimento de espaços aéreos incluem presença de crepitações teleinspiratórias, som bronquial à ausculta pulmonar, macicez à percussão torácica e aumento do frêmito tóraco-vocal; no caso de derrame pleural, macicez à percussão e abolição dos sons respiratórios e do frêmito toracovocal são encontrados. Entretanto, somente 40% dos pacientes com estes sinais e sintomas têm evidência radiológica de pneumonia. Por este motivo, é fundamental a realização sequencial da radiografia de tórax nesses casos.[12]

Diagnóstico etiológico

Embora seja desejável, a confirmação da etiologia da PAC nem sempre é possível e é desnecessário em pacientes com menor gravidade de apresentação, além de não alterar desfechos do tratamento em casos não graves.[16,17] Como exemplo, em um estudo prospectivo de série de casos no Brasil, o agente etiológico foi identificado pela bacteriologia do escarro em apenas 21,4% de pacientes que necessitaram hospitalização.[18] Em outras séries maiores, a etiologia pode ser identificada em cerca de um terço dos casos.[9] Deste modo, não se recomenda a realização rotineira do Gram e cultura de escarro e de outras amostras em adultos com PAC não grave tratada em ambiente ambulatorial.

Recomenda-se a coleta de escarro para realização da coloração de Gram e cultura antes do início do tratamento em pacientes internados com PAC nas seguintes situações:[19]

- Nos casos de PAC grave, especialmente se necessitarem intubação orotraqueal.
- Pacientes em tratamento empírico para S. aureus meticilino-resistente (MRSA) ou *P. aeruginosa*.
- Pacientes previamente infectados com MRSA ou *P. aeruginosa*, especialmente quando houve história de tratamento anterior de infecção respiratória por esses agentes.
- Pacientes que estiveram internados e receberam antibióticos parenterais, durante o evento de internação ou não, nos últimos 90 dias.

No caso da PAC grave, recomenda-se a investigação microbiológica por meio de hemocultura, cultura de escarro, aspirado traqueal ou de amostras obtidas por broncoscopia – lavado broncoalveolar, biópsia transbrônquica em casos selecionados – incluindo-se pacientes em ventilação mecânica. Pesquisa de antígeno urinário de S. *pneumoniae* deve ser realizada em pacientes com PAC grave, e para L. *pneumophila*, especificamente, em todos os pacientes não responsivos ao tratamento inicial.[20]

Diagnóstico radiológico

Uma radiografia de tórax nas incidências póstero-anterior e perfil do lado em que predominam as alterações ao exame físico deve ser realizada nos pacientes com suspeita de pneumonia. A radiografia de tórax pode corroborar o diagnóstico, avalia a extensão do acometimento, pode sugerir diagnósticos alternativos e comorbidades, além de identificar complicações como, por exemplo, derrame pleural e empiema.[21]

Sinais como consolidações múltiplas, evolução radiológica rápida e lesões cavitadas caracterizam doença mais grave e de pior prognóstico. Entretanto, sinais radiológicos de consolidação não são patognomônicos de pneumonia infecciosa, cabendo diagnósticos diferenciais como a pneumonia organizante criptogênica, o adenocarcinoma lepídico (antigo carcinoma bronquíoloalveolar), a pneumonia eosinofílica aguda ou crônica e pneumonias não infecciosas idiopáticas. Ausência de alterações radiológicas na PAC pode ocorrer em pacientes com desidratação grave, neutropênicos, pneumonia por *Pneumocystis jiroveccii* (10 a 20%) ou quando coexistem lesões estruturais parenquimatosas, como no caso do enfisema pulmonar. Em casos selecionados em que esta distinção se faz necessária, uma tomografia computadorizada de tórax de alta resolução deve ser realizada, sendo particularmente útil em pacientes neutropênicos e nos casos com apresentação clínica inconsistente ou nos quais um diagnóstico diferencial está sendo considerado. Entretanto, na maioria dos casos a sua realização não é necessária.[20]

Exames complementares

Dosagens de glicemia, eletrólitos e de transaminases não têm valor diagnóstico, mas podem auxiliar na decisão de hospitalização, devido à identificação de possíveis comorbidades descompensadas e devem ser realizadas em casos de apresentação mais grave ou em pacientes com comorbidades.

Avaliação da gravidade

Os objetivos imediatos diante de um paciente com suspeita de PAC são confirmar a suspeita, decidir o local do tratamento e escolher o agente antimicrobiano a ser prescrito. Uma vez feito o diagnóstico, impõe-se a avaliação inicial da gravidade, que tem como base o risco de óbito em 30 dias. Esta avaliação é feita por meio de escores clínicos derivados de grandes bancos de dados de pacientes e validados em estudos prospectivos. Os mais utilizados são os escores CURB-65 ou a sua forma simplificada CRB-65, que dispensa a dosagem de ureia, e o índice de gravidade da pneumonia (pneumonia *severity index* – PSI).[22,23] Esses escores foram derivados de grandes bancos de dados e as categorias de risco foram validadas em estudos prospectivos posteriores.

No caso do CURB-65 e do CRB-65, cada variável representa um ponto, sendo o total de quatro ou cinco pontos, respectivamente, correspondendo a diferentes categorias de risco de óbito. Baseando-se nestas categorias de risco, sugere-se o local de tratamento (Figuras 12.2.1 e 12.2.2).[23]

A principal limitação desses escores é a não inclusão de doenças associadas na estratificação do risco de óbito, como alcoolismo, insuficiências cardíaca, hepática e neoplasias, dentre outras, que devem ser avaliadas separadamente.

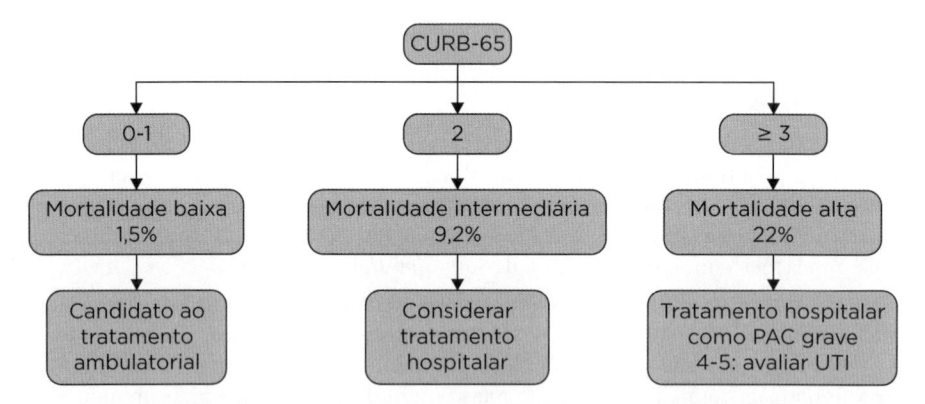

Figura 12.2.1 – Recomendações para avaliação da gravidade e escolha do local de tratamento da PAC, segundo o escore CURB-65. CURB-65: C: confusão mental; U: ureia > 50 mg/dL; R: frequência respiratória > 30 ciclos/min; B: pressão arterial sistólica < 90 mmHg ou diastólica < 60 mmHg; idade > 65 anos. PAC: pneumonia adquirida na comunidade; UTI: unidade de terapia intensiva. Adaptada da referência 36.

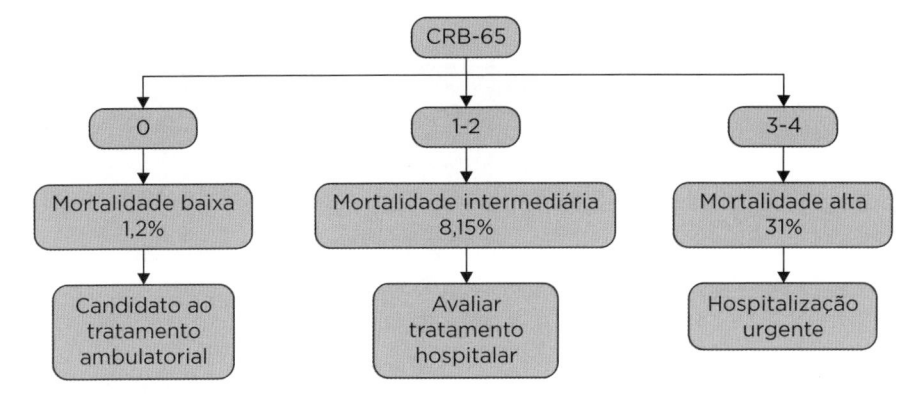

Figura 12.2.2 – Recomendações para avaliação da gravidade e escolha do local de tratamento da PAC, segundo o escore CRB-65. CRB-65: C = confusão mental; R: frequência respiratória > 30 ciclos/min; B: pressão arterial sistólica < 90 mmHg ou diastólica < 60 mmHg; e idade > 65 anos. Adaptada da referência 36.

O Índice de Gravidade da Pneumonia (PSI – *Pneumonia Severity Index*) inclui 20 variáveis abrangendo características demográficas, comorbidades, alterações laboratoriais, alterações radiológicas e alterações do exame físico. O PSI classifica os pacientes em cinco categorias de risco, estimando a mortalidade em 30 dias, sendo a sugestão do local de tratamento baseada nesta variável. Na primeira etapa deste escore, verifica-se se o paciente tem mais de 50 anos, se tem alguma comorbidade e se tem alguma anormalidade ao exame físico e alterações laboratoriais dentre aquelas previstas no mesmo. Não havendo nenhuma das condições o paciente é classificado como Classe I, o que significa risco baixo de morte, sugerindo-se que o tratamento pode ser feito inicialmente no nível ambulatorial. Havendo alguma resposta positiva a alguma das três situações acima, a avaliação prossegue com a realização dos exames, classificando-se o paciente em Classes II a V, de acordo com a pontuação obtida. Devido à alta contribuição da idade e das comorbidades na sua pontuação, o PSI pode subestimar a gravidade em pacientes jovens e sem doenças associadas e superestimá-la em idosos. Por outro lado, o escore utiliza muitas variáveis, tornando o seu cálculo laborioso. Nas unidades de atendimento de urgência a sua maior utilidade seria a identificação de pacientes de baixo risco (em Classe I), nos quais não é necessária a realização de outros exames complementares (Tabelas 12.2.3 e 12.2.4).[22]

Tabela 12.2.3 – Escore de pontos do índice de gravidade da pneumonia[35]

Fatores demográficos		Achados laboratoriais e radiológicos	
Homens	Idade (anos)	pH < 7,35	+ 30
Mulheres	Idade - 10	Ureia > 65 mg/L	+ 20
		Sódio < 130 mEq/L	+ 20
		Glicose > 250 mg/L	+ 10
Procedência de asilos	+ 10	Hematócrito < 30%	+ 10
		PO_2 < 60 mmHg	+ 10
		Derrame pleural	+ 10
Comorbidades		**Exame físico**	
Neoplasia	+ 30	Alteração estado mental	+ 20
Doença hepática	+ 20	Frequência respiratória > 30/min	+ 20
ICC	+ 10	Pressão arterial sistólica < 90 mmHg	+ 20
Doença cerebrovascular	+ 10	Temperatura < 35 °C ou > 40 °C	+ 15
Doença renal	+ 10	Pulso ≥ 125/min	+ 10

Tabela 12.2.4 – Estratificação do risco de óbito da PAC, segundo o índice de gravidade da pneumonia[35]

Classe	Pontos	Mortalidade (%)	Local sugerido de tratamento
I	-	0,1	Ambulatório
II	≤ 70	0,6	Ambulatório
III	71-90	2,8	Ambulatório ou internação breve
IV	91-130	8,2	Internação
V	> 130	29,2	Internação

A Sociedade Brasileira de Pneumologia e Tisiologia (SBPT) e outras associações recomendam a utilização do escore CRB-65 devido à sua simplicidade e facilidade de uso, reprodutibilidade e validação em comparação com escores mais complexos. Esta avaliação deve ser complementada levando-se em conta fatores sociais, demográficos, presença de doenças associadas descompensadas, queda da saturação periférica de oxigênio, os quais são também determinantes na escolha do local ideal de tratamento (Tabela 12.2.5).[1]

Tabela 12.2.5 – Etapas para avaliação do local de tratamento em pacientes com pneumonia adquirida na comunidade[12]

1. Avaliar a presença de doenças associadas
2. Avaliar CRB-65 ou CURB-65

3. Avaliar grau de oxigenação e comprometimento radiológico
• SpO$_2$ < 90%: indicação de internação
• Radiografia de tórax
  - Extensão radiológica
  - Derrame pleural suspeito de empiema

4. Avaliar fatores sociais e cognitivos • Ausência de familiar ou cuidador no domicílio   - Necessidade da observação da resposta ao tratamento • Capacidade de entendimento da prescrição
5. Avaliar fatores econômicos • Acesso aos medicamentos • Retorno para avaliação
Avaliar aceitabilidade da medicação oral
Julgamento clínico

C: confusão mental; U: ureia > 50 mg/dL R: frequência respiratória > 30 ciclos/min; B: pressão arterial sistólica < 90 mmHg ou diastólica < 60 mmHg; idade > 65 anos. SpO$_2$: saturação periférica de oxigênio.

Pneumonia adquirida na comunidade grave

PAC grave é aquela que necessita de admissão em UTI. A apresentação clínica inclui a presença de falência respiratória, sepse grave ou choque séptico. A taxa de mortalidade é alta, entre 30% e 50%. O diagnóstico da gravidade pode ser feito na presença de três critérios menores (PaO$_2$/FiO$_2$ < 250, envolvimento de mais de um lobo pulmonar e hipotensão arterial: pressão arterial sistólica [PAs] < 90 mmHg ou pressão arterial diastólica [PAd] < 60 mmHg; confusão mental; ureia sanguínea > 43 mg/dL; leucopenia < 4.000 cel/mm³ secundária à infecção; trombocitopenia < 100.000 mm³; hipotermia < 36 °C e hipotensão arterial que requeira reposição volêmica agressiva) ou de, pelo menos, um dentre dois critérios maiores (necessidade de ventilação mecânica ou presença de choque séptico (Tabela 12.2.6).[24]

Tabela 12.2.6 – Critérios de pneumonia adquirida na comunidade grave e indicação de internação em unidade de terapia intensiva[37]

Critérios maiores: presença de um critério indica necessidade de UTI: • Choque séptico necessitando de vasopressores • Insuficiência respiratória aguda com indicação de ventilação mecânica
Critérios menores: presença de três critérios indica necessidade de UTI: • Hipotensão arterial • Relação PaO$_2$/FiO$_2$ < 250 • Presença de opacidades pulmonares multilobares • Confusão mental • Ureia sanguínea > 43 mg/dL • Leucopenia < 4.000 cel/mm³ secundária à infecção • Trombocitopenia < 100.000mm³ • Hipotermia < 36 °C • Hipotensão arterial que requeira reposição volêmica agressiva)

UTI: Unidade de Terapia Intensiva; PaO$_2$: pressão parcial de oxigênio no sangue arterial; FiO$_2$: fração inspiratória de oxigênio.

Tratamento

Antibioticoterapia

Como o diagnóstico etiológico não é disponível no momento do diagnóstico clínico, a antibioticoterapia empírica deve ser dirigida aos microrganismos mais prevalentes, devendo-se considerar fatores de risco individuais quanto à probabilidade de outros agentes. A associação de agentes microbiológicos pode estar presente – particularmente bactérias e vírus – mesmo nos casos ambulatoriais, mas tem maior impacto nos casos que exigem hospitalização. As indicações atuais para o tratamento ambulatorial de PAC em pacientes previamente hígidos são amoxicilina ou macrolídeos. Caso o paciente apresente outras doenças associadas ou tenha feito uso de antibacterianos no período anterior de três meses, deve-se prescrever quinolona respiratória ou betalactâmico associado a macrolídeo. Associação amoxicilina/ácido clavulânico deve ser empregada no caso de suspeita de germes produtores de betalactamases como *H. influenzae, Moraxella catarrhalis* ou anaeróbios. Associação betalactâmico com macrolídeo está indicada para pacientes com indicação de internação hospitalar, inclusive na PAC grave, sendo opção alternativa a monoterapia com quinolona respiratória, como levofloxacino ou moxifloxacino. Na presença de fatores de risco para bactérias Gram-negativas e outros germes devem-se considerar antibióticos com cobertura para essas etiologias (Tabela 12.2.7 e 12.2.8).[19,20]

Tabela 12.2.7 – Antibioticoterapia empírica sugerida para tratamento da pneumonia adquirida na comunidade[33]

Tratamento de pacientes não graves - ambulatoriais	Duração do tratamento (dias)
Sem comorbidades, sem uso recente de antibiótico, sem fator de risco para resistência, sem contraindicação ou história de alergia a essas drogas	
Amoxicilina ou amoxicilina/ácido clavulânico ou	7
Macrolídeos: azitromicina	3-5
ou claritromicina	7
Com fatores de risco, doença mais grave, uso recente de antibióticos	
Associação de betalactâmico com macrolídeo	
Pacientes alérgicos a betalactâmicos e/ou a macrolídeos	
Moxifloxacino ou levofloxacino ou gemifloxacino	5-7
Tratamento de pacientes que necessitam internação em enfermaria	
Cefalosporinas de terceira geração (ceftriaxona ou cefotaxima) ou amoxicilina - ácido clavulânico mais um macrolídeo (azitromicina ou claritromicina) ou	7-10
Cefalosporinas de terceira geração (ceftriaxona ou cefotaxima) ou amoxicilina - ácido clavulânico ou	7-10
Levofloxacino ou moxifloxacino ou gemifloxacino em monoterapia	5-7
Tratamento de pacientes com indicação de internação em UTI	

Continua

Tabela 12.2.7 – Antibioticoterapia empírica sugerida para tratamento da pneumonia adquirida na comunidade[33] (Continuação)

Tratamento de pacientes não graves - ambulatoriais	Duração do tratamento (dias)
Cefalosporinas de terceira geração (ceftriaxona ou cefotaxima) ou ampicilina/sulbactan mais um macrolídeo (azitromicina ou claritromicina) ou	7-14
Cefalosporinas de terceira geração (ceftriaxona ou cefotaxima) mais quinolona respiratória	
Tratamento direcionado a agentes e/ou condições específicas	
S. pneumoniae resistente às penicilinas	
PAC não grave: betalatâmico alta dose (amoxicilina 3 g/dia ou amoxicilina/ácido clavulânico 4 g/dia; alternativas: cetriaxona, cefotaxima, cefepima ou ceftarolina) + macrolídeo	5-7
Ou fluoroquinolona respiratória PAC Grave: ceftriaxona, cefotaxima, cefepima ou ceftarolina	7-10
S. aureus meticilino-resistente proveniente da comunidade (CAMRSA)	
Clindamicina ou sulfametoxazol/trimetoprim ou linezolida	7-21
S. aureus meticilino-resistente (MRSA)	
Linezolida ou vancomicina	7-21
Enterobactérias produtoras de betalactamase de espectro estendido (ESBL)	
Ertapenem	7-14
Pseudomonas sp	
Fluoroquinolonas antipseudomonas, piperacilina/tazobactan, meropenem, polimixina B (monoterapia ou terapia combinada)	10-14
Pneumonia aspirativa	
Pneumonia aspirativa: Quinolonas ou cefalosporina de 3ª geração	7-10
Aspiração de conteúdo gástrico, pneumonia necrosante, abscesso pulmonar, doença periodontal grave: Betalactâmico+inibidor de betalactamase, piperacilina-tazobactam, clindamicina ou moxifloxacina	7-21

Tabela 12.2.8 – Antibióticos no tratamento da PAC: posologias e vias de administração[33]

Antibióticos	Via de administração	Dose	Intervalo de administração (h)
Amicacina	Intravenosa	15 mg/kg/dia 7,5 mg/kg	24 12
Amoxicilina/ácido clavulânico	Oral	875/125 mg	12
Amoxicilina/ácido clavulânico	Oral	2.000/135 mg	12
Amoxicilina/ácido clavulânico	Intravenosa	1.000-2.000/200 mg	8-12
Ampicilina/sulbactan	Intravenosa	1,53/3,0 g	6-8
Azitromicina	Oral - intravenosa	500 mg	24
Cefepima	Intravenosa	2 g	12
Cefotaxima	Intravenosa	1-2 g	8
Ceftarolina	Intravenosa	600 mg	12
Ceftriaxona	Intravenosa	1 g	12
Ciprofloxacino	Oral	500-700 mg	12
Ciprofloxacino	Intravenosa	400 mg	8-12
Claritromicina	Oral	500 mg	24
Claritomicina de liberação prolongada	Oral	1.000 mg	24
Claritromicina	Intravenosa	500 mg	12
Clindamicina	Oral	600 mg	12
Clindamicina	Intravenosa	600 mg	8
Ertapenem	Intravenosa	1 g	24
Imipenem	Intravenosa	1 g	8
Levofloxacino	Oral	500-750 mg	24
Levofloxacino	Intravenosa	750 mg	24
Meropenem	Intravenosa	1 g	8
Moxifloxacino	Oral	400 mg	24
Piperacilina-tazobactam	Intravenosa	4 g/0,5 g	6-8

Tratamento adjuvante com corticosteroides

Na PAC, como em outras doenças infecciosas, ocorre intensa ativação inflamatória com liberação de citocinas pró-inflamatórias que, eventualmente, produzem ações deletérias sistêmicas gerando complicações como síndrome inflamatória sistêmica, sepse e choque séptico. Por esse motivo, o uso de corticoides exógenos sistêmicos associados a antibióticos teria um potencial de beneficiar pacientes com PAC grave. Estudos randomizados iniciais demonstraram que o emprego de corticoide sistêmico nesses pacientes associou-se com melhora dos escores de oxigenação e radiológico, de disfunção orgânica e do nível sérico de biomarcadores (proteína C-reativa-PCR), menor ocorrência de choque séptico tardio, redução do tempo de internação e da taxa de mortalidade,[25] de falência terapêutica em pacientes com resposta inflamatória alta à admissão (PCR > 150 mg/dL)[26] e redução do tempo até estabilidade clínica.[27] Apesar de diferentes definições de PAC grave utilizadas nos diversos estudos, revisões sistemáticas e metanálises posteriores demonstraram o benefício da corticoterapia em pacientes com PAG grave em termos de morbidade (incidência de choque séptico, necessidade de ventilação mecânica, redução do tempo de internação) e mortalidade geral intra-hospitalar, sem aumentar significativamente o risco de eventos adversos da terapia.[28-32] Esses achados não se aplicam a pacientes com a doença não-grave. Com relação ao tratamento, análises de subgrupos de pacientes sugerem que esquemas terapêuticos empregando doses de 40 a 50 mg de prednisona, ou equivalente, por período não inferior a cinco dias são os indicados.[32] No caso do choque séptico, diretrizes internacionais a respeito do manejo da sepse e da PAC grave recomendam o uso de hidrocortisona por via venosa na dose de 200 mg em pacientes com choque séptico refratário (não restaurado após ressuscitação volêmica adequada e terapia vasopressora).[33-34]

Resposta ao tratamento e falência terapêutica

A resposta ao tratamento em pacientes idosos, diabéticos e imunossuprimidos pode ser protraída, não justificando mudanças precoces do procedimento sem justificativa clínica. Nessa situação, diagnósticos alternativos à PAC devem sempre ser considerados. Na ausência destes e de outros fatores, espera-se estabilização do quadro por volta do terceiro dia. Na vigência de deterioração rápida em 24 horas ou resposta clínica insatisfatória após 7 dias, podem estar presentes situações que demandam reavaliação minuciosa do caso e o uso de diversos recursos propedêuticos para o esclarecimento diagnóstico devendo-se considerar escolha inadequada do antibiótico, presença de microrganismos não usuais, inclusive oportunistas, presença de complicações da pneumonia (como meningite, artrite, endocardite, pericardite, peritonite e empiema pleural) e presença de doença não infecciosa, que inclui extensa lista de doenças circulatórias, neoplásicas e inflamatórias.[1,14]

Referências bibliográficas

1. Corrêa RA, Lundgren FAC, Pereira-Silva JL, et al. Brazilian guidelines for community-acquired pneumonia in immunocompetent adults - 2009. J Bras Pneumol. 2009; 35:574-601.

2. Lim Ws, van der Eerden MM, Laing R, et al. Defining community acquired pneumonia severity on presentation to hospital: an international derivation and validation study. Thorax 2003;58: 377-82.

3. DATASUS. Ministério da Saúde. Disponível na Internet: http://tabnet.datasus.gov.br/cgi/tabcgi.exe?sih/cnv/niuf.def (10 ago. 2021).

4. Donalisio M, Arca C, Madureira P. Clinical, epidemiological, and etiological profile of inpatients with community-acquired pneumonia at a general hospital in the Sumaré microregion of Brazil. J Bras Pneumol 2011;37(2):200-8.

5. Rozenbaum MH, Pechlivanoglou P, van der Werf TS, et al. The role of Streptococcus pneumoniae in community-acquired pneumonia among adults in Europe: a meta-analysis. Eur J Clin Microbiol & Infect Dis 2013; 32:305-16.

6. Musher DM, Thorner AR. Community-acquired pneumonia. N Engl J Med. 2014; 371:1619-28.

7. Gaydos CA. What is the role of newer molecular tests in the management of CAP? Infect Dis Clin North Am. 2013; 27:49-69.

8. Santos JW, Nascimento DZ, Guerra VA, et al. Community-acquired staphylococcal pneumonia. J Bras Pneumol. 2008; 34:683-689.

9. Cilloniz C, Dominedò C, Gabarrús A, et al. Methicillin-susceptible staphylococcus aureus in community--acquired pneumonia: Risk factors and outcomes. J Infect. 2021; 82:76-83.

10. Arnold FW, Summersgill JT, Ramirez JA. Role of Atypical Pathogens in the Etiology of Community-Acquired Pneumonia. Semin Respir Crit Care Med. 2016; 37:819-28.

11. Shindo Y, Ito R, Kobayashi D, Ando M, et al. Risk Factors for drug-resistant pathogens in community-acquired and healthcare-associated pneumonia. Am J Respir Crit Care Med. 2013; 188:985-95.

12. Sociedade Brasileira de Pneumologia e Tisiologia. Diretriz para pneumonia adquirida na comunidade em adultos imunocompetentes. J Brasil Pneumol 2004; 30(Supl 4): S1-S24.

13. Organización Panamericana de la Salud: Informe Regional de SIREVA II, 2014. Disponível em: http://www.paho.org/hq/index.php?option=com_docman&task=doc_download&gid=22372&Itemid=270&lang=es (10 ago. 2021).

14. Mandell LA. Epidemiology and etiology of community-acquired pneumonia. Infect Dis Clin North Am. 2004; 18:761-vii.

15. Blot SI, Rodriguez A, Sole-Violan J, et al. Effects of delayed oxygenation assessment on time to antibiotic delivery and mortality in patients with severe community-acquired pneumonia. Crit Care Med. 2007; 35:2509-14.

16. Lidman C, Burman LG, Lagergren A, Ortqvist A. Limited value of routine microbiological diagnostics in patients hospitalized for community- acquired pneumonia. Scand J Infect Dis 2002; 34:873-9.

17. Signori LG, Ferreira MW, Vieira LC, et al. Sputum examination in the clinical management of community-acquired pneumonia. J Bras Pneumol 2008; 34:152-8.

18. Corrêa RA, Lopes RM, Oliveira LM, et al. Estudo de casos hospitalizados por pneumonia comunitária no período de um ano. J Bras Pneumol. 2001; 27:243-8.

19. Metlay JP, Waterer GW, Long AC, et al. Diagnosis and Treatment of Adults with Community-acquired Pneumonia. An Official Clinical Practice Guideline of the American Thoracic Society and Infectious Diseases Society of America. Am J Respir Crit Care Med. 2019;200: e45-e67.

20. Corrêa RA, Costa AN, Lundgren F, et al. 2018 recommendations for the management of community acquired pneumonia [published correction appears in J Bras Pneumol. 2018; 44:532] [published correction appears in J Bras Pneumol. 2019;45: e20180130]. J Bras Pneumol. 2018;44;405-23.

21. Mandell LA, Wunderink RG, Anzueto A, et al. Infectious Diseases Society of America/American Thoracic Society consensus guidelines on the management of community-acquired pneumonia in adults. Clin Infect Dis. 2007;44(Suppl 2): S27-S72.

22. Fine MJ, Auble TE, Yealy DM, Hanusa BH, Weissfeld LA, Singer DE, et al. A Prediction Rule to Identify Low-Risk Patients with Community-Acquired Pneumonia. N Engl J Med. 1997;336:243-50.

23. Lim WS, van der Eerden MM, Laing R, et al. Defining community acquired pneumonia severity on presentation to hospital: an international derivation and validation study. Thorax. 2003;58: 377-82.

24. Liapikou A, Ferrer M, Polverino E, et al. Severe community-acquired pneumonia: validation of the Infectious Diseases Society of America/American Thoracic Society guidelines to predict an intensive care unit admission. Clin Infect Dis. 2009; 48:377-85.

25. Confalonieri M, Urbino R, Potena A, et al. Hydrocortisone infusion for severe community-acquired pneumonia: a preliminary randomized study. Am J Respir Crit Care Med. 2005; 171:242-8.

26. Torres A, Sibila O, Ferrer M, et al. Effect of corticosteroids on treatment failure among hospitalized patients with severe community-acquired pneumonia and high inflammatory response: a randomized clinical trial. JAMA. 2015; 313:677-86.

27. Blum CA, Nigro N, Briel M, et al. Adjunct prednisone therapy for patients with community- acquired pneumonia: a multicentre, double-blind, randomised, placebo-controlled trial. Lancet. 2015; 385:1511-8.

28. Bi J, Yang J, Wang Y, et al. Efficacy and Safety of Adjunctive Corticosteroids Therapy for Severe Community-Acquired Pneumonia in Adults: An Updated Systematic Review and Meta-Analysis. PLoS One 2016;11: e0165942.

29. Stern A, Skalsky K, Avni T, Carrara E, Leibovici L, Paul M. Corticosteroids for pneumonia. Cochrane Database Syst Rev. 2017 Dec 13;12(12):CD007720.

30. Wan YD, Sun TW, Liu ZQ, et al. Efficacy and Safety of Corticosteroids for Community-Acquired Pneumonia: A Systematic Review and Meta-Analysis. Chest. 2017; 149:209-19.

31. Wu WF, Fang Q, He GJ. Efficacy of corticosteroid treatment for severe community-acquired pneumonia: A meta-analysis. Am J Emerg Med. 2018; 36:179-84.

32. Jiang S, Liu T, Hu Y, Li R, Di X, Jin X, Wang Y, Wang K. Efficacy and safety of glucocorticoids in the treatment of severe community-acquired pneumonia: A meta-analysis. Medicine (Baltimore). 2019 Jun;98(26):e16239.

33. Rhodes A, Evans LE, Alhazzani W, et al. Surviving sepsis Campaign: international guidelines for management of sepsis and septic shock: 2016. Intensive Care Med 2017;43:304-77.

34. Metlay JP, Waterer GW, Long AC, et al. Diagnosis and Treatment of Adults with Community-acquired Pneumonia. An Official Clinical Practice Guideline of the American Thoracic Society and Infectious Diseases Society of America. Am J Respir Crit Care Med. 2019;200(7):e45-e67.

12.3 Pneumonia Adquirida no Hospital

Paulo José Zimermann Teixeira

Joana Lunardi

Ronaldo Cesar Barros Pinto

Introdução

A pneumonia adquirida no hospital (PAH) é a segunda causa mais frequente de infecção hospitalar, sendo descrita em 22% das infecções adquiridas em ambiente hospitalar, com incidência variando entre cinco e mais de 20 casos a cada 1.000 internações hospitalares.[1,2] Aproximadamente um terço dos casos de pneumonia nosocomial ocorrem em ambiente de terapia intensiva, sendo a maioria de pneumonia associada à ventilação mecânica (PAV). Entretanto, tem havido um declínio constante nas taxas de pneumonia associada à ventilação mecânica relatadas nos Estados Unidos. De acordo com o Centro de Controle de Prevenção de Doenças dos Estados Unidos a incidência de PAV por 1.000 dias-ventilação no período entre 2006 e 2012 diminuiu de 3,1 para 0,9 e, em UTI cirúrgicas reduziu de 5,2 para 2,0.[3] Essa redução, provavelmente, está relacionada a medidas de prevenção instituídas, apesar de não ser descartado potencial viés em decorrência de não haver critérios estritamente objetivos ao diagnóstico.

Paciente com PAH apresenta 8,4 vezes mais chances de morrer do que paciente sem PAH.[4] De modo geral, as taxas de mortalidade em PAV variam entre 24% e 72%, enquanto dados mais recentes estimam mortalidade de 13% nos casos de PAH.[5,6] Portanto, é a principal causa de óbito secundária a infecções hospitalares.

Conceitos

Pneumonia adquirida no hospital (PAH)

É aquela que ocorre após 48 horas da admissão hospitalar, geralmente tratada na unidade de internação (enfermaria/apartamento), não se relacionando à intubação endotraqueal e ventilação mecânica, podendo, entretanto, ser encaminhada para tratamento em UTI, quando apresenta-se ou evolui de forma grave.

Devido a implicações etiológicas, terapêuticas e prognósticas, a PAH tem sido classificada quanto ao tempo decorrido desde a admissão até o seu aparecimento. A PAH precoce é a que ocorre até o quarto dia de internação, sendo considerada tardia a que se inicia após cinco dias da hospitalização.

Pneumonia associada à ventilação mecânica (PAV)

É aquela que surge 48h após intubação endotraqueal e instituição da ventilação mecânica invasiva. De modo similar, a PAV também é classificada em precoce e tardia. A PAV precoce é a que ocorre até o quarto dia de intubação e início da ventilação mecânica, sendo a PAV tardia a que se inicia após o quinto dia da intubação e ventilação mecânica.[7,8]

Apesar da validade dessa classificação, para muitos centros hospitalares e unidades de terapia intensiva a ocorrência de PAH causada por germes resistentes, comumente associados à PAH de início tardio, tem sido relatada com relativa frequência em pacientes portadores de PAH de início precoce. Esse fato reforça a necessidade do conhecimento da microbiota local e o respectivo perfil de sensibilidade, essencial para a adoção de protocolos institucionais mais adaptados à realidade de cada unidade, permitindo o uso racional dos recursos diagnósticos e terapêuticos disponíveis.

A definição de pneumonia relacionada a cuidados de saúde introduzida nas diretrizes da Infectious Diseases Society of America/American Thoracic Society (IDSA/ATS) de 2005 com objetivo de identificar pacientes em risco de infecção por patógenos multirresistentes foi retirada da atualização de 2016 porque novos estudos verificaram que esse risco era pequeno e a incidência de patógenos multirresistentes nessa população era baixa.[9,10]

Traqueobronquite hospitalar (TH)

Caracteriza-se pela presença dos sinais de pneumonia, sem a identificação de opacidade radiológica nova ou progressiva, descartadas outras possibilidades diagnósticas que possam justificar tais sintomas, sobretudo a febre. O isolamento de germes em culturas, dissociado dos sinais, não permite o diagnóstico de TH, não devendo servir de estímulo à introdução de antibióticos ou eventual modificação da terapêutica vigente.[7]

Fatores de risco

Tradicionalmente, divide-se os fatores de risco para desenvolvimento de pneumonia hospitalar em três grupos: relacionados ao paciente, à prevenção de infecção e a procedimentos. Os fatores relacionados ao paciente são: doenças graves agudas ou crônicas, coma, desnutrição, tempo prolongado de internação hospitalar, hipotensão, acidose metabólica, tabagismo e comorbidades (especialmente do sistema nervoso central, mas também doença pulmonar obstrutiva crônica, diabetes mellitus, alcoolismo, insuficiência respiratória, uremia e doença renal crônica). Com relação à prevenção de infecção estão envolvidos os cuidados inadequados quanto à higiene de mãos ou com dispositivos de suporte respiratório, como por exemplo, aspiração de vias aéreas. E quanto aos fatores relacionados a procedimentos estão a administração de sedativos e depressores do sistema nervoso central por aumentar o risco de aspiração, corticosteroides e outros imunossupressores por debilitar a imunidade, procedimentos cirúrgicos prolongados (especialmente torácico ou abdominal) e uso inadequado de antibióticos.[4,11,12]

Pacientes em ventilação mecânica apresentam um risco de 6 a 21 vezes maior de adquirir pneumonia, com um risco cumulativo de 1 a 3% por dia de ventilação. A ventilação mecânica prolongada, portanto, é o principal fator de risco para o desenvolvimento de pneumonia hospitalar, ocorrendo em 10 a 40% dos pacientes que permanecem em ventilação por mais de 48 horas.[2]

O Quadro 12.3.1 resume os principais fatores de risco para o desenvolvimento de pneumonia.

Quadro 12.3.1 – Fatores de risco independentes para pneumonia associada à ventilação mecânica

Fatores maiores (razão de chance > 3,0)
• Trauma
• Queimadura
• Doença neurológica*
• Tempo de ventilação mecânica (> 10 dias) **
• Broncoaspiração presenciada**
• Colonização do trato respiratório por bacilos Gram-negativos
• Ausência de antibioticoterapia**
• Uso de PEEP ($\geq$ 7,5 cmH$_2$O)

Fatores menores (razão de chance 1,5 a 3,0)
• Doença cardiovascular*
• Doença respiratória
• Doença gastrointestinal
• Cirurgia torácica ou abdominal
• Administração de bloqueadores neuromusculares**
• Tabagismo (> 20 maços-ano)
• Hipoalbuminemia na admissão (Albumina $\leq$ 2,2 g/dL)

Outros fatores (análise univariada, não confirmados na regressão logística)
• Idade (> 60a)
• Sexo masculino
• Paciente proveniente da emergência
• Piora do SOFA
• Nutrição nasoenteral
• Nutrição enteral por qualquer via
• Síndrome da angústia respiratória aguda (SARA)
• Insuficiência renal
• Bacteremia
• Dreno de tórax

*Diagnóstico principal; ** Variáveis tempo-dependentes. Adaptada da Diretriz Brasileira para tratamento das pneumonias adquiridas no hospital e associadas à ventilação mecânica.*

Patogenia

As bactérias invadem o trato respiratório inferior através da aspiração de material da orofaringe, da inalação de aerossóis contendo bactérias e, menos frequentemente, da disseminação hematogênica a partir de outro sítio do corpo. A translocação bacteriana do trato gastrointestinal tem sido considerada como possível mecanismo de infecção. Destas rotas, a aspiração é a mais importante.

Pacientes com maior probabilidade de aspirar são os que apresentam anormalidade de deglutição, a exemplo dos que têm depressão do nível de consciência, instrumentação das vias aéreas inferiores e/ou ventilação mecânica, instrumentação do trato gastrointestinal e pós-operatório de cirurgia abdominal.[2,8]

Diversos fatores promovem a colonização da faringe por bactérias gram negativas (ver tópico etiologia, a seguir), sendo responsáveis pela alta incidência das pneumonias hospitalares por estas bactérias. A colonização por bacilos gram negativos começa com a aderência destas bactérias nas células epiteliais da orofaringe ou da mucosa traqueobrônquica. A aderência pode ser afetada pelas bactérias, pelas células do hospedeiro e pelo ambiente. A fibronectina pode inibir a aderência de bacilos *gram* negativos e certas condições como desnutrição, enfermidade grave e estado pós-operatório podem aumentar a aderência.[13]

A presença de um biofilme, com contaminação por bactérias dentro do tubo traqueal, também tem sido implicada como uma fonte para inoculação de micro-organismos nos pulmões, quando da aspiração traqueal ou realização de broncoscopia.[7]

A inalação de aerossóis contaminados, usados para terapia respiratória ou anestesia, são portas de entrada de bactérias para as vias aéreas inferiores. Os fluidos usados para aerossol, quando contaminados, podem conter altas concentrações de bactérias e são depositados nas pequenas vias aéreas. Isto se torna mais grave nos pacientes com traqueostomia ou tubo endotraqueal, pelo acesso direto do aerossol para as vias aéreas inferiores.[2]

Por outro lado, o estômago é considerado um reservatório de micro-organismos que causam a pneumonia hospitalar, e seu papel pode variar na dependência da condição subjacente do paciente e de intervenções terapêuticas ou profiláticas. Poucas bactérias podem sobreviver no estômago na presença de um pH menor do que 2. Já com um pH maior do que 4, os microrganismos se multiplicam, atingindo altas concentrações bacterianas. Dessa forma evita-se agentes que elevam o pH gástrico em pacientes que não apresentam alto risco de desenvolver úlcera ou gastrite de estresse (Figura 12.3.1).[8]

Etiologia

A PAH ou PAV pode ser causada por uma ampla variedade de patógenos, podendo ser também polimicrobiana.

Entre 8.474 casos de PAV relatados no Centro de Controle e Prevenção de Doenças dos Estados Unidos entre 2009 e 2010, a distribuição dos patógenos foi *S. aureus* (24,1%), *P. aeruginosa* (16,6%), espécies de *Klebsiella* (10,1%), espécies de Enterobacter (8,6%), *Acinetobacter baumannii* (6,6%) e *E. coli* (5,9%).[14]

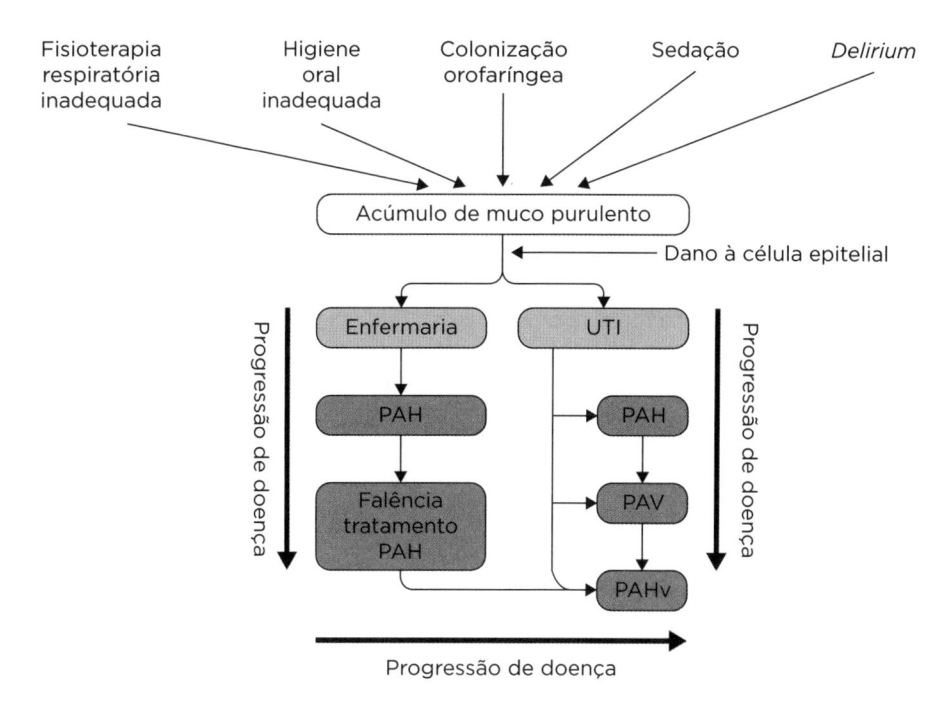

Figura 12.3.1 – Fisiopatologia da progressão da pneumonia adquirida no hospital. Adaptada de Zaragoza, R et al., 2020. PAH Update of the treatment of nosocomial pneumonia in the ICU. Crit Care. 2020;24:383. PAV, pneumonia associada à ventilação mecânica. PAHv, pneumonia adquirida no hospital evoluindo com ventilação mecânica.

As pneumonias hospitalares de início recente, isto é, aquelas que ocorrem até o quinto dia de internação, são muitas vezes causadas por patógenos comunitários, como o S. *pneumoniae*, o *Haemophilus* e o S. *aureus* sensível à meticilina (MSSA). Isto sugere que a ocorrência de germes resistentes seja muito pequena. Por outro lado, quando o diagnóstico de pneumonia é estabelecido a partir do quinto dia de internação, os germes mais comuns passam a ser os hospitalares. Os bacilos gram-negativos aeróbios (Pseudomonas, enterobactérias, Acinetobacter) ou o S. *aureus* resistente à meticilina (MRSA) são responsáveis por 30 a 70% dos casos.

Na definição de etiologia é importante considerar o risco da presença de patógenos multidrogas resistentes (MDR). A frequência de patógenos MDR varia entre hospitais, dentro de hospitais e entre diferentes populações de pacientes. Os principais fatores de risco relacionados à presença de patógenos MDR são: uso de antibiótico endovenoso nos últimos 90 dias, choque séptico no momento da PAH/PAV, SARA precedendo a PAV, ocorrência a partir de 5 dias de hospitalização e terapia de substituição renal aguda antes do desenvolvimento da pneumonia hospitalar.

Com relação a Pseudomonas e outros bacilos *gram* negativos MDR ainda é importante ressaltar como fatores de risco a presença de doença pulmonar estrutural (bronquiectasias ou fibrose cística), além de colonização ou isolamento prévio destes germes.

Em uma metanálise de 24 estudos, a prevalência de pneumonia hospitalar por S. aureus foi de 16%, sendo 6% de MSSA e 10% de MRSA. Os principais fatores de risco para MRSA são: tratamento em uma unidade na qual acima de 20% dos S. aureus são MRSA, tratamento em uma unidade na qual a prevalência de MRSA não é conhecida ou colonização/isolamento prévio de MRSA.[10]

Diagnóstico

O diagnóstico de pneumonia hospitalar baseia-se na presença de achados clínicos compatíveis com síndrome infecciosa, associada a uma imagem radiológica com infiltrado pulmonar novo ou de caráter progressivo. Em paciente com sintomas clínicos de infecção do trato respiratório (por exemplo, leucocitose, febre e secreção traqueobrônquica purulenta), porém com radiografia de tórax sem alterações significativas, pode-se abrir mão da realização de uma tomografia computadorizada de tórax (TC) sem contraste.

A definição clínica de pneumonia associada à ventilação baseia-se em um paciente em ventilação mecânica por mais de 48 horas que desenvolve um infiltrado pulmonar novo ou progressivo com sinais e sintomas de infecção associados com amostras respiratórias positivas. Embora a TC de tórax seja capaz de identificar alterações novas ou progressivas, além de determinar presença de complicações como derrame pleural, em pacientes em ventilação mecânica, a presença de infiltrado pulmonar ocorre por múltiplas causas que não infecciosas, tornando a determinação de imagem nesses casos ainda inespecífica.[15,16]

Em virtude da dificuldade diagnóstica apenas com critérios clínicos, o Centro de Controle e Prevenção de Doenças (CDC) norte americano, definiu como pneumonia hospitalar aquela que ocorre após 48 horas de hospitalização, a presença de estertores, macicez à percussão ou surgimento de infiltrado pulmonar novo e um ou mais dos seguintes: a) escarro purulento, b) agente infeccioso isolado no sangue, aspirado traqueal, biópsia pulmonar ou escovado brônquico, c) isolamento de patógeno nas secreções respiratórias, d) títulos de anticorpos para determinados patógenos, e) evidência histológica de pneumonia.

A confirmação do diagnóstico dar-se-á com a identificação de um patógeno em amostra biológica do trato respiratório inferior. As amostras devem ser, idealmente, obtidas antes do início dos antibióticos ou do escalonamento dos mesmos, em casos de uso prévio, devido à redução da sensibilidade cultural e da análise microscópica.[10,17,18]

Devido à falta de um padrão áureo para o diagnóstico de PAV, permanece a controvérsia acerca de como as amostras devem ser coletadas e se as culturas devem ou não ser quantitativas. Segundo as diretrizes publicadas em 2017 pela European Respiratory Society (ERS), European Society of Intensive Care Medicine (ESCIM), European Society of Clinical Microbiology Infectious Diseases (ESCMID) e Asociación Latinoamericana del Tórax (ALAT), há preferência por métodos de amostragem invasivos (por exemplo lavado broncoalveolar (LBA)) com culturas quantitativas pela precisão diagnóstica e potencial de redução de exposição aos antibióticos, promovendo assim um melhor manejo em comparação às amostragens não invasivas (por exemplo, aspiração endotraqueal) e culturas não quantitativas[2]. Por outro lado, as diretrizes da The Infectious Diseases Society of America e The American Thoracic Society declaram uma preferência por amostragens não invasivas e culturas semiquantitativas baseada em evidências que não demonstraram diferença no tempo de internação ou mortalidade em nenhuma das abordagens.[10,18,19]

O uso de culturas quantitativas pode auxiliar na valorização do exame, tendo sido usualmente utilizada como ponto de corte a presença de 10^6 unidades formadoras de colônias bacterianas (UFC)/mL no aspirado endotraqueal. A utilização do lavado broncoalveolar (LBA) através da fibrobroncoscopia é considerada uma boa alternativa para o diagnóstico das pneumonias hospitalares uma vez que uma grande quantidade de material pode ser coletada por este método. A sensibilidade e a especificidade são altas, variando entre 72 e 100% e 69 e 100%, respectivamente.[19] O aspirado endotraqueal pode ter rendimento comparável a outras técnicas, tanto não invasivas, quanto invasivas, apresentando uma sensibilidade que varia entre 57 e 88%, mas uma especificidade muito baixa (0 a 33%) quando utilizadas culturas qualitativas. Um aspecto importante a ser considerado é que a cultura qualitativa negativa do aspirado endotraqueal apresenta alto valor preditivo negativo para o diagnóstico da pneumonia associada à ventilação mecânica.[20]

Os biomarcadores têm sido utilizados para auxiliar no diagnóstico e para avaliar o prognóstico dos pacientes com pneumonia. A procalcitonina, por exemplo, pode ser útil em pacientes com PAV confirmada com vistas à descontinuação da antibioticoterapia ou como marcador prognóstico, porém a utilização da mesma com objetivo de início do uso de antibióticos ainda é conflitante.[21] A pontuação de infecção pulmonar clínica (CPIS) inicialmente considerava que uma pontuação maior que 6 correlacionava-se com a PAV, porém, em um estudo de coorte prospectivo, o CPIS identificou PAV com uma sensibilidade e especificidade de apenas 60 e 59%, respectivamente.[22]

Tratamento

Assim que a suspeita clínica de PAV ou PAH for aventada, a amostra biológica do trato respiratório inferior deve ser coletada e a terapia antimicrobiana deve ser iniciada.[10]

Uma estratégia adequada para reduzir os riscos de efeitos adversos de medicamentos, infecções por *Clostridium difficile* e resistência antimicrobiana é a combinação de tratamento precoce e agressivo em pacientes com sinais de sepse ou choque séptico, associada ao descalonamento precoce no momento em que o patógeno é identificado ou quando for estabelecido um diagnóstico alternativo.[14] As alternativas de tratamento empírico são definidas de acordo com a distribuição local dos principais patógenos que causam PAV e PAH, associada aos seus padrões de suscetibilidade e os fatores de risco para patógenos multirresistentes (MDR).

Para pacientes com fatores de risco para patógenos MDR, a terapia empírica de amplo espectro é recomendada.[10] Pacientes com PAV que apresentam pelo menos um dos fatores de risco para presença de patógenos MDR, devem receber dois agentes com atividade contra *P. aeruginosa* e outros bacilos gram-negativos, além de um agente com atividade contra MRSA. Pacientes com PAV que não possuem fatores de risco conhecidos para patógenos MDR e que estão em uma unidade na qual ≤ 10% dos germes isolados são gram-negativos resistentes a um agente que está sendo considerado para monoterapia e ≤ 20% de *S. aureus* associado com PAV é resistente à meticilina, deve ser iniciado um agente que tenha atividade contra Pseudomonas, outros bacilos *gram* negativos e *S. aureus* suscetível à meticilina (MSSA).

Por outro lado, em pacientes tratados em uma unidade na qual > 10% dos bacilos gram-negativos são resistentes ao agente sendo considerado para monoterapia ou em que a prevalência de resistência entre os bacilos gram-negativos é desconhecida, deve-se iniciar dois agentes com atividade contra bacilos gram-negativos. No caso de tratamento em uma unidade na qual a prevalência de MRSA associada a PAV seja > 20% ou desconhecida, deve-se iniciar um agente com atividade contra MRSA.

De acordo com as diretrizes de 2016 da Sociedade de Doenças Infecciosas da América (IDSA)/American Thoracic Society (ATS) e as diretrizes combinadas da Europa e da América Latina de 2017 sobre PAH e PAV, a duração do tratamento da maioria dos pacientes é de 7 dias.[10,17] Exceções ocorrem nos casos de pacientes com doença grave, infecção metastática, bacteremia, resposta lenta à terapia, complicações piogênicas e imunocomprometimento, onde a duração da terapia deve ser individualizada e cursos superiores a sete dias podem ser necessários.

A modificação do esquema de antibióticos antes de 72 horas está indicada nas seguintes situações: identificação do agente com redirecionamento específico do tratamento, crescimento de um germe, seja na secreção brônquica ou hemocultura, que não estava sendo coberto pelo esquema empírico, deterioração clínica importante nas primeiras horas após início do tratamento.

Várias razões devem ser consideradas quando não ocorre resposta ao tratamento e o paciente apresenta piora progressiva: a doença pulmonar pode não ser pneumonia; fatores do hospedeiro podem não estar sendo considerados ou adequadamente manejados (idade > 60 anos, uso prévio de antibióticos, presença de DPOC, infiltrado pulmonar bilateral, diminuição na imunidade); fatores do agente podem não ter sido contemplados (bactéria resistente, multirresistente, infecção polimicrobiana ou agente não bacteriano); ausência de determinado antibiótico no esquema ou utilização de maneira inadequada (prevalência de germes e perfil de sensibilidade local desconhecidos, posologia e associações inadequadas, níveis subterapêuticos).

A escolha do antibiótico varia de acordo com cada local, porém a IDSA e a ATS criaram, em 2016, um algoritmo para guiar tratamentos empíricos (Fluxogramas 12.3.1 e 12.3.2).

Prevenção

A aspiração é o principal mecanismo de predisposição para PAH e PAV e algumas medidas como elevar a cabeceira da cama, drenar secreções subglóticas em pacientes ventilados, minimizar a sedação, manter a pressão do *cuff* do tubo endotraqueal entre 20 e 30 cmH$_2$O além de aplicar pressão expiratória final positiva são medidas que podem auxiliar a minimizar a aspiração.[23] A higienização e descontaminação da orofaringe e do trato digestivo mostrou-se eficaz na redução da colonização do trato respiratório superior.

Em 2014, a SHEA e a IDSA desenvolveram recomendações para a prevenção de PAV, nas quais as com maior qualidade de evidência são:

- Evitar a intubação orotraqueal sempre que possível, com uso de ventilação não invasiva (VNI) em casos selecionados.
- Minimizar o transporte de pacientes em ventilação mecânica.
- Implementar protocolos de desmame.
- Minimizar sedação.
- Realização de fisioterapia motora e respiratória frequentes, minimizando o acúmulo de secreções acima do balonete do tubo endotraqueal e elevação da cabeceira do leito.[24]

Pacientes com fatores de risco para PAV MDR ou para bacilos *gram*-negativos e MRSA
(3 agentes*)

| Piperacilina-tazobactam 4,5 g IV a cada 6 horas ou Cefepima 2 g IV a cada 8 horas ou Imipenem 500 mg IV a cada 6 horas ou Meropenem 1 g IV a cada 8 horas ou Aztreonam 2 g IV a cada 8 horas | Amicacina 15-20 mg/kg IV ao dia ou Gentamicina 5-7 mg/kg IV ao dia ou Tobramicina 5-7 mg/kg IV ao dia ou Levofloxacino 750 mg IV ao dia ou Ciprofloxacino 400 mg IV a cada 8 horas ou Aztreonam 2g IV a cada 8 horas (se não for o primeiro agente escolhido) | Vancomicina 20-35 mg/kg (ajuste de dose de manutenção conforme concentração sérica) ou linezolida 600 mg IV a cada 12 horas |

Pacientes sem fatores de risco para bacilos *gram*-negativos ou MRSA
(1 agente)

Piperacilina-tazobactam 4,5 g IV a cada 6 horas ou cefepima 2g IV a cada 8 horas ou levofloxacino 750 mg ao dia

Pacientes sem fatores de risco para bacilos *gram*-negativos e
com fatores de risco para MRSA (2 agentes)

| Piperacilina-tazobactam 4,5 g IV a cada 6 horas ou Cefepima 2 g IV a cada 8 horas ou Aztreonam 2 g IV a cada 8 horas ou Cipofloxacino 400 mg IV a cada 8 horas ou Levofloxacino 750 mg IV ao dia | Vancomicina 20-35 mg/kg (ajuste de dose de manutenção conforme concentração sérica) ou Linezolida 600 mg IV a cada 12 horas |

Pacientes com fatores de risco para bacilos *gram*-negativos e
sem fatores de risco para MRSA (2 agentes)

| Piperacilina-tazobactam 4,5 g IV a cada 6 horas ou Cefepima 2 g IV a cada 8 horas ou Imipenem 500 mg IV a cada 6 horas ou Meropenem 1 g IV a cada 8 horas | Vancomicina 20-35 mg/kg (ajuste de dose de manutenção conforme concentração sérica) ou Linezolida 600 mg IV a cada 12 horas |

Fluxograma 12.3.1 – Tratamento empírico de PAV. * Exceto se um dos agentes de escolha for o aztreonam. Adaptado de Kalil AC, Meterski ML, Klompas M et al. Management of Adults With Hospital-acquired and Ventilator-associated Pneumonia: 2016 Clinical Practice Guidelines by the Infectious Diseases Society of America and the American Thoracic Society.

Somada a abordagem de fatores de risco individuais dos pacientes com PAH e PAV, deve ser avaliado o potencial de transmissão nosocomial de patógenos como *Haemophilus influenzae* e *Streptococcus pneumoniae*, que embora não sejam comumente associados ao ambiente hospitalar, a transmissão de pacientes hospitalizados com pneumonia adquirida na comunidade ou de profissionais de saúde na mesma unidade foi relatada e pode precipitar PAH e PAV. A imunização torna-se um grande aliado na prevenção de tais infecções.[4]

Paciente com necessidade de ventilação mecânica ou choque séptico ou se recebeu antibioticoterapia IV há menos de 90 dias ou com fatores de risco para bacilos *gram*-negativos e com fatores de risco para MRSA (3 agentes*)

Piperacilina-tazobactam 4,5 g IV a cada 6 horas ou Cefepima 2 g IV a cada 8 horas ou Ceftazidima 2 g IV a cada 8 horas ou Imipenem 500 mg IV a cada 6 horas ou Meropenem 1 g IV a cada 8 horas ou Aztreonam 2g IV a cada 8 horas	Amicacina 15-20 mg/kg IV ao dia ou Gentamicina 5-7 mg/kg IV ao dia ou Tobramicina 5-7mg/kg IV ao dia ou Levofloxacino 750 mg IV ao dia ou Ciprofloxacino 400mg IV a cada 8 horas ou Aztreonam 2 g IV a cada 8 horas (se não for o primeiro agente escolhido)	Vancomicina 20-35 mg/kg (ajuste de dose de manutenção conforme concentração sérica) ou Linezolida 600 mg IV a cada 12 horas

Pacientes com fatores de risco para bacilos *gram*-negativos e sem fatores de risco para MRSA (2 agentes*)

Piperacilina-tazobactam 4,5 g IV a cada 6 horas ou Cefepima 2 g IV a cada 8 horas ou Ceftazidima 2 g IV a cada 8 horas ou Imipenem 500 mg IV a cada 6 horas ou Meropenem 1 g IV a cada 8 horas ou Aztreonam 2 g IV a cada 8 horas	Amicacina 15-20 mg/kg IV ao dia ou Gentamicina 5-7 mg/kg IV ao dia ou Tobramicina 5-7 mg/kg IV ao dia ou Levofloxacino 750 mg IV ao dia ou Ciprofloxacino 400 mg IV a cada 8 horas ou Aztreonam 2g IV a cada 8 horas (se não for o primeiro agente escolhido)

Pacientes sem fatores de risco para bacilos *gram*-negativos ou MRSA (1 agente)

Piperacilina-tazobactam 4,5 g IV a cada 6 horas ou cefepima 2 g IV a cada 8 horas ou levofloxacino 750 mg ao dia

Pacientes com fatores de risco para bacilos *gram*-negativos e sem fatores de risco para MRSA (2 agentes)

Piperacilina-tazobactam 4,5 g IV a cada 6 horas ou Cefepima 2 g IV a cada 8 horas ou Ceftazidima 2 g IV a cada 8 horas ou Imipenem 500 mg IV a cada 6 horas ou Meropenem 1g IV a cada 8 horas ou Aztreonam 2g IV a cada 8 horas	Vancomicina 20-35 mg/kg (ajuste de dose de manutenção conforme concentração sérica) ou Linezolida 600 mg IV a cada 12 horas

Fluxograma 12.3.2 – Tratamento de PAH. * Exceto se um dos agentes de escolha for o aztreonam. Adaptado de Kalil AC, Meterski ML, Klompas M et al. Management of Adults With Hospital-acquired and Ventilator-associated Pneumonia: 2016 Clinical Practice Guidelines by the Infectious Diseases Society of America and the American Thoracic Society.

Referências bibliográficas

1. Magill SS, Edwards JR, Fridkin SK; Emerging Infections Program Healthcare-Associated Infections Antimicrobial Use Prevalence Survey Team. Survey of health care-associated infections. N Engl J Med 2014; 370:2542-3.

2. American Thoracic Society, Infectious Diseases Society of America. Guidelines for the management of adults with hospital-acquired, ventilator-associated, and healthcare-associated pneumonia. Am J Respir Crit Care Med 2005; 171: 388-416.

3. Dudeck MA, Weiner LM, Allen-Bridson K, et al. National Healthcare Safety Network (NHSN) report, data summary for 2012, Device-associated module. Am J Infect Control 2013; 41:1148-66.

4. Micek ST, Chew B, Hampton N, Kollef MH. A case-control study assessing the impact of nonventilated hospital-acquired pneumonia on patient outcomes. Chest. 2016; 150:1008-14.

5. Micek ST, Wunderink RG, Kollef MH, et al. An international multicenter retrospective study of Pseudomonas aeruginosa nosocomial pneumonia: impact of multidrug resistance. Crit Care 2015; 19:219.

6. Giuliano KK, Baker D, Quinn B. The epidemiology of nonventilator hospital-acquired pneumonia in the United States. Am J Infect Control. 2018;46: 322-7.

7. Teixeira PJZ, Correa RA, Pereira-Silva JL, Lundgren et al. Diretrizes brasileiras para tratamento das pneumonias adquiridas no hospital e das associadas à ventilação mecânica - 2007. J Bras Pneumol 2007;33(Supl 1);1-30.

8. Zaragoza R, Vidal-Cortes P, Aguilar G et al. Update of the treatment of nosocomial pneumonia in the ICU. Crit Care 2020; 24:383.

9. Chalmers JD, Rother C, Salih W, Ewig S. Healthcare-associated pneumonia does not accurately identify potentially resistant pathogens: a systematic review and meta-analysis. Clin Infect Dis 2014; 58:330-9.

10. Kalil AC, Meterski ML, Klompas M, et al. Management of Adults with Hospital-acquired and Ventilator-associated Pneumonia: 2016 Clinical Practice Guidelines by the Infectious Diseases Society of America and the American Thoracic Society. Clin Infect Dis 2016;63:e61-111.

11. Sopena N, Heras E, Casas I, et al. Risk factors for hospital-acquired pneumonia outside the intensive care unit: a case-control study. Am J Infect Control. 2014; 42:38-42.

12. Di Pasquale M, Aliberti S, Mantero M, et al. Non-intensive care unit acquired pneumonia: a new clinical entity? Int J Mol Sci. 2016; 17:287.

13. Chastre J, Fagon JY. Ventilator-Associated Pneumonia. State of The Art. Am J Respir Crit Care Med 2002; 165:867-903.

14. Sievert DM, Ricks P, Edwards JR, et al. Antimicrobial-resistant pathogens associated with healthcare-associated infections: summary of data reported to the National Healthcare Safety Network at the Centers for Disease Control and Prevention, 2009-2010. Infect Control Hosp Epidemiol 2013; 34:1-14.

15. Craven DE, Hudcova J, Lei Y. Diagnosis of ventilator-associated respiratory infections (VARI): Microbiologic clues for tracheobronchitis (VAT) and pneumonia (VAP). Clin Chest Med 2011; 32:547-57.

16. Stefanidis K, Moser J, Vlahos I. Imaging of Diffuse Lung Disease in the Intensive Care Unit Patient. Radiol Clin North Am. 2020; 58:119-31.

17. Torres A, Niederman MS, Chastre J, et. al. International ERS/ESICM/ESCMID/ALAT guidelines for the management of hospital-acquired pneumonia and ventilator-associated pneumonia: Guidelines for the management of hospital-acquired pneumonia (HAP)/ventilator-associated pneumonia (VAP) of the European Respiratory Society (ERS), European Society of Intensive Care Medicine (ESICM), European Society of Clinical Microbiology and Infectious Diseases (ESCMID) and Asociación Latinoamericana del Tórax (ALAT). Eur Respir J. 2017;50:1700582.

18. Erb CT, Patel B, Orr JE, et al. Management of Adults with Hospital-acquired and Ventilator-associated Pneumonia. Ann Am Thorac Soc. 2016; 13:2258-60.

19. Berton DC, Kalil AC, Teixeira PJ. Quantitative versus qualitative cultures of respiratory secretions for clinical outcomes in patients with ventilator-associated pneumonia. Cochrane Database Syst Rev. 2014. 30;(10):CD006482.

20. Wu CL, Yang DI, Wang NY et al. Quantitative culture of endotracheal aspirates in the diagnosis of ventilator-associated pneumonia in patients with treatment failure. Chest 2002; 122: 662-8.

21. Stolz D, Smyrnios N, Eggimann P, et al. Procalcitonin for reduced antibiotic exposure in ventilator-associated pneumonia: a randomised study. Eur Respir J. 2009; 34:1364-75

22. Fartoukh M, Maitre B, Honoré S, et al. Diagnosing pneumonia during mechanical ventilation: the clinical pulmonary infection score revisited. Am J Respir Crit Care Med. 2003;168:173-9.

23. Lucangelo U, Zin WA, Antonaglia V, et al. Effect of positive expiratory pressure and type of tracheal cuff on the incidence of aspiration in mechanically ventilated patients in an intensive care unit. Crit Care Med. 2008; 36:409-13.

24. Klompas M, Branson R, Eichenwald EC, et al. Strategies to prevent ventilator-associated pneumonia in acute care hospitals: 2014 update. Infect Control Hosp Epidemiol. 2014; 35:915-36.

12.4 Infecção pelo Novo Coronavírus (Sars-CoV-2) – Covid-19

Eduardo Alexandrino Servolo de Medeiros

Introdução

Estamos vivendo a mais importante pandemia da história mundial recente, causada por um novo coronavírus (Sars-CoV-2) com significativo impacto na economia, na saúde pública e mental de toda a sociedade. A pandemia tem evoluído em ondas com aumento e diminuição de casos em muitas regiões do mundo com surgimento de novas variantes. A percepção é que, a partir do segundo semestre de 2022, entraremos em um estágio endêmico da infecção pelo Sars-CoV-2 com surtos em determinadas épocas do ano. Vacinas mais eficazes e medicamentos com atividade antiviral para uso oral contribuirão com o controle da covid-19.

Os coronavírus pertencem a uma grande família viral, conhecidos há 60 anos como causadores de infecções respiratórias em humanos e animais. Em dezembro de 2019, um novo coronavírus foi identificado causador de síndrome gripal e graves complicações pulmonares (covid-19). A origem, ainda incerta, está provavelmente relacionada a uma mutação do coronavírus que infecta morcegos, quebrando a barreira genética para conseguir se adaptar à espécie humana. O local inicial de transmissão foi um mercado de frutos do mar e animais vivos, na cidade de Wuhan, China entre novembro e dezembro de 2019. Os casos iniciais eram de indivíduos frequentadores desse mercado e, posteriormente, foi transmitido para familiares e, em progressão geométrica para províncias próximas, expandindo-se para diversos países de todos os continentes. O surto inicialmente restrito a uma província chinesa se expandiu, transformou-se em uma pandemia de grande proporção.

O Sars-CoV-2 pertence ao gênero *Betacoronavirus* da subfamília *Orthocoronavirinae* da família *Coronaviridae* e da ordem *Nidovirales*. A partícula viral possui como genoma o ácido ribonucleico de fita simples e sentido positivo (ssRNA+) não segmentado. O coronavírus contém quatro proteínas de base estrutural: *spike* ou espícula (S), envelope (E), membrana (M) e nucleocapsídeo (N). Entre elas, a proteína S desempenha o papel mais importante na ligação, fusão e entrada viral. Seu RNA de 30 kb é grande o suficiente para produzir um sentido positivo para ser lido diretamente pelos ribossomos na célula. O genoma é revestido com uma proteína N, que forma um nucleocapsídeo helicoidal. O genoma revestido de proteína N é envolvido por lipídios, e o envelope lipídico viral é salpicado por proteínas virais. Como os vírus não podem produzir seus próprios lipídios, eles usam os lipídios do hospedeiro para replicação e morfogênese. A proteína N desempenha um papel crucial na fase de morfogênese do ciclo viral durante a formação do vírion. Além do envelope lipídico, os coronavírus possuem uma glicoproteína de membrana chamada proteína da matriz em sua camada externa. Essa proteína transmembrana tem um domínio C-terminal significativo que faz contato com a proteína N. Outra proteína de envelope menor, E, também é um componente importante no final do ciclo viral.[1] Os coronavírus recebem esse nome pela característica de sua proteína S, que se assemelha a uma coroa quando visto em um microscópio eletrônico. A proteína S tem uma forma aproximadamente cilíndrica, glicosilada e possui funções de ligação e fusão ao receptor. O coronavírus usa sua proteína S para se ligar a receptores específicos e mediar a fusão da membrana e a entrada do vírus. A proteína S é o alvo dos anticorpos neutralizantes produzidos pela infecção natural ou pelas vacinas, impedindo a ligação do vírus com o receptor celular.

O vírus é transmissível, principalmente, por via respiratória por gotículas, embora pode ser transmitido por contato ou aerossóis. Calcula-se que uma pessoa com infecção transmita para 2 a 4 pessoas, chamado de número reprodutivo (R0). O R0 é usado para refletir o quanto a doença é contagiosa, e quanto maior o número, mais infecciosa é a doença. Quando comparado a outras doenças infecciosas, Sars-CoV-2 é considerado uma das mais contagiosas. A taxa e velocidade de transmissão é diferente de acordo com a variante. A ômicron, variante que foi inicialmente identificada na África do Sul em novembro de 2021, tem alta taxa de transmissão com R0 entre 8 e 10 em decorrência de mutações sofridas na proteína S. Partículas virais já foram isoladas de fezes e sangue, tornando possível rotas alternativas de transmissão.

A enzima conversora de angiotensina II (ECA2), encontrada no trato respiratório, intestinal, endotelial, além de outras células de humanos, foi identificada como receptor celular para Sars-CoV-2 e tem importante papel na patogênese e na transmissão do vírus.

O vírus possui espículas (Spike) com a glicoproteína-S na sua superfície que pode se ligar ao receptor ECA2 na superfície das células e, principalmente pulmonares, ricas em receptores ECA2. O RNA viral é liberado dentro da célula e a seguir, inicia-se a codificação de proteínas acessórias e estruturais, com posterior produção e liberação de novos vírus. Esse processo tem como consequência a liberação de citocinas com intensa resposta inflamatória do hospedeiro, determinando insuficiência respiratória, choque e fenômenos tromboembólicos relacionados a coagulação intravascular disseminada.

Sabemos que a covid-19 é uma doença complexa, sistêmica, que atinge o endotélio vascular. A intensa produção de citocinas pró-inflamatórias e os fenômenos tromboembólicos estão relacionados diretamente com a lesão endotelial.

A doença evolui de maneira mais grave no idoso, principalmente após os 60 anos, e naqueles que apresentam comorbidades como doenças cardíacas, renais, hepáticas e pulmonares. Os obesos, diabéticos e com hipertensão arterial sistêmica podem evoluir com doenças mais graves.

Em geral, as crianças desenvolvem quadros clínicos mais leves, oligossintomáticos, pois a maturidade e a capacidade de ligação com a ECA2 podem ser menores que as dos adultos. Isso é um problema do ponto de vista epidemiológico, pois as crianças podem ser reservatórios transitórios tornando-se fontes de infecção e transmitirem para os avós.

O período de incubação é em média 4 dias, podendo variar de 2 a 14 dias. A maioria dos adultos ou crianças com infecção pelo SARS-CoV-2 apresentam síndrome gripal, e entre 80 e 90% têm sintomas leves a moderados. Porém, alguns indivíduos, especialmente idosos e aqueles com comorbidades podem evoluir com quadros graves: insuficiência respiratória; falência de múltiplos órgãos e morte. A taxa de letalidade global é de 2 a 5%, sendo elevada em pacientes que precisam ser internados, especialmente aqueles que necessitam de ventilação mecânica. Nesses, a letalidade pode chegar a 80%.

Embora a covid-19 ocorra em todas as faixas etárias, as evidências epidemiológicas mostraram consistentemente que as crianças geralmente têm doença menos grave do que os adultos. No entanto, com a progressão da pandemia em todo o mundo, surgiram manifestações graves em pacientes pediátricos, incluindo a síndrome inflamatória multissistêmica.

A síndrome inflamatória multissistêmica é uma doença rara, mas grave, em que crianças com covid-19 desenvolvem uma inflamação que afeta diferentes órgãos do corpo. Crianças com essa condição precisam de cuidados especializados e podem precisar ser internadas em unidades de cuidados intensivos. Embora a enfermidade seja grave, com atenção médica adequada, a maior parte das crianças com essa condição se recupera.

Nenhum país está preparado para enfrentar uma epidemia de covid-19, que determina importantes impactos negativos na economia, na assistência médica e na saúde mental da sociedade como um todo.

A vacinação associada a medidas de prevenção da infecção é fundamental para o controle da pandemia. As medidas de prevenção devem fazer parte do nosso dia a dia para prevenir a transmissão como o uso adequado de máscara, distanciamento social, higiene frequente das mãos e manter áreas comuns bem arejadas. Para a população, o distanciamento social é fundamental. As medidas de isolamento social devem ser avaliadas constantemente, pois se forem suspensas antes do momento adequado, teremos novas ondas com crescimento dos casos de infecção.

Quadro clínico

O período de incubação da covid-19 pode variar entre 2 e 14 dias, no entanto, geralmente é de 5 dias. Porém, pode ser abreviado de acordo com a variante. A infecção pela variante ômicron tem um período de incubação mais curto com média de 48 horas. Sars-CoV-2 pode estar presente na garganta ou no nariz dois dias antes do início dos sintomas e pode ser transmitido nesse período. Indivíduos assintomáticos podem ter cargas virais altas e serem transmissores.

De maneira geral, os casos podem ser classificados em:[2]

- Caso assintomático: caracterizado por teste laboratorial positivo para covid-19 e ausência de sintomas.
- Caso leve: caracterizado a partir da presença de sintomas não específicos, como tosse, dor de garganta ou coriza, seguido ou não de anosmia, ageusia, diarreia, dor abdominal, febre, calafrios, mialgia, fadiga e/ou cefaleia.
- Caso moderado: os sintomas mais frequentes podem incluir desde sinais leves da doença, como tosse persistente e febre persistente diária, até sinais de piora progressiva de outro sintoma relacionado à covid-19 (adinamia, prostração, hiporexia, diarreia), além da presença de pneumonia sem sinais ou sintomas de gravidade.

- Caso grave: considera-se a síndrome respiratória aguda grave (síndrome gripal que apresente dispneia/desconforto respiratório ou pressão persistente no tórax ou saturação de 2 medidas da oximetria menor que 95% em ar ambiente ou coloração azulada de lábios ou rosto).

- Caso crítico: as principais manifestações são sepse, choque séptico, síndrome do desconforto respiratório agudo insuficiência respiratória grave, disfunção de múltiplos órgãos, pneumonia grave, necessidade de suporte respiratório e internações em unidades de terapia intensiva.

Após o período de incubação, tem início o quadro de dor de garganta, febre, mialgia, calafrios e tosse pouco produtiva; caracterizado por uma síndrome gripal. A perda do olfato e do paladar são sintomas comuns relatados pelos pacientes. Os idosos e aqueles com comorbidades tem maior chance de desenvolver uma doença mais grave podendo evoluir mais rapidamente para síndrome do desconforto respiratório agudo (SDRA), choque séptico, acidose metabólica e disfunção de coagulação, que podem levar à falência múltipla de órgãos e até à morte. Porém, a maioria dos casos evoluem bem em 7 a 10 dias. A persistência da febre e falta de ar progressiva pode sinalizar uma doença mais grave. Muitos pacientes não sentem a dispneia, evoluem com quadro de "falta de ar/dispneia silenciosa" o que retarda a procura ao serviço médico. Uma característica dos pacientes com covid-19 é que os sintomas da doença são diversos e podem ter manifestações variadas entre os pacientes. Alguns pacientes podem evoluir muito graves, enquanto outros com formas assintomáticos ou oligossintomáticas. Em casos graves, ocorre um padrão típico da doença com envolvimento pulmonar progressivo. Nesses casos, os pacientes evoluem com síndrome respiratória aguda grave e necessitam de internação. Embora diversos fatores de risco estão associados a pior evolução da covid-19, um dos mais importante é a falta de vacinação ou vacinação incompleta. A seguir, apresentamos uma lista de variáveis associadas a maior mortalidade.

Condições e fatores de risco a serem considerados para possíveis complicações da covid-19:[2]

- Idade igual ou superior a 60 anos.
- Tabagismo.
- Obesidade.
- Miocardiopatias de diferentes etiologias (insuficiência cardíaca, miocardiopatia isquêmica etc.).
- Hipertensão arterial.
- Doença cerebrovascular.
- Pneumopatias graves ou descompensadas (asma moderada/grave, doença pulmonar obstrutiva crônica, DPOC).
- Imunodepressão e imunossupressão.
- Doenças renais crônicas em estágio avançado (graus 3, 4 e 5).
- Diabetes melito, tipo 1 ou 2, conforme juízo clínico.
- Doenças cromossômicas com estado de fragilidade imunológica (exemplo, síndrome de Down).
- Neoplasia maligna (exceto câncer não melanótico de pele).

- Doença hepática crônica (doença hepática gordurosa não alcoólica, hepatite autoimune e cirrose hepática).
- Algumas doenças hematológicas (incluindo anemia falciforme e talassemia).
- Gestação.

A infecção não se restringe aos pulmões, a covid-19 é uma doença sistêmica. Os pulmões, rins e coração sofrem pela ação da grande liberação de citocinas que danificam os tecidos levando à hipoxemia, juntamente com insuficiência de múltiplos órgãos. A lesão endotelial é intensa e desencadeia microembolizações em diversos órgãos, especialmente no pulmão. Frequentemente, o sistema nervoso central é envolvido, muitos pacientes queixam-se de cefaleia intensa, associado a quadros de perda do paladar e do olfato. Alguns pacientes relatam diarreia, náuseas e vômitos. O envolvimento intestinal está relacionado a presença de receptores ECA2.

Os sinais de alerta para síndrome respiratória aguda grave são: persistência da febre e $SaO_2 < 94\%$ ou desconforto respiratório progressivo aos esforços. Nesses casos, o paciente deve ser encaminhado a unidade hospitalar mais próxima. Pacientes com comorbidades e acima de 60 anos devem ficar atentos para a piora rápida dos sintomas. Embora a maioria das pessoas com covid-19 apresente apenas sintomas leves (40%) ou moderados (40%), aproximadamente 15% dos pacientes apresentam sintomas graves (exigindo oxigenoterapia) e 5% desenvolvem doença crítica com complicações (por exemplo, insuficiência respiratória, SDRA, sepse, choque séptico. Idosos, fumantes e pacientes com comorbidades (como diabetes, hipertensão, doença cardíaca, doença pulmonar crônica e câncer) têm um risco aumentado de doença grave e morte.

A resposta do hospedeiro ao Sars-CoV-2 é um fator chave na apresentação da gravidade da doença; no entanto, variações nos fenótipos das cepas virais, especificamente aquelas associadas aos componentes glicoproteicos do vírus, contribuíram para a transmissão eficiente do vírus durante a atual pandemia. A covid-19, especialmente causada pela variante ômicron do Sars-CoV-2, nos impôs a necessidade de conviver, por longo prazo, com uma doença de transmissão respiratória que apresenta grandes desafios como a manutenção, no nosso dia a dia, das medidas de prevenção contra a infecção. Estudos iniciais demonstram que a variante ômicron pode gerar uma doença diferente, quando comparada com as variantes anteriores: tem alta transmissibilidade; menor período de incubação (2 a 3 dias); causa frequentemente infecção do trato respiratório superior (dor de garganta, congestão nasal, coriza), febre; menor comprometimento pulmonar e raramente fenômenos inflamatórios.

Nas crianças, os principais sintomas da covid-19 incluem taquipneia (maior ou igual a 70 irpm para menores de 1 ano e maior ou igual a 50 irpm para crianças maiores que 1 ano), hipoxemia, desconforto respiratório, alteração da consciência, desidratação, dificuldade para se alimentar, lesão miocárdica, elevação de enzimas hepáticas, disfunção da coagulação, rabdomiólise, cianose central ou $SpO_2 < 92\%$ em repouso em ar ambiente, letargia, convulsões, dificuldade de alimentação/recusa alimentar.

A síndrome inflamatória multissistêmica pediátrica (SIM-P) associada à covid-19 é uma complicação associada à covid-19 que pode ocorrer em crianças e adolescentes caracterizada por uma resposta inflamatória tardia e exacerbada, que acontece, geralmente, 4 a 6 semanas após o contato com o vírus. Contudo a temporalidade entre a exposição ao Sars-CoV-2 e o desenvolvimento da SIM-P ainda não está clara. Apresenta sinais e sintomas variados que podem afetar os sistemas gastrointestinal, hematológico, respiratório, neurológico, renal, cardíaco, além de alterações mucocutâneas. O quadro clínico pode incluir: febre alta e persistente, cefaleia; náuseas, vômitos, dor abdominal; rash cutâneo, conjuntivite não purulenta; disfunções cardíacas, hipotensão arterial e choque; além de elevação dos marcadores de atividade inflamatória. As manifestações clínicas podem aparecer de simultaneamente ou no decorrer da evolução clínica e os sintomas respiratórios não estão presentes em todos os casos.[2]

O surgimento de variantes de preocupação (VOC) da covid-19 representa um fenômeno esperado, principalmente em cenários de alta transmissibilidade. A VOC denominada Ômicron, identificada na África do Sul em novembro de 2021, apresenta mutações na proteína Spike (S) que comprometem parcialmente a imunidade gerada por vacinas ou doença prévia. A doença induzida pela variante Ômicron evolui de maneira mais leve, o que poderia ser explicado em parte pela imunidade populacional já adquirida tanto por infecções prévias como pela vacinação e por características relacionadas as mutações adquiridas pelo vírus, principalmente à fusão celular no hospedeiro, ficando mais restrita ao trato respiratório superior e apresentando menor acometimento pulmonar.

Diagnóstico laboratorial inespecífico

Os exames iniciais para avaliação dos pacientes com quadros de evolução mais grave recomendados são: hemograma completo, sódio, potássio, glicemia, ureia, creatinina, transaminases, desidrogenase lática (DHL), bilirrubinas, troponina, proteína C reativa, TAP e TTPA, D-Dímero, gasometria arterial.

Entre os exames radiológicos, recomendamos a tomografia computadorizada de tórax e, se não disponível, raio X de tórax. Embora o raio X de tórax apresente baixa sensibilidade para definição das lesões com padrão da covid-19.

Alterações na tomografia de tórax como presença de vidro fosco e opacificações periféricas são sugestivas de covid-19, porém outros diagnósticos devem ser afastados. Alguns indicadores de comprometimento pulmonar estão relacionados a maior mortalidade e necessidade de ventilação mecânica, como comprometimento pulmonar superior a 50%.

As seguintes alterações tomográficas são compatíveis com caso da covid-19:[2]

- Opacidades em vidro fosco periféricas, bilaterais, com ou sem consolidação ou linhas intralobulares visíveis ("pavimentação em mosaico").
- Opacidade em vidro fosco multifocal de morfologia arredondada com ou sem consolidação ou linhas intralobulares visíveis ("pavimentação em mosaico").
- Sinal de halo reverso ou outros achados de pneumonia em organização (observados posteriormente na doença).

O Colégio Brasileiro de Radiologia e Diagnóstico por Imagem (CBR) recomenda uma tomografia computadorizada de alta resolução, se possível, com baixa dose, porém na maior parte dos casos não é necessário utilizar.[3]

A presença de linfopenia pode estar associado a doença mais grave, bem como alterações da proteína C reativa ou da função renal ou hepática.

O D-dímero aumentado é um marcador biológico indicativo de anormalidades hemostáticas e trombose intravascular. O D-dímero é produzido a partir da degradação de trombos intravasculares, sendo então produto da degradação da fibrina: fibrinólise.

É esperado um discreto aumento, porém quando ocorre um aumento de três a quatro vezes o limite de normalidade, precisa ser investigado para fenômenos tromboembólicos.

Diagnóstico laboratorial específico

O exame RT-PCR (transcrição reversa e reação de polimerase em cadeia) para detecção do Sars-CoV-2 de secreção colhida de naso/orofaringe é o indicado, considerado o padrão ouro, para o diagnóstico da infecção aguda. A realização do exame de RT-PCR em pacientes assintomáticos deve seguir protocolos específicos e não deve ser utilizado na rotina. O material deve ser colhido por *swab* de naso/orofaringe entre o terceiro e sétimo-dia após o início dos sintomas. Porém, na necessidade do diagnóstico para a conduta no caso, pode ser realizado em qualquer período dos sintomas.

Os testes de antígenos imunocromatográficos que existem, até o momento no mercado, são testes de diagnóstico rápido de antígenos. Identificam o antígeno na superfície externa do Sars-CoV-2. Eles foram desenvolvidos de maneira que possam ser feitos à beira do leito ou no campo, para que não precisem de um laboratório sofisticado para realizá-los. Eles têm menor sensibilidade quando comparados ao RT-PCR, porém têm alta especificidade, isto é, se o exame for positivo, não é necessário realizar o RT-PCR, porém se o quadro clínico e epidemiológico for sugestivo e o exame vier negativo, está indicado o RT-PCR.

O Guia de Vigilância Epidemiológica do Ministério da Saúde do Brasil[2] indica o teste rápido de antígeno nas seguintes situações:

1. Diagnóstico de casos sintomáticos onde não foi possível a realização do RT-PCR.

2. Para responder a suspeitas de surtos em instituições ou comunidades semi-isoladas onde os testes moleculares (RT-PCR) não estão disponíveis e em locais que o retorno dos resultados dos testes moleculares sejam superiores a 48 horas, de modo a ampliar as possibilidades de resposta oportuna no local.

3. Para apoiar investigações de surtos (p. ex.: em escolas, Instituições de longa permanência, lares de idosos, locais de trabalho etc.).

4. Para monitorar as tendências das taxas de covid-19 em comunidades e nos trabalhadores essenciais e profissionais de saúde.

5. Para detectar casos em unidades de saúde e em comunidades com uma transmissão generalizada.

6. Para testar contatos assintomáticos de casos, principalmente quando associados à estratégia de rastreamento de contatos.

Os testes para pesquisa de antígeno viral não devem ser utilizados em populações de baixa prevalência esperada da doença (p. ex.: doação de sangue, cirurgia eletiva), na investigação de óbitos, suspeitas de reinfecção, ou em amostras destinadas ao sequenciamento genômico. A interpretação adequada dos resultados do teste de antígeno é importante para o manejo clínico preciso de pacientes com suspeita de covid-19, ou para identificação de pessoas potencialmente infectadas quando usado para triagem. São particularmente úteis se a pessoa é testada nos estágios iniciais da infecção pelo SARS-CoV-2, quando a carga viral está geralmente mais alta.[2]

Os testes imunológicos, detecção de IgM, IgA e/ou IgG realizado pelos seguintes métodos: ensaio imunoenzimático (Enzyme-Linked Immunosorbent Assay – ELISA);

imunocromatografia (teste rápido) para detecção de anticorpos; imunoensaio por qui-mioluminecência ou Eletroquimioluminescência (ECLIA) são indicados para estudos soroepidemiológicos. Porém, perderam o parâmetro pela vacinação. Os indivíduos vaci-nados apresentam sorologia positiva.

O exame sorológico não é indicado para o diagnóstico da infecção aguda. A detecção de anticorpos pelos métodos sorológicos se inicia a partir do oitavo dia após a infecção ou a vacinação e atinge o pico entre 21 e 28 dias. Esse é o período ideal para coleta da sorologia.

Até o momento, não se sabe quanto tempo os anticorpos persistem após a infecção e se confere imunidade (proteção) contra uma nova infecção. Esses temas têm sido muito debatidos, bem como o papel da imunidade celular contra a infecção pelo novo coronavírus. Importante salientar que os testes sorológicos não devem ser utilizados para determinar se as pessoas devem retornar ao local de trabalho após uma infecção pelo Sars-CoV-2. Eles não têm essa finalidade.

A seguir, apresentamos o relato de um dos nossos primeiros casos de covid-19 inter-nada na enfermaria de doenças infecciosas do Hospital São Paulo, Unifesp.

Caso clínico

Paciente do sexo feminino, 47 anos, portadora de diabetes mellitus tipo 2, hiper-tensão arterial sistêmica e síndrome de Wolff-Parkinson-White deu entrada no hospital com quadro de febre mensurada, tosse, mialgia e mal-estar há quatro dias. Na admissão relatava que há 9 dias frequentou um bingo onde teve contato com uma senhora recém--chegada da França e que apresentava sintomas gripais.

Apresentava-se com frequência respiratória de 26 ipm e saturação periférica em ar ambiente de 90%. No exame, notava-se uso de musculatura acessória e estertores finos bilaterais. Realizada tomografia de tórax que mostrou opacidades com atenuação em vidro fosco bilaterais e periféricas, predominando nos lobos inferiores, associado a dis-creto espessamento septal liso nas áreas acometidas com padrão típico de pneumonia viral (Figura 12.4.1).

Diante dos achados clínicos, epidemiológicos e de imagem, levantada a hipótese de covid-19 e realizada internação em leito de isolamento na Enfermaria de Doenças Infecciosas, coletado secreção respiratória para realização de RT-PCR para Sars-CoV-2, iniciado oseltamivir 75 mg 12/12 horas e suplementação de oxigênio de 2 L/minuto mantendo saturação entre 93-95%. Resultado positivo para SARS-CoV-2 (covid-19) com 18 horas de internação.

No oitavo dia, a paciente evolui com piora do padrão respiratório e piora da satura-ção mesmo com suplementação de oxigênio: Sat O_2 86%. Repetida tomografia de tórax, aumento da suplementação de O_2 e antibioticoterapia de amplo espectro. Evoluiu com insuficiência renal que reverteu com medidas de suporte clínico (Figura 12.4.2).

No décimo segundo dia de internação evoluiu com melhora e diminuição da suple-mentação de O_2. Recebeu alta no 16° dia de internação com resolução da tosse e afebril. Pesquisa de Sars-CoV-2 negativa na alta hospitalar. Acompanhamento ambulatorial no pós-alta (Figura 12.4.3).

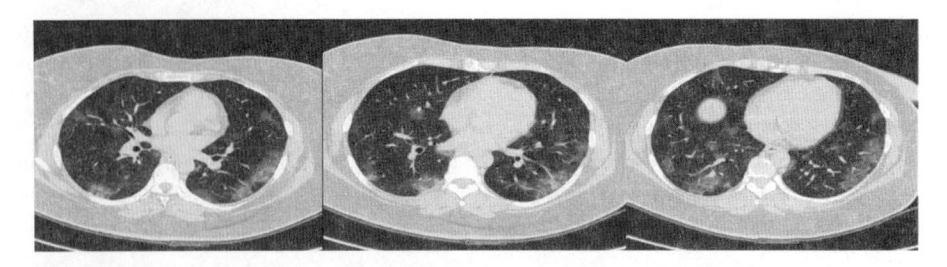

Figura 12.4.1 - Tomografia computadorizada de tórax na admissão.

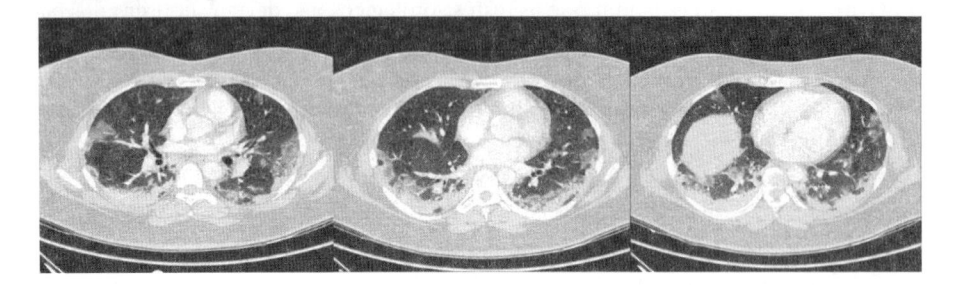

Figura 12.4.2 - Tomografia computadorizada de tórax na piora do quadro respiratório (8º dia).

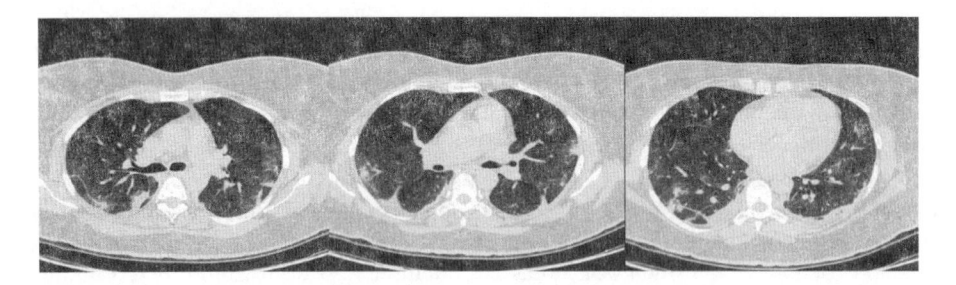

Figura 12.4.3 - Tomografia computadorizada de tórax na alta hospitalar no 16º dia de internação.

Comentários: Essa é a descrição de um dos primeiros casos de pacientes com COVID-19 em São Paulo. A paciente foi exposta por uma colega procedente da França, situação comum no início da epidemia no Brasil, antes da disseminação sustentada. Durante a internação apresentou piora do quadro respiratório: foi introduzido antibioticoterapia de amplo espectro e aumento da suplementação de oxigênio. O exame tomográfico na admissão pode ser visto abaixo com comprometimento pulmonar inicial em vidro fosco com lesões periféricas entre 25 e 50% do parênquima pulmonar. Evoluiu com insuficiência renal aguda (Cr = 6,52 mg/dL) e piora das imagens, porém com resposta as medidas de suporte. Não houve necessidade de ventilação mecânica. Recebeu alta em boas condições clínicas e melhora das imagens na CT de tórax com acompanhamento ambulatorial. Esse caso demonstra a importância de uma equipe multiprofissional coordenada, integrada e qualificada para o acompanhamento de pacientes com COVID-19 que pode evoluir com múltiplas complicações clínicas.

Período de transmissibilidade, tempo de transmissão, isolamento

O período de maior transmissibilidade do Sars-CoV-2 dos pacientes sintomáticos ocorre entre o terceiro e o sétimo dia do início dos sintomas. Porém, é possível a excreção viral entre dois dias antes do início dos sintomas até 14 dias. A maior parte dos casos deixa de transmitir o vírus a partir do décimo dia a partir do início dos sintomas. Pacientes imunodeprimidos e que apresentaram formas graves da doença, como aqueles internados em terapia intensiva, podem transmitir até 20 dias a contar do início dos sintomas. Assim, até o momento, recomendamos o isolamento por 10 dias nos pacientes com formas leves a moderadas e 20 dias para pacientes com formas graves e imunodeprimidos, desde que evolua com melhora do quadro clínico e esteja pelo menos 24 horas afebril.

Fora do ambiente hospitalar, esses pacientes devem ser mantidos em isolamento domiciliar com as seguintes orientações:

1. Evitar contato com os outros moradores da casa, procure ficar isolado em um cômodo da casa. Evite contato, especialmente, se forem idosos ou pessoas com doenças crônicas.
2. Adotar uso de máscara e não compartilhar objetos.
3. Lavar frequentemente as mãos ou higienizá-las com álcool-gel.
4. Manter a casa bem ventilada e arejada, com janelas abertas.
5. Aumentar a frequência da limpeza.

O aparecimento de novas variantes mostrou que pode haver maior transmissibilidade e também, modificar o quadro da doença quando comparado com a cepa de Wuhan. A infecção pela variante ômicron da covid-19 pode evoluir como doença grave em indivíduos adultos com vacinação incompleta ou não vacinados, idosos com comorbidades não controladas, grávidas e crianças. Essa evolução é diferente da maioria da população adulta já vacinada, que quando adquire a doença pela variante ômicron, apresenta um quadro leve a moderado de infecção das vias aéreas superiores com dor de garganta, coriza, congestão nasal, cefaleia e febre com duração de dois a três dias.

Em fevereiro de 2022, a variante ômicron foi responsável por mais de 90% das infecções no Brasil e a maior parte dos casos evoluiu de forma leve a moderada, pois mais de 80% da população adulta já está vacinada com pelo menos duas doses.

As vacinas para covid-19, particularmente quando tomadas as doses de reforço (terceira dose), fornecem proteção substancial contra doença grave, internação e morte pela covid-19. Entretanto, as vacinas disponíveis não determinam imunidade esterilizante e duradoura, portanto mesmo vacinados, os indivíduos podem adquirir a covid-19. No ambiente hospitalar, a disseminação da infecção pela covid-19 pode determinar quadros graves nos pacientes internados por outras causas, pois estão vulneráveis, ou levar ao afastamento dos profissionais da saúde, determinando graves prejuízos à assistência.

Outro ponto fundamental para evitar a transmissão no ambiente hospitalar é manter o paciente em isolamento pelo tempo recomendado e, sempre que possível, desde que não apresente contraindicação, manter o paciente com o uso de máscara durante a hospitalização, principalmente quando em contato com os profissionais de saúde durante a assistência.

O paciente com diagnóstico ou contatante de covid-19 deve ser mantido em isolamento com precauções de contato e para gotículas, em quarto único ou coorte de pacientes com o mesmo diagnóstico, durante o tempo indicado, conforme Tabela 12.4.1.

Tabela 12.4.1 – Recomendações para isolamento de pacientes positivos, suspeitos ou contatantes de COVID-19

Situação clínica	Tempo de isolamento	Comentários
Doença leve e moderada Pacientes com ou sem pneumonia, mas sem sinais de gravidade e sem necessidade de O_2 suplementar (SatO$_2$ ≥ 94% em ar ambiente)	10 dias	10 dias desde o início dos sintomas e pelo menos 24 horas sem febre (sem uso de antitérmicos) e melhora dos sintomas **Não está indicado coleta de RT-PCR para retirar do isolamento**
Doença grave ou crítica Paciente com frequência respiratória > 30 ipm, SatO$_2$ < 94%em ar ambiente (ou, em pacientes com hipóxia crônica, uma redução > 3% do nível de base), taxa PaO$_2$/FiO$_2$ < 300 mmHg ou opacidades em > 50% do pulmão Doença crítica com falência respiratória, choque séptico e/ou disfunção de múltiplos órgãos	20 dias	20 dias desde o início dos sintomas e pelo menos 24 horas sem febre (sem uso de antitérmicos) e melhora dos sintomas **Não está indicado coleta de RT-PCR para retirar do isolamento**
Imunodeprimidos graves Pacientes em quimioterapia para câncer; pacientes com infecção pelo HIV e contagem de linfócitos CD4+ < 200 por mm³ Imunodeficiência primária Uso de corticosteroides por mais de 14 dias em dose superior a 20 mg de prednisona ou equivalente. Situações clínicas específicas que devem ser discutidas com a CCIH	20 dias e coleta de RT-PCR entre 18 e 20 dias do início dos sintomas	Se positivo, deverá permanecer isolado, preferencialmente, na unidade de pacientes com COVID-19 Se negativo, pode ser transferido para outra unidade Situações específicas devem ser discutidas com a CCIH
Pacientes contatantes assintomáticos Ausência de sintomas e permanência no mesmo quarto com paciente com diagnóstico de COVID-19 ou história de contato nos últimos 14 dias com caso positivo sem uso de máscara. Situações duvidosas devem ser discutidas com a CCIH	14 dias ou **coleta de RT-PCR no sétimo dia do último contato sem proteção**	RT-PCR: Negativo, poderá ser retirado do isolamento Se existir alto nível de suspeita clínica de COVID-19, manter isolamento e colher um segundo teste com intervalo de 48 horas

* Na falta de RT-PCR ou se for necessário resultado rápido para definição da conduta, pode ser realizado o teste rápido de antígeno. Lembrando que o teste rápido de antígeno tem menor sensibilidade (maior porcentagem de falso negativo quando comparado ao RT-PCR), principalmente, em pacientes assintomáticos.

O tempo de afastamento dos profissionais da saúde é tema de controvérsia, pois há a necessidade de manter a força de trabalho com o menor risco. O afastamento das atividades/isolamento domiciliar dos trabalhadores da saúde com casos leves e moderados de covid-19, nesse momento de disseminação da variante ômicron, deve ser feito por 7 (sete) dias, desde que apresentem melhora dos sintomas respiratórios e sem febre, há pelo menos 24 horas, e sem o uso de antitérmicos.

1. Os trabalhadores assintomáticos com teste positivo para Sars-CoV-2 (covid-19) deverão ficar afastados das atividades profissionais em isolamento por 7 (sete) dias.

2. Contatantes, isso é, aqueles que tiveram contato sem proteção (máscara) com caso positivo para covid-19 deverão trabalhar normalmente, utilizando rigorosamente máscara, realizando a higiene das mãos e se desenvolverem qualquer sintoma de síndrome gripal (febre, tosse, dor de garganta) deverão procurar imediatamente o serviço médico. Nesses contatantes, recomendamos a realização de teste RT-PCR no quinto-dia, contados a partir da última exposição sem proteção. Se negativo, continuar suas atividades com todos os cuidados, especialmente o uso de máscara. Se positivo, deverá ser afastado por mais 7 dias.

Prevenção

A transmissão do Sars-CoV-2 ocorre principalmente por gotículas, podendo ocorrer por contato e aerossóis. O vírus se transmite por gotículas respiratórias de indivíduos com infecção ao espirrar, tossir ou falar. As gotículas expelidas também podem permanecer no ar por curtos períodos e infectar indivíduos que entram em contato com elas em um espaço fechado com má ventilação. A transmissão do Sars-CoV-2 também ocorre por contato com superfícies ou objetos contaminados, embora seja de menor importância. Tocar na boca, olhos ou nariz com as mãos sujas e contaminadas pode transmitir o vírus.

Além de estar em dia com as vacinas recomendadas para covid-19, usar consistentemente uma máscara facial bem ajustada ao rosto em ambientes públicos fechados protege contra a aquisição de infecção por Sars-CoV-2.[4] A máscara PFF2 (N95) tem melhor proteção, porém existe dificuldade de utilizar por longos períodos.

Sendo assim, as seguintes orientações devem ser seguidas para evitar a transmissão do novo coronavírus:

1. Utilizar máscara durante todo o período de contato com pessoas.

2. Profissionais de saúde devem utilizar máscara tipo cirúrgica de três camadas ou tipo PFF2 (N95) no atendimento dos pacientes, óculos de proteção ou face *shield* (protetor facial).

3. Profissionais de saúde que atendem diretamente unidades com pacientes com covid-19, especialmente em unidades de terapia intensiva, onde existe geração de aerossóis, devem utilizar máscara tipo PFF2 (N95) no atendimento dos pacientes e no contato direto com o paciente durante o exame ou procedimentos: avental descartável de gramatura mínima de 30 gramas, gorro, se cabelos compridos, e óculos de proteção ou face *shield* (protetor facial).

4. Manter os ambientes bem ventilados e arejados. Preferir janelas e portas abertas. Evitar o uso de ventiladores e ar-condicionado de parede que não permitem trocas de ar com o exterior.

5. Utilizar álcool-gel para higiene das mãos ou lavá-las com frequência com água e sabão.

6. Manter boa limpeza do ambiente de trabalho, especialmente teclados, mesas e equipamentos que podem ser higienizados com álcool à 70% ou desinfetante recomendado para a higiene ambiental.

7. Manter distanciamento social de, no mínimo, 1 metro. Nos locais que seja possível, manter 1,5 metro, especialmente em refeitórios, onde as pessoas retiram a máscara.

Organizar o fluxo de atendimento aos pacientes suspeitos, adaptadas conforme das orientações da Secretaria Estadual da Saúde de São Paulo, 2021, conforme a seguir:

1. Estabelecer sinalização à entrada da unidade, apontando para o fluxo de atendimento de pacientes com sinais ou sintomas de covid-19.

2. Estabelecer triagem, reconhecimento precoce e medidas de prevenção para casos suspeitos de covid-19.

3. Definir área de espera e local exclusivo para atendimento de pacientes sintomáticos ou suspeitos ou positivos com distância mínima de 1 metro entre eles.

4. Fornecer máscara cirúrgica ao paciente e acompanhante sintomático ou identificados como suspeitos. Os pacientes devem utilizar máscara cirúrgica desde o momento em que forem identificados até sua chegada ao local definido para atendimento.

5. Disponibilizar preparação alcoólica para higiene de mãos em local de fácil acesso para pacientes, acompanhantes e trabalhadores da saúde.

6. Pacientes suspeitos ou confirmados de covid-19 devem ser avaliados em uma sala privativa bem ventilada.

7. Afixar cartazes ou outras formas de comunicação com orientações aos pacientes sobre etiqueta respiratória e higiene das mãos.

8. Sinalizar de maneira clara, como demarcações no piso, o distanciamento entre pacientes e entre colaboradores e pacientes quando couber.

9. Adotar medidas de barreiras nas áreas de entrada e triagem de pacientes, como recepção e estacionamento. As medidas de barreira devem estar preferencialmente associadas ao uso de máscara cirúrgica por esses profissionais. A máscara deve ser usada durante três ou quatro horas e trocada quando estiver úmida ou suja. O uso de máscara cirúrgica não substitui a paramentação completa (luva, avental, óculos/face *shield*) recomendada no atendimento de casos suspeitos ou confirmados.

Vacinas para covid-19

Diversas vacinas para covid-19, incluindo vacinas de aplicação nasal, estão em desenvolvimento. Até dezembro de 2021, aproximadamente, 26 estão em ensaios clínicos e 139 em estudos pré-clínicos. Entre aquelas com maior potencial estão as plataformas baseadas em DNA e RNA, seguidas por aquelas para desenvolvimento de vacinas de subunidade recombinante.

A Campanha Nacional de Vacinação contra a covid-19 iniciou em 18 de janeiro de 2021. No Brasil, encontram-se em uso as vacinas para covid-19: AstraZeneca/Fiocruz

(Vetor viral), Sinovac/Butantan (Vírus inativado), Janssen e Pfizer/Comirnaty (Plataforma de RNA). A Tabela 12.4.2 apresenta as vacinas disponíveis no Brasil até fevereiro de 2022.

A vacinação contra a covid-19 tem como objetivo principal evitar internações e óbitos pela doença, principalmente entre os grupos de maior risco para agravamento. Os estudos de fase III das vacinas covid-19 demonstraram eficácia global satisfatória contra a infecção pelo Sars-CoV-2, sendo mais de 70% de eficácia para casos graves da doença, evitando assim a necessidade de hospitalização.[2]

A vacinação no País já alcançou os grupos prioritários, que apresentam fatores de risco para agravamento pela covid-19 e segue com a vacinação da população geral a partir de 12 anos de idade. Mais recentemente, a vacinação contra a covid-19 com a vacina Pfizer/Comirnaty teve registro ampliado para a população de crianças de 5 a 11 anos pela Anvisa, em 15 de dezembro de 2021, cuja recomendação para inclusão na Campanha Nacional de Vacinação pelo Ministério da Saúde saiu em 5 de janeiro de 2022.

Em 20 de janeiro de 2021, A Agência Nacional de Vigilância Sanitária (Anvisa) autorizou o uso da Coronavac (Instituto Butantan) contra a covid-19, para crianças e adolescentes de 6 a 17 anos. A fórmula para esse público será a mesma dos adultos, e as duas injeções devem ser aplicadas com 28 dias de intervalo.

A aderência a vacinação no Brasil é muito boa e já atingiu um percentual próximo de 100% da população adulta em várias capitais, com pelo menos duas doses.

Tratamento

A covid-19 evolui em dois estágios. O primeiro é de replicação viral ativa e pode ser identificada entre o primeiro e sétimo dia. Nesse período, as terapias antivirais têm maior probabilidade de serem eficazes como exemplo: rendesivir, anticorpos monoclonais antivirais e agentes antivirais de ação direta orais, recentemente avaliados: nirmatrelvir/ritonavir (paxlovid) e molnupiravir. Não são recomendados: corticosteroides sistêmicos e outros moduladores imunológicos (por exemplo, inibidores de IL-6). Os corticosteroides e a IL-6 podem prolongar o período de replicação viral nesse estágio da doença.

O segundo estágio é depois do sétimo dia, onde pode ser identificado disfunção imunológica com comprometimento respiratório, processos inflamatórios e fenômenos tromboembólicos. Após o sétimo dia de doença, as terapias antivirais são menos eficazes, e provavelmente ineficazes, nessa fase da doença. Por outro lado, os corticosteroides e outros moduladores imunológicos são benéficos para pessoas com doença grave.

Uma pequena parcela de pacientes com covid-19 precisa de hospitalização por evoluírem com doença grave, predominantemente idosos, pessoas com condições preexistentes (por exemplo, obesidade, diabetes mellitus e doenças cardíacas graves) e indivíduos não vacinados ou com esquema incompleto. Várias vacinas, altamente eficazes na redução da incidência de hospitalização e morte, foram autorizadas; no entanto, alguns pacientes, apesar das vacinas, podem evoluir com doença grave. Terapias antivirais que possam reduzir o risco de progressão da covid-19 são necessárias, especialmente em idosos, imunodeprimidos e indivíduos com comorbidades.

Os principais estudos clínicos randomizados com grupo controle, não demonstraram benefício do uso da cloroquina nem da hidroxicloroquina no tratamento de pacientes hospitalizados com covid-19 grave. Efeitos colaterais foram relatados. Seu uso em profilaxia pós-exposição também não demonstrou benefício.

Tabela 12.4.2. Descritivo dos esquemas vacinais preconizados no Brasil contra a covid-19 até fevereiro de 2022[2]

Vacinas	Laboratório	Plataforma	Idade indicada	Apresentação	Vias de administração	Esquema vacinal/ Intervalo entre as doses	Prazo de validade e conservação	Validade após abertura do frasco
Vacina adsorvida covid-19 (inativada)	Sinovac/Butantan	Vírus inativado		Frasco-ampola multidose (10 doses)		2 doses de 0,5 mL com intervalo de 4 semanas	12 meses, se conservado entre 2 e 8 °C	8 horas em temperatura entre 2 e 8 °C
Vacina covid-19 (recombinante)	AstraZeneca/ Fiocruz	Vetor viral (não replicante)	18 anos ou mais	Frasco-ampola multidose (5 doses)	Intramuscular	2 doses de 0,5 mL com intervalo de 4 a 12 semanas	6 meses, se conservado entre 2 e 8 °C	48 horas em temperatura entre 2 e 8 °C
Vacina covid-19 (recombinante)	AstraZeneca/Serum Instituto of India			Frasco-ampola multidose (10 doses)				
Vacina contra covid-19 (ChAdOx1-S) (recombinante)	AstraZeneca/ COVAX			Frasco-ampola multidose (10 doses)				6 horas em temperatura entre 2 e 8 °C
Vacina covid-19 (recombinante)	Janssen			Frasco-ampola multidose (5 doses)		Dose única de 0,5 mL	24 meses, se conservado entre -25 e -15 °C / 6 meses se conservado entre 2 e 8 °C	
Vacina covid-19 (RNAm) (Comirnaty)	Pfizer/Wyeth	RNA mensageiro	12 anos ou mais	Frasco-ampola multidose (6 doses)		2 doses de 0,3 mL com intervalo de 3 a 12 semanas	9 meses em freezer de ultra baixa temperatura (-80 a -60 °C) / 31 dias se conservado entre 2 e 8 °C	6 horas após a diluição em temperatura entre 2 e 8 °C
Vacina covid-19 (RNAm) (Comirnaty) - Pediátrica	Pfizer/Wyeth	RNA mensageiro	5 a 11 anos	Frasco-ampola multidose (10 doses) 10 µg		2 doses de 0,2 mL com intervalo de 8 semanas	6 meses em freezer de ultra baixa temperatura (-80 a -60 °C) / 10 semanas entre 2 e 8 °C	12 horas após a diluição em temperatura entre 2 e 8 °C

Em 20 de janeiro de 2021, a Agência Nacional de Vigilância Sanitária (Anvisa) autorizou o uso da Coronavac (Instituto Butantan) para crianças e adolescentes de 6 a 17 anos. A fórmula para esse público será a mesma dos adultos e as duas injeções devem ser aplicadas com 28 dias de intervalo.

A associação da hidroxicloroquina com o antibiótico azitromicina foi descrita em estudos observacionais e não trouxe benefícios clínicos. Além disso, os dois medicamentos estão associados ao prolongamento do intervalo QTc no eletrocardiograma, que predispõe à arritmia cardíaca. O uso combinado pode potencializar esse efeito adverso, com eventual desfecho clínico fatal, especialmente em pacientes com doenças cardíacas, uma vez que a própria infecção pela covid-19 pode causar dano ao órgão. O potencial benefício clínico do efeito "anti-inflamatório ou imunomodulador" da azitromicina em pacientes com covid-19 também não foi comprovado.

Os antiparasitários ivermectina e nitazoxanida parecem ter atividade *in vitro* contra a Sars-CoV-2, porém ainda não há comprovação de eficácia *in vivo*, isto é, em seres humanos. Muitos dos medicamentos que demonstraram ação antiviral *in vitro* (no laboratório) não tiveram o mesmo benefício in vivo (em seres humanos).

Dessa maneira, não recomendamos a utilização da cloroquina, hidroxicloroquina, ivermectina e nitazoxanida no tratamento ou na prevenção da covid-19, tanto pela sua ineficácia em pacientes com covid-19 como pelos possíveis efeitos colaterais.

O tratamento do paciente com covid-19 deve ser orientado pelas medicações aprovadas pelos órgãos de regulação como a Anvisa no Brasil. Fatores específicos do paciente (por exemplo, duração dos sintomas, função renal, interações medicamentosas), disponibilidade do produto, custo e capacidade e infraestrutura institucional devem orientar a tomada de decisão quanto à escolha do agente.

A maior parte dos estudos clínicos demonstra a necessidade de iniciar o tratamento, o mais rápido possível, após o início dos sintomas. O ideal que tenhamos tratamentos domiciliares em que o próprio paciente possa tomar a medicação em casa por via oral.

O rendesivir (Veklury® – Gilead Sciences Farmacêutica do Brasil Ltda.) é um inibidor da polimerase dependente de RNA testado quanto à eficácia no tratamento da infecção por Sars-CoV-2 e demonstrou os resultados terapêuticos antivirais promissores.

Diversos anticorpos monoclonais neutralizantes Sars-CoV-2 são atualmente avaliados no cenário de ensaios clínicos e aprovados pela Anvisa para uso emergencial no Brasil. Esses anticorpos têm como alvo regiões específicas da proteína Spike, são principalmente do subtipo IgG1 e são caracterizados por meia-vida longa. Isso indica que poderia ser administrado em uma única infusão. No entanto, a biodisponibilidade em tecidos e órgãos afetados pelo covid-19 permanece desconhecida. O surgimento de novas variantes como a ômicron tornaram algumas das formulações de anticorpos monoclonais inefetivas.

Com base nas evidências atuais, esteroides sistêmicos de baixa dose para pacientes com covid-19 que estão gravemente doentes ou requerem oxigênio suplementar devem ser recomendados. No entanto, o uso rotineiro de corticosteroides, especialmente em pacientes com sintomas leves ou nos estágios iniciais da doença, deve ser evitado, a menos que sejam indicados por outro motivo, como exacerbação de asma ou doença pulmonar obstrutiva crônica (DPOC), choque séptico ou SDRA em uma base individual.

A seguir, discutiremos as principais medicações utilizadas no tratamento da covid-19 de acordo com o estágio clínico.

Pacientes ambulatoriais com covid-19 leve a moderado e fatores de risco para gravidade que não necessitam de suplementação de oxigênio

Em pacientes ambulatoriais com covid-19 leve a moderado com alto risco de progressão para doença grave, o rendesivir iniciado dentro de sete dias do início dos sintomas, pode ser útil na melhora clínica. A dosagem de rendesivir é de 200 mg no primeiro dia, seguida de 100 mg nos dias dois e três. Pacientes com covid-19 com alto risco de progressão para doença grave internados por outros motivos que não o covid-19 também podem receber rendesivir.

• Molnupiravir (Merck Sharp & Dohme – MSD)

O molnupiravir é um pró-fármaco de ribonucleosídeo de pequena molécula de N-hidroxicitidina (NHC), que tem atividade contra Sars-CoV-2, além de outros vírus RNA e uma alta barreira ao desenvolvimento de resistência. Após a administração oral de molnupiravir, o NHC circula sistemicamente e é fosforilado intracelular em trifosfato de NHC. O trifosfato de NHC é incorporado ao RNA viral pela RNA polimerase viral e, subsequentemente, direciona incorretamente a polimerase viral para incorporar guanosina ou adenosina durante a replicação viral. Isso leva a um acúmulo de erros destrutivos em todo o genoma viral que, em última análise, torna o vírus não infeccioso e incapaz de se replicar.[5]

O molnupiravir está indicado para adultos com doença leve a moderada com pelo menos um fator de risco para doença grave (obesidade, idade > 60 anos, diabetes, doença cardiovascular). A dose recomendada é de 800 mg (quatro cápsulas de 200 mg) VO a cada 12 horas por cinco dias.

• Nirmatrelvir/ritonavir (Paxlovid® – Pfizer)

Nirmatrelvir é um inibidor de protease, visando 3CLpro de Sars-CoV-2. O ritonavir inibe o metabolismo do nirmatrelvir mediado pelo CYP3A, aumentando suas concentrações plasmáticas. Está indicado em pacientes com doença leve a moderada com alto risco de progressão para doença grave (comorbidades). O tratamento deve ser iniciado o mais rápido possível após o diagnóstico de covid-19 e dentro de cinco dias após o início dos sintomas. A dose recomendada é de 300 mg (dois comprimidos de 150 mg) nirmatrelvir + 100 mg (um comprimido) ritonavir, todos os 3 comprimidos VO 2× ao dia por cinco dias.

• Anticorpos monoclonais para tratamento da covid-19

Desde maio de 2021, a Anvisa autorizou para uso emergencial diversos anticorpos monoclonais. A indicação foi para uso em pessoas com quadro leve até moderado, com 12 anos ou mais, pelo menos 40 kg e com fatores de risco para doença grave (descritos a seguir). Porém, as novas variantes, principalmente contra a ômicron, algumas combinações de anticorpos são inefetivas.

O genoma do Sars-CoV-2 codifica 4 proteínas estruturais principais: *spike* (S), envelope (E), membrana (M) e nucleocapsídeo (N), bem como proteínas não estruturais e acessórias. A proteína *spike* é ainda dividida em 2 subunidades, S1 e S2, que interagem a ligação e a invasão da célula hospedeira. Através de seu domínio de ligação ao receptor (RBD), S1 se liga à enzima conversora de angiotensina 2 (ACE2) na célula hospedeira;

isso inicia uma mudança conformacional em S2 que resulta na fusão da membrana da célula hospedeira do vírus e na entrada do vírus. Anticorpos monoclonais anti-SARS--CoV-2 (anticorpos monoclonais) que visam a proteína *spike* demonstraram ter benefício clínico no tratamento da infecção por Sars-CoV-2. Alguns anticorpos monoclonais anti-Sars-CoV-2 foram considerados eficazes como profilaxia pós-exposição após uma exposição potencial ao Sars-CoV-2 em um ambiente domiciliar e durante surtos de Sars-CoV-2 em profissionais de saúde. Outros anticorpos monoclonais anti-Sars-CoV-2 demonstraram reduzir o risco de infecção quando usados como profilaxia pré-exposição.

O tratamento com anticorpos monoclonais anti-Sars-CoV-2 deve ser iniciado o mais rápido possível após a infecção ser confirmada por um teste de antígeno ou pelo RT-PCR e dentro de 10 dias do início dos sintomas. O tratamento com anticorpos monoclonais anti-Sars-CoV-2 deve ser considerado para pacientes com covid-19 leve a moderado com risco de desenvolver doença grave como idosos e comorbidades como: idade $\geq$ 65 anos de idade; obesidade ou sobrepeso (índice de massa corporal $\geq$ 25 kg/m^2 ou para os adolescentes com idade entre 12 e 17 anos, com índice de massa corporal $\geq$ percentil 85 para sua idade e sexo, definidos pelos gráficos de crescimento do CDC – Centers for Disease Control and Prevention); gravidez; doença imunossupressora ou estar recebendo tratamento imunossupressor; doença cardiovascular (incluindo doença cardíaca congênita) ou hipertensão; doenças pulmonares crônicas (por exemplo: doença pulmonar obstrutiva crônica, asma moderada a grave, doença pulmonar intersticial, fibrose cística e hipertensão pulmonar); anemia falciforme; distúrbios do desenvolvimento neurológico, como por exemplo paralisia cerebral ou outras condições que conferem complexidade médica (por exemplo: síndromes genéticas ou metabólicas e anomalias congênitas graves); ter alguma dependência a tecnologia médica (por exemplo: traqueostomia, gastrostomia ou ventilação com pressão positiva não relacionada ao COVID-19).

Atualmente, os anticorpos monoclonais anti-Sars-CoV-2 não estão autorizados para uso em pacientes hospitalizados com covid-19 grave; no entanto, os produtos podem estar disponíveis por meio de programas de acesso expandido para pacientes que não desenvolveram uma resposta de anticorpos à infecção por Sars-CoV-2 ou que não devem montar uma resposta imune eficaz à infecção.

Pacientes com síndrome respiratória aguda grave por covid-19

Considera-se paciente com quadro grave de covid-19, paciente com frequência respiratória > 30 ipm, $SatO_2$ < 94% em ar ambiente (ou, em pacientes com hipóxia crônica, uma redução > 3% do nível de base), taxa PaO_2/FiO_2 < 300 mmHg ou opacidades em > 50% do pulmão. Doença crítica com falência respiratória, choque séptico e/ou disfunção de múltiplos órgãos.[2]

• Corticosteroide

Diversas diretrizes recomendam para pacientes com covid-19 grave e crítico o uso de dexametasona 6 mg IV ou VO por 10 dias (ou até a alta) ou dose equivalente de glicocorticoide pode ser substituída se a dexametasona não estiver disponível. Doses diárias totais equivalentes de glicocorticoides alternativos à dexametasona 6 mg por dia são 32 mg de metilprednisolona e 40 mg de prednisona.

Entre os pacientes com covid-19 com quadro leve ou moderado, sem hipoxemia, **não deve ser recomendado** o uso de dexametasona.

• Inibidores de interleucina-6

Em pacientes hospitalizados com covid-19 grave ou crítico que apresentam marcadores elevados de inflamação sistêmica está recomendado tocilizumabe além do tratamento com corticosteroides.

• Inibidores de JAK (Baricitinibe, Tofacitinibe)

Em adultos hospitalizados com covid-19 grave, com marcadores inflamatórios elevados, diversas entidades recomendam baricitinibe. A dose de baricitinibe é de 4 mg por dia (ou dosagem renal apropriada) até 14 dias ou até a alta hospitalar. O baricitinibe tem maior benefício naqueles pacientes com covid-19 grave com necessidade de suplementação de oxigênio de alto fluxo ou ventilação não invasiva. Dados de estudos limitados sugerem uma redução da mortalidade mesmo entre os pacientes que necessitam de ventilação mecânica. Pacientes que recebem baricitinibe para tratamento de covid-19 não devem receber tocilizumabe ou outros inibidores de IL-6.

• Rendesivir

Em pacientes hospitalizados com covid-19 grave, está indicado o rendesivir, tratamento com cinco dias. Em estudo randomizado com grupo controle com placebo, o rendesivir demonstrou redução no tempo de recuperação em pacientes com formas moderadas e graves da covid-19. Esse medicamento já tem registro no Brasil.

O uso de plasma de pacientes recuperados de covid-19 (plasma convalescente ou plasma hiperimune) pode proporcionar benefício na infecção pelo Sars-CoV2, mas estudos clínicos randomizados com grupo controle que comprovem seu benefício e segurança estão em andamento.

Pacientes hospitalizados com covid-19 apresentam maior risco de complicações trombóticas, sendo indicado para a maioria deles, na ausência de contraindicação, o uso profilático de anticoagulantes, como heparina e seus derivados. Não há indicação do uso de anticoagulante em dose terapêutica de rotina em pacientes hospitalizados com covid-19, tampouco seu uso de rotina em pacientes em atendimento ambulatorial com as formas menos graves da doença.

Referências bibliográficas

1. Rahman S, Montero MTV, Rowe K, Kirton R, Kunik F Jr. (2021) Epidemiology, pathogenesis, clinical presentations, diagnosis and treatment of COVID-19: a review of current evidence, Expert Review of Clinical Pharmacology, 14:5, 601-21.

2. Brasil. Ministério da Saúde. Secretaria de Vigilância em Saúde. Guia de vigilância epidemiológica: emergência de saúde pública de importância nacional pela doença pelo coronavírus 2019 – covid-19/Ministério da Saúde, Secretaria de Vigilância em Saúde. – Brasília: Ministério da Saúde, 2022.p. 131.

3. Colégio Brasileiro de Radiologia. Recomendações de uso de métodos de imagem para pacientes suspeitos de infecção pelo Covid-19. Disponível em: https://cbr.org.br/wp-content/uploads/2020/03/CBR_Recomenda%C3%A7%C3%B5es-de-uso-de-m%C3%A9todos-de-imagem.pdf. Acesso em Agosto de 2022.

4. Andrejko KL, Pry JM, Myers JF, et al. Effectiveness of Face Mask or Respirator Use in Indoor Public Settings for Prevention of SARS-CoV-2 Infection – California, February-December 2021. MMWR Morb Mortal Wkly Rep 2022;71:212-6.

5. Bernal AJ, Gomes SMM, Musungaie DB, et al. Molnupiravir for Oral Treatment of Covid-19 in Nonhospitalized Patients. December 16, 2021. DOI: 10.1056/NEJMoa2116044.

6. COVID-19 Treatment Guidelines Panel. Coronavirus Disease 2019 (COVID-19) Treatment Guidelines. National Institutes of Health. Available at https://www.covid19treatmentguidelines.nih.gov/. Acesso em 06/02/2022.

7. Dong Y, Mo X, Hu Y, Qi X, Jiang F, Jiang Z, Tong S. Epidemiology of COVID-19 among children in China. Pediatrics. 2020;145:e20200702.

8. Machhi J, Herskovitz J, Senan AM, et al. The Natural History, Pathobiology, and Clinical Manifestations of SARS-CoV-2 Infections [published online ahead of print, 2020 Jul 21]. J Neuroimmune Pharmacol. 2020;1-28. doi:10.1007/s11481-020-09944-5.

9. Medeiros EAS. Challenges in the fight against the COVID-19 pandemic in university hospitals. Rev Paul Pediatr. 2020;38:e2020086. Published 2020 Apr 22. doi:10.1590/1984-0462/2020/38/2020086.

10. Fram DS, Escudero D, Matias LO, Coelho W, Antonelli TS, Ferreira DB, Medeiros EA. (2020) Personal protective equipment: Shortage or waste? Infection control and hospital epidemiology, 1-2. Advance online publication. https://doi.org/10.1017/ice.2020.354.

12.5 Abscesso Pulmonar

Denise Rossato Silva

Introdução

Abscesso pulmonar é uma área circunscrita de pus ou necrose no parênquima pulmonar causada por infecção microbiana. Os abscessos podem ser agudos (sintomas há menos de 6 semanas) ou crônicos (sintomas há mais de 6 semanas) e primários (em pacientes previamente saudáveis ou naqueles com predisposição para aspiração) ou secundários (associados com obstrução brônquica, como no carcinoma broncogênico e aspiração de corpo estranho; imunossupressão, como na infecção pelo HIV ou em transplantados; endocardite).[1,2]

Etiologia

Em mais de 90% dos casos, a infecção é polimicrobiana, resultante de aspiração, refletindo a flora oral e gengival. Os patógenos mais comumente isolados são *Streptococcus* microaerofílicos e anaeróbios. Os anaeróbios mais comuns incluem: *Peptostreptococcus, Bacteroides, Prevotella, Fusobacterium capsulatum* e *necrophorum*.[3,4]

Já os abscessos monomicrobianos são causados por bactérias aeróbias, sendo as mais comuns o *Staphylococcus aureus, Klebsiella pneumoniae, Streptococcus pyogenes, Pseudomonas aeruginosa, Haemophilus influenzae* tipo B, *Burkholderia pseudomallei, Nocardia* e *Actinomyces*.[5]

Os fatores de risco para desenvolvimento de abscesso pulmonar incluem abuso de álcool, convulsões, disfunção cognitiva, imunossupressão (HIV, pós-transplante, uso de medicações imunossupressoras).[6]

Fisiopatologia

Na maioria dos casos, os abscessos pulmonares são causados por aspiração de conteúdo da orofaringe, que leva a uma pneumonia aspirativa, complicada posteriormente por necrose tecidual e cavitação em uma a duas semanas. Isso acontece especialmente naqueles pacientes com fatores de risco para aspiração que tem doença gengival/periodontal ou sinusite.[7] Causas broncogênicas de abscesso pulmonar incluem obstrução brônquica por tumor, corpo estranho ou linfadenopatia, e estenose brônquica.[8] Causas hematogênicas ocorrem devido à embolização séptica por endocardite infecciosa, sepse abdominal, uso de drogas intravenosas, cateter intravascular ou embolia séptica. Abscesso pulmonar também pode se desenvolver devido à extensão direta de um empiema, abscesso subfrênico ou mediastinal, ou fístula traqueo ou broncoesofágica. Por fim, superinfecção de malformações congênitas ou infartos pulmonares também podem ser complicados pela formação de abscesso pulmonar.[7,9]

Avaliação diagnóstica

Após a suspeita clinicorradiológica de abscesso pulmonar, o foco da investigação diagnóstica é identificar o provável patógeno, além de excluir outras doenças, como neoplasias.

Sinais e sintomas

A apresentação clínica pode ser indolente ou sintomática, dependendo da imunidade do paciente, e pode ser semelhante à pneumonia, embora com uma apresentação mais subaguda. Os sintomas mais comuns incluem febre, calafrios, tosse produtiva ou não, emagrecimento, fadiga, dispneia, dor torácica, hemoptise, inapetência. Ao exame físico, podem ser encontrados: febre, sinais de doença dental/gengival, condições associadas com disfagia ou com redução de consciência, sinais de consolidação à ausculta pulmonar, especialmente nos casos de abscessos grandes e subpleurais.[5,10,11]

Exames de imagem

Na radiografia de tórax, o abscesso pulmonar manifesta-se como uma área de cavitação, consolidação, massa ou nódulo, com nível líquido (nível hidroaéreo). A maioria é unilateral e localiza-se no segmento superior dos lobos inferiores ou no segmento posterior dos lobos superiores (quando a aspiração ocorre em decúbito), e no lobo médio (quando a aspiração ocorre em posição vertical ou prona). Quando o abscesso ocorre por disseminação hematogênica, podem estar distribuídos randomicamente ou predominantemente em lobos inferiores.[11] A Figura 12.5.1 mostra radiografia de tórax de abscesso pulmonar.

A tomografia computadorizada (TC) de tórax fornece uma definição anatômica mais precisa do que a radiografia de tórax e, além disso, pode identificar outras lesões associadas (neoplasia, linfadenopatia). Os achados na TC de tórax incluem área de cavitação cercada por consolidação. As paredes do abscesso em geral são espessas, mas isso pode variar; com a resolução do abscesso, as paredes se tornam mais finas.[2,12] Muitas vezes, pode ser difícil determinar pela radiografia de tórax se o nível hidroaéreo está localizado no espaço pleural ou parênquima pulmonar; por isso, a TC de tórax é o procedimento de escolha para diferenciar o empiema pleural localizado do abscesso pulmonar. Em geral, o abscesso é mais irregular e esférico e o empiema é mais definido e elíptico.[13] A Figura 12.5.2 mostra TC de tórax de abscesso pulmonar.

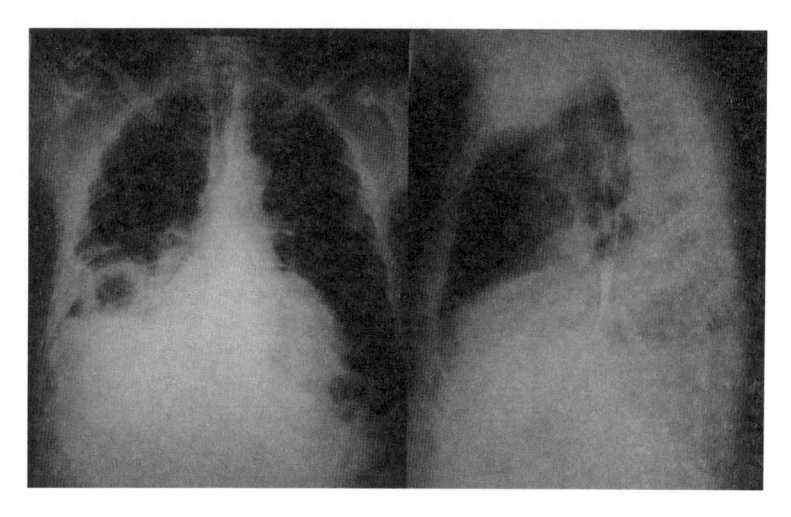

Figura 12.5.1 - Radiografia de tórax mostrando o abscesso pulmonar em segmento basal posterior direito.

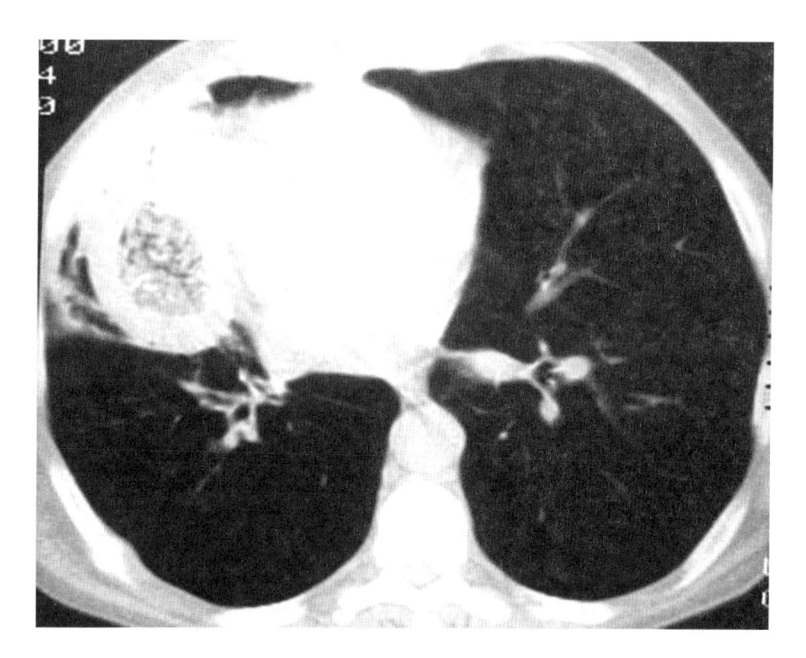

Figura 12.5.2 - Tomografia de tórax mostrando abscesso pulmonar em lobo médio.

Testes microbiológicos

Exame de escarro (Gram e cultura) deve ser realizado, idealmente, antes do início do antibiótico. Entretanto, o exame de escarro tem valor limitado na detecção de organismos anaeróbios devido à contaminação frequente com a flora normal do trato respiratório superior, mas pode ser útil para identificar agentes aeróbicos. Também devem ser solicitadas para todos os pacientes duas hemoculturas para bactérias aeróbias.

Apesar da obtenção de amostras para cultura, até 50% dos pacientes não têm uma cultura positiva e o tratamento é feito de forma empírica. Além disso, independentemente do resultado da cultura, o odor pútrido do escarro é um indicativo de infecção por anaeróbios e, portanto, na maioria dos casos de aspiração, o tratamento deve ser direcionado para esses patógenos. Ainda, como as cavidades associadas com infecção por tuberculose podem ser complicadas com infecção bacteriana, devem ser solicitadas baciloscopia e cultura para micobactérias, especialmente se as paredes da cavidade forem finas e houver suspeita de tuberculose.[5,14]

Broncoscopia

A broncoscopia não deve ser realizada de rotina, mas apenas nos casos de suspeita de neoplasia endobrônquica subjacente, inalação de corpo estranho, resposta pobre ao tratamento inicial e suspeita de patógenos não usuais como em pacientes imunocomprometidos. Deve-se ter cuidado na obtenção de amostras por lavado broncoalveolar ou biópsia transbrônquica, pela possibilidade de disseminação do conteúdo do abscesso, causando síndrome respiratória aguda grave.[15]

Diagnóstico diferencial

No diagnóstico diferencial do abscesso pulmonar, devem ser incluídos: tuberculose escavada, carcinoma brônquico escavado com necrose central, aspergilose pulmonar crônica, cisto hidático, bolha de enfisema infectada, empiema pleural localizado, granulomatose com poliangeíte, sequestro pulmonar intralobar infectado.[2] Nível hidroaéreo pode ser visto nas cavidades de tuberculose em até 20% dos casos, devido a sangramento ou superinfecção bacteriana.[16] O carcinoma brônquico escavado tem geralmente paredes mais espessas (> 15 mm de diâmetro) e irregulares comparado com o abscesso de pulmão.[17]

Tratamento

Após a suspeita de abscesso pulmonar, deve ser iniciado prontamente tratamento empírico intravenoso, com cobertura para anaeróbios e estreptococos microaerofílicos. Após resultado das culturas, o esquema de tratamento pode ser ajustado, considerando-se também a resposta ao tratamento. Penicilina não deve ser usada isoladamente porque que muitos agentes anaeróbios produzem betalactamase e até 20% dos pacientes não respondem à penicilina ou amoxicilina. Para a maioria dos pacientes, são indicados betalactâmicos com inibidores de betalactamase, como ampicilina-sulbactam, ou carbapenêmicos, como imipenem e meropenem. Para alérgicos à penicilina, pode-se usar clindamicina, moxifloxacina ou a combinação de levofloxacina com metronidazol.[18,19] Pode-se trocar o antibiótico intravenoso para oral assim que o paciente estiver estável, afebril e em condições de tolerar dieta via oral. A droga de escolha para via oral é a amoxicilina-clavulanato.[20] A duração ótima do tratamento (intravenoso + oral) é desconhecida, mas geralmente são indicadas pelo menos três semanas, variando de acordo com a resposta clínica e radiológica.[2,5] Cerca de 10% dos pacientes não respondem ao tratamento, sendo necessário procedimento percutâneo ou cirúrgico.[21]

Prognóstico

Pacientes com abscesso primário têm taxas de cura de 90% a 95%. Já em pacientes imunocomprometidos e naqueles com obstrução brônquica por neoplasia a taxa de mortalidade pode chegar até a 75%.[2,5,10,22,23]

Referências bibliográficas

1. Pennza P. Aspiration pneumonia, necrotizing pneumonia, and lung abscess. Emerg Med Clin North Am. 1989;7:279-307.

2. Kuhajda I, Zarogoulidis K, Tsirgogianni K, Tsavlis D, Kioumis I, Kosmidis C, et al. Lung abscess-etiology, diagnostic and treatment options. Annals of Transl Med. 2015;3:183.

3. Stock CT, Ho VP, Towe C, Pieracci FM, Barie PS. Lung abscess. Surgical Infect. 2013;14:335-6.

4. Bartlett JG. Anaerobic bacterial infection of the lung. Anaerobe. 2012;18(2):235-9.

5. Takayanagi N, Kagiyama N, Ishiguro T, Tokunaga D, Sugita Y. Etiology and outcome of community-acquired lung abscess. Respiration. 2010;80(2):98-105.

6. Puligandla PS, Laberge JM. Respiratory infections: Pneumonia, lung abscess, and empyema. Semin Pediatr Surg. 2008;17(1):42-52.

7. Gonçalves AM, Falcão LM, Ravara L. Pulmonary abcess, a revision. Rev Port Pneumol. 2008;14:141-9.

8. Valvani A, Martin A, Devarajan A, Chandy D. Postobstructive pneumonia in lung cancer. Ann Transl Med. 2019;7(15):357.

9. Magalhães L, Valadares D, Oliveira JR, Reis E. Lung abscesses: Review of 60 cases. Rev Port Pneumol. 2009;15:165-78.

10. Mohapatra MM, Rajaram M, Mallick A. Clinical, radiological and bacteriological profile of lung abscess-an observational hospital based study. Open Access Maced J Med Sci. 2018;6(9):1642-6.

11. Moreira JDS, Camargo JDJP, Felicetti JC, Goldenfun PR, Moreira ALS, Porto NDS. Abscesso pulmonar de aspiração: Análise de 252 casos consecutivos estudados de 1968 a 2004. J Bras Pneumol. 2006;32(2):136-43.

12. Stark DD, Federle MP, Goodman PC, Podrasky AE, Webb WR. Differentiating lung abscess and empyema: Radiography and computed tomography. Am J Roentgenol. 1983;141(1):163-7.

13. Lin FC, Chou CW, Chang SC. Differentiating pyopneumothorax and peripheral lung abscess: Chest ultrasonography. Am J Med Sci. 2004;327(6):330-5.

14. Mukae H, Noguchi S, Naito K, Kawanami T, Yamasaki K, Fukuda K, et al. The Importance of Obligate Anaerobes and the Streptococcus anginosus Group in Pulmonary Abscess: A Clone Library Analysis Using Bronchoalveolar Lavage Fluid. Respiration. 2016;92(2):80-9.

15. Hammer DL, Aranda CP, Galati V, Adams F V. Massive intrabronchial aspiration of contents of pulmonary abscess after fiberoptic bronchoscopy. Chest. 1978;74(3):306-7.

16. Cohen JR, Amorosa JK, Smith PR. The air-fluid level in cavitary pulmonary tuberculosis. Radiology. 1978;127(2):315-6.

17. Dursunoglu N. A squamous cell lung carcinoma with abscess-like distant metastasis. Tuberk Toraks. 2007;55:99-102.

18. Ott SR, Allewelt M, Lorenz J, Reimnitz P, Lode H, Bodmann KF, et al. Moxifloxacin vs ampicillin/sulbactam in aspiration pneumonia and primary lung abscess. Infection. 2008;36(1):23-30.

19. Levison ME, Mangura CT, Lorber B, Abrutyn E, Pesanti EL, Levy RS, et al. Clindamycin compared with penicillin for the treatment of anaerobic lung abscess. Ann Intern Med. 1983;98(4):466-71.

20. Fernández-Sabé N, Carratalà J, Dorca J, Rosón B, Tubau F, Manresa F, et al. Efficacy and safety of sequential amoxicillin-clavulanate in the treatment of anaerobic lung infections. Eur J Clin Microbiol Infect Dis. 2003;22(3):185-7.

21. Rasanen J, Bools JC, Downs JB. Endobronchial drainage of undiagnosed lung abscess during chest physical therapy. A case report. Phys Ther. 1988;68(3):371-3.

22. Pohlson EC, McNamara JJ, Char C, Kurata L. Lung abscess: A changing pattern of the disease. Am J Surg. 1985;150(1):97-101.

23. Yazbeck MF, Dahdel M, Kalra A, Browne AS, Pratter MR. Lung abscess: Update on microbiology and management. Am J Ther. 2014;21(3):217-21.

12.6 Infecções em Hospedeiro Comprometido-HIV

Rosemeri Maurici da Silva

Introdução

Em 5 de junho de 1981, um relato de cinco casos de pneumonia por *Pneumocystis carinii* oriundos no centro médico da Universidade da Califórnia em Los Angeles (UCLA), foi publicado no *Morbidity and Mortality Weekly Report (MMWR)*, o boletim do *Center for Disease Control* (CDC – Atlanta – EUA).[1] Iniciava-se oficialmente, com este relato, a epidemia da Síndrome da Imunodeficiência Adquirida (Aids). Quase uma década depois, com o surgimento da terapia antirretroviral combinada, a doença passou de condição inexoravelmente fatal para uma afecção crônica e tratável. Com esse novo conceito, as atenções voltaram-se para o diagnóstico e manuseio das condições que contribuíam com a morbidade da doença, dentre elas as infecções respiratórias.

Fisiopatologia

O vírus da imunodeficiência humana (HIV), tem como característica principal infectar linfócitos CD4+, com consequente comprometimento da imunidade celular, tornando o indivíduo susceptível a uma série de infecções oportunistas e processos neoplásicos. Embora primariamente a imunidade celular encontre-se acometida, outros defeitos também são percebidos e desempenham importante papel na morbimortalidade. O tipo de defeito imunológico e a situação epidemiológica indicam os patógenos mais prováveis. Na deficiência de linfócitos T predominam os vírus (citomegalovírus, vírus respiratórios, herpes e papiloma), as bactérias intracelulares (*Legionella* e micobactérias), *Nocardia sp*, fungos (*Pneumocystis, Cryptococcus e Histoplasma*), e os parasitas (estrongilóides e toxoplasma). Os linfócitos T são críticos para a ativação dos linfócitos B e subsequente produção de imunoglobulinas, que se encontra comprometida pela alteração primária da imunidade celular. Além disso, observam-se defeitos funcionais no linfócito B, com perda progressiva nas respostas específicas das imunoglobulinas. Essas alterações sistêmicas são concomitantes a alterações locais. Por exemplo, o trato respiratório, que tem como linhas de defesa importantes os macrófagos alveolares, linfócitos e leucócitos polimorfonucleares, encontra-se amplamente susceptível a uma série de condições clínicas. Os macrófagos apresentam antígenos CD4 e podem ser infectados diretamente pelo HIV. Essa infecção, além de comprometer a resposta de defesa de célula, não é imediatamente citopática, funcionando as mesmas como reservatórios virais. O processo de quimiotaxia também é perturbado, o que resulta em diminuição ou até mesmo ausência de reação granulomatosa. Paralelamente, há também diminuição na quimiotaxia para polimorfonucleares. Esses desarranjos predispõem o indivíduo a infecções oportunistas não somente dependentes da defesa celular prejudicada, como também facilita a infecção por organismos que dependem primordialmente das defesas humorais. Esse conceito torna-se importante pelo fato de que o espectro etiológico das doenças, quando abordado sob este prisma, torna-se extremamente amplo.[2,3]

Agentes etiológicos

As complicações infecciosas são importantes causas de morbimortalidade em pacientes infectados com o HIV. Grande número apresenta-se como doenças pulmonares, que acarretam grande impacto na sobrevida e na qualidade de vida e que podem ocorrer como primeira manifestação da doença ou ao longo da mesma. As manifestações respiratórias infecciosas no paciente com Aids podem ser causadas por qualquer grupo de patógenos, além do fato de que a infecção com o HIV é uma condição dinâmica na qual o estado imune e o risco para agentes etiológicos específicos alteram-se com o tempo, bem como o estágio da doença.

A pneumocistose, cujo agente etiológico é o *Pneumocystis jiroveci*, é uma das condições mais prevalentes. Até 1980 o agente causador da pneumocistose era considerado um protozoário e somente a partir de 1988 foi classificado como um fungo. Observou-se que os organismos do gênero *Pneumocystis* que causam doença um diferentes espécies têm sequências de DNA diversas, propondo-se a mudança de nomenclatura para os organismos que infectam a espécie humana para *Pneumocystis jiroveci*, ficando o termo *carinii* reservado para outras espécies.[4] A pneumocistose caracteriza-se pelo início insidioso ou súbito de dispneia e tosse seca, acompanhada de infiltrado reticular ou reticulonodular peri-hilar na radiografia de tórax, que pode progredir em poucos dias para consolidação difusa do espaço aéreo. O exame físico, na maioria das vezes, é normal e, em 10% dos casos, não há alteração radiológica.[5]

Outros fungos também infectam este grupo de pacientes e, tipicamente, a doença pulmonar acompanha a doença disseminada. As recidivas são frequentes apesar do tratamento e a profilaxia passa a ser imperativa. Outra característica importante é a alta densidade de microrganismos nas lesões e a pobre formação de granulomas. Radiologicamente apresentam-se como derrame pleural, adenomegalia mediastinal, infiltrados difusos ou nódulos, sendo que a ausência de alterações em exames de imagem também pode ser observada. Na Criptococose, cujo agente etiológico é o *Criptococcus neoformans*, a manifestação mais comum é a meningite, embora o pulmão também seja afetado com certa frequência. A histoplasmose, causada pelo *Histoplasma capsulatum*, tem no pulmão o sítio de acometimento mais comum, sendo que o exame radiográfico pode ser normal em até 35% dos casos. Outros agentes menos comuns são o *Coccidioides immitis*, a *Candida sp.* e o *Paracoccidioides brasiliensis*.[5,6]

O citomegalovírus causa retinite em 5% dos casos e, em frequência menor, pode ser responsável por pneumonite. Esse agente tem sido isolado no lavado broncoalveolar (LBA) ou no escarro de 30 a 40% dos pacientes com pneumonia por outras etiologias, sendo que o seu papel como causador de doença pulmonar está vinculado à necessidade de isolamento do mesmo em amostras teciduais.[6]

As pneumonias bacterianas têm ultrapassado a pneumocistose em termos de frequência. Os agentes mais comuns são o *Streptococcus pneumoniae*, *Haemophilus influenzae* e *Staphylococcus aureus*, embora qualquer bactéria possa ser descrita neste grupo de pacientes.[7]

A tuberculose pulmonar desempenha um papel importante, especialmente em países onde a prevalência desta doença é alta. Em torno de 8%, os pacientes diagnosticados com tuberculose ativa são coinfectados com o HIV.[8] O padrão radiológico e clínico da doença reflete a extensão do comprometimento imune, e as formas típicas com cavitação e acometimento dos lobos superiores são infrequentes, além da tendência de rápida disseminação. O aspecto mais comum é o de adenopatia mediastinal e infiltrados não cavitários difusos. Micobactérias não tuberculosas (MNT) respondem por número menor de casos.[5]

Diagnóstico

O diagnóstico deve ser pautado na anamnese e no exame físico, chamando atenção para questionamento sobre o uso de tratamento antirretroviral, uso de medicação profilática e contagem de células TCD4+ no sangue periférico.

O espectro clínico das doenças pulmonares é muito semelhante para os diferentes agentes etiológicos, o que dificulta sobremaneira o diagnóstico baseado somente em sinais e sintomas. Embora algumas condições manifestem-se com maior frequência na dependência do comprometimento imunológico, o qual pode ser monitorado pelas contagens de células CD4+, pode-se encontrar patógenos diferentes em contagens de células as mais variadas (Figura 12.6.1). Tal fato exige muito cuidado na interpretação destes valores como único parâmetro para risco de doença pulmonar.

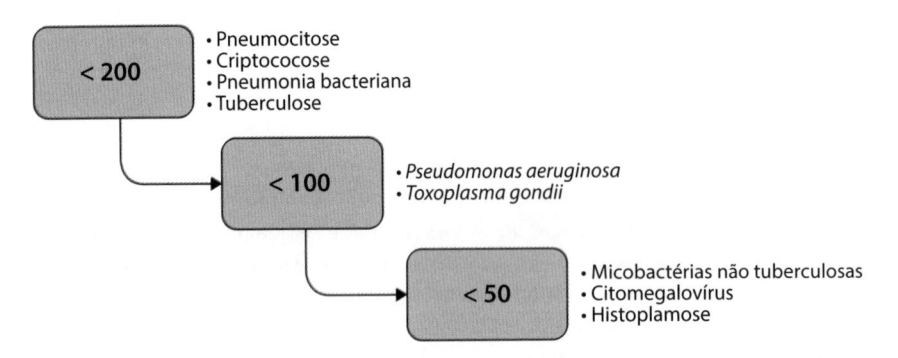

Figura 12.6.1 – Susceptibilidade aos agentes etiológicos de acordo com a contagem de células TCD4+/mm^3 no sangue periférico. Fonte: elaboração do autor.

De maneira semelhante deve ser encarada a interpretação dos exames radiológicos, que também é variável para cada agente, dependendo do grau de imunossupressão. Mesmo correlacionando-se aspectos radiológicos com contagens de células CD4+, o número de possibilidades diagnósticas para cada categoria de pacientes ainda é múltiplo. Sabe-se que pacientes com Aids podem ter alterações radiológicas sem manifestação clínica concomitante. A tomografia computadorizada do tórax permite a exata definição do padrão de acometimento, a demonstração mais acurada de possíveis complicações (principalmente aquelas envolvendo a pleura) e a avaliação de alterações associadas como por exemplo adenomegalias. Ainda existe a possibilidade de infecções múltiplas em um mesmo paciente, com a presença de dois ou até mais patógenos.[9]

A necessidade de tratamento específico neste grupo de pacientes justifica-se pelo seu alto índice de morbidade e mortalidade. Imunocomprometidos são pacientes com potencial para rápida deterioração clínica; a resposta ao tratamento normalmente é retardada em relação aos imunocompetentes e as reações tóxicas ao uso de medicamentos são mais comuns e graves. Sabe-se que a instituição precoce de terapia específica e apropriada aumenta a possibilidade de sucesso e diminui a toxicidade. Em adição, o tratamento empírico pode resultar em perda da oportunidade diagnóstica e, consequentemente, da possibilidade de tratamento efetivo, influindo na morbimortalidade e na qualidade de vida desses pacientes, o que faz do diagnóstico etiológico correto um elemento insubstituível em termos de prognóstico. Sabe-se, ainda, que a presença de múltiplos microrganismos diminui a sobrevida e que o tratamento correto das infecções concomitantes tem importante papel prognóstico a curto e a longo prazo.

O diagnóstico baseado em sinais, sintomas e aspectos radiológicos, como relatado anteriormente, não permite a presunção do agente etiológico, tornando-se um exercício árduo e infrutífero. Desse modo, as secreções respiratórias e o tecido pulmonar constituem-se no material ideal a ser analisado para a busca do agente infeccioso e, para isso, existem técnicas de coleta invasivas e não invasivas.

Dentre as técnicas de coleta invasivas, destacam-se a broncofibroscopia com realização de lavado broncoalveolar e biópsia pulmonar transbrônquica, a biópsia pulmonar a "céu aberto" (por toracotomia mínima) ou por videotoracoscopia, a punção pulmonar aspirativa transcutânea, a mediastinoscopia e a punção-biópsia pleural. Dentre as técnicas não invasivas, destacam-se as sorologias, os testes cutâneos, as hemoculturas e a análise do escarro.

Há, ainda, muita controvérsia sobre o manuseio de pacientes imunocomprometidos e doenças pulmonares, talvez pelo fato de que não existe um estudo diagnóstico que possa isoladamente identificar o agente etiológico de maneira consistente. Apesar de todos os esforços, aproximadamente 50% dos pacientes permanecem sem diagnóstico.

As hemoculturas apresentam baixa sensibilidade, porém, altíssima especificidade, o que justifica sua realização de rotina principalmente em pacientes imunocomprometidos.

A toracocentese com biópsia pleural deve ser realizada sempre que houver derrame pleural significativo. O rendimento dessa modalidade diagnóstica na identificação de patógenos é baixa, mas apresenta alta especificidade.

A broncofibroscopia com lavado broncoalveolar e biópsia pulmonar transbrônquica é considerada o passo seguinte à análise de escarro. Para o diagnóstico de pneumonia bacteriana, o ponto de corte de 10^4 ufc/mL no lavado broncoalveolar é considerado significante e capaz de diferenciar colonização de infecção. O uso de biópsia pulmonar transbrônquica de rotina oferece poucos dados adicionais, devendo ser reservada para os pacientes em que o lavado broncoalveolar não foi efetivo em revelar a etiologia do processo.

A aspiração torácica transcutânea por agulha é utilizada na investigação de lesões focais ou massas periféricas, nas quais as outras modalidades diagnósticas resultaram infrutíferas. Tem como complicações mais importantes o pneumotórax, a hemoptise e a embolia gasosa.

A análise de escarro é o método menos invasivo disponível e pode ter seu rendimento diagnóstico incrementado quando interpretada de acordo com critérios de representatividade de vias aéreas inferiores e de ausência de contaminação significativa com o material do trato respiratório superior. Esse objetivo é alcançado quando a amostra contém menos de 10 células epiteliais escamosas, mais de 25 neutrófilos por campo de grande aumento e presença de macrófagos alveolares. No escarro, o ponto de corte para as culturas quantitativas é de 10^6 ufc/mL.

As sorologias e testes cutâneos têm valor limitado em pacientes imunocomprometidos.

Os sinais e sintomas encontrados com maior frequência neste grupo de pacientes são a febre e a tosse improdutiva.[10] O fato de que a maioria dos pacientes não produz expectoração espontaneamente dificulta a abordagem inicial não invasiva, que seria a análise de escarro. Para esses indivíduos, que não apresentam expectoração espontânea, pode-se utilizar a técnica de indução de escarro por intermédio de nebulização com solução salina hipertônica.

O Quadro 12.6.1 demonstra as técnicas de processamento das amostras respiratórias e os organismos por elas identificados.

Adicionalmente, podem ser utilizadas técnicas de biologia molecular para diagnóstico de micobactérias e vírus respiratórios, culturas para vírus e detecção de antígeno de *Cryptococcus* no liquor ou no soro. Salienta-se que essas técnicas não estão amplamente disponíveis.

Quadro 12.6.1 –Técnicas de processamento das amostras respiratórias

Material	Processamento	Agente etiológico
Escarro Lavado broncoalveolar	Coloração – *Ziehl-Neelsen* Cultura – *Löwenstein-Jensen*	Bacilos álcool-ácido resistentes
	Lâmina a fresco – hidróxido de potássio, *Giemsa, Papanicolaou* e *Grocott-Gomori* Cutura – ágar *Sabouraud*	*Pneumocystis jiroveci* Outros fungos Inclusões citomegálicas Parasitas
	Bacterioscopia – *Gram* Cultura quantitativa – ágar sangue e ágar *MacConkey*	Bactérias piogênicas
Biópsia pulmonar transbrônquica por vídeotoracoscopia ou toracotomia mínima ("céu aberto")	Coloração – *Ziehl-Neelsen* Cultura – *Löwenstein-Jensen* (fragmentos em solução fisiológica)	Bacilos álcool-ácido resistentes
	Coloração – *Grocott-Gomori* e Hematoxilina-Eosina Cutura – ágar *Sabouraud*	*Pneumocystis jiroveci* Outros fungos Inclusões citomegálicas Parasitas
	Bacterioscopia – *Gram* (*In print* em lâmina) Cultura – ágar sangue e ágar *MacConkey* (fragmentos em solução fisiológica)	Bactérias piogênicas

Fonte: elaboração do autor.

Critérios diagnósticos

• Pneumonia bacteriana

Infiltração ou consolidação na radiografia de tórax associado à presença de um morfotipo bacteriano predominante na coloração pelo método de *Gram* e cultura quantitativa com 10^4 ou mais ufc/mL (lavado broncoalveolar) ou 10^6 (escarro espontâneo ou induzido) e/ou hemoculturas positivas e/ou demonstração do agente no *in print*, realizado com amostras de biópsia pulmonar e/ou isolamento em cultivo da amostra tecidual.

• Tuberculose pulmonar

Cultura positiva para *Mycobacterium tuberculosis* no escarro espontâneo, escarro induzido ou lavado broncoalveolar e/ou demonstração do agente nas amostras de biópsia pulmonar.

• Micobacteriose

Cultura positiva (escarro espontâneo, escarro induzido ou lavado broncoalveolar) e demonstração do agente nas amostras de biópsia pulmonar.

• Pneumocistose

Identificação do agente no escarro espontâneo, escarro induzido ou lavado broncoalveolar e/ou demonstração do agente nas amostras da biópsia pulmonar.

• Histoplasmose (*Histoplasma capsulatum*), Coccidioidomicose (*Coccidioides immitis*), Criptococose (*Cryptococcus neoformans*) e Paracoccidioidomicose (*Paracoccidioides brasiliensis*)

Identificação do agente no escarro espontâneo ou induzido, no lavado broncoalveolar ou no tecido pulmonar e/ou isolamento em cultivo.

• Outros fungos

Diagnóstico histopatológico.

• Pneumonia por citomegalovírus

Diagnóstico histopatológico.

• Doenças parasitárias (Estrongiloidíase - *Strongiloides stercoralis*, Toxoplasmose - *Toxoplasma gondii*)

Identificação do agente no escarro espontâneo, escarro induzido ou lavado broncoalveolar e/ou demonstração do agente nas amostras da biópsia pulmonar.

Nos pacientes com adenomegalia mediastinal pode ser realizada mediastinoscopia, sendo que o material deve ser processado de maneira igual à biópsia pulmonar transbrônquica. Nos pacientes com derrame pleural realizar punção-biópsia pleural. O tecido deve ser processado de maneira igual à biópsia pulmonar transbrônquica. O líquido pleural deve ser processado de maneira igual ao lavado broncoalveolar, acrescido de dosagens de glicose, LDH, proteínas totais e frações, amilase, adenosina deaminase e pH, além de citologia total e diferencial. Adicionalmente determinar as concentrações séricas de glicose, LDH, proteínas totais e frações e amilase.

A Figura 12.6.2 demonstra o fluxograma de diagnóstico etiológico.

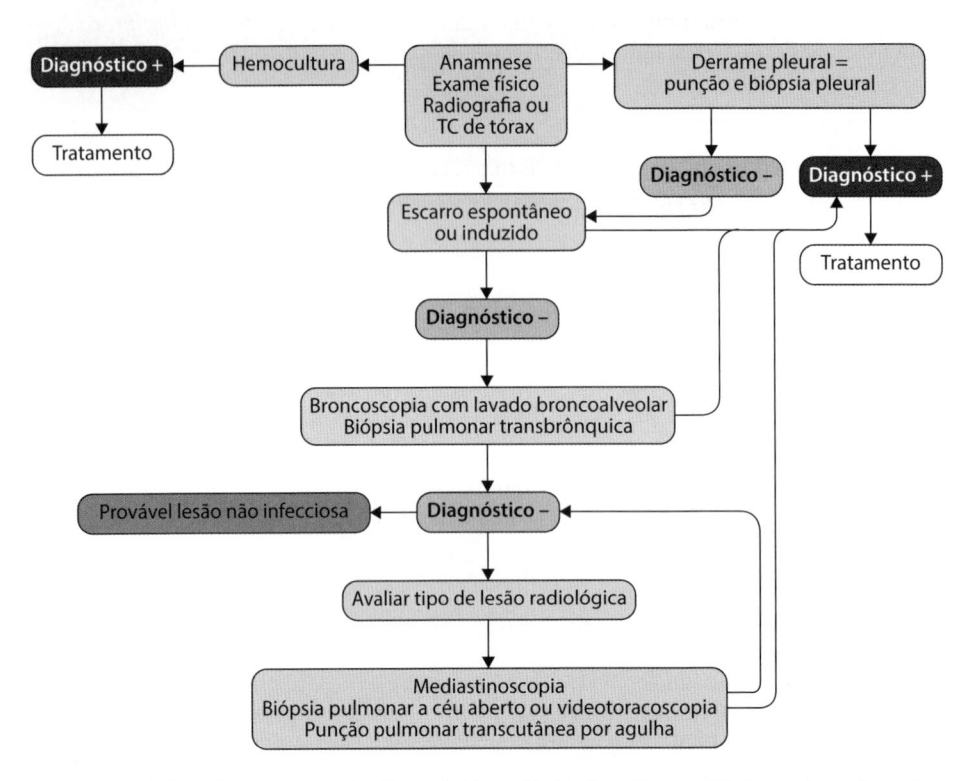

Figura 12.6.2 – Fluxograma de diagnóstico etiológico. Fonte: Elaborado pelo autor.

Referências bibliográficas

1. Gottlieb MS, Schanker HM, Fan PT, Saxon A, Weisman JD. Pneumocystis Pneumonia – Los Angeles. MMWR 1981;30(21):1-1.

2. Cribbs SK, Crothers K, Morris A. Pathogenesis of HIV-Related Lung Disease: Immunity, Infection, and Inflammation. Physiol Rev 2020; 100:603-32.

3. Wan Z, Zhou Z, Liu Y, Lai Y, Luo Y, Peng X, et al. Regulatory T cells and T helper 17 cells in viral infection. Scand J Immunol 2020;91: e12873.

4. Stringer JR, Beard CB, Miller RF, Wakefield AE. A new name (Pneumocystis jiroveci) for Pneumocystis from humans. Emerg Infect Dis 2002; 8:891-6.

5. Wang RJ, Miller RF, Huang L. Approach to fungal infections in HIV-infected individuals: Pneumocystis and beyond. Clin Chest Med 2017;38(3):465-77.

6. José RJ, Periselneris JN, Brown JS. Opportunitic bacterial, viral and fungal infections of the lung. Medicine 2020; 48:366-72.

7. Cillóniz C, García-Vidal C, Moreno A, et al. Community-acquired bacterial pneumonia in adult HIV-infected patients. Exp Rev Anti-infect Ther 2018,16:579-88.

8. Slotar D, Escalante P, Jones BE. Pulmonary manifestations of HIV/AIDS in the tropics. Clin Chest Med 2002; 23:355-67.

9. Brown J, Roy A, Harris R, Filson S, et al. Respiratory symptoms in people living with HIV and the effect of antiretroviral therapy: a systematic review and meta-analysis. Thorax 2017; 72:355-66.

10. Guillamet CV, Hsu JL, Dhillon G, Guillamet RV. Pulmonary Infections in Immunocompromised hosts: Clinical. J Thorac Imaging 2018;33:295-305.

12.7 Infecções em Hospedeiro Comprometido Não HIV

Rodrigo Cavallazzi

Introdução

Imunocomprometimento reflete um risco aumentado de infecção não apenas pelos organismos que comumente causam infecção em pessoas imunocompetentes, mas também por organismos oportunistas e organismos que normalmente não são virulentos. Condições que causam imunocomprometimento incluem uso crônico de corticosteroide sistêmico (20 mg de prednisona por dia ou dose equivalente de outro corticosteroide por mais de 14 dias), uso de outras drogas imunossupressoras (agentes biológicos, agentes quimioterápicos, drogas citotóxicas, drogas antirreumáticas modificadoras da doença), câncer hematológico, tumor solido em tratamento ou tratado com quimioterapia e receptores de transplante de órgão solido e células tronco hematopoieticas.[1,2] Recentemente, a covid-19, causada pelo vírus SARS-Cov-2, emergiu como uma pandemia de consequências globais devastadoras. Infecções oportunistas como aspergilose pulmonar e mucormicose têm sido descritas em pacientes hospitalizados com covid-19, que frequentemente requerem internação prolongada e cujo sistema imune é alterado tanto pelas medicações imunossupressoras necessárias para o tratamento da insuficiência respiratória quanto pelo imunomodulação e depleção de linfócitos causadas pelo vírus.[3,4]

Fatores de risco para comprometimento do estado imune são comuns. Em um estudo de 3.702 pacientes hospitalizados com pneumonia adquirida na comunidade, pelo menos um fator de risco para imunocomprometimento estava presente em 17,6%. Dentro os fatores de risco, os mais comuns foram uso crônico de corticosteroide, câncer hematológico e uso de quimioterapia.[5]

Patógenos

Pacientes imunocomprometidos podem desenvolver infecção respiratória pelos mesmos patógenos que causam infecção respiratória em pacientes imunocompetentes. Na pneumonia adquirida na comunidade, esses patógenos incluem bactérias *Gram*-positivas

(*Streptococcus pneumoniae*, *Staphylococcus aureus* sensivel a meticilina e *Streptococcus pyogenes*), bactérias *Gram*-negativas (*Haemophilus influenzae*, *Moraxella catarrhalis* e enterobactérias), bactérias atípicas (*Legionella pneumophila*, *Chlamydophila pneumoniae*, *Mycoplasma pneumoniae* e *Coxiella burnetii*) e vírus respiratórios (influenza, parainfluenza, coronavírus, vírus sincicial respiratório, rinovírus, adenovírus e metapneumovírus).[1] Em pacientes com pneumonia adquirida no hospital, esses patógenos incluem bacilos Gram-negativos usuais e *Staphylococcus aureus* sensivel à meticilina. Dependendo de fatores de risco, a pneumonia adquirida no hospital também pode ser causada por *Staphylococcus aureus* resistente à meticilina, *Pseudomonas aeruginosa*, espécies de Acinetobacter, bactérias Gram-negativas produtoras de Beta-lactamase de amplo espectro.

Imunocomprometimento engloba uma população heterogênea com risco de infecção por patógenos oportunistas que varia de acordo com o tipo de imunocomprometimento. Portanto, a prevalência e tipo de patógenos oportunistas diferem de acordo com a população estudada. Em um estudo que incluiu 135 pacientes imunocomprometidos sem infecção por HIV, a maioria tinha pneumonia e os agentes etiológicos foram bactéria (51%; principalmente *Staphylococcus aureus*), fungo (38%; principalmente *Aspergillus fumigatus*), vírus (23%; principalmente influenza). Dos pacientes com infecção bacteriana, 16% tiveram infecção por *Mycobacterium tuberculosis*. Dos pacientes com infecção fúngica, 11% foram por *Pneumocystis jiroveci*.[6]

A introdução de técnicas moleculares, como reação em cadeia da polimerase, facilitou enormemente a identificação de vírus respiratórios em pacientes com pneumonia. Pacientes imunocomprometidos são infectados pelos mesmos vírus respiratórios que causam infecção em imunocompetentes, mas também por vírus da família Herpesviridae por causa de reativação endógena.[7] Por exemplo, em um estudo de pacientes que se submeteram a transplante de medula óssea halogênico, citomegalovírus foi o patógeno viral mais comumente isolado.[8] Outro estudo demonstrou que reativação do vírus varicela-zoster for demonstrada em 41% desses pacientes.[9] Uma característica de pacientes imunocomprometidos com infecção respiratória por vírus da família Herpesviridae é que a pneumonia pode representar um espectro de doença viral disseminada.[7]

Espécies de *Apergillus* são fungos saprofíticos onipresentes no ambiente. Pacientes imunocomprometidos são suscetíveis ao desenvolvimento de doença invasiva por *Aspergillus*. A maioria dos pacientes com aspergilose invasiva tem como condição predisponente de base câncer hematológico ou transplante de órgão solido ou células tronco hematopoiéticas. Em um estudo multicêntrico que incluiu 960 pacientes com aspergilose invasiva, comprometimento pulmonar isolado ocorreu em 730 (76%) pacientes. Em outros 81 pacientes (8%), houve comprometimento concomitante do pulmão e outro órgão. O restante teve comprometimento extrapulmonar. As espécies mais frequentemente isoladas foram *Aspergillus fumigatus* (72,6%), *Aspergillus flavus* (9,9%) e *Aspergillus niger* (8,7%).[10]

Fungos da ordem mucorales causam mucormicose, previamente denominada zigomicose. Os mais frequentes são *Rhizopus spp*, *Mucor spp* e *Lichtheimia spp*. A mucormicose pode se apresentar de três formas distintas. A forma cutânea ou de tecido mole ocorre em pacientes imunocompetentes após trauma com lesão de pele. A forma rino-orbital-cerebral ocorre principalmente em pacientes com diabetes. A forma pulmonar é transmitida pela inalação de esporos e ocorre em pacientes imunocomprometidos por quimioterapia, câncer hematológico ou transplante de órgão sólido ou células tronco.[11]

Pneumocystis é um fungo ascomiceto com tropismo forte pelo pulmão. Pode ser adquirido no ambiente e, de acordo com literatura mais recente, transmitido de pessoa para pessoa. Embora inicialmente não tenha sido reconhecido como fungo, *Pneumocystis* foi primeiramente identificado em animal por Carlos Chagas e posteriormente por Antonio Carinii. A espécie de *Pneumocystis* que causa infecção em humanos é atualmente denominada *Pneumocystis jiroveci*. Pacientes imunocomprometidos são suscetíveis ao desenvolvimento de pneumonia por *Pneumocystis*. Houve uma mudança na epidemiologia da pneumonia por *Pneumocystis* nos últimos anos. Ainda considerada a causa mais comum de infecção oportunista em pacientes com infecção por HIV e síndrome da imunodeficiência adquirida, a pneumonia por *Pneumocystis* tem, contudo, sido diagnosticada com menos frequência naqueles com acesso à terapia antirretroviral e profilaxia. Em contrapartida, o uso crescente de drogas imunossupressoras tem levado a um número maior de diagnóstico de pneumonia por *Pneumocystis* em pacientes imunocomprometidos sem infecção por HIV.[12] Os fatores de risco para pneumonia por *Pneumocystis jiroveci* mais comumente presentes em pacientes sem infecção por HIV incluem uso de corticosteróide sistêmico, câncer hematológico, transplante de medula óssea, transplante de órgão sólido, tumores sólidos e uso de outras drogas imunossupressoras.[13] Em pacientes sem infecção por HIV, a pneumonia por *Pneumocystis* tende a ter apresentação mais fulminante e prognóstico pior (Tabela 12.7.1).[14]

Tabela 12.7.1 – Diferenças na apresentação clínica da pneumonia por *Pneumocystis* em pacientes com e sem infecção por HIV

	HIV negativo	HIV positivo
Apresentação clínica (mediana de dias do aparecimento de sintomas ao diagnóstico)	Mais fulminante (5 dias)	Mais indolente (21 dias)
Fatores de risco	Uso de corticosteroide sistêmico, câncer hematológico, câncer sólido, transplante de órgão e uso de outras drogas imunossupressoras	Contagem de células CD4 < 200 células por µL
Achados na tomografia computadorizada	Atenuação em vidro fosco bilateral, pneumotórax	Atenuação em vidro fosco bilateral, cistos e pneumotórax
Prognóstico	Necessidade de ventilação mecânica invasiva em 30% e mortalidade hospitalar de 27% em uma coorte de pacientes	Necessidade de ventilação mecânica invasiva em 11% e mortalidade hospitalar de 4% em uma coorte de pacientes

Fonte: Roux et al.[14]

Exemplos de micoses endêmicas incluem histoplasmose, paracoccidioidomicose e criptococose. Podem acometer ambos indivíduos imunocompetentes e imunocomprometidos. A frequência das micoses sistêmicas depende da localização geográfica. No Brasil, paracoccidioidomicose e esporotricose têm sido frequentemente relatadas.[15]

Nocardia é um bacilo gram-positivo, álcool-ácido resistente cujo crescimento é aeróbico. É transmitida por via inalatória. Embora *Nocardia* possa causar infecção em pacientes imunocompetentes, dois terços dos pacientes têm imunocomprometimento. As condições predisponentes a infecção por *Nocardia* são principalmente aquelas que levam a uma diminuição da imunidade mediada por células e incluem linfoma, transplante de órgão sólido, transplante de células tronco hematopoiéticas e tratamento com corticosteroides e outras drogas imunosupressupressoras.[16] O quadro clínico inclui tosse, dispneia e febre em associação a achados radiológicos como consolidação, nódulos grandes, massas escavadas e derrame pleural. Pode às vezes ser confundida com tuberculose.[17]

Mycobacterium tuberculosis, o patógeno causador da tuberculose, é um bacilo intracelular álcool-ácido resistente que acomete principalmente macrófagos e é transmitido por aerossol.[18] A tuberculose em pacientes imunocomprometidos tende a causar mais febre e dispneia. Por outro lado, pacientes imunocomprometidos tendem a ter menos tosse, expectoração e hemoptise. Uma característica importante da tuberculose em imunocomprometidos é o padrão radiológico atípico. Além de cavitação, esses pacientes apresentam outros padrões radiológicos incomuns como derrame pleural, consolidação e adenopatia hilar ou mediastinal.[19]

As micobactérias não tuberculosas podem causar infecção pulmonar ou doença disseminada. Em pacientes imunocompetentes, a infecção por micobactéria não tuberculosa é na maioria limitada ao pulmão. Pacientes imunocomprometidos têm risco maior de doença disseminada. As micobactérias de crescimento lento complexo *Mycobacterium avium* e *Mycobacterium kansasii* e a de crescimento rápido *Mycobacterium abscessus* são exemplos de patógenos que podem causar tanto infecção pulmonar quanto disseminada.[20]

Manifestações clínicas

O exame clínico é a base para se estabelecer o diagnóstico de pneumonia e formular o plano de tratamento. Alguns aspectos importantes da história clínica incluem o nível de aderência a antimicrobianos profiláticos contra infecções oportunistas e, em pacientes que se submeteram a transplante, o tempo entre o transplante e o desenvolvimento de infecção. Além disso, é importante obter informações que remetem a doenças que fazem parte do diagnóstico diferencial da insuficiência respiratória nesses pacientes: edema de pulmão, toxicidade por medicações, pneumonia em organização e progressão de câncer. O exame físico pode dar pistas valiosas para o diagnóstico etiológico. Por exemplo, vesículas ou ulcerações de pele ou de mucosa indicam infecção por vírus da família *Herpesviridae*. A ausculta respiratória pode revelar sibilo na presença de bronquiolite, frequentemente vista na infecção por Vírus Sincicial Respiratório.[21] O exame físico tem também o papel primordial de auxiliar na avaliação da gravidade da pneumonia e, portanto, na triagem do paciente (internação na unidade de terapia intensiva versus outras unidades). Deve-se destacar, contudo, que as ferramentas de predição tradicionalmente usadas na pneumonia em pacientes imunocompetentes como o *Confusion, Urea, Respiratory rate, Blood pressure*, idade > 65 anos (CURB-65) e *Pneumonia Severity Index* não parecem ser adequadas para pacientes imunocomprometidos.[22]

Exames radiológicos

A radiografia de tórax é o exame radiológico inicial obtido em todos os pacientes e pode em alguns casos sugerir o diagnóstico etiológico. Entretanto, é comum que a radiografia de tórax não revele anormalidades visualizadas na tomografia computadorizada nessa população. A tomografia de tórax, portanto, tem um papel importante em pacientes imunocomprometidos com pneumonia. Nela, há padrões radiológicos primários que devem ser reconhecidos: nódulos pequenos (< 1 cm), nódulos grandes (1-3 cm), massas (> 3 cm), opacidade em vidro fosco, adenopatia, consolidação e acometimento da pleura e parede torácica (Figura 12.7.1). Embora nenhum padrão radiológico possa estabelecer o diagnóstico etiológico da infecção, alguns achados permitem estreitar o diagnóstico diferencial de forma substancial. Por exemplo, sinal do halo (vidro fosco ao redor de um nódulo), sinal do halo invertido (consolidação periférica e vidro fosco central) e sinal do crescente aéreo (ar em forma de crescente entre a parede de uma escavação e seu conteúdo) sugerem infecção fúngica.[23]

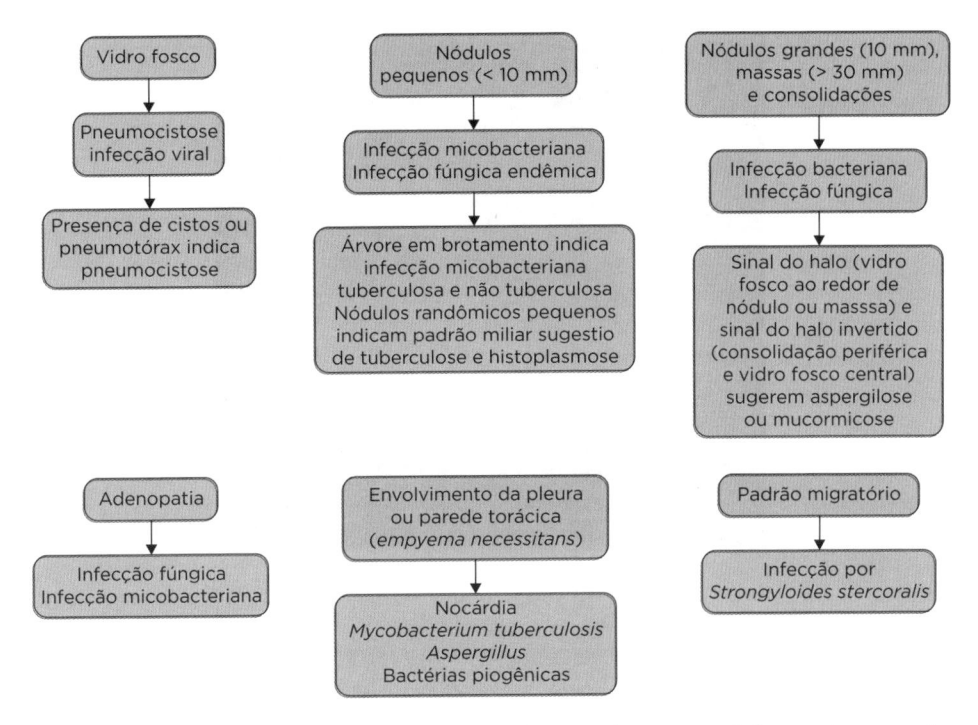

Figura 12.7.1 – Considerações diagnósticas de acordo com padrões na tomografia computadorizada de tórax de pacientes imunocomprometidos com pneumonia.[23]

O uso de ultrassom à beira do leito pelo clínico tem sido progressivamente integrado na avaliação desses pacientes, principalmente quando internados, e pode ser considerado uma extensão do exame físico. O ultrassom permite de uma só vez a avaliação do parênquima pulmonar, corroborando ou excluindo o diagnóstico de pneumonia, do estado hídrico, auxiliando na ressuscitação hídrica, do espaço pleural, do sistema venoso, auxiliando no diagnóstico ou exclusão de trombose venosa, e da função cardíaca (Figura 12.7.2).[24]

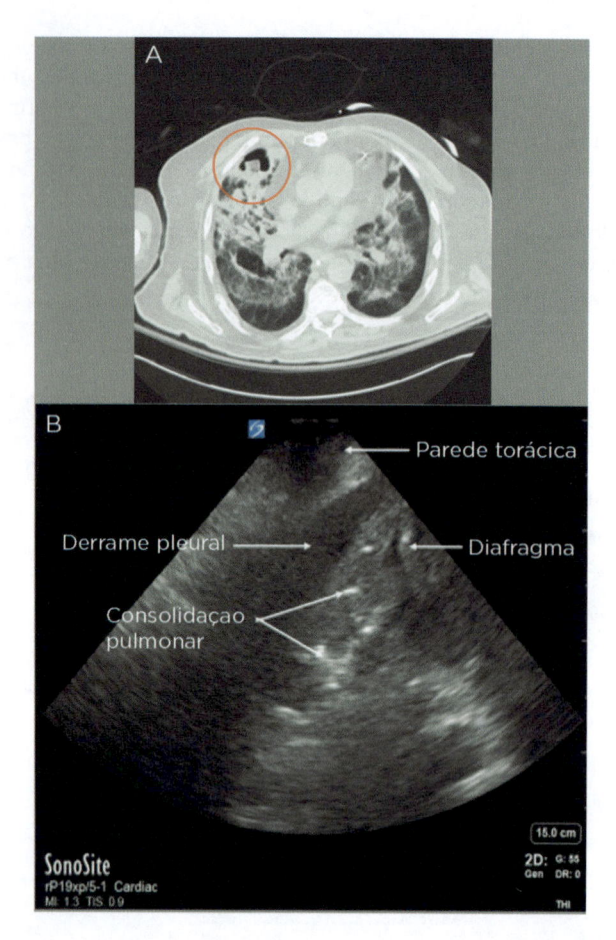

Figura 12.7.2 – Exames radiológicos em pacientes imunocomprometidos com pneumonia. (A) Paciente adulto que desenvolveu pneumonia por covid-19 e recebeu medicações imunossupressoras por longo período no hospital. Durante a internação, houve piora do quadro clínico. Na tomografia computadorizada, além de lesões em vidro fosco e consolidações bilaterais atribuídas à covid-19 grave, há uma cavidade no lobo médio contendo material e formando o sinal do crescente aéreo (anotação por círculo vermelho). O antígeno galactomanana no lavado broncoalveolar foi positivo. O paciente foi tratado com voriconazol e houve melhora clínica. (B) Paciente adulta com câncer sólido internou com leucopenia e quadro compatível com pneumonia duas semanas depois de receber quimioterapia. Ultrassom à beira do leito revelou consolidação pulmonar e derrame pleural simples (sem septações) no espaço pleural direito. Resultado da toracocentese diagnóstica foi compatível com derrame parapneumônico não complicado. Houve melhora clínica com tratamento antimicrobiano. Fonte: acervo do autor.

Exames microbiológicos

Cultura de escarro para bactérias, microbactérias e fungos, cultura de sangue e reação em cadeia da polimerase de *swab* nasal para vírus respiratórios são exames rotineiramente obtidos em pacientes imunocomprometidos com pneumonia. Outros exames são obtidos de acordo com a apresentação clínica e radiológica. Esses incluem antígenos urinários de *Legionella sp.*, *Streptococcus pneumoniae* e *Histoplasma capsulatum*, reação em cadeia da polimerase de *swab* nasal para bactérias atípicas (*Legionella*, *Chlamydophila* e *Mycoplasma*) e *Staphylococcus aureus* resistente à meticilina, antígeno sérico para *Cryptococcus neoformans*, antígeno galactomanana sérico, $(1,3)$-β-D-glucano sérico e carga viral para citomegalovírus obtida por reação em cadeia da polimerase no plasma ou sangue.

O diagnóstico da pneumonia por *Pneumocystis jirovecii* é estabelecido pela visualização do organismo com o uso de colorações de prata de Gomori ou Giemsa no lavado broncoalveolar, escarro induzido ou amostra de tecido. Mais recentemente, a reação em cadeia da polimerase quantitativa em tempo real de amostras respiratórias tem uma sensibilidade maior para o *Pneumocystis*, mas em alguns casos um resultado positivo pode representar colonização.[25,26] O diagnóstico de aspergilose invasiva ou mucormicose é estabelecido pelo crescimento de *Aspergillus* ou mucorales respectivamente na cultura de escarro, lavado broncoalveolar, escovado brônquico ou aspirado traqueal (Figura 12.7.3).[25]

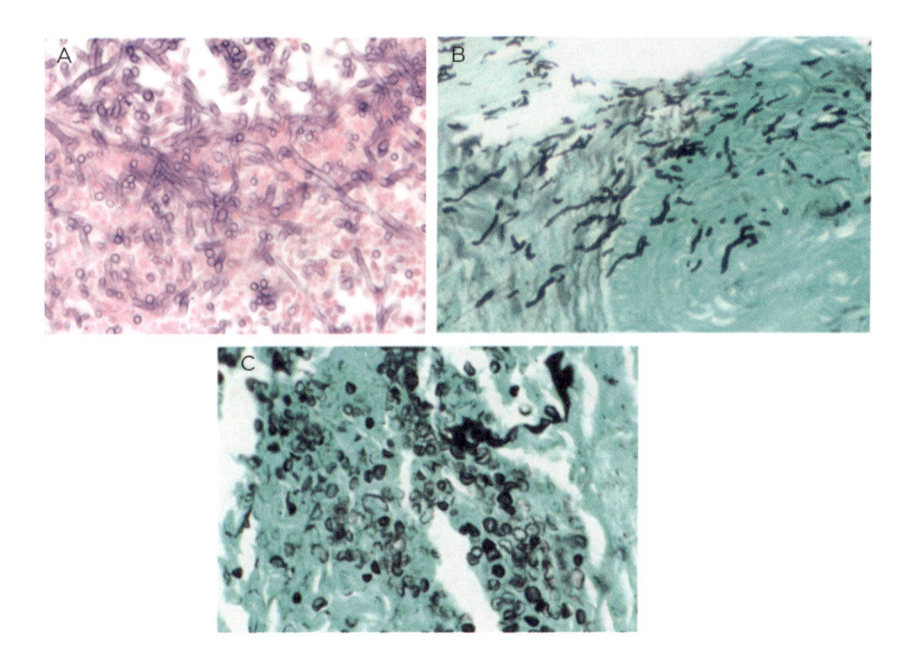

Figura 12.7.3 – (A) Coloração de hematoxilina-eosina de biópsia pulmonar de lobo inferior direito. Demonstração de Aspergillus spp. caracterizados por hifas septadas e ramificação em ângulo agudo. (B) Coloração de prata de Gomori de biópsia pulmonar. Demonstração de zigomiceto caracterizado por hifas não septadas em formato de roseta de fitas. (C) Coloração de prata de Gomori de biópsia pulmonar. Demonstração de *Pneumocystis jirovecii* caracterizado por esporocistos em forma de crescente. Fonte: cortesia do professor Carmen Sciortino, da Universidade de Louisville.

É importante reconhecer as limitações de cada teste e interpretá-los no contexto do quadro clínico. Por exemplo, o *swab* nasal para *Staphylococcus aureus* resistente à meticilina tem valor preditivo negativo alto e, portanto, tem sido usado principalmente para identificar pacientes com baixo risco de infecção por *Staphylococcus aureus* resistente à meticilina.[27] No entanto, o uso isolado desse teste não é suficiente para tomada de decisão no paciente grave. Citomegaloviremia pode estar presente em patentes críticos sem manifestação clínica de doença por citomegalovírus. Portanto, testagem de carga viral para citomegalovírus deve ser obtida quando há suspeita clínica de doença por citomegalovírus. A interpretação de um resultado positivo para citomegalovírus deve levar em conta a probabilidade pré-teste e o nível de carga viral. Ambos o antígeno galactomanana sérico e o (1,3)-β-D-glucano sérico podem ser usados para o diagnóstico de infecção fúngica invasiva quando há suspeita clínica. No entanto, esses testes contemplam mais de um fungo e podem ser falsamente positivos em alguns cenários clínicos (Tabela 12.7.2).[1]

Tabela 12.7.2 – Características dos testes antígeno galactomana e (1,3)-β-D-glucano

Antígeno galactomana
Polissacarídeo componente da parede celular do *Aspergillus*
Usado para diagnóstico de aspergilose
Detectado no plasma, soro, lavado broncoalveolar ou liquído cefalorraquidiano
Níveis indicativos de infecção: • Nível no soro ou plasma ≥ 1,0 • Nível no lavado broncoalveolar ≥ 1,0 • Nível no soro ≥ 0,7 e lavado broncoalveolar ≥ 0,8 • Nível no liquído céfalo-raquidiano ≥ 1,0
Pode ser elevado em infecção por *Fusarium*, *Penicillium*, blastomicose e histoplasmose
Pode ser falso positivo em pacientes em hemodiálise ou em pacientes que receberam imunoglobulina intravenosa, transfusão de produtos de sangue e piperacilina-tazobactam
(1,3)-β-D-glucano
Componente da parede celular de vários fungos
Usado para rastreio de infecção por *Aspergillus*, *Candida*, *Pneumocystis* e outros fungos. Não detecta mucormicose, criptococos e *Blastomyces dermatitidis*
Detectado no soro
Nível sérico indicativo de infecção: ≥ 60 pg/mL
Uso do teste é particularmente útil em pacientes com câncer hematológico ou em pacientes que receberam transplante de transplante halogênico de células tronco hematopoiéticas
Pode ser falso positivo em infecção por *Pseudomonas*, em pacientes em hemodiálise ou em pacientes que recebem imunoglobulina intravenosa ou albumina intravenosa ou transfusão de produtos sanguíneos

Fonte: Ramirez et al.[1] e Donnely et al.[25]

Um dos tópicos mais controversos no manejo do hospedeiro comprometido com pneumonia é a realização de broncoscopia diagnóstica. Em um estudo retrospectivo, 95 pacientes imucomprometidos por doença hematológica e com pneumonia foram submetidos a broncoscopia com lavado broncoalveolar. Em 16 pacientes, somente o lavado detectou um patógeno que não estava sendo coberto pelo regime antimicrobiano que até então eles estavam recebendo. Em 11 pacientes, biopsia transbronquica foi realizada, o que revelou linfoma em 3, fibrose peribronquica em 1 e doença do enxerto-versus-hospedeiro em outro paciente. Sangramento de pequena magnitude ocorreu em 15% dos pacientes.[28] Em um estudo observacional de 1587 pacientes imunocomprometidos em insuficiência respiratória aguda na UTI, uma comparação foi feita entre os pacientes que se submeteram a broncoscopia e testes não invasivos (618 pacientes) e aqueles que se submeteram apenas a testes não invasivos (969 pacientes). Broncoscopia levou a um aumento no rendimento diagnostico de 27%, descontinuação de antibióticos em 26% e administração de tratamento diferente em 12% dos pacientes. Apesar de levar a aumento no rendimento diagnostico e mudança de tratamento em alguns pacientes, a broncoscopia foi associada a um aumento na mortalidade em 41% depois de ajuste para outras variáveis.[29] Esses estudos indicam que a broncoscopia tem valor diagnóstico importante, mas pode também estar associada a riscos em alguns pacientes. A decisão de realizar broncoscopia nesses pacientes, portanto, deve ser individualizada e não rotineira.

Tratamento

O tratamento empírico deve cobrir patógenos usuais causadores de infecção respiratória em pacientes imunocompetentes. Além disso, tratamento para organismos multirresistentes ou oportunistas deve ser considerado de acordo com o tipo de imunocomprometimento, o padrão radiográfico e a gravidade da doença.

Tomem-se dois casos clínicos como exemplos. O primeiro é uma paciente com tumor sólido em quimioterapia que apresenta quadro clínico agudo de pneumonia. A radiografia de tórax revela consolidação e a paciente tem sinais de toxemia. O segundo é uma paciente que se submeteu a transplante de medula óssea e apresenta sintomas respiratórios indolentes e na tomografia computadorizada atenuação em vidro fosco e sinal do halo. Nas duas pacientes, o tratamento empírico deve cobrir patógenos que comumente causam pneumonia adquirida na comunidade além de organismos resistentes (*Staphylococcus aureus* resistente à meticilina e *Pseudomonas*). Na primeira paciente, princípios do manejo do paciente crítico devem ser implementados: reposição de volume inicial, obtenção do nível de lactato e avaliação da resposta ao volume. Na segunda paciente, por outro lado, tratamento empírico adicional para infecção fúngica invasiva deve ser implementado e, se os exames não invasivos não apontarem o diagnóstico etiológico, broncoscopia diagnóstica com lavado broncoalveolar dever ser fortemente considerada.

Uma investigação minuciosa deve sempre ser realizada na tentativa de obter o diagnóstico etiológico. Quando o diagnóstico etiológico é estabelecido, terapia direcionada ao patógeno é implementada no lugar da terapia empírica (Tabela 12.7.3).

Tabela 12.7.3 – Tratamento inicial de infecções oportunistas em pacientes imuno-comprometidos com pneumonia

Infecção por citomegalovírus	Ganciclovir intravenoso
Pneumonia por *Pneumocystis*	Trimetoprim/sulfametoxazol e corticosteroide sistêmico
Aspergilose	Voriconazol
Mucormicose	Anfotericina B
Nocardiose	Trimetoprim/sulfametoxazol Na doença grave: Trimetoprim/sulfametoxazol mais amicacina ou imipenem mais amicacina

Referências bibliográficas

1. Ramirez JA, Musher DM, Evans SE, et al. Treatment of Community-Acquired Pneumonia in Immunocompromised Adults: A Consensus Statement Regarding Initial Strategies. Chest. 2020;158:1896-911.

2. Azoulay E, Russell L, Van de Louw A, et al. Diagnosis of severe respiratory infections in immunocompromised patients. Intensive Care Med. 2020;46:298-314.

3. Salmanton-García J, Sprute R, Stemler J, et al. COVID-19–Associated Pulmonary Aspergillosis, March–August 2020. Emerging Infectious Disease journal. 2021;27:1077.

4. Garg M, Prabhakar N, Muthu V, et al. CT Findings of COVID-19–associated Pulmonary Mucormycosis: A Case Series and Literature Review. Radiology. 2021:211583.

5. Di Pasquale MF, Sotgiu G, Gramegna A, et al. Prevalence and Etiology of Community-acquired Pneumonia in Immunocompromised Patients. Clin Infect Dis. 2019;68:1482-93.

6. Danés C, González-Martín J, Pumarola T, et al. Pulmonary infiltrates in immunosuppressed patients: analysis of a diagnostic protocol. Journal of clinical microbiology. 2002;40:2134-40.

7. Cavallazzi R, Ramirez JA. Influenza and Viral Pneumonia. Clin Chest Med. 2018;39:703-721.

8. Meyers JD, Flournoy N, Thomas ED. Nonbacterial pneumonia after allogeneic marrow transplantation: a review of ten years' experience. Rev Infect Dis. 1982;4:1119-32.

9. Koc Y, Miller KB, Schenkein DP, et al. Varicella zoster virus infections following allogeneic bone marrow transplantation: frequency, risk factors, and clinical outcome. Biol Blood Marrow Transplant. 2000;6:44-49.

10. Steinbach WJ, Marr KA, Anaissie EJ, et al. Clinical epidemiology of 960 patients with invasive aspergillosis from the PATH Alliance registry. J Infect. 2012;65:453-64.

11. Cornely OA, Alastruey-Izquierdo A, Arenz D, et al. Global guideline for the diagnosis and management of mucormycosis: an initiative of the European Confederation of Medical Mycology in cooperation with the Mycoses Study Group Education and Research Consortium. Lancet Infect Dis. 2019;19:e405-e421.

12. Thomas CF, Limper AH. Pneumocystis Pneumonia. New England Journal of Medicine. 2004;350:2487-98.

13. Azoulay É, Bergeron A, Chevret S, Bele N, Schlemmer B, Menotti J. Polymerase chain reaction for diagnosing pneumocystis pneumonia in non-HIV immunocompromised patients with pulmonary infiltrates. Chest. 2009;135:655-61.

14. Roux A, Canet E, Valade S, et al. Pneumocystis jirovecii pneumonia in patients with or without AIDS, France. Emerg Infect Dis. 2014;20:1490-7.

15. Marques SA. Paracoccidioidomycosis and sporotrichosis associated with immunosuppression. Medicina Cutânea Ibero-Latino-Americana. 2009;37:159-71.

16. Wilson JW. Nocardiosis: updates and clinical overview. Mayo Clin Proc. 2012;87:403-7.

17. Aidê MA, Lourenço SS, Marchiori E, Zanetti G, Mondino PJ. Pulmonary nocardiosis in a patient with chronic obstructive pulmonary disease and bronchiectasis. J Bras Pneumol. 2008;34:985-8.

18. Smith I. Mycobacterium tuberculosis pathogenesis and molecular determinants of virulence. Clin Microbiol Rev. 2003;16:463-6.

19. Kiyan E, Kilicaslan Z, Gurgan M, Tunaci A, Yildiz A. Clinical and radiographic features of pulmonary tuberculosis in non-AIDS immunocompromised patients. Int J Tuberc Lung Dis. 2003;7:764-70.

20. Henkle E, Winthrop KL. Nontuberculous mycobacteria infections in immunosuppressed hosts. Clinics in chest medicine. 2015;36:91-9.

21. Ebbert JO, Limper AH. Respiratory syncytial virus pneumonitis in immunocompromised adults: clinical features and outcome. Respiration. 2005;72:263-9.

22. Gonzalez C, Johnson T, Rolston K, Merriman K, Warneke C, Evans S. Predicting pneumonia mortality using CURB-65, PSI, and patient characteristics in patients presenting to the emergency department of a comprehensive cancer center. Cancer Med. 2014;3:962-70.

23. Sharma R, Kanne JP, Martin MD, Meyer CA. Thoracic Infections in Immunocompromised Patients. Current Radiology Reports. 2018;6:11.

24. Jalil BA, Cavallazzi R. Predicting fluid responsiveness: A review of literature and a guide for the clinician. Am J Emerg Med. 2018;36:2093-102.

25. Donnelly JP, Chen SC, Kauffman CA, et al. Revision and Update of the Consensus Definitions of Invasive Fungal Disease From the European Organization for Research and Treatment of Cancer and the Mycoses Study Group Education and Research Consortium. Clinical infectious diseases : an official publication of the Infectious Diseases Society of America. 2020;71:1367-76.

26. George MP, Masur H, Norris KA, Palmer SM, Clancy CJ, McDyer JF. Infections in the immunosuppressed host. Ann Am Thorac Soc. 2014;11 Suppl 4(Suppl 4):S211-20.

27. Mergenhagen KA, Starr KE, Wattengel BA, Lesse AJ, Sumon Z, Sellick JA. Determining the Utility of Methicillin-Resistant Staphylococcus aureus Nares Screening in Antimicrobial Stewardship. Clin Infect Dis. 2020;71:1142-8.

28. Hohenadel IA, Kiworr M, Genitsariotis R, Zeidler D, Lorenz J. Role of bronchoalveolar lavage in immunocompromised patients with pneumonia treated with a broad spectrum antibiotic and antifungal regimen. Thorax. 2001;56(2):115-20.

29. Bauer PR, Chevret S, Yadav H, et al. Diagnosis and outcome of acute respiratory failure in immunocompromised patients after bronchoscopy. Eur Respir J. 2019;54(1).

12.8 Tuberculose

Margareth Maria Pretti Dalcolmo

Eliana Dias Matos

Fernando Fiúza de Melo (*in memoriam*)

Jorge Luiz Rocha

Epidemiologia

A Organização Mundial da Saúde (OMS) estima que um terço da população mundial esteja infectada, 9,9 milhões de pessoas adoeceram e 1,8 milhão morreram por tuberculose em 2019. Desses, 8% são coinfectados pelo HIV, 1,3 milhão de óbitos em pessoas HIV negativas e 214 mil em HIV positivas. A tuberculose é, assim, a 4ª causa de morte por doenças infecciosas e a 1ª entre pessoas vivendo com HIV/Aids. Entre os objetivos do milênio, as Nações Unidas e a OMS propuseram que, até 2050, a taxa de incidência seja de 1/100.000 habitantes por ano e, como meta intermediária, defenderam que 2015, se poderia reduzir até 25/100.000 habitantes por ano, o que não ocorreu. Determinantes sociais e os denominados custos catastróficos para as famílias acometidas, de par com a deterioração de serviços básicos de saúde, em todo o mundo, já justificaram esse cenário, hoje agravado pela pandemia da covid-19.

O Brasil é o único representante das Américas no grupo dos 30 países de mais alta carga epidemiológica, grupo que corresponde a 80% dos casos do planeta, ocupando a 19ª posição em número de casos, com taxa de incidência de 32/100.000 habitantes. No ano 2021, foram notificados 68.271 casos novos de TB e 14.409 com tratamentos anteriores, com 4.500 óbitos atribuídos à tuberculose. Observa-se uma importante heterogeneidade na distribuição de casos de TB no Brasil, com destaque para 11 Unidades da Federação (UF) que apresentaram, em 2021, coeficientes de incidência superiores à média nacional (32 casos/100 mil habitantes), sendo os maiores coeficientes registrados nos estados de Amazonas (71,3), Rio de Janeiro (67,4), Roraima (54,6), Acre (50,3) e Pernambuco (45,9).

A despeito dos avanços observados até há alguns anos, com uma redução de 25% na incidência e 32% na mortalidade, de acordo com a série histórica de dez anos, demonstrada pelo Ministério da Saúde, na década passada, a tuberculose permanece um grande problema de saúde pública no Brasil. A emergência da pandemia da covid-19 culminou na desorganização de serviços de saúde e sistemas de saúde em todo o mundo, incluindo as unidades de atenção aos pacientes com TB e, segundo a OMS, esse fato reverteu anos de avanço no controle da doença. Em 2020, o Brasil, junto com outros 15 países, foi responsável pela redução de 93% das notificações de TB no mundo. Para os próximos anos, espera-se o impacto negativo da pandemia da covid-19 sobre a doença, com redução de 40% de diagnósticos moleculares realizados no país nos dois últimos anos. A consequência será seguramente uma redução no número de casos notificados imediata e um aumento esperado nos próximos anos, decorrente de diagnósticos e tratamentos não efetuados.

Uma das principais preocupações no controle da TB é a emergência de TB multirresistente (MDR) e TB extensivamente resistente (XDR) em várias regiões do mundo. Em 2020, ocorreram mais de 500.000 novos casos de TBMDR, incluindo tanto casos primários quanto adquiridos da doença, sendo que 210.000 evoluíram para óbito. Estima-se que cerca de 9% dos pacientes com TBMR tenham TBXDR. Os países do chamado bloco dos BRICS (Brasil, Rússia, Índia, China e África do Sul) concentram cerca de 50% dos casos no planeta.

Algumas populações são mais vulneráveis ao adoecimento por TB, como as indígenas que têm incidência quatro vezes maior do que aquela na população geral; em relação ao risco de adoecer, indivíduos infectados por HIV têm risco 30 vezes maior; pessoas em sistema prisional, 25 vezes maior e moradores de rua, 60 vezes maior.

Etiologia, transmissão e imunopatogenia

Etiologia

A tuberculose é uma doença infecciosa de evolução crônica, sendo o agente etiológico o *Mycobacterium tuberculosis*, descoberto por Robert Koch em 1882. São resistentes à descoloração por alcoóis e ácidos. Essa característica, evidenciada pelo método de Ziehl-Neelsen, deve-se ao alto teor de lipídios presentes na sua cápsula. O *M. tuberculosis* é aeróbio, e cresce lentamente, duplicando sua população em 18 a 48 horas, na dependência de maior ou menor oferta de oxigênio, do pH do meio e do acesso a nutrientes. É, entretanto, facilmente destruído por agentes físicos como calor, raios ultravioleta da luz solar e radiações ionizantes. Por ser um aeróbio estrito para a maior parte das suas populações, infecta preferencialmente os pulmões, onde a presença de oxigênio favorece sua multiplicação, e a ligação do órgão com o meio externo facilita sua transmissão.

Transmissão

Estudos experimentais com melhor delineamento sobre a transmissibilidade do bacilo e a infecção na tuberculose aparecem na literatura, entre 1949 e 1954, em modelos humanos, animais e laboratoriais. Esses demonstraram que os bacilos eliminados pela tosse, especialmente de doentes com cavidades pulmonares, sobreviviam por algum tempo fora do organismo e eram contagiantes para os animais. Partículas maiores tendem a se depositar no chão, misturando-se com a poeira, enquanto as menores levitam no ar. Das que levitam, nem todas são contagiantes: apenas as que se ressecam alcançando um tamanho entre 5-10 μ apresentam características aerodinâmicas semelhantes às dos gases, como a gotícula núcleo de Wells. Tais partículas, com um ou dois bacilos viáveis, alcançam os alvéolos, onde os germes se implantam; outras, maiores, com grumos de bacilos, se depositam no trajeto da árvore brônquica e são eliminadas pelo sistema mucociliar, digeridas e eliminadas pelo sistema digestivo.

No que se refere ao foco transmissor e seus contatos, a maior transmissibilidade se relaciona à doença pulmonar (ou laríngea), à presença de cavidades e à maior carga de bacilos no escarro, expressa pelo número de cruzes no exame direto. A intensidade e as características da tosse interferem no processo. Pacientes em melhor estado geral e nutricional tendem a apresentar tosse vigorosa, atomizando partículas com maior capacidade de transmissão, do que aqueles em pior estado. Quanto maior a convivência, maior a possibilidade de transmissão, daí a necessidade de investigar os contatos mais próximos no rastreamento da doença. O contágio depende, assim, de como se estabelece a relação entre o foco e o contato, sendo os intradomiciliares e os íntimos mais infectados do que os extradomiciliares. Infecção e doença são mais frequentes entre os contatos de baixa idade, os idosos, os portadores de doenças ou condições imunodepressoras e os tuberculino-negativos. A presença da hipersensibilidade não impede a infecção, porém contém a disseminação linfo-hematogênica. A vacinação BCG, portanto, tem um efeito protetor das formas extrapulmonares, em especial a meningoencefalite, de alta morbimortalidade nas crianças. Imunodeprimidos são mais infectados, daí a interferência da epidemia do HIV sobre a tuberculose, em que os portadores do vírus e doentes se infectam e desenvolvem a TB ativa com muito mais facilidade que os não infectados. Outras situações imunodepressoras favorecem infecção ou adoecimento, relacionados ao grau da deficiência.

As condições de aeração do ambiente onde se estabelece o contágio são muito importantes. Ambientes mais ventilados, com troca do ar constante, proporcionam maior segurança na prevenção da transmissão.

A transmissibilidade da TB sofre redução significativa duas semanas após início do tratamento. Uma justificativa para esse fato é a diminuição rápida e acentuada da carga bacilar (5% no segundo dia e 0,5% no décimo segundo dia do tratamento).

Quanto à transmissão de resistência, há a observação de que pacientes portadores desses bacilos resistentes aos fármacos conseguem infectar número semelhante de contatos que os portadores de bacilos sensíveis, parecendo relacionar-se à resistência primária e não à adquirida ou à pós-primária.

Imunopatogenia

A ocorrência de uma infecção bem-sucedida desencadeia uma série de fenômenos que podem assim ser agrupados:

1. A resposta inflamatória ou imunidade natural.
2. A resposta de defesa imunitária adquirida específica.

A resposta inflamatória ou imunidade natural

As primeiras defesas contra o agente da tuberculose são mecânicas, compreendendo pelos nasais, angulação das vias aéreas, secreções e *clearence* mucociliar, para impedir a nidação dos germes no interior dos alvéolos.

Apenas as partículas-núcleo com um ou dois bacilos, que se comportam como gases, alcançam os alvéolos, onde encontram um ambiente favorável de umidade e temperatura para sua multiplicação. Em um hospedeiro não infectado, os bacilos, ao chegarem aos alvéolos, apresentam inicialmente um crescimento livre, uma fase de simbiose entre o patógeno e o hospedeiro.

Para que uma infecção se complete é necessário que o bacilo penetre no organismo, o que pode ser feito carreado por alguma célula ou por solução de continuidade das barreiras orgânicas. Embora a fagocitose aconteça sem maiores problemas, a destruição dos bacilos é parcial e um contingente deles permanece vivo e se multiplica dentro dos fagossomos e lisofagossomos dos macrófagos. Naturalmente, essas células produzem ácidos lisossomais inócuos em grande parte, para um bacilo ácido-álcool resistente. Incapazes de conter a infecção, os macrófagos alveolares acabam produzindo interleucinas que estimulam a migração de células sanguíneas para auxiliá-los.

Como tem mobilização ativa, muitas dessas células, com o bacilo em seu interior, retornam à corrente sanguínea e se disseminam por todo o organismo, compondo uma fase de disseminação hematogênica inicial. Assim, o bacilo pode se depositar em diversos locais e futuramente, dependendo do equilíbrio parasita-hospedeiro, causar formas extrapulmonares da doença.

Do cancro de inoculação podem se desenvolver lesões secundárias por contiguidade, ou haver disseminação do bacilo para a corrente linfática até os linfonodos hilares. Esses, enfartados, constituem o complexo primário tuberculoso composto do cancro de inoculação, a linfangite e a adenomegalia hilar que, se visível na radiografia do tórax, apresenta o "sinal dos halteres". Dos linfonodos, ainda por via linfática, os bacilos alcançam a corrente sanguínea, podendo se reimplantar em diversas regiões do organismo.

No pulmão, esse reimplante se dá principalmente nas zonas superiores, onde a oferta de oxigênio necessária ao patógeno está presente, e a baixa perfusão dificulta o aporte de células de defesa, sendo, portanto, maiores as chances de desenvolvimento das lesões nesses locais. Tais fenômenos ocorrem antes de ser estabelecida a imunidade adquirida.

A resposta de defesa imunitária adquirida específica

Na gênese da imunidade adquirida, cabe ao macrófago alveolar assumir o papel de célula apresentadora, decodificando os componentes antigênicos do bacilo e os apresentando (sinalizando) ao sistema imunológico celular. Antígenos resultantes da degradação bacilar no interior dos lisofagossomos se prendem a uma proteína transportadora que chega até a periferia do macrófago, onde se ligam a receptores de células T.

É na imunidade celular, com a proliferação e a diferenciação de linfócitos TCD4-TCD8, e na interação por meio de linfocinas com os macrófagos, que o organismo estabelece e organiza suas defesas contra os bacilos. Os linfócitos T "auxiliares" (*T-helper*) produzem dois tipos de resposta inflamatória. Uma reação do tipo 1, mediada pelo linfócito Th1, que secreta principalmente interleucina-2 e interferon-gama, substâncias que ampliam a atividade fagocitária do macrófago. Outra reação, do tipo 2, mediada pelo linfócito Th2, com participação de interleucinas, que promovem a coalescência de granulomas, fagocitose inespecífica, apoptose celular com liberação de enzimas lisossômicas, entre elas o fator de necrose tumoral, provoca destruição tecidual.

Quando esse processo de defesa é bem-sucedido, constitui-se um equilíbrio parasita/hospedeiro, com bloqueio de proliferação bacilar e expansão da lesão, impedindo o aparecimento da doença. Os fatores mais relevantes são os que interferem diretamente na imunidade do hospedeiro.

Manifestações clínicas

A TB se manifesta como uma síndrome infecciosa, geralmente crônica, com início insidioso e podendo apresentar sintomas gerais como febre de baixa intensidade e vespertina, astenia, anorexia, perda ponderal e sudorese noturna. Além de sintomas gerais, os sintomas específicos dependem da localização da doença. A forma clínica mais frequente é a pulmonar, correspondendo a 85% dos casos.

TB pulmonar

A TB pulmonar não apresenta manifestações clínicas próprias, específicas, que permitam diferenciá-la de outras doenças respiratórias. Por esse motivo, aspectos relativos a contexto epidemiológico e características de *status* imunológico do paciente devem ser considerados no algoritmo para casos suspeitos de TB. Na TB pulmonar a tosse é o sintoma dominante, podendo ser inicialmente seca, evoluindo para produtiva, com expectoração mucoide ou purulenta. O tempo de tosse é importante na suspeita clínica e indicação de investigação de TB. Na população geral, tosse com duração superior a duas semanas, TB deve ser investigada, mesmo quando se apresente como sintoma isolado, sem sintomas gerais. Em populações especiais como pessoas vivendo com HIV, pessoas privadas de liberdade, população em situação de rua, indivíduos que vivem em abrigos ou albergues, a investigação de TB deve ser realizada independentemente da duração da tosse.

Outros sintomas podem estar presentes na TB pulmonar como hemoptise (especialmente em formas cavitárias da doença), dor torácica e, menos frequentemente, dispneia (em pacientes com extenso comprometimento de parênquima pulmonar). Nos pacientes com maior tempo de evolução pode ocorrer dispneia, dependendo do volume do líquido pleural

TB extrapulmonar

As formas extrapulmonares, que TB correspondem a cerca de 15% dos casos diagnosticados, apresentam sintomas e sinais dependentes dos órgãos ou sistemas acometidos. A ocorrência de TB extrapulmonar aumenta em pacientes coinfectados pelo HIV (principalmente aqueles com comprometimento grave). O diagnóstico clínico presuntivo não é suficiente e são necessários exames complementares, quase sempre procedimentos invasivos, para confirmação do diagnóstico. A coleta de amostra clínica depende do local comprometido e deve ser encaminhada para exames bacteriológicos, moleculares e histopatológicos. As formas mais frequentes de TB extrapulmonares são de localização pleural e ganglionar.

A TB pleural é a forma extrapulmonar mais comum em população HIV negativa. A apresentação clínica da doença pode cursar com dor torácica ventilatório-dependente (tipo pleurítica), tosse seca, além de sintomas gerais como febre, anorexia e perda ponderal. Nos pacientes com maior tempo de evolução dos sintomas pode ocorrer dispneia a depender do volume do líquido pleural. Para confirmar o diagnóstico de TB pleural, a toracocentese com biópsia de pleura é necessária para coleta de amostra de líquido pleural e fragmento de tecido pleural para exames complementares (bioquímicos, bacteriológicos e histopatológico).

A TB ganglionar é a forma extrapulmonar mais frequente em pessoas que vivem com HIV (PVHIV) e em crianças. As cadeias ganglionares mais acometidas são a cervical, supraclavicular e mediastinal, podendo ser unilateral ou bilateral (geralmente assimétrico). A linfadenomegalia é de curso geralmente insidioso e subagudo. Ao exame físico, os linfonodos podem se apresentar indolores à palpação, endurecidos ou amolecidos (com flutuação), aderidos a planos profundos, podendo evoluir para flutuação/fistulização espontânea com eliminação de secreção e processo inflamatório na pele adjacente. Para confirmação diagnóstica é necessário coleta de amostra por punção aspirativa do linfonodo ou ressecção ganglionar para exames bacteriológicos de histopatológico.

A TB meningoencefálica é a forma mais grave de TB. É responsável por 3% dos casos de TB em população HIV negativa e em 10% em PVHIV. O quadro clínico é de meningoencefalite de curso insidioso podendo ser forma subaguda ou crônica. Na forma subaguda, os sintomas são cefaleia, irritabilidade, alteração de comportamento, sonolência, anorexia, vômitos, febre, fotofobia e sinais de irritação meníngea (rigidez de nuca) por tempo superior a duas semanas. Também podem apresentar sinais neurológicos focais, como alteração de pares cranianos. Na forma crônica a cefaleia pode persistir por semanas até que o surgimento de alteração de pares cranianos. Outra forma de TB do sistema nervoso é o tuberculoma que se apresenta com quadro de lesão expansiva cerebral e apresentar complicação como síndrome de hipertensão intracraniana e coma.

A forma osteoarticular da TB acomete principalmente coluna, regiões de joelhos e coxofemural. A espondilite tuberculosa é a forma mais frequente, respondendo por

50% dos casos de osteoarticular. Ela afeta mais a coluna lombar e torácica baixa, com envolvimento característico da porção anterior do corpo vertebral e disco intervertebral. Os sintomas clínicos são dor lombar e ou torácica e à palpação local, além de sudorese noturna. O colapso e achatamento das vértebras resulta em cifoescolise (Mal de Pott). Em casos mais graves, sintomas neurológicos como parestesias, alteração de marcha e paraplegia podem estar presentes. Os exames de imagem (especialmente ressonância magnética) ajudam no diagnóstico diferencial com processos neoplásicos, mas a coleta de amostra de tecido ósseo é essencial para o diagnóstico.

Diagnóstico

Em pacientes com quadro clínico sugestivo de TB, a confirmação do diagnóstico da doença é fundamental. Exames de imagem e métodos laboratoriais são importantes ferramentas de apoio no diagnóstico da TB.

Diagnóstico bacteriológico

• Baciloscopia

A baciloscopia é uma importante ferramenta no diagnóstico de TB pela possibilidade de detecção de pacientes bacilíferos que alimentam a cadeia de transmissão da doença. A pesquisa de bacilos álcool-ácido resistentes (BAAR), pela técnica de Ziehl-Nielson, é um método simples, de baixo custo e amplamente utilizado no Brasil. Mas esse método apresenta limitações. Para uma baciloscopia positiva é necessária a presença de pelo menos 5.000 bacilos por ml de escarro. A sensibilidade varia, em média, de 40% a 60%, podendo alcançar 80% em lesões cavitarias com grande população bacilar. Por outro lado, em lesões mínimas a sensibilidade da baciloscopia reduz substancialmente, chegando em 20%. Em populações coinfectadas pelo HIV, a sensibilidade do método também é menor (20% a 40%). A baciloscopia está indicada em outros materiais biológicos (líquido pleural, liquor, aspirado de linfonodos, lavado broncoalveolar e amostras de biópsias) para investigação de TB extrapulmonar.

Alguns fatores que influenciam a sensibilidade do método incluem a qualidade da amostra, técnica de coloração/centrifugação, experiência do profissional de laboratório em leitura da lâmina e a prevalência de TB na população testada. Assim, a baciloscopia negativa não exclui o diagnóstico de TB e, por outro lado, a detecção de BAAR em amostra clínica não exclui a possibilidade de diagnóstico de outras micobacterioses não tuberculosas.

• Cultura para micobactérias

A cultura para micobactérias é considerada o método padrão-ouro para o diagnóstico de TB. Em espécimes respiratórias a sensibilidade é superior à da baciloscopia (cerca de 80%) e a especificidade de 98%.

Idealmente, todos os espécimes clínicos devem ser inoculados em meio de culturas para micobactérias por quatro principais razões:

1. A cultura é muito mais sensível que a baciloscopia, sendo capaz de detectar 10 bacilos por ml de material.

2. O crescimento de bacilo em cultura é necessário para a precisa identificação de espécie de micobactéria.

3. A realização de teste de sensibilidade aos fármacos anti-TB requer o isolamento de *M. tuberculosis* em cultivo.

4. A genotipagem de organismos cultivados pode ser útil para identificar *link* entre pacientes ou para detectar contaminação cruzada em laboratório.

Os métodos para cultura de micobactérias utilizam a semeadura da amostra em meios de cultura sólidos ou meios líquidos. Os meios de cultura sólidos à base de ovo (Löwenstein-Jensen ou Ogawa-Kudoh) são os mais utilizados na rotina de serviços por apresentarem a vantagem de menor custo e um baixo índice de contaminação. Por outro lado, a desvantagem dos meios sólidos é um tempo maior de detecção de crescimento bacteriano que pode variar de duas a oito semanas. Por essa razão, o meio de cultura líquido, se disponível, deve ser utilizado através de sistemas automatizados não radiométricos *Mycobacteria Growth Indicator Tube* – MGIT (Becton Dickinson, Sparks, MD, EUA), para reduzir o tempo de liberação do resultado da cultura (que varia em média 10 dias, se positivo, e 42 dias, se negativo).

A partir do crescimento bacteriano em cultura, duas etapas devem ser complementadas:

1. Identificação de espécie de micobactéria.

2. Teste de sensibilidade aos fármacos anti-TB.

O resultado de cultura positiva confirma o diagnóstico de micobacteriose, sendo necessária a realização do exame de identificação de espécie para definir se é um caso de TB ou de isolamento de micobactéria não tuberculosa (MNT). A identificação de espécie é feita por métodos bioquímicos e fenotípicos ou por meio de técnicas moleculares. Os métodos disponíveis para teste de sensibilidade (TS) aos fármacos anti-TB são:

1. Método das proporções que utiliza o meio de cultura sólido, com resultados em até 42 dias de incubação.

2. Método automatizado que utiliza o meio de cultura líquido com liberação de resultados em cerca de 13 dias.

3. Métodos genotípicos com identificação de mutações que conferem resistência aos medicamentos anti-TB.

• Testes moleculares

O teste rápido molecular para TB (TRM-TB, Xpert MTB/RIF (Cepheid EUA) é um teste de amplificação de ácidos nucleicos utilizado para detecção de DNA do complexo *M. tuberculosis* e triagem de cepas resistentes à Rifampicina pela técnica de reação em cadeia da polimerase (PCR) em tempo real. O resultado é liberado em cerca de duas horas e é necessária apenas uma amostra de escarro.

Em 2011, a OMS recomendou a utilização do Xpert MTB/RIF como ferramenta inicial e preferencial para diagnóstico rápido de TB e de detecção de resistência à rifampicina. A sensibilidade do Xpert MTB/RIF é de 90% em adultos e a especificidade de 99% na identificação de casos de TB. O teste apresenta alta sensibilidade também na detecção de resistência à rifampicina (95%).

No Brasil, o Xpert MTB/RIF foi implementado na rede do SUS em 2014, sendo denominado de Teste Rápido Molecular para TB (TRM-TB). A recomendação do Ministério da Saúde (MS) é a utilização do TRM-TB em amostras diversas (escarro espontâneo, escarro induzido, lavado broncoalveolar e lavado gástrico) de casos suspeitos de TB pulmonar ou laríngea como estratégia inicial nos municípios onde há disponibilidade do teste. Outra indicação de utilização do TRM-TB é a detecção rápida de resistência à Rifampicina em casos de retratamento ou falência de tratamento. Para diagnóstico de TB extrapulmonar o TRM-TB e pode ser realizado em outras amostras biológicas já validadas (aspirado de linfonodos, liquor, macerado de tecidos).

Como estratégia de aprimoramento do método molecular (especialmente em amostras paucibacilares), foi lançado uma nova versão de cartucho – o Xpert MTB-RIF Ultra (Cepheid) com maior sensibilidade na detecção de TB, especialmente em amostras paucibacilares. Essa nova versão Ultra, já disponível no Brasil, tem a sensibilidade semelhante à da cultura líquida. A Figura 12.8.1 mostra algoritmo diagnóstico de TB pulmonar e laríngea.

Outro tipo de método molecular recomendado pela OMS para utilização em amostras respiratórias é o *Line Probe Assay* (LPA) para diagnóstico de TB drogaressistente (TBDR). Comercialmente, encontram-se disponíveis o Geno Type MTBDRplus® (detecta resistência à rifampicina e isoniazida) e o Geno Type MTBDRsl® (detecta resistência aos injetáveis de drogas de segunda linha). O LPA é uma metodologia complexa que exige alta infraestrutura laboratorial e técnicos especializados, mas tem a vantagem de liberação rápida do perfil mais completo de resistência em 48 horas.

Diagnóstico por imagem

• Radiografia de tórax

No diagnóstico por imagem de caso suspeito de TB a radiografia de tórax é o método de escolha na avaliação inicial por ser de mais fácil execução, mais acessível, de baixo custo e com menor exposição à radiação. As alterações radiográficas ad TB pulmonar podem variar conforme a forma primária ou secundária (pós-primária) da doença. A apresentação radiológica mais frequente na TB primária, mais comum em crianças, é a linfadenomegalia hilar e/ou mediastinal que pode ocasionar atelectasia obstrutiva por compressão brônquica extrínseca (epituberculose), sendo a síndrome do lobo médio a expressão mais conhecida. Outra manifestação radiológica da TB primária é a forma pneumônica, caracterizada por consolidações segmentares ou lobares, muitas vezes com aspectos semelhantes à da pneumonia bacteriana típica. O derrame pleural como manifestação de doença tuberculosa primária pode ocorrer em menor frequência (6 a 8% dos casos). A TB miliar, com achados de opacidades reticulomicronodulares difusas, é a apresentação mais grave da doença primária, decorrente da disseminação hematogênica do *M. tuberculosis* pelo parênquima pulmonar.

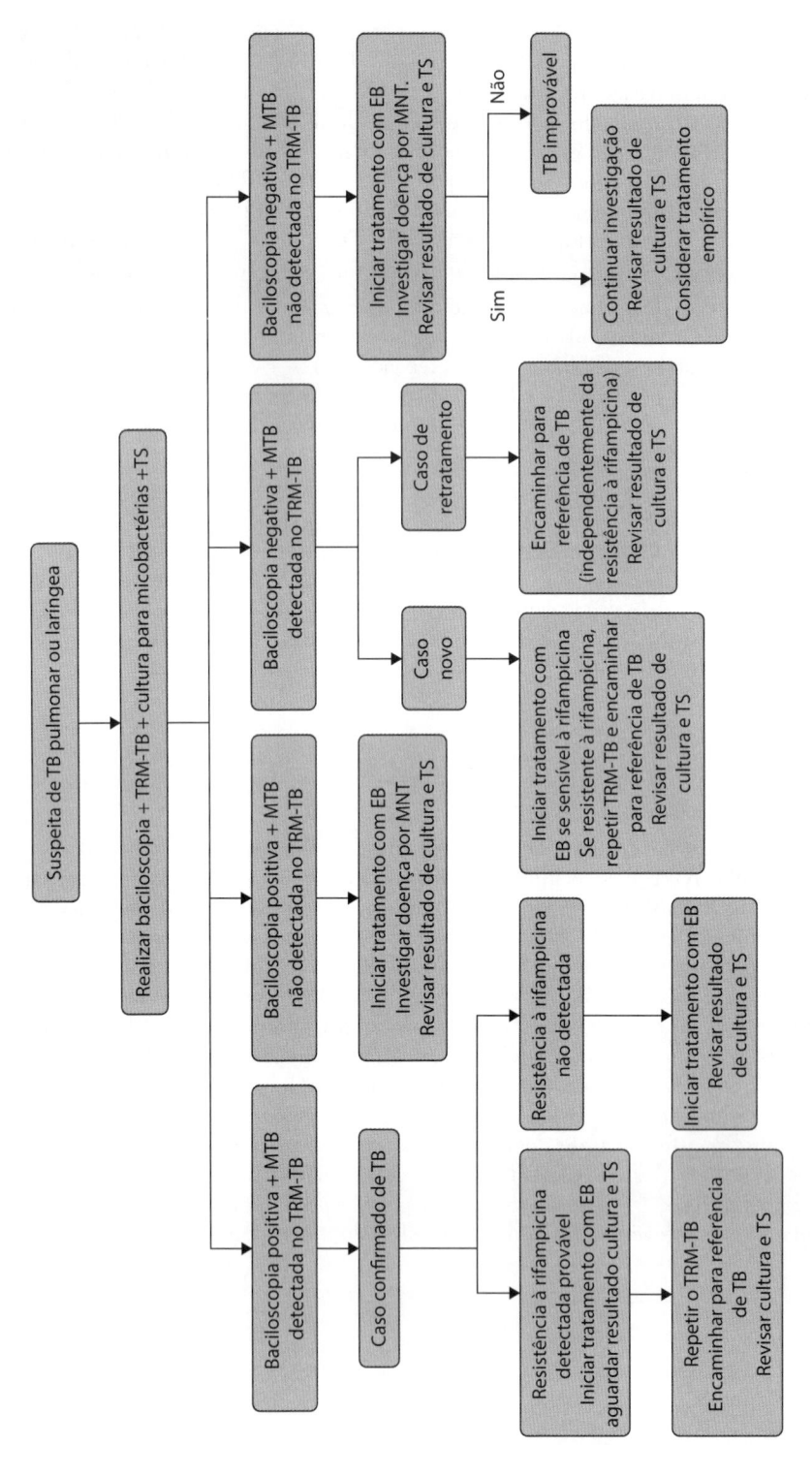

Figura 12.8.1 – Algoritmo diagnóstico de TB pulmonar e laríngea em adultos e adolescentes.

Na TB pós-primária, mais frequente em adultos e adolescentes, as manifestações radiológicas são múltiplas, tais como pequenos nódulos agrupados, opacidades heterogêneas segmentares ou lobares, nódulos de 1-3 cm de diâmetro, cavidades de paredes espessas com disseminação broncogênica, derrame pleural, entre outras (Figura 12.8.2). As lesões são de localização preferencial nos segmentos apicais e posteriores dos lobos superiores, além dos segmentos superiores dos lobos inferiores. Geralmente comprometem mais de um lobo e são bilaterais.

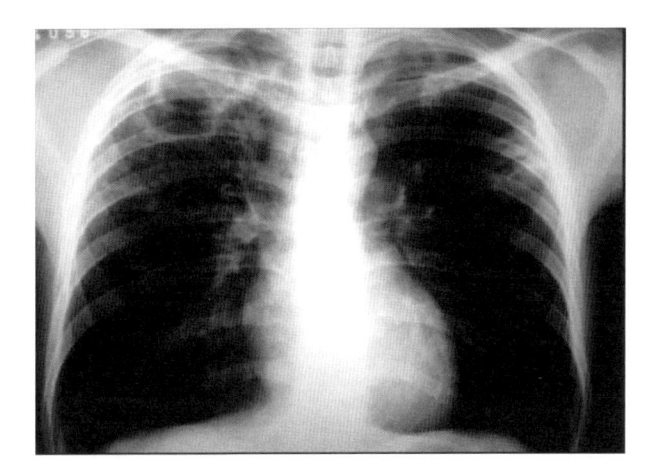

Figura 12.8.2 – Radiografia de tórax (PA) mostrando cavidades de paredes espessas e lesões acinares de permeio em TB ativa forma pós-primária.

• Tomografia computadorizada de tórax

Embora o método de imagem preferencial para TB seja a radiografia de tórax, a tomografia computadorizada de tórax (TC de tórax) representa, adicionalmente, uma importante ferramenta de auxílio diagnóstico em casos selecionados. A TC tem maior sensibilidade e especificidade do que a radiografia de tórax, podendo evidenciar alterações imperceptíveis pelo método radiográfico.

As indicações de TC de tórax em casos suspeitos de TB podem ocorrer em algumas situações específicas, como:

1. Casos com suspeita clínica de TB com radiografia de tórax normal.
2. Casos suspeitos sem confirmação bacteriológica (baciloscopia negativa, TRM-TB não detectado).
3. Casos suspeitos de TB quando a radiografia de tórax não foi esclarecedora (diagnóstico diferencial com outras doenças pulmonares).
4. Casos com necessidade de avaliação mais detalhada do mediastino.
5. Casos com doença difusa.
6. Avaliação de extensão da doença parenquimatosa.
7. Presença de alterações endobrônquicas.
8. Avaliação de complicações de TB ou indicações cirúrgicas da doença.

Alguns achados tomográficos são mais sugestivos de TB ativa como nódulos centro-lobulares de distribuição segmentar (algumas vezes apresentando padrão de "arvore em brotamento"), cavidades de paredes espessas, consolidações (com ou sem broncograma aéreo), nódulos e espessamento de parede brônquica.

Os nódulos centrolubulares, representativos da disseminação broncogênica, são o achado tomográfico mais frequente na fase ativa da doença (82% a 100%). Esses nódulos tendem a confluir e formar nódulos maiores (Figura 12.8.3). A presença de cavidades (de paredes espessadas) é um importante indicativo de Tb ativa. A TC de tórax permite evidenciar pequenas cavidades não visualizadas à radiografia. O aspecto de consolidação segmentar ou lobar é observado em 47% a 62% dos casos e pode estar associado à linfa-denomegalia hilar ou mediastinal.

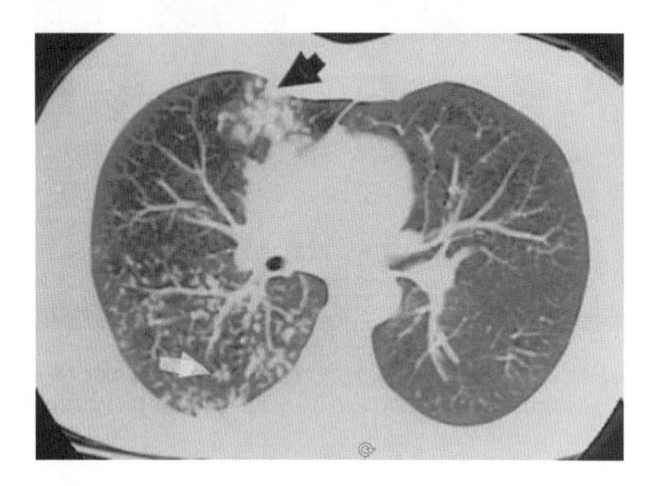

Figura 12.8.3 – TC de tórax. Nódulos centrolobulares de distribuição segmentar confluentes na região anterior do pulmão direito (seta preta). Na região posterior os nódulos com aspecto de "árvore em brotamento" (seta branca). Fonte: Bombarda S, et al. Imagem em tuberculose pulmonar. J Pneumol 2001;27(6):329-40.

Diagnóstico histopatológico

O exame histopatológico representa uma importante ferramenta para diagnóstico de TB pulmonar e extrapulmonar a partir de fragmentos de tecidos obtidos por biópsia. O achado histopatológico clássico mais frequente é o granuloma com necrose caseosa, formado por histiócitos epitelioides, geralmente acompanhados de número variável de células gigantes multinucleadas e linfócitos, rodeando um núcleo central necrótico. O granuloma pode apresentar aspecto mal formado e sem necrose central em pacientes imunodeprimidos.

A presença de granuloma com necrose caseosa está presente também em outras doenças granulomatosas infecciosas (doença causada por micobactérias não tuberculo-sas e micoses). Assim, o achado histopatológico deve ser complementado pela pesquisa de patógenos no interior do granuloma (bacilos álcool-ácido resistentes e fungos), através de colorações especiais. O achado de granuloma sem necrose de caseificação deve ser interpretado à luz de quadro clínico-radiológico, pois é imprescindível o diagnóstico diferencial com outras doenças granulomatosas, como silicose, sarcoidose, pneumonite de hipersensibilidade, entre outras. Uma vez que outras doenças granulomatosas infecciosas podem mostrar aspectos histopatológico de granuloma com necrose central, é importante obter um a dois fragmentos de tecido de biópsia, armazenados em água destilada ou soro fisiológico a 0,9%, para realização de exames bacteriológicos para confirmação de TB (baciloscopia, TRM-TB e, especialmente cultura para micobactérias com posterior identificação de espécie).

O diagnóstico de TB extrapulmonar oferece dificuldades especialmente pela natureza paucibacilares das amostras de biópsia e a falta de quantidade e volume de fragmentos necessários para a realização de exame histopatológicos e bacteriológicos. Na TB pleural, a presença de granuloma com necrose caseosa, identificada em 70% dos casos, é altamente sugestivo de TB (mesmo na ausência de confirmação pela cultura para micobactéria do fragmento de pleura). Quando o exame de histopatológico é associado à cultura para micobactéria do fragmento de pleura, observa-se um acréscimo do rendimento diagnóstico para 90%.

O diagnóstico histopatológico da TB ganglionar, com observação de presença de 90% dos casos de biópsia incisional, mostra resultados inconsistentes por mimetizar outras doenças infecciosa granulomatosas que acometem também linfonodos (como micobacterioses não tuberculosas, especialmente doença por *M. avium*, doenças fúngicas e sarcoidose). A aspiração do linfonodo por agulha fina é um método utilizado como alternativa à biópsia incisional, especialmente pela facilidade de coleta de aspirado para exames bacteriológicos. A baciloscopia do aspirado linfonodal é positiva em 10-25% e a cultura em 50-90% dos casos. O TRM-TB do aspirado linfonodal mostra bom rendimento, definindo doença tuberculosa em cerca de 25% dos casos. O rendimento dos exames bacteriológicos do aspirado ganglionar é maior em PVHIV com imunodepressão grave.

Outras formas de TB extrapulmonar dependem de exames invasivos para coleta de amostra de biópsia para definição diagnóstica (histopatológica e bacteriológica), como a osteoarticular (especialmente a de coluna vertebral), intestinal, pericárdica, pele, entre outras.

Infecção latente por tuberculose

A infecção latente por TB (ILTB) é definida como um estado de resposta imune persistente à estimulação de antígenos de *M. tuberculosis* na ausência de doença ativa. Estimativas da OMS sinalizam que um terço da população mundial é infectado pelo *M. tuberculosis*. O risco de desenvolver TB ativa em indivíduos com ILTB documentada é de 5-10% ao longo da vida. O maior risco de adoecimento por TB se concentra nos dois primeiros anos após a primo-infecção, mas o período de latência pode se estender por muitos anos ou mesmo décadas. Por outro lado, o risco de desenvolvimento de doença tuberculose após infecção depende de vários fatores, sendo o mais importante o *status* imunológico do hospedeiro. Em condições que cursam com comprometimento do sistema imune, especialmente em infecção pelo HIV, o risco de desenvolvimento de TB ativa aumenta de maneira significativa.

A reativação de TB pode ser evitada pelo tratamento preventivo. Os tratamentos para ILTB atualmente disponíveis têm uma eficácia de 60-90%. Apesar de grande parcela da população estar infectada pelo *M. tuberculosis*, não há indicação de investigação indiscriminada de ILTB na população geral. Assim, é importante a identificação de grupos populacionais que apresentam potencial benefício com o tratamento da ILTB, ou seja, com maior risco de adoecimento por TB.

Atualmente, com a ampliação das indicações de uso de imunobiológicos em diversas condições clínicas (especialmente doenças reumatológicas, dermatológicas e gastroenterológicas), o diagnóstico e tratamento da ILTB tem despertado interesse mais abrangente. Nem todas os medicamentos imunobiológicos atualmente disponíveis apresentam o mesmo risco de reativação de TB em pessoas com ILTB. Os inibidores de TNF alfa mostram risco potencial de reativação de TB superior quando comparado às outras classes de imunobiológicos.

As indicações de condições de investigação de ILTB apresentam pontos de divergência entre as recomendações da OMS e as do Ministério da Saúde (MS):

1. A OMS não recomenda investigação de ILTB em tabagistas, pacientes diabéticos e pessoas com baixo peso.
2. Não há menção a indicação em pacientes com neoplasia com uso de drogas imunossupressora, neoplasias de cabeça e pescoço, linfomas e outras neoplasias hematológicas, alterações radiológicas fibróticas compatíveis com sequela de TB e calcificações isolada (sem fibrose) na radiografia de tórax.
3. As indicações de populações com indicação de investigação de ILTB recomendadas pelo Ministério da Saúde (MS) do Brasil são apresentadas no Quadro 12.8.1.

Quadro 12.8.1 – Populações com indicação de investigação de ILTB

- Contatos de adultos e crianças com TB pulmonar ou laríngea
- PVHIV com CD4+ ≥ 350 cel/mm³
- Pessoas com indicação de uso de inibidores de TNF alfa ou corticosteroides (equivalente a doses maiores de prednisona por período > 1 mês)
- Pessoas com alterações radiológicas fibróticas sugestivas de sequela de TB
- Pré-tranplante com provável uso de terapia imunossupressora
- Silicose
- Neoplasias de cabeça e pescoço, linfomas e outras neoplasias hematológicas
- Neoplasia em terapia imunossupressora
- Insuficiência renal em diálise
- Diabetes mellitus
- Baixo peso (< 85% do ideal)
- Tabagistas (> 1 maço/dia)
- Calcificação isolada (sem fibrose) na radiografia de tórax
- Profissionais de saúde que trabalham em unidades prisionais ou em instituições de longa permanência

Fonte: Ministério da Saúde. Secretaria de Vigilância em Saúde. Departamento de Vigilância das Doenças Transmissíveis. Manual de Recomendações para o Controle da Tuberculose no Brasil. 2019 (adaptado).

Diagnóstico da ILTB

O rastreio da ILTB deve ser iniciado pela exclusão de TB ativa. Para diagnóstico de ILTB não há, até o conhecimento atual, teste considerado como padrão ouro. Dois testes são utilizados na abordagem diagnóstica da ILTB:

1. Teste Tuberculínico (TT).
2. Testes de liberação de interferon gama (IGRAs, *interferon gamma release assay*).

O TT é o teste mais antigo, com ampla utilização no Brasil, e avalia a hipersensibilidade tardia ao antígeno micobacteriano (ponto de corte em 5 mm). O teste IGRA avalia a resposta imune mediada por células através da liberação de interferon gama por linfócitos, após exposição *in vitro* de amostra sanguínea a antígenos específicos do *M. tuberculosis*. Ambos os testes apresentam vantagens e limitações apresentadas no Quadro 12.8.2. Os resultados positivos de pelo menos um teste ou ambos (IGRA, TT) são considerados na definição de caso de ILTB. O IGRA tem melhor especificidade por não apresentar reação cruzada com BCG ou infecção por MNT) e seria escolha preferencial por maior acurácia na detecção de ILTB em populações com condição de imunossupressão.

Quadro 12.8.2 – Comparação entre Teste Tuberculínico (TT) e IGRA no diagnóstico de ILTB

	TT	IGRA
Técnica do exame	Necessita laboratório bem equipado	Não necessita infraestrutura laboratorial
Número de visitas ao serviço de saúde	Duas visitas (inoculação de PPD e leitura)	Única visita para coleta de sangue
Custo financeiro	Baixo custo	Alto custo
Interferência de BCG e MNT	Possibilidade de resultados falso positivos em vacinados com BCG e em infecção por MNT	Não sofre interferência do BCG e de infecção por MNT. Utilização de antígenos específicos de Complexo *M. tuberculosis*
Sensibilidade	Variável, em média ~ 75%-80%	Similar ao TT: 75%-80%
Especificidade	Alta em não vacinadas (~ 97%) Baixa, variável em vacinados com BCG (~ 60%)	Alta (93%-99%) em vacinados e não vacinados com BCG
Resultados "indeterminados"	Sem resultados "indeterminados"	Possibilidade de resultados "indeterminados"

Fonte: Ministério da Saúde. Secretaria de Vigilância em Saúde. Departamento de Vigilância das Doenças Transmissíveis. Manual de Recomendações para o Controle da Tuberculose no Brasil. 2019 (adaptado).

Tratamento da ILTB

O tratamento da ILTB reduz em 60% a 90% o risco de adoecimento por TB. A isoniazida (H) foi a droga classicamente utilizada no tratamento da ILTB, em regimes com duração de 6 a 9 meses. Entretanto, apesar da elevada eficácia, os regimes com H apresentam importante limitação de efetividade pela prolongada duração que resulta em problemas relacionados à adesão e consequente redução de proporção de completitude do tratamento.

Com o objetivo de encurtar o período de tratamento com melhora na adesão, outros regimes foram avaliados em estudos clínicos, mostrando eficácia similar ao do uso da H por 6 a 9 meses. Assim, regimes com rifampicina (R) por 4 meses e rifapentina associada na H por 3 meses (uso de 1 dose semanal) são atualmente recomendados pela OMS. A rifapentina é uma rifamicina (mesmo grupo da rifampicina), mas tem uma meia vida mais longa, permitindo a utilização uma vez por semana. Em agosto de 2021, o MS publica nota técnica recomendando a utilização de regime contendo rifapentina no tratamento da ILTB. As opções de regimes de tratamento da ILTB recomendados pela OMS são sumarizados no Quadro 12.8.3.

Quadro 12.8.3 – Regimes de tratamento da ILTB

Regime	Dose por faixa de peso				
6 ou 9 meses de isoniazida (6H ou 9H): -180 ou 270 doses	Idade ≥ 10 anos: 5 mg/kg/dia				
	Idade < 10 anos: 10 mg/kg/dia				
4 meses de rifampicina (4R): ~ 120 doses	Idade ≥ 10 anos: 10 mg/kg/dia				
	Idade < 10 anos: 15 mg/kg/dia				
3 meses de rifapentina + Isoniazida (3HP): 12 doses	Idade: 2 – 14 anos Medicamentos /formulações:	10-15 kg	16-23 kg	24-30 kg	31-34 kg	> 34 kg
	Isoniazida (100 mg)	3 comp.	5 comp.	6 comp.	7 comp.	7 comp.
	Rifapentina (150 mg) (doses 1 vez/semana)	2 comp.	3 comp	4 comp.	5 comp.	5 comp.
	Idade > 14 anos Medicamentos/ formulações:	30-35 kg	36-45 kg	46-55 kg	56-70 kg	> 70 kg
	Isoniazida (300 mg)	3 comp.	3 comp.	3 comp.	3 comp.	3 comp.
	Rifapentina (150 mg) (doses 1 vez/semana)	6 comp.	6 comp.	6 comp.	6 comp.	6 comp.
1 mês de rifapentina + Isoniazida (1HP): 24 doses	Idade > 13 anos (qualquer faixa de peso) Medicamentos/formulações: Isoniazida (300 mg) 3 comp/dia Rifapentina (150 mg) 6 comp/dia				

Fonte: World Health Organization. Consolidated guidelines on tuberculosis. Module 1: prevention – tuberculosis preventive treatment. Geneva Switzerland:WHO, 2020 (adaptado).

Tratamento da TB

O princípio da quimioterapia múltipla na tuberculose está estabelecido desde que estudos em laboratório e modelos *in vitro* e *in vivo* demonstraram as particularidades da multiplicação diferenciada de seu agente etiológico, conforme a menor ou maior oferta de oxigênio. As distintas velocidades de crescimento nos meios intra e extracelular, nas lesões caseosas fechadas e nas paredes de lesões cavitarias correspondem a populações de multiplicação geométrica, mais sensíveis à ação dos medicamentos e populações persistentes, caracterizadas por multiplicação lenta ou intermitente e por exigir tempo prolongado de uso de medicamentos para sua eliminação. Fundamentam-se, assim, as bases terapêuticas da associação medicamentosa para neutralizar bacilos naturalmente resistentes e do tempo prolongado de tratamento para eliminação dos persistentes. O uso isolado de apenas um fármaco revela a alta proporção de mutantes resistentes e esclarece o fenômeno das resistências natural, primária e adquirida, e a consequente necessidade de associação medicamentosa.

Foi a observação da proporcionalidade direta de populações de bacilos persistentes e resistentes, aliada à morbidade da doença com a população bacilar total, que deu origem ao princípio do tratamento bifásico, que permanece vigendo até a atualidade: uma fase chamada inicial ou de ataque e uma de manutenção. A primeira, objetivando a rápida redução da carga bacteriana, prevenindo a resistência, e a segunda, impedindo a reativação da doença ou recidivas, por meio da esterilização dos bacilos resistentes. Esse conhecimento das características bacilares, aliado às propriedades farmacológicas dos medicamentos e aos experimentos laboratoriais, permitiu discriminar a formação de esquemas de tratamento, ou seja, a associação de medicamentos. Sua articulação com os ensaios terapêuticos propiciou elucidar os melhores regimes, isto é, como usar os fármacos.

Permanecem os princípios básicos que norteiam o tratamento da tuberculose:

1. Apesar de doença clinicamente grave, a doença é potencialmente curável na totalidade dos casos novos, desde que usados esquemas eficazes e regimes adequados

2. A associação medicamentosa adequada, doses corretas, uso por tempo suficiente e, sobretudo, a regularidade na ingestão dos medicamentos são os meios para evitar a persistência bacteriana e o desenvolvimento de resistência, assegurando, assim, a cura.

3. A detecção e o tratamento dos pacientes bacilíferos são as prioridades no controle da doença porque permitem anular rapidamente as principais fontes de infecção.

4. O tratamento para caso suspeito de tuberculose sem comprovação bacteriológica deve ser iniciado após tentativa de tratamento inespecífico, com antibiótico de largo espectro, sem melhora dos sintomas. Uma vez iniciado o tratamento, este não deve ser interrompido, salvo após rigorosa revisão clínica e laboratorial que implique mudança de diagnóstico.

5. Compete aos serviços de saúde prover os meios necessários para que todos os indivíduos com diagnóstico de tuberculose possam ser, sem atraso, adequadamente tratados.

A rifampicina (R), descoberta em 1966 e introduzida nos esquemas terapêuticos em 1971, representou o mais importante marco no tratamento da TB, devido à sua potente atividade esterilizante contra o *M. tuberculosis*, tanto na fase de multiplicação rápida, quanto na de manutenção de tratamento. Foi, portanto, a incorporação desse fármaco, na década de 70, na composição de esquemas de tratamento da TB, o que possibilitou a adoção de regimes com significativa redução do tempo de tratamento de 12 para 6 meses, conformando os chamados regimes de curta duração.

O atual regime para tratamento da tuberculose, recomendado mundialmente, é composto de uma associação de fármacos de comprovada eficácia, utilizada desde a década de 70, quando ainda havia uma ideia de que finalmente o controle da doença seria alcançado. Esse conceito foi substituído pela evidência de que a efetividade do tratamento depende não só da disponibilidade de um regime associando fármacos eficazes, mas também de outros fatores, tais como, uma adequada estruturação dos programas de controle da TB, envolvendo ações para assegurar a adesão.

Para os casos de TB com bacilos sensíveis aos medicamentos (casos novos e retratamentos após abandono e por recidiva) está indicado o Esquema Básico para adultos e adolescentes, composto por quatro fármacos na fase intensiva (rifampicina, isoniazida, pirazinamida e etambutol), nos primeiros dois meses, e dois fármacos na fase de manutenção (rifampicina e isoniazida), por mais quatro meses. A apresentação dos medicamentos que compõem o Esquema Básico é de comprimidos em doses fixas combinadas de quatro e dois fármacos, cuja posologia dependerá da faixa de peso (Quadro 12.8.4). O Esquema Básico está indicado para a forma pulmonar e extrapulmonares, inclusive para os co-infectados pelo HIV, exceto as apresentações meningo-encefálica e osteo-articular, que devem utilizar o esquema por 12 meses, sendo dois meses de RHZE, seguido de 10 meses de RH. O Esquema Básico para crianças menores de 10 anos é composto por três fármacos na fase intensiva (rifampicina, isoniazida e pirazinamida), e dois na fase de manutenção (rifampicina e isoniazida), igualmente por seis meses. O etambutol não faz parte deste esquema devido ao risco de ocorrência de neurite ótica, de difícil percepção por parte das crianças. Em caso de forma meningoencefálica e osteoarticular, usar o Esquema Básico para crianças com a fase de manutenção de 10 meses de duração.

Quadro 12.8.4 - Esquema básico para tratamento de TB em adultos e adolescentes

Esquema	Faixas de peso	Unidade/Dose	Duração
RHZE 150/75/400/275 mg (comprimidos em doses fixas combinadas)	20 a 35 kg	2 comprimidos	2 meses (fase intensiva)
	36 a 50 kg	3 comprimidos	
	51 a 70 kg	4 comprimidos	
	Acima de 70 kg	5 comprimidos	
RH 150/75 mg (comprimidos em doses fixas combinadas)	20 a 35 kg	2 comprimidos	4 meses (fase de manutenção)
	36 a 50 kg	3 comprimidos	
	51 a 70 kg	4 comprimidos	
	Acima de 70 kg	5 comprimidos	

Fonte: Ministério da Saúde. Secretaria de Vigilância em Saúde. Departamento de Vigilância das Doenças Transmissíveis. Manual de Recomendações para o Controle da Tuberculose no Brasil. 2019 (adaptado). R: rifampicina; H: isoniazida; Z: pirazinamida; E: etambutol.

Esquemas especiais, incluindo outros fármacos, são preconizados para diferentes situações, que levem à mudança de esquema: toxicidade de algum fármaco; alergia medicamentosa; comorbidades; interações com outros fármacos; e resistência a um ou mais medicamentos.

Os casos com indicação do Esquema Básico e suas variantes acima descritas, devem ser manejados, preferencialmente, em Unidades de Saúde de Atenção Primária. Os esquemas especiais, que utilizarão outros fármacos, possuem complexidade clínica e operacional que fazem com que o Ministério da Saúde recomende a sua utilização, preferencialmente, em unidades de referência, com perfis assistenciais especializados.

Os casos de TB que apresentem bacilos com resistência a fármacos (TBDR) devem ser manejados em unidades de referência terciárias do sistema de tratamento da TB. O Ministério da Saúde recomenda o uso de esquemas padronizados para os perfis de resistência mais frequentemente identificados, considerando o uso racional do arsenal terapêutico disponível. Para casos que fogem ao habitual, como combinações menos frequentes de resistências, presença de comorbidades, toxicidades e histórico de uso de múltiplos esquemas terapêuticos, tratamentos individualizados poderão ser elaborados, considerando as bases racionais para a composição deles. Para implementar o manejo dos casos de TBDR, recomenda-se que sejam utilizados testes moleculares rápidos para a detecção oportuna das resistências. A partir do conhecimento do padrão de resistência aos principais fármacos, a OMS preconiza o uso de regimes de tratamento que variam de 9 a 20 meses de duração. Há dois anos, pela disponibilidade do uso de um fármaco novo, com poder bactericida e esterilizante, a bedaquilina, foi possível elaborar esquemas de tratamento com fármacos exclusivamente orais. Outro novofármaco, a delamanida, foi atualmente incorporado ao arsenal terapêutico de manejo de TB multirresistente (TB-MDR, definida com caso com resistência associada a rifampicina e isoniazida) e TB extensivamente resistente (TB-XDR, definida como casos de TB-MDR com resistência adicional à fluoroquinolona e bedaquilina e linezolida). No Brasil, o esquema atual para tratamento de TB-MDR e TB-RR (TB resistente à rifampicina) é padronizado e utiliza quatro fármacos orais (com duração de 18 meses): bedaquilina, linezolida, levofloxacina e terizidona.

Referências bibliográficas

1. Global TB Report 2019. Reflections on the global TB burden, treatment and prevention efforts. Int Journal Infect Dis 113 suppl, S7-12, 2021.

2. World Health Organization. Guidelines for the programmatic management of drug-resistant tuberculosis emergency, update – 2021. Geneva: WHO; 2021.

3. Ministério da Saúde. Secretaria de Vigilância em Saúde. Coordenação Geral de Vigilância de Doenças de Transmissão Respiratória de Condições Crônicas (CGDR). Boletim Epidemiológico de Tuberculose-2022. Número especial. Março 2022.

4. Ministério da Saúde. Secretaria de Vigilância em Saúde. Departamento de Vigilancia de Doenças Transmissíveis. Manual de Recomendações para o controle da tuberculose no Brasil. 2ª. Edição, 2019.

5. Kritsky AL, Conde MB, Souza GRM. Tuberculose: do ambulatório a enfermaria. Rio de Janeiro: Atheneu; 2000.

6. Silva DR, Rabahi MF, Sant'Anna CC, Silva-Junior JLR, Capone D, Bombarda S et al. Consenso sobre o diagnóstico da tuberculose da Sociedade Brasileira de Pneumologia e Tisiologia. J Bras Pneumol. 2021;47(2):e20210054.

7. Imran D, Hill PC, McKnight J, van Crevel R; Tuberculous Meningitis International Research Consortium. Establishing the cascade of care for patients with tuberculous meningitis. Wellcome Open Res. 2019;4:177.

8. Shikhare SN, Singh DR, Shimpi TR, Peh WC. Tuberculous osteomyelitis and spondylodiscitis. Semin Musculoskelet Radiol. 2011 Nov;15(5):446-58.

9. Diagnostic Standards and Classification of Tuberculosis in Adults and Children. This official statement of the American Thoracic Society and the Centers for Disease Control and Prevention was adopted by the ATS Board of Directors, July 1999. This statement was endorsed by the Council of the Infectious Disease Society of America,September 1999. Am J Respir Crit Care Med. 2000;161(4 Pt 1):1376-95.

10. Kabir S, Parash MTH, Emran NA, Hossain ABMT, Shimmi SC (2021) Diagnostic challenges and Gene-Xpert utility in detecting Mycobacterium tuberculosis among suspected cases of Pulmonary tuberculosis. PLoS ONE. 2021;16(5): e0251858.

11. World Health Organization [homepage on the Internet]. Geneva: World Health Organization; c2017 [cited 2021 Feb 1]. WHO Meeting Report of a Technical Expert Consultation: non-inferiority analysis of Xpert MTB/RIF Ultra compared to Xpert MTB/RIF.

12. Steingart KR, Schiller I, Horne DJ, Pai M, Boehme CC, Dendukuri N. Xpert® MTB/RIF assay for pulmonary tuberculosis and rifampicin resistance in adults (Review). Cochrane Database of Systematic Reviews 2014, Issue 1. Art. No.: CD009593. DOI: 10.1002/14651858.CD009593.pub3.

13. Capone D, Capone RB, Souza RLP. Diagnóstico por imagem da tuberculose. Pulmão RJ. 2012;21(1):36-40.

14. Capone D. Radiologia na Tuberculose. In: Conde M, Fitterman J,Lima M, editors. Tuberculose. Rio de Janeiro: GEN/Guanabara Koogan; 2011, p. 231-42.

15. Bombarda S, Figueiredo CM, Funari MBG, Soares Jr J, Seiscento M, Terra Fo M. Imagem em tuberculose pulmonar. J Pneumol 2001;27(6):329-340.

16. Desai HM, Vaideeswar P, Gaikwad M, Amonkar GP. Pathology of pulmonary tuberculosis: has the tiger-changed it's stripes? Autops Case Rep [Internet]. 2022;12:e2021370.

17. Gupta M, Lobo FD, Adiga DSA, Gupta A. A Histomorphological Pattern Analysis of Pulmonary Tuberculosis in Lung Autopsy and Surgically Resected Specimens. Patholog Res Int 2016;2016:8132741.

18. World Health Organization Guidelines on the management of latent tuberculosis infection. Geneva: WHO; 2015.

19. World Health Organization. Latent tuberculosis infection: updated and consolidated guidelines for programmatic management. Geneva: WHO; 2018.

20. Xie X, Li F, Chen JW, Wang J. Risk of tuberculosis infection in anti-TNF- biological therapy: from bench to bedside. J Microbiol Immunol Infect. 2014;47(4):268-74.

21. Sterling TR, Njie G, Zenner D, Cohn DL, Reves R, Ahmed A et al. Guidelines for the Treatment of Latent Tuberculosis Infection:Recommendations from the National Tuberculosis Controllers Association and CDC, 2020. Recomm Rep. 2020 Fev 14; 69(1): 1-11.

22. Ho CS, Feng PI, Narita M, Stout JE, Chen M, Pascopela L et al. Comparison of three tests for latent tuberculosis infection in high-risk people in the USA: an observational cohort study. Lancet Infect Dis. 2022;22(1):85-96.

23. Borisov S, Dheda K, Enweren M, Leyet R, D'Ambrosio L, Centis R et al. Effectiveness and safety of bedaquiline-containing regimens in the treatment of MDRT and XDR TB: a multicentre study. Eur Respir J. 2017. 49:1700387.

24. Dalcolmo MP; Gayoso R, Sotgiu G, D'Ambrosio L, Rocha JL, Borga L et al. Resistance profile of drugs composing the shorter regimen for multidrug- resistant tuberculosis in Brazil, 2000-2015. Eur Respir J. 2017 12;49(4):1602309.

25. D'Ambrosio L, Centis R, Tiberi S, Tadolini M, Dalcolmo M, Rendon A et al. Delamanid and Bedaquiline to treat multidrug-resistant and extensively drug-resistant tuberculosis in children: a systematic review. J Thorac Dis 2017; 9(7):2093-101.

13 Doenças Pulmonares Intersticiais

13.1 Abordagem Geral

Carlos Alberto de Castro Pereira

Rimarcs Gomes Ferreira

Vanessa El Mir Arida

André Bezerra Botelho

Bruno Leôncio de Moraes Beraldo

Ana Carolina Resende

Introdução

As doenças pulmonares intersticiais (DPI) são afecções heterogêneas, agrupadas devido a achados clínicos, radiológicos e funcionais semelhantes. Além de condições que afetam isoladamente o interstício alveolar, são incluídas nesse grupo condições que envolvem o interstício do feixe broncovascular (axial) e diversas formas de bronquiolite, doenças de preenchimento alveolar, vasculites pulmonares, além das doenças intersticiais propriamente ditas, devido à semelhança de apresentação. Devido a esse conceito mais amplo, alguns autores preferem designar esse grupo de condições como "doenças pulmonares parenquimatosas difusas".

Mais de 150 causas para DPI são conhecidas, porém, um pequeno número de condições responde pela maioria das DPI atendidas. No Brasil, em nosso banco de dados, as doenças intersticiais associadas às doenças reumáticas autoimunes (DRAI) e a pneumonia de hipersensibilidade (PH) respondem cada uma por aproximadamente 25% dos casos, situando-se a seguir a fibrose pulmonar idiopática (FPI) e a sarcoidose (~10% cada). Em 10% dos casos, o diagnóstico permaneceu indefinido.

O diagnóstico preciso das DPI requer além de conhecimento clinico, treinamento em radiologia e patologia em áreas específicas, o que levou ao reconhecimento nos últimos anos que a discussão multidisciplinar é necessária em muitos casos para o diagnóstico.[1]

Uma porcentagem significativa de DPI exibe o denominado atualmente "fenótipo fibrótico progressivo". Diversas condições, além da fibrose pulmonar idiopática, reconhecidamente a doença de pior prognóstico, podem exibir fibrose progressiva com curso potencialmente fatal.[2] Isso não exclui a necessidade de um diagnóstico preciso. Muitos casos considerados como casos de FPI após cuidadosa reavaliação mostram tratar-se de outra doença fibrosante, como PH ou DRAI, com implicações prognósticas e terapêuticas completamente distintas.[3] A FPI deve ser tratada com medicações antifibróticas, uso de corticosteroides e imunossupressores, resultando em pior evolução.[4]

Classificação

Diversas classificações foram propostas para as DPI. As DPI podem comprometer hospedeiros imunocomprometidos, sendo as infecções oportunistas uma causa comum; apenas as doenças em hospedeiros não imunocomprometidos serão abaixo consideradas. Sorologia para HIV e pesquisa de imunodeficiências podem se associar com diversas formas de DPI não fibróticas.

As DPID podem ser agudas, crônicas ou recorrentes. As doenças agudas (dias a semanas) são frequentemente confundidas com pneumonia adquirida na comunidade, incluído a pneumonia pelo COVID-19. Dentro dessas condições, situam-se a pneumonia intersticial aguda (síndrome de Hamman-Rich), a pneumonia eosinofílica aguda (muitas vezes sem eosinofilia periférica), as diversas condições que cursam com hemorragia alveolar, a PH, a FPI em fase de exacerbação, as pneumonias induzidas por drogas, a pneumonia em organização criptogênica, e as DPIs agudas associadas às DRAIs. Doenças recorrentes incluem a PH, a pneumonia em organização criptogênica, as pneumonias eosinofílica e as vasculites pulmonares.

O objetivo de qualquer sistema de classificação deveria ser o de trazer informações sobre a etiologia, fisiopatologia e prognóstico da doença em questão. Nas DPI esta é uma tarefa complicada. A etiologia é desconhecida em muitas situações, algumas entidades podem ser agudas ou crônicas, algumas podem tem diferentes aspectos anatomopatológicos, com ou sem granulomas (p. ex., pneumonia de hipersensibilidade), e ainda outras dentro da mesma subcategoria, podem ter progressão e prognóstico variáveis.

As DPIDs são classificadas como de causas ou associações conhecidas, e causas desconhecidas, classificadas pelos achados morfológicos e ainda pelo possível comportamento da doença.[5,6]

Classificação etiológica

- **Causas conhecidas:**
  - Exposições ambientais e ocupacionais.
  - Fármacos.
  - Doenças reumáticas autoimunes (DRAI).
  - Doenças infecciosas.
  - Neoplasias.

– Aspiração gástrica.

– Imunodeficiências e tabagismo.

São doenças intersticiais tabaco-relacionadas a pneumonia intersticial descamativa, a bronquiolite respiratória com doença pulmonar intersticial, a histiocitose pulmonar de células de Langerhans e a fibrose pulmonar tabaco-relacionada.

- **As DPI de causas desconhecidas** são separadas em:
  - Doenças granulomatosas, como a sarcoidose.
  - Pneumonias intersticiais idiopáticas, dentre as quais se situa a fibrose pulmonar idiopática.
  - Entidades específicas, definidas por achados anatomopatológicos, como a proteinose alveolar, a lingangioleiomiomatose, doenças linfoides e outras.

Classificação morfológica

O número de reações histopatológicas reconhecidas nas DPIs é limitado, e sua especificidade morfológica no diagnóstico é variável. Alguns espécimes de biópsia podem fornecer dados específicos que são diagnósticos da condição subjacente, enquanto outras revelam apenas anormalidades inespecíficas.

As **pneumonias intersticiais idiopáticas** constituem um grupo heterogêneo de doenças pulmonares de causa desconhecida, decorrentes de lesão do parênquima pulmonar, resultando em graus variáveis de inflamação e fibrose. A ATS propôs em 2002 e manteve em 2013 a inclusão de sete entidades nesta categoria: pneumonia intersticial aguda, usual, inespecífica, descamativa, bronquiolite respiratória com doença pulmonar intersticial, pneumonia em organização criptogênica e pneumonia intersticial linfoide.[7] Diversos autores acreditam que esta classificação deve ser revista. Na diretriz de 2012, feita pela Sociedade Brasileira de Pneumologia e Tisiologia (SBPT) foram propostas que três entidades sejam retiradas e uma nova incluída, permanecendo a classificação com cinco categorias:[6]

1. A pneumonia intersticial usual (PIU), caracterizada por áreas de fibrose intercaladas com áreas de parênquima normal, focos de fibrose ativa (denominados focos fibroblásticos), faveolamento e distribuição da fibrose nas regiões subpleurais. A PIU pode decorrer de DRAI, PH, ou ser idiopática, caracterizando nesta última situação o diagnóstico de fibrose pulmonar idiopática.

2. A pneumonia intersticial não específica (PINE), caracterizada por inflamação e/ou fibrose de distribuição homogênea.

3. A pneumonia intersticial aguda (síndrome de Hamman-Rich) caracteriza-se por achados anatomopatológicos de dano alveolar difuso na biópsia pulmonar, em geral em fase proliferativa, sem causa aparente, como sepses, trauma, aspiração, infecção, DRAI ou uso de fármacos.

4. A pneumonia em organização (antes chamada bronquiolite obliterante com pneumonia em organização – BOOP) caracteriza-se por fibrose intraluminal em organização nos espaços aéreos distais, embora haja algum grau de inflamação intersticial.

5. Pneumonia intersticial centrada em vias aéreas- Nos últimos anos foram descritos casos de pneumonia intersticial, inflamatória ou com achados de fibrose, claramente centrada em vias aéreas. Uma grande série brasileira sobre essa condição foi publicada.[8] As causas comuns incluem a pneumonia de hipersensibilidade, doenças do tecido conjuntivo e aspiração crônica de conteúdo gástrico, podendo raramente ser idiopática. O prognóstico é melhor em comparação à FPI.

A SBPT sugeriu a retirada da classificação das pneumonias intersticiais idiopáticas as seguintes entidades:[6]

• As lesões de "padrão descamativo" (pneumonia intersticial descamativa e bronquiolite respiratória associada à doença intersticial pulmonar), caracterizadas por acúmulo de macrófagos nos alvéolos e bronquíolos respiratórios, foram excluídas porque a maioria dessas lesões decorre do tabagismo.

• A pneumonia intersticial linfoide deve ser classificada no grupo das doenças linfoides benignas do pulmão. Pode não ter causa ou associação aparente, ou ocorrer associada à DRAI, HIV, imunodeficiência comum variável e outras.

Doenças granulomatosas

Diversas doenças pulmonares difusas podem exibir granulomas nos espécimes de biópsia, transbrônquica ou cirúrgica. Algumas são comuns e outras incomuns. As três causas mais comuns são: Infecções-tuberculose e fungos, pneumonia de hipersensibilidade e sarcoidose. Por ter etiologia conhecida, a PH é classificada dentre as DPI de causa conhecida. Diversas causas incomuns podem resultar em doenças granulomatosas, de causas conhecidas (p. ex., beriliose, uso de drogas como metotrexato) ou desconhecida, como as vasculites.

A sarcoidose no Brasil é diagnosticada e tratada como tuberculose de maneira equivocada em muitos casos. O diagnóstico de sarcoidose pode ser simples, e até prescindir de biópsia para confirmação, como na presença da associação de eritema nodoso e linfadenomegalia mediastinal e hilar simétrica, ou ser muito difícil. O tratamento de tuberculose como sendo sarcoidose, por sua vez, pode ter consequências graves. Casos complexos devem ser encaminhados para pneumologistas especializados.

Classificação comportamental

O diagnóstico preciso de DPI é essencial para orientar tratamento e estimar o prognóstico. Entretanto, a classificação das DPI está evoluindo para uma abordagem que integra etiologia, morfologia, e comportamento da doença.[5,7] Um estudo importante evidenciou benefício do uso de antifibrótico em uma variedade de subtipos de DPI com fibrose progressiva o que forneceu suporte para o conceito de classificação baseada no comportamento da doença.[9] Pode ser apropriado agrupar grupos de pacientes ao se considerar tratamentos relativamente não específicos (suplementação de O_2, reabilitação pulmonar), enquanto a divisão de grupos de pacientes provavelmente seja mais importante para estudos da fisiopatologia e desenvolvimento de farmacoterapia direcionada.

Embora os testes de função pulmonar tenham escasso valor na distinção de subtipos de DPI, são importantes na avaliação da gravidade e comportamento da doença. Em alguns pacientes, o comportamento fornece informações que afetam a probabilidade de diagnóstico, como: estabilidade à longo prazo diminui a probabilidade de FPI.

Na **classificação comportamental**, as DPI podem ser classificadas como: reversível; reversível com risco de progressão; estável com doença residual; irreversível e progressiva com potencial para estabilidade; e progressiva e irreversível apesar de tratamento.[5,7] Exemplo: classificação de paciente como portador de "fibrose progressiva por PH com padrão PIU" – fornece maior visão sobre o potencial prognóstico e opções terapêuticas em comparação com rotulação deste mesmo paciente como "PH".

Há diversos recursos que podem ser usados para a separação de pacientes de acordo com o comportamento de doença previsto, como: predominância de vidro fosco na TCAR sugere potencial para resposta terapêutica à imunossupressores, em contraste com predominância de fibrose, onde os antifibróticos podem ser a opção preferida.

Apresentação clínica

História e exame físico

A história detalhada fornece as informações mais relevantes nas DPI.[6,10]

Duração dos sintomas e radiografias prévias devem ser avaliados sistematicamente.

A graduação da dispneia é útil para avaliação da gravidade da doença e para acompanhamento. A dispneia se correlaciona inversamente com a qualidade de vida e o prognóstico em pacientes com FPI. Dispneia com limitação de atividades diárias pode ser o fator determinante para necessidade de tratamento da DPI em certas DRAI ou na sarcoidose.

Em pacientes com DPI outras causas de tosse podem estar presentes, como a doença do refluxo gastroesofageano, de modo que essas causas devem ser consideradas. Entretanto, tem se tornado claro que a tosse é na maioria das vezes indicativa de atividade da doença, e indica pior prognóstico na FPI.

Sibilos são ocasionalmente observados nas doenças que incidem mais em asmáticos, como a pneumonia eosinofílica crônica, granulomatose eosinofílica com poliangeite, (GEPA, antiga vasculite de Churg-Strauss), naquelas que envolvem o feixe broncovascular ou que resultam em bronquiolite ou se associam com hiperresponsividade brônquica (p. ex., sarcoidose e pneumonia de hipersensibilidade).

Grasnidos são sons semelhantes ao piado de pássaros, audíveis no final da inspiração, sendo semelhantes a "sibilos curtos". Indicam DPI com comprometimento bronquiolar. A causa mais comum é a PH. Grasnidos associados à exposição ambiental relevante devem sugerir imediatamente a possibilidade de PH.[11]

Estertores em velcro são estertores inspiratórios tardios de alta frequência e profusos, simulando a abertura de um velcro. São característicos das doenças pulmonares fibrosantes, tais como a FPI e a PH crônica. Estertores em velcro são audíveis em mais de 90% dos portadores de FPI, mas em menos de 20% dos pacientes com sarcoidose. São achados precoces na FPI e sua detecção deve levar à solicitação de TCAR. Como a FPI acomete pacientes idosos, os estertores são frequentemente atribuídos à ICC, com retardo diagnóstico. Em outros casos é feito o diagnóstico de pneumonia, porém os estertores em velcro são usualmente bilaterais, profusos e finos, enquanto na pneumonia são grossos, esparsos e assimétricos.

Hipocratismo (ou baqueteamento digital), igualmente é observado nas doenças intersticiais fibrosantes, mais comumente FPI e PH crônica, e raramente na sarcoidose. Hipocratismo digital é observado em menos da metade dos casos de FPI, e sua presença indica doença mais avançada.

Achados clínicos compatíveis com doenças do tecido conjuntivo devem ser sistematicamente pesquisados. Estes incluem dor, edema e rigidez articular, fenômeno de Raynaud, fotossensibilidade, *rash* facial, olhos secos e boca seca persistentes, úlceras orogenitais, edema de mãos e braços, mãos de mecânico, ulcerações nos dedos, telangiectasias, lesões de pele diversas tais como sinal de Gottron, dificuldade para deglutir e engasgos com alimentos, pirose, refluxo, ou gosto amargo na boca após alimentação e dificuldade para levantar da cadeira, subir escadas ou pentear cabelos (miosites).

Sintomas de doenças do refluxo gastroesofágico (pirose, regurgitação) são comuns na população geral, mas podem indicar que a doença pulmonar resulta de aspiração, ou sugerir doença associada como esclerodermia.

Avaliação inicial

O contexto clínico deve ser sistematicamente valorizado, e inclui: idade e sexo do paciente, história de tabagismo, sintomas de refluxo gastroesofágico, história ocupacional e ambiental detalhadas, medicações em uso, história familiar de doença intersticial, doenças médicas coexistentes e a circunstância clínica na qual o paciente é encontrado.[6,10] Os exames complementares incluem testes hematológicos de rotina, radiografia de tórax, TC de alta resolução, testes de função pulmonar incluindo medida da difusão do CO e a medida da SpO_2 no esforço e gasometria arterial se a SpO_2 em repouso for < 93%.

• Idade e sexo

A fibrose pulmonar idiopática é rara abaixo de 50 anos; a sarcoidose exibe uma incidência de distribuição bimodal entre 20-40 anos em ambos os sexos, e em indivíduos com mais de 50 anos, mais frequentemente em mulheres. DPI associadas à DRAI predominam em mulheres; já a FPI predomina em homens. Devido à exposição ocupacional, os homens têm risco maior para o desenvolvimento de pneumoconioses. LAM ocorre quase exclusivamente em mulheres, em geral em idade fértil. A histiocitose de células de Langerhans, uma doença tabaco-relacionada, antes predominante em homens, atualmente incide de maneira similar em ambos os sexos. A PH é mais comum em mulheres no Brasil (70% dos casos) devido a maior exposição no ambiente doméstico (mofo e pássaros em gaiolas).

• Tabagismo

As DPI podem ser classificadas em relação ao tabagismo em:

- **Doenças que quase sempre ocorrem em fumantes:** histiocitose pulmonar de células de Langerhans, pneumonia descamativa e bronquiolite respiratória, isoladas ou associadas entre si e com enfisema, fibrose pulmonar tabaco-relacionada.
- **Doenças que podem ser precipitadas pelo tabagismo:** pneumonia eosinofílica aguda e síndrome de Goodpasture.

- **Doenças estatisticamente mais prevalentes em fumantes:** a fibrose pulmonar idiopática é mais comum em fumantes, e quando fibrose em bases pulmonares se associa a enfisema em lobos superiores, história de tabagismo é quase sempre presente.

Algumas doenças intersticiais são menos prevalentes em fumantes, destacando-se a PH e a sarcoidose. Entretanto, quando a PH ocorre em fumantes, em geral é mais fibrótica e tem pior prognóstico.

• Refluxo gastroesofageano

Pacientes com causas importantes para aspiração (**macroaspiração**), como doenças associadas à disfagia, grandes hérnias hiatais, megaesôfago e doenças neurológicas podem desenvolver infiltrados pulmonares difusos, com áreas de consolidação e nódulos centro-lobulares com padrão de árvore em brotamento.[12] Histologicamente, pneumonia em organização é comum, usualmente combinada com a presença de células gigantes multinucleadas, bronquiolite/broncopneumonia agudas, e/ou granulomas supurativos. Material estranho pode ser encontrado, incluindo restos vegetais e alimentares. No contexto clínico adequado, os achados tomográficos aliados a um ou mais dos achados compatíveis na biópsia transbrônquica, podem ser aceitos como diagnóstico.

Um problema fundamental na avaliação da relação entre **microaspiração** e doenças pulmonares é a falta de um teste que seja padrão-ouro. Como critérios para fibrose pulmonar por microaspiração, na presença ou ausência de sintomas, sugere-se:

- pHmetria distal anormal, com comprometimento motor do esôfago ou hipotonia do esfíncter esofágico inferior e/ou pHmetria proximal anormal e
- Fibrose pulmonar centrada em vias aéreas por achados na TC ou biópsia pulmonar cirúrgica ou
- Outros achados sugestivos de microaspiração, como bronquiectasias separadas das áreas de fibrose ou lesões mais extensas em lobo médio/língula, ou de predomínio claramente unilateral.[8]

• Uso de medicações

Um número crescente de drogas, especialmente fármacos antineoplásicos, afeta adversamente os pulmões. Os critérios diagnósticos incluem história de exposição à droga antes do desenvolvimento das anormalidades pulmonares, achados de imagem compatíveis, evidência histológica de lesão pulmonar, e exclusão de outras causas comuns de DPI. Remissão com a retirada da droga reforça o diagnóstico. Na maioria das vezes a lesão independe da dose ou tempo de exposição. O quadro pode se desenvolver meses (p. ex., amiodarona) ou anos (nitrosoureias) após o término do tratamento.

As doenças difusas por uso de drogas podem ser agudas, subagudas ou crônicas. Os achados histológicos são geralmente inespecíficos. Uma mesma droga pode causar diferentes padrões histopatológicos, como a amiodarona; outras produzem padrão em geral único, como pneumonia eosinofílica pelas sulfas. Os achados tomográficos expressam as lesões histológicas subjacentes, porém a acurácia dos achados de imagem para predizer os achados anatomopatológicos é limitada.

As drogas mais implicadas em lesão pulmonar são: amiodarona, minociclina, nitrofurantoina, bleomicina e metotrexate. Os agentes antineoplásicos e os agentes biológicos e mais recentemente os imunoterápicos, constituem um grupo crescente e importante no tratamento de diversos tumores e doenças reumáticas. Para consultar a possibilidade de DPI induzida por droga acessar o sítio: http://www.pneumotox.com

• História familiar

História familiar é atualmente reconhecida como o fator de risco mais forte para as pneumonias intersticiais idiopáticas, e casos de PII familiares são classificados em uma síndrome denominada "pneumonia intersticial familiar". Mutações em mais de 10 diferentes genes têm sido implicadas.[13]

Familiares de portadores de DPI podem exibir diferentes formas de pneumonias intersticiais idiopáticas, incluindo PIU, mas em muitos casos os achados tomográficos e patológicos não se conformam com a classificação atualmente proposta para as pneumonias intersticiais. História familiar de DPI é preditiva de menor sobrevida em pacientes com FPI e DPI não FPI.[14]

O estudo ACCESS revelou uma razão de chance para sarcoidose familiar de 5,8 (IC95% = 2,1-15,9) para irmãos e 3,8 (IC95% 1,2-11,3) para os pais. Membros familiares podem desenvolver doença como resultado de exposição ambiental comum como na pneumonia de hipersensibilidade.

• História ambiental e ocupacional

Obtenção de história detalhada de exposições ao longo da vida, tanto no ambiente doméstico como no trabalho, é parte essencial da investigação das DPI. Um estudo mostrou que 65% dos pacientes com DPI tinham exposição potencialmente relevante.[15] Exposições ambientais a antígenos aviários, mofo, e poeiras orgânicas são fatores desencadeantes comuns da PH, e várias exposições são associadas com pneumoconioses, como silicose e asbestose. Para detalhes ver os capítulos referentes à PH e às pneumoconioses.

• Imagem

A radiografia de tórax é o primeiro exame de imagem para investigação das DPI. A radiografia de tórax mostra a distribuição, padrões e achados associados, como adenomegalias mediastinais, derrame pleural, mas pode ser normal. A distribuição predominante deve ser observada. Algumas doenças predominam em lobos superiores, como sarcoidose e silicose, enquanto outras em lobos inferiores, tais como FPI e DPI associadas às DRAI, e ainda outras em torno dos feixes broncovasculares, como a sarcoidose e a fibrose bronquiolocêntrica.

A tomografia de tórax de alta resolução (TCAR) trouxe enorme compreensão ao campo das DPI. A TCAR pode ser considerada a "macroscopia pulmonar" e a correlação dos achados de imagem com os dados clínicos sugere o diagnóstico final com segurança em muitos casos. Em casos mais complexos a correlação entre os achados da TCAR e aqueles obtidos por biópsia é essencial para um diagnóstico final apropriado.

Na TCAR, é crítica a separação entre doenças com padrão fibrótico e aquelas sem fibrose. Indicam fibrose a presença de faveolamento, opacidades reticulares, bronquiectasias de tração e distorção arquitetural. Consolidações e opacidades em vidro fosco sem padrão reticular sobreposto apontam para doenças não fibróticas.

O reconhecimento dos principais padrões tomográficos e seu padrão de distribuição ajuda a estreitar os diagnósticos diferenciais das DPID.[16]

• Testes de função pulmonar

O padrão clássico nas DPIs é o padrão restritivo, associado à redução da difusão do CO e SpO_2 em repouso normal ou reduzida, mas com queda no esforço. A queda da SpO_2 no esforço pode ser facilmente medida por oximetria digital antes e após exercício de degrau em consultório, feito por 4 minutos. Queda ≥ 4% ou para valores < 90% são anormais. Na FPI queda < 85% indica menor sobrevida.[17]

A avaliação da função pulmonar é importante para diagnóstico precoce, para predição do prognóstico, para acompanhamento da doença e verificação da resposta ao tratamento. Nas DPIs de maneira geral, variações significativas (± 10% do valor previsto) na Capacidade Vital Forçada, após 3-6 meses de tratamento, se correlacionam, com a sobrevida.[6] A medida seriada da DCO é também essencial. Variações ± 15% são significativas.

As DPI, geralmente, apresentam padrão restritivo, porém a associação com enfisema pode manter os volumes pulmonares normais. Quando o padrão for obstrutivo, suspeitar de doenças que comprometem o feixe broncovascular tais como paracoccidiodomicose, sarcoidose, carcinomatose linfática ou de doenças que se associam a padrão cístico como a LAM, ou com asma (pneumonia eosinofílica crônica, GEPA). O tabagismo é um fator de confusão frequente, podendo resultar em DPOC associada.

• Exames laboratoriais

Exames complementares de rotina incluem hemograma, eletrólitos séricos, ureia e creatinina, urina I, testes de função hepática, cálcio sérico, dosagem de imunoglobulinas e detecção de autoanticorpos. Sedimento urinário anormal pode apontar para as denominadas síndromes pulmão-rim.

Anemia pode refletir hemorragia alveolar. A eosinofilia pode estar presente na pneumonia eosinofílica, sarcoidose, toxicidade a drogas e vasculites. Hipercalcemia pode ser encontrada na sarcoidose. A enzima conversora de angiotensina não é específica para sarcoidose e não deve ser usada isoladamente para decisões terapêuticas.

A pesquisa de autoanticorpos deve ser realizada na suspeita de associação com doença do colágeno ou quando não há uma suspeita para a causa da DPI.[18] O envolvimento pulmonar pode ser a primeira manifestação em diversas DRAI. Muitos pacientes têm uma combinação de DPI e autoanticorpos relevantes, com ou sem outras manifestações, não caracterizando uma DRAI definida (pneumonia intersticial com achados autoimunes, PIAAI).[19]

Títulos baixos de FAN e FR são inespecíficos. Títulos de FAN ≥ 1:320 devem ser valorizados, bem como FAN de padrão centromérico ou nucleolar em qualquer título (indicativos de esclerodermia); FR ≥ 2 vezes o limite superior do normal e presença de anti-CCP são relevantes. Comparado ao fator reumatoide, anticorpos anti-CCP têm maior especificidade (96% *versus* 86%) para o diagnóstico de AR, com sensibilidade semelhante;[20] Anti-Ro (SS-A), Anti-La (SS-B), são encontrados em síndrome de Sjogren, LES e outras; anti-RNP (LES, DMTC), antopoisomerase (anti-Scl-70 na esclerodermia), anti-tRNA sintetases (apenas anti-Jo-1 é habitualmente disponível no Brasil, mas um painel para miosites é essencial em muitos casos). Títulos relevantes de FAN cito-plasmático podem ser encontrados nas síndromes antissintetases. Anticorpos anti-Smith e anti-dsDNA indicam LES. Dosagens elevadas de CPK e aldolase podem apontar para possível miosite.

Na suspeita de vasculite a dosagem de ANCA deve ser solicitada. Pesquisa de preci-pitinas para antígenos de mofos e pássaros não é disponível no Brasil.

Como deficiência de imunoglobulinas se associa com diversas doenças difusas, dosa-gem deve ser solicitada em casos apropriados. A doença da IgG4 tem sido diagnosticada com maior frequência, e dosagem específica pode ser de auxílio diagnóstico.

ECG, ecocardiograma com estimativa da pressão da artéria pulmonar e dosagem sérica do BNP são interessantes em diversas condições; hipertensão pulmonar pode significar comprometimento associado da circulação pulmonar, como na esclerodermia, ou doença avançada, de pior prognóstico.

• Lavado broncoalveolar (LBA)

O lavado broncoalveolar (LBA) deve ser realizado com técnica padronizada.[21] O LBA permite a identificação ou a exclusão de um padrão inflamatório predominante que pode favorecer uma DPI específica ou limitar os diagnósticos diferenciais quando associado a dados clínicos e de imagem, podendo ser útil para um diagnóstico definiti-vo. Na contagem diferencial de células o encontro de eosinófilos $\geq 25\%$ é virtualmente diagnóstico de pneumonia eosinofílica; contagem de neutrófilos acima de 50% sugere fortemente dano alveolar difuso ou infecção supurativa; contagem de linfócitos $\geq 25\%$ sugere doença granulomatosa (sarcoidose, pneumonia de hipersensibilidade, berilio-se), reação à droga, pneumonia intersticial não específica celular ou infecção viral.[21,22] A contagem de linfócitos acima de 30% em contexto adequado favorece fortemente a PH.[23] Para pacientes com suspeita de FPI e padrão não PIU na TCAR sugere-se a realização do LBA.[24] O fluido também revela componentes acelulares, como, por exemplo um lavado hemorrágico em sucessivas alíquotas indica hemorragia alveolar, já um líquido turvo com material flocoso que se deposita por gravidade combinado com identificação de restos amorfos PAS-positivo, é altamente sugestivo de proteinose alveolar.[22] A presença de células neoplásicas no LBA pode ser conclusiva para o diag-nóstico de carcinomas e carcinomatose linfática, condições que podem resultar em DPID. Diversos agentes infecciosos podem ser identificados no LBA, como fungos e BAAR.

• Biópsia pulmonar

Cerca de 30% dos casos de DPI exigem biópsia para confirmação diagnósti-ca. Existem três tipos de métodos diagnósticos para obtenção do tecido pulmonar nas DPI.

A Tabela 13.1.1 mostra as principais características e diferenças dos procedimentos.

Tabela 13.1.1 – Características das amostras de biópsia no diagnóstico de doenças pulmonares intersticiais (DPI)

	Biópsia cirúrgica	Criobiópsia	Biópsia transbrônquica com fórceps convencional
Tamanho do fragmento	2 a 3 cm	5-10 mm	1-3 mm
Rendimento diagnóstico para DPIs fibrosantes	Maior que 90%	80%	30%
Arquitetura pulmonar	Preservação da arquitetura pulmonar e avaliação periférica	Preservação da arquitetura pulmonar	Não permite avaliação da arquitetura
Artefatos	Sangue no espaço aéreo	Sangue e material proteináceo no espaço aéreo	Esmagamento

• Biópsia transbrônquica (BTB)

A biópsia transbrônquica é um procedimento seguro e pouco invasivo, porém o fragmento obtido é pequeno, apresenta artefatos de esmagamento causados pela pinça com fórceps e não fornece informações sobre a distribuição do padrão patológico nos pulmões, uma vez que a avaliação da arquitetura pulmonar é limitada. Estima-se que 4 a 6 fragmentos sejam o suficiente para pacientes com doença pulmonar difusa. A BTB tem maior rendimento nas doenças com envolvimento do feixe bronchovascular, incluindo as que comprometem os linfáticos, e nas DPIs não fibrosantes.[25] As doenças fibrosantes são associadas a menor rendimento na BTB. O rendimento é alto na sarcoidose e na pneumonia em organização. Essa, entretanto, pode ser lesão coadjuvante de diversas condições, e seu encontro em BTB deve ser correlacionado aos dados clínicos e tomográficos. Para pacientes com suspeita de PH não fibrótica, a BTB pode ser útil para a definição diagnóstica.[23] Outros exemplos são a silicose, no qual o encontro de abundantes partículas de sílica identificadas na luz polarizada, pode ser conclusivo para o diagnóstico; a proteinose alveolar, as doenças infecciosas e a carcinomatose linfática.[25] Para pacientes com suspeita de FPI não há recomendações para a realização da BTB.[24]

As complicações associadas à BTB são pouco comuns e as principais são sangramento (1 a 4%) e pneumotórax (1 a 6%).

• Criobiópsia transbrônquica (CBTB)

Pela broncoscopia podem ser obtidos fragmentos maiores e sem artefatos de esmagamento através da criobiópsia. Uma criosonda é introduzida na via aérea e locada a 1 cm de distância da pleura visceral. Um gás comprimido é liberado em alto fluxo resultando em rápida expansão e criando baixas temperaturas com consequente aderência de tecido à ponta da sonda.[26] Assim como a BTB, o método é um procedimento minimamente invasivo e seguro. As principais complicações da criobiópsia são o pneumotórax e sangramento.[27,28] Possui menos contraindicações que a biópsia pulmonar cirúrgica, devendo ser evitada em pacientes com rápido declínio clínico, diátese hemorrágica não corrigida e teste de função pulmonar com disfunção acentuada (CVF < 50% do previsto, VEF

< 0,80 L ou < 50% do previsto, ou DLCO < 35%). Sua morbidade e mortalidade é baixa, sem limite de idade para a realização do procedimento.[27,29] O fragmento é obtido de uma região principalmente centrolobular e permite a avaliação da arquitetura pulmonar assim como o padrão de acometimento da doença no lóbulo pulmonar, com a identificação de um padrão histológico. A representação da região centrolobular tem maior benefício em doenças com acentuação bronquiolocentrica, como na PH fibrótica. Idealmente, a região subpleural não deve ser amostrada, o que limita o diagnóstico em doenças com acometimento periférico como o padrão PIU.[26] O rendimento diagnóstico das criobiópsias é substancial principalmente quando amostras são obtidas de dois locais diferentes, podendo ser do mesmo lobo ou não.[28] Devido a esses fatores, a criobiópsia tem sido considerada mais uma opção para o diagnóstico das DPIs, com potencial redução do número de biópsias pulmonares cirúrgicas.

• Biópsia cirúrgica (BPC)

Apesar do avanço das biópsias minimamente invasivas via broncoscopia, a biópsia pulmonar cirúrgica (BPC) é o padrão ouro para o diagnóstico das DPIs. Esse método é mais comumente indicado quando o padrão de imagem do tórax é atípico para o contexto clínico ou o comportamento da doença difere substancialmente do esperado.[30] Um exemplo é uma imagem na TCAR com um padrão não PIU na suspeita de FPI. Outra indicação são pacientes com suspeita de PH fibrótica ou não fibrótica no qual as alternativas diagnósticas não foram elucidativas.[6]

A TCAR deve ser usada como um guia para a escolha do local da biópsia. Áreas de doença muito avançada como regiões com faveolamento devem ser evitadas já que geralmente representam pulmão terminal e trará poucas informações, sem benefícios significativos para o paciente. A biópsia é contraindicada na presença de disfunção respiratória acentuada (PaO$_2$ < 50-55 mmHg, ou uso crônico de O$_2$, DCO < 35-40% do previsto, CVF < 50% previsto) em pacientes com hipertensão pulmonar associada com risco cardiovascular elevado e naqueles com suspeita de exacerbação aguda da fibrose pulmonar idiopática.[6,30]

A biópsia deve ser feita em no mínimo dois locais diferentes focada em parênquima pulmonar comprometido e áreas de pulmão normal adjacentes. Deve ser profunda com pelo menos 2 a 3 cm ao longo da superfície pleural.[6] A BPC gera um fragmento com grande quantidade de tecido que permite a avaliação do lóbulo pulmonar assim como a região subpleural. Isso permite a adequada compartimentalização do comprometimento pulmonar que é essencial para a adequada classificação de um padrão histológico.

Referências bibliográficas

1. Chaudhuri N, Spencer L, Greaves M, et al. A Review of the Multidisciplinary Diagnosis of Interstitial Lung Diseases: A Retrospective Analysis in a Single UK Specialist Centre. J Clin Med. 2016; 5:66.

2. Kolb M, Vašáková M. The natural history of progressive fibrosing interstitial lung diseases. Respir Res. 2019; 20:57.

3. Morell F, Villar A, Montero MÁ, et al. Chronic hypersensitivity pneumonitis in patients diagnosed with idiopathic pulmonary fibrosis: a prospective case-cohort study. Lancet Respir Med. 2013;685-94.

4. Idiopathic Pulmonary Fibrosis Clinical Research Network, Raghu G, Anstrom KJ, King TE Jr, Lasky JA, Martinez FJ. Prednisone, azathioprine, and N-acetylcysteine for pulmonary fibrosis. N Engl J Med. 2012; 366:1968-77.

5.   Adegunsoye A, Ryerson CJ. Diagnostic Classification of Interstitial Lung Disease in Clinical Practice. Clin Chest Med. 2021; 42:251-261.

6.   Baldi BG, Pereira CAC (Eds). J Bras Pneumol. 2012; 38(supl.2):S1-S133.

7.   Travis WD, Costabel U, Hansell DM, et al. ATS/ERS Committee on Idiopathic Interstitial Pneumonias. An official American Thoracic Society/European Respiratory Society statement: Update of the international multidisciplinary classification of the idiopathic interstitial pneumonias. Am J Respir Crit Care Med. 2013; 188:733-48.

8.   Kuranishi LT, Leslie KO, Ferreira RG, et al. Airway-centered interstitial fibrosis: etiology, clinical findings and prognosis. Respir Res. 2015; 16:55.

9.   Flaherty KR, Wells AU, Cottin V, et al. INBUILD Trial Investigators. Nintedanib in Progressive Fibrosing Interstitial Lung Diseases. N Engl J Med. 2019;381: 1718-1727.

10. Ryu JH, Daniels CE, Hartman TE, Yi ES. Diagnosis of interstitial lung diseases. Mayo Clin Proc. 2007; 82:976-86.

11. Pereira CAC, Soares MR, Boaventura R, et al. Squawks in interstitial lung disease prevalence and causes in a cohort of one thousand patients. Medicine (Baltimore). 2019;98:e16419.

12. Hu X, Yi ES, Ryu JH. Diffuse aspiration bronchiolitis: analysis of 20

13. consecutive patients. J Bras Pneumol. 2015; 41:161-6.

14. Kropski JA. Familial Interstitial Lung Disease. Semin Respir Crit Care Med. 2020;41: 229-37.

15. Cutting CC, Bowman WS, Dao N, et al. Family History of Pulmonary Fibrosis Predicts Worse Survival in Patients with Interstitial Lung Disease. Chest. 2021;159: 1913-21.

16. Lee CT, Adegunsoye A, Chung JH, Ventura IB, Jablonski R, Montner S, Vij R, Hines SE, Strek ME. Characteristics and Prevalence of Domestic and Occupational Inhalational Exposures Across Interstitial Lung Diseases. Chest. 2021;160(1):209-18.

17. Elicker B, Pereira CA, Webb R, Leslie KO. High-resolution computed tomography patterns of diffuse interstitial lung disease with clinical and pathological correlation. J Bras Pneumol. 2008;34: 715-44.

18. Fukuda CY, Soares MR, de Castro Pereira CA. A score without diffusion capacity of the lung for carbon monoxide for estimating survival in idiopathic pulmonary fibrosis. Medicine (Baltimore). 2020;99:e20739.

19. Hernandez-Gonzalez F, Prieto-González S, Brito-Zeron P, et al. Impact of a systematic evaluation of connective tissue disease on diagnosis approach in patients with interstitial lung diseases. Medicine (Baltimore). 2020;99: e18589.

20. Fischer A, Antoniou KM, Brown KK, et al; "ERS/ATS Task Force on Undifferentiated Forms of CTD-ILD". An official European Respiratory Society/American Thoracic Society research statement: interstitial pneumonia with autoimmune features. Eur Respir J. 2015;46:976-87.

21. Bahmer T, Romagnoli M, Girelli F, Claussen M, Rabe KF. The use of auto-antibody testing in the evaluation of interstitial lung disease (ILD) - A practical approach for the pulmonologist. Respir Med. 2016; 113:80-92.

22. Meyer KC, Raghu G, Baughman RP, et al. An official American Thoracic Society clinical practice guideline: the clinical utility of bronchoalveolar lavage cellular analysis in interstitial lung disease. Am J Respir Crit Care Med. 2012;185: 1004-14.

23. Gharsalli H, Mlika M, Sahnoun I, et al. The utility of bronchoalveolar lavage in the evaluation of interstitial lung diseases: A clinicopathological perspective. Semin Diagn Pathol. 2018;35: 280-7.

24. Raghu G, Remy-Jardin M, Ryerson CJ, et al. Diagnosis of Hypersensitivity Pneumonitis in Adults. An Official ATS/JRS/ALAT Clinical Practice Guideline. Am J Respir Crit Care Med. 2020;202: e36-e69.

25. Raghu G, Remy-Jardin M, Myers JL, et al. American Thoracic Society, European Respiratory Society, Japanese Respiratory Society, and Latin American Thoracic Society. Diagnosis of Idiopathic Pulmonary Fibrosis. An Official ATS/ERS/JRS/ALAT Clinical Practice Guideline. Am J Respir Crit Care Med. 2018;198:e44-e68.

26. Kebbe J, Abdo T. Interstitial lung disease: the diagnostic role of bronchoscopy. J Thorac Dis. 2017;9 (Suppl 10): S996-S1010.

27. Poletti, Venerino. Transbronchial cryobiopsy in diffuse parenchymal lung disease. Forlì: Springer, 2019.

28. Hetzel J, Maldonado F, Ravaglia C, et al. Transbronchial cryobiopsies for the diagnosis of diffuse parenchymal lung diseases: expert statement from the Cryobiopsy Working Group on Safety and Utility and a call for standardization of the procedure. Respiration. 2018;95: 188-200.

29. Cavazza A, Colby TV, Dubini A, et al. Transbronchial Cryobiopsy in the Diagnosis of Diffuse Lung Disease. Surg Pathol Clin. 2020; 13:197-208.

30. Avasarala SK, Wells AU, Colby TV, et al. Transbronchial Cryobiopsy in Interstitial Lung Diseases: State-of-the-Art Review for the Interventional Pulmonologist. J Bronchology Interv Pulmonol. 2021;28: 81-92.

31. Raj R, Raparia K, Lynch DA, Brown KK. Surgical Lung Biopsy for Interstitial Lung Diseases. Chest. 2017;151: 1131-40.

13.2 Fibrose Pulmonar Idiopática

Maria Raquel Soares

Regina Célia CarlosTibana

Cesar Yoshito Fukuda

Introdução

A fibrose pulmonar idiopática (FPI) é a mais comum das pneumonias intersticiais idiopáticas, definida como uma forma específica de pneumonia intersticial crônica fibrosante, progressiva e de causa desconhecida.[1]

A FPI é uma doença rara.[2] Dados epidemiológicos do Brasil são escassos. Em análise comparativa com dados norte-americanos, estima-se na faixa etária acima de 55 anos, prevalência esperada no Brasil de 5,1-8,3 por 100.000.[3] Registro multicêntrico brasileiro recente de incidência de doenças pulmonares intersticiais (DPIs), envolvendo 1.420 casos avaliados em seis centros, indicaram que as doenças do tecido conectivo (DTC) e a pneumonia de hipersensibilidade (PH) foram as DPIs mais frequentes, em torno de 24% cada.[4] Nesse levantamento, FPI foi responsável por 10% de todos os casos de DPI.

A FPI acomete preferencialmente indivíduos mais velhos e do sexo masculino. A ocorrência em pacientes com menos de 50 anos é incomum. Nesses casos, a investigação de outras DPIs deve ser realizada. Apesar de definida como uma doença idiopática, diversos fatores de risco têm sido descritos. Tabagismo está associado, tanto na forma esporádica quanto na forma familiar. Algumas atividades ocupacionais se mostraram relacionadas à FPI, como exposição a poeiras metálicas, pó de madeira e atividades rurais. Agentes infecciosos também foram implicados como possíveis fatores, sendo os vírus Epstein-Bar e da hepatite C os principais.[1]

O envelhecimento por meio de interações com fatores ambientais contribui para a patogênese da FPI por vários mecanismos, com dano ao epitélio pulmonar e aumento da resistência dos miofibroblastos à apoptose, que resulta em acúmulo de matriz extracelular e fibrose pulmonar.[5] Como paradigma, as síndromes com telômeros curtos apresentam-se com senescência prematura e estão frequentemente associadas à fibrose pulmonar. São comorbidades frequentes em pacientes com FPI enfisema, hipertensão pulmonar, câncer de pulmão, doença arterial coronariana, refluxo gastroesofágico, *diabetes mellitus* e outras doenças crônicas, que podem piorar o prognóstico da FPI.[6]

As formas familiares de fibrose pulmonar têm prevalência entre 2 e 20% de todos os casos de FPI. Os testes genéticos têm papel incerto na FPI e limitam-se às formas familiares. Evidências crescentes sugerem que a detecção de mutações patogênicas nos genes relacionados à telomerase podem ter relevância clínica no prognóstico de receptores de transplante de pulmão com FPI.[6]

Diagnóstico

A FPI caracteriza-se do ponto de vista radiológico e histológico pelo padrão de pneumonia intersticial usual (PIU).[1]

Atualmente, o diagnóstico de FPI é realizado de acordo com os critérios propostos pela ATS/ERS/JRS/ALAT 2018, que se baseiam nos achados da tomografia computadorizada de tórax de alta resolução (TCAR) e biópsia pulmonar cirúrgica (BPC), quando necessária. Nessa diretriz são propostos quatro padrões tomográficos (Tabela 13.2.1).[1] Para o diagnóstico de FPI é necessário:

- Presença de padrão tomográfico de PIU (Figura 13.2.1) ou
- Combinações específicas dos padrões radiológicos e histológicos, em pacientes submetidos à BPC.[1]
- Exclusão de outras causas de DPI que podem ter padrão tomográfico idêntico ao de PIU definitivo (associada à exposição ambiental ou ocupacional, doenças do tecido conjuntivo, toxicidade por drogas e, mais raramente sarcoidose). Nesses casos, o diagnóstico final deve ser realizado a partir da interação dos dados clínicos e outros dados radiológicos, como predomínio em lobos superiores na sarcoidose, placas pleurais na asbestose e dilatação esofágica ou espessamento/derrame pleural ou pericárdico na DPI associada à DTC, estes últimos, caracterizados como achados no padrão tomográfico PIU alternativo.[1]

Número considerável de pacientes não apresenta padrão PIU definitivo na tomografia, sendo neste caso necessária a definição histológica. Os critérios histológicos propostos pela diretriz ATS/ERS/JRS/ALAT 2018 para a definição do padrão PIU na BPC são: fibrose densa com distorção arquitetural (isso é, destruição cicatricial e/ou faveolamento), fibrose de distribuição predominantemente subpleural ou parasseptal, envolvimento heterogêneo do parênquima por fibrose, presença de focos fibroblásticos e ausência das características que sugiram diagnóstico alternativo. A Figura 13.2.2 exemplifica o diagnóstico de PIU na BPC de paciente com suspeita clínica de FPI e padrão PIU provável na TCAR. Ao final, dados clínicos, tomográficos e histológicos disponíveis devem passar por discussão multidisciplinar que é considerada o padrão-ouro no diagnóstico das DPIs.[1]

No entanto, diversas limitações podem impedir a realização de BPC. Por essa razão, a recomendação da diretriz atual é condicional para a realização de BPC no padrão PIU provável, baseado em estudos de alta prevalência de FPI, onde o valor preditivo positivo de padrões radiológicos não-PIU pode ser elevado. Mesmo quando a avaliação inicial não sugere DPI de etiologia definida, o uso de padrão tomográfico não-PIU sem avaliação histológica para diagnóstico de FPI deve ser considerado com cautela, dada a prevalência elevada de outras etiologias neste contexto. No Brasil, PH é o principal diagnóstico em pacientes com padrão PIU provável.[7] Daí a importância da história clínica detalhada, que inclui revisão extensa de exposições ambientais.

Tabela 13.2.1 – Padrões tomográficos de pneumonia intersticial usual (PIU) da ATS/ERS/JRS/ALAT

	PIU	PIU provável	Indeterminado	Diagnóstico alternativo
Distribuição	Predomínio basal e subpleural, muitas vezes heterogênea • Pode ser difusa/ assimétrica	Predomínio basal e subpleural, muitas vezes heterogênea	Predomínio basal e subpleural	Predomínio em campos médios ou superiores, peribroncovascular, perilinfática
Características	Faveolamento com ou sem bronquiectasias ou bronquiolectasias de tração periféricas • Pode se associar a padrão reticular, vidro fosco discreto, ossificação	Padrão reticular com bronquiectasias de tração periféricas	Padrão reticular discreto: • Pode se associar a vidro fosco ou distorção arquitetural (padrão "incipiente") • Distribuição e características não sugerem um diagnóstico específico (indeterminado verdadeiro)	Sugere outro diagnóstico: cistos, mosaico extenso, predomínio de vidro fosco, micronódulos profusos, nódulos centrolobulares, nódulos, consolidação • Outros: placa/ derrame pleural, dilatação do esôfago, edenomegalia, erosão da clavícula

Fonte: traduzido de Raghu, et al.[1]

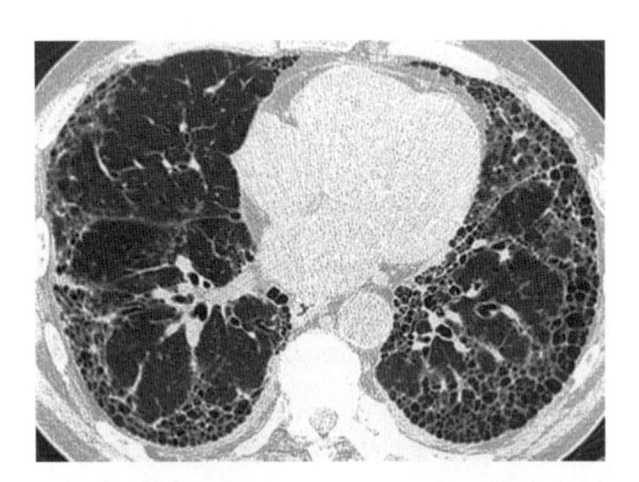

Figura 13.2.1 – Padrão PIU na TCAR. Fonte: Acervo pessoal dos autores.

Pesquisa de autoanticorpos também é recomendada na primeira avaliação de todos os pacientes além de pesquisa no exame físico para doenças reumatológicas.[1]

Na impossibilidade de realização de BPC, a última diretriz sugere a realização de lavado broncoalveolar (LBA) para exclusão de outros diagnósticos, tais como PH. A

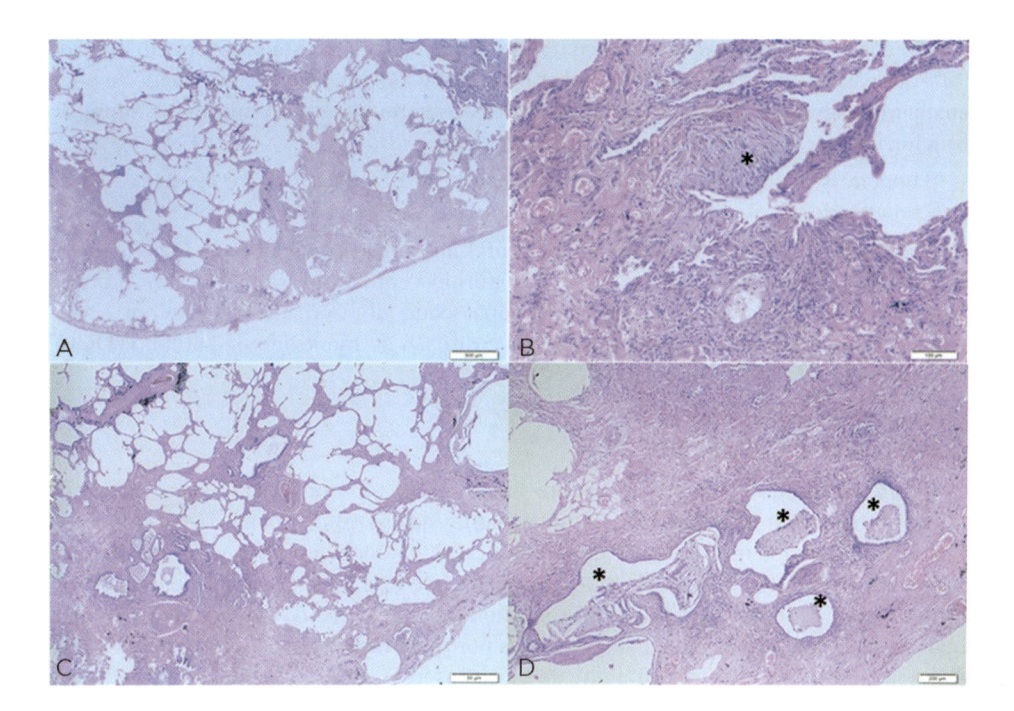

Figura 13.2.2 – Padrão PIU na histologia. (A) Comprometimento periférico (pleural/subpleural). HE, 20X. (B) Fibrose subpleural com foco fibroblástico (*). (C) Fibrose subpleural e pulmão adjacente próximo ao normal. (D) Fibrose com desarranjo da arquitetura e faveolamento (*). Fonte: arquivo pessoal dos autores.

realização de biópsia transbrônquica (BTB) não é recomendada, devido ao baixo rendimento diagnóstico para o padrão de PIU, porém pode ser considerada como ferramenta auxiliar ao LBA. Apesar do uso crescente da criobiópsia transbrônquica como ferramenta diagnóstica nas DPI, seu papel no diagnóstico da FPI é controverso, não existindo ainda recomendação formal para seu uso.[1]

Novas perspectivas com relação ao diagnóstico histológico sem necessidade de BPC apontam como promissor o uso de marcador molecular do padrão de PIU em amostras teciduais obtidas por BTB.[8]

Sinais e sintomas

Os sintomas mais comuns da FPI são dispneia e tosse seca. A doença tem caráter progressivo, com perda irreversível da função pulmonar devido à fibrose, com um impacto significativo na qualidade de vida do paciente. À medida que a doença progride, há piora progressiva da dispneia, hipoxemia de esforço podendo progredir ao final em incapacidade para atividades habituais e necessidade de uso de oxigênio em repouso.[1]

O tempo do início dos sintomas até o diagnóstico varia entre 6 e 24 meses. Mais raramente também pode se apresentar com quadro de exacerbação aguda como manifestação inicial.[1]

Na ausculta pulmonar, a presença de estertores em velcro está presente em mais de 90% dos casos. Esse sinal pode acontecer mais precocemente no curso da doença e pode auxiliar o diagnóstico nessa fase, mesmo antes do aparecimento de sintomas e alteração funcional.

Hipocratismo digital é observado em torno de 30-40% dos casos e é um marcador de pior prognóstico.[1]

A função pulmonar tem papel fundamental na avaliação inicial e para acompanhamento. O padrão clássico observado é o distúrbio ventilatório restritivo, com redução da capacidade pulmonar total (CPT), da capacidade vital forçada (CVF), com a relação VEF_1/CVF na faixa prevista ou elevada e difusão de monóxido de carbono (DCO) reduzida.[9]

Curso clínico e prognóstico

O curso clínico da FPI é altamente variável. Há uma população significativa de pacientes que têm um curso mais lento e menos agressivo da doença associado a um tempo de sobrevida mais longo. Em outros o curso da doença pode mudar, com alguns pacientes inicialmente apresentando doença lenta e estável e, posteriormente, progredindo com rápido declínio da função pulmonar.[10] No curso da doença ainda podem ocorrer exacerbações agudas, caracterizadas por piora rápida da dispneia e maior perda funcional, com surgimento de áreas de vidro fosco ou consolidações na TCAR, que expressam em geral um dano alveolar difuso subjacente de causa indeterminada. A mortalidade nestes episódios situa-se em torno de 60%. Quanto pior a função pulmonar, maior é a chance de ocorrer exacerbação aguda, sendo essa a causa mais comum de morte na FPI.[11]

A grande variabilidade na evolução faz com que o estadiamento e o prognóstico da FPI sejam um desafio. Vários fatores individuais relacionados a pior sobrevida já são bem documentados e foram recentemente revisados. São eles: idade, sexo masculino, maior grau de dispneia na apresentação, tosse, tabagismo, exposições ambientais e ocupacionais, hospitalizações, hipocratismo digital, crepitações em velcro, CVF, DCO, hipoxemia de repouso e exercício, presença de HP, maior extensão da fibrose na TCAR e achados histopatológicos (focos fibroblásticos e faveolamento microscópico).[9]

Valores basais de CVF < 65%, da DCO < 40% ditam uma pior sobrevida. Quando elevada, a relação VEF_1/CVF aponta para um rápido esvaziamento pulmonar, o qual se correlaciona com maior grau de fibrose e pior prognóstico. A queda longitudinal da CVF em 5 a 10% e da DCO em 15%, ao longo do acompanhamento de três a seis meses, também está relacionada a um pior prognóstico. DCO é o parâmetro funcional que melhor se correlaciona com a extensão da doença. A saturação periférica de oxigênio medida por oximetria digital (SpO_2) < 89% em repouso, ou SpO_2 < 85% ao final de um teste de esforço, indicam doença avançada. Medida da SpO_2 pode ser feita em consultório, através de um teste de degrau, em que se solicita ao paciente que desça e suba um degrau de aproximadamente 20 centímetros, em ritmo suficiente para conseguir manter o esforço por quatro minutos. Após três minutos, com a estabilidade do consumo de O_2, a SpO_2 pode ser obtida.[12] Idealmente um teste de caminhada de seis minutos deve ser feito, anotando-se, além da SpO_2 ao final do teste, a distância percorrida. Em um estudo realizado no Brasil, distância percorrida abaixo de 330 metros foi indicativa de mau prognóstico.[9,12-14]

Outro modo de avaliar o prognóstico inclui o uso de modelos estatísticos compostos de predição ou sistemas de pontuação que tentam combinar variáveis funcionais, dados clínicos e outros exames com valor prognóstico. Esses modelos têm se mostrado mais eficazes em predizer sobrevida do que variáveis individuais. Com essa proposta, alguns estudos surgiram nos últimos anos.[9]

O escore GAP (*gender* – gênero, *age* – idade, *physiology* – fisiologia [incluindo duas variáveis]), tem sido o mais usado em publicações internacionais. Foram identificados quatro preditores independentes de sobrevida: idade, sexo masculino, CVF% e DCO%, que foram então usados para o cálculo do GAP. Um sistema de estadiamento foi desenvolvido e dividido em três estágios. A mortalidade foi estimada em 16,3%, 42,1% e 76,8% nos estágios I, II, e III respectivamente.[15] As críticas a esse modelo são: muitos estudos não encontraram influência do sexo na mortalidade; idade avançada é um fator relacionado à mortalidade para qualquer doença; o uso de oxigênio ou a SaO_2 não foram considerados marcadores de gravidade.

Dois estudos com duas coortes brasileiras bem documentadas de FPI foram também desenvolvidos nos últimos anos.[12,13] No primeiro foi avaliado o prognóstico de 120 pacientes através de: dados clínicos e demográficos, medida da dispneia (através de uma das dimensões da escala multidimensional Índice de Dispneia Basal de Mahler, que é a Magnitude da Tarefa) e dados funcionais disponíveis da visita inicial referente aos exames de espirometria, DCO e SpO_2 de repouso e exercício. Foram identificados quatro preditores independentes de sobrevida: dispneia, CVF < 70%, relação $VEF_1/CVF > 0,89$ e DCO ≤ 40%.[13] Com o mesmo desenho, em 173 casos nos quais a DCO foi desconsiderada por ser pouco disponível, foram identificados três preditores independentes de sobrevida: dispneia, CVF% e saturação de exercício (SPO_2Ex)[12] Os resultados são mostrados na Tabela 13.2.2.

Tabela 13.2.2 – Prognóstico em pacientes com FPI na avaliação inicial

Parâmetro/ gravidade	Leve	Moderada	Avançada
Dispneia	Ausente	Aos grandes ou moderados esforços	Aos pequenos esforços ou em repouso
CVF%	> 75%	50-75%	< 50%
DCO%	> 60%	41-59%	≤ 40%
SpO_2Ex^*	> 88%	85-88%	< 85%
Mediana sobrevida (em anos)	> 5 anos	3 anos	< 1,5 anos

* SpO_2Ex: SpO_2 após esforço (degrau ou teste de caminhada). Na presença de SpO_2 em repouso < 89%, a doença é considerada avançada e exercício pode deixar de ser feito. Fonte: adaptada de Soares, et al.[13] e Fukuda, et al.[14]

Tratamento farmacológico

Em 2012, a publicação do estudo PANTHER[16] foi uma mudança de paradigma no tratamento da FPI. Nesse estudo, 236 pacientes com FPI (CVF > 50% e DCO > 30%)

foram randomizados em três grupos: grupo placebo, grupo n-acetilcisteína e grupo n-acetilcisteína, azatioprina e prednisona, tendo como desfecho primário a mudança de CVF em 60 semanas. O resultado mostrou que a terapia combinada causou significativamente maior número de mortes e internações que o grupo placebo (10% *versus* 1% e 30% *versus* 9%, respectivamente). A partir de então, ficou estabelecido que os imunossupressores, incluindo os corticosteroides, estão contraindicados no tratamento da FPI. Não só não possuem eficácia, como também são deletérios. Em comparação com o placebo, a n-acetilcisteína isolada também não ofereceu nenhum benefício significativo na preservação da CVF em pacientes com FPI e comprometimento leve a moderado da função pulmonar.[17]

Dessa maneira, com a melhor compreensão da patogenia da FPI,[5] passou-se a investir em estudos com medicações que têm como alvo fundamental as vias envolvidas na fibrose.

Em 2014, dois fármacos, o nintedanibe e a pirfenidona, mostraram-se capazes – em grandes estudos randomizados e placebo-controlados – de reduzir o declínio da função pulmonar, medida pela CVF, em média à metade do valor observado nos grupos placebo.[18,19]

O nintedanibe é um inibidor intracelular das tirosina-quinases, incluindo o receptor do fator de crescimento fibroblástico, o receptor do fator de crescimento derivados das plaquetas e o receptor do fator de crescimento endotelial. Interfere na proliferação, na migração e diferenciação de fibroblastos e na secreção de componentes da matriz extracelular no pulmão.

Após os resultados promissores com uso do nintedanibe relatados nos estudos de fase II, foram conduzidos dois estudos randomizados e placebo controlados de fase III (INPULSIS-1 e INPULSIS-2) em 1066 pacientes com FPI. O desfecho primário foi a taxa de declínio da CVF, expressa em mL por ano.[19]

Após seguimento de 52 semanas com uso da dose de 150mg duas vezes ao dia, demonstrou-se que houve diminuição na progressão do declínio da CVF no grupo tratado. A taxa anual de mudança na CVF foi de -114,7 mL com nintedanibe *versus* -239,9 mL com placebo (diferença de 125,3 mL) no INPULSIS 1 e -113,6 mL com nintedanibe *versus* -207,3 mL com placebo (diferença de 93,7 mL) no INPULSIS 2. A análise agrupada do desfecho primário mostrou um efeito significativo do tratamento (diferença entre os grupos na taxa de mudança da CVF de 109,9 mL).

A pirfenidona tem ações antifibróticas, anti-inflamatórias e antioxidantes. Inibe a proliferação de fibroblastos, sua diferenciação e síntese de colágeno.

Após bons resultados com estudos clínicos prévios e de fase II, um estudo fase III com a pirfenidona foi realizado (ASCEND).[18] Foram incluídos 555 pacientes com FPI para receber pirfenidona (2403 mg por dia) ou placebo por 52 semanas. O desfecho primário foi a mudança na CVF ou morte na semana 52. No grupo pirfenidona, quando comparado ao placebo, houve uma redução relativa significativa de 47,9% na proporção de pacientes que tiveram um declínio absoluto de 10% ou mais na porcentagem do previsto da CVF ou que morreram. No grupo tratado, ocorreu também um aumento relativo significativo de 132,5% na proporção de pacientes com nenhum declínio na CVF.

A partir destas publicações, as duas medicações foram aprovadas em dezenas de países para tratamento da FPI. A última diretriz da ATS/ERS/JRS/ALAT, publicada em 2015, fez recomendação condicional para o uso do nintedanibe e da pirfenidona, indicando que os fármacos seriam uma escolha apropriada para a maioria dos pacientes, reconhecendo que diferentes escolhas deveriam ser feitas para pacientes individualmente, e que os valores e preferências do paciente deveriam ser considerados nesta decisão.[20] Conclusão semelhante (recomendação condicional) foi feita pela Sociedade Brasileira de Pneumologia e Tisiologia em Diretriz guiada igualmente pelo sistema GRADE, recentemente publicada.[17]

O nintedanibe é prescrito na dose de duas cápsulas de 150 mg ao dia. A pirfenidona é iniciada com a utilização de uma cápsula às refeições, três vezes ao dia, com elevação semanal até se atingir a dose de três cápsulas de 267 mg três vezes ao dia.

Os antifibróticos não são medicações de fácil manuseio e não devem ser indicados em pacientes com idade muito avançada, com fragilidade importante ou com necessidade de elevados fluxos de oxigênio para controle da hipoxemia.

Os eventos adversos que aconteceram entre os participantes dos ensaios clínicos são também observados pelos pacientes na prática clínica. A ocorrência de anorexia, náuseas, vômitos e perda de peso é comum com ambos os fármacos.

Em relação ao nintedanibe, o evento adverso mais comum foi a diarreia (63% no grupo nintedanibe *versus* 18% no grupo placebo) e ocorreu mais frequentemente nos primeiros três meses de administração. Os distúrbios gastrointestinais levaram à descontinuação do medicamento em até 8,4% dos indivíduos tratados. Níveis aumentados de enzimas hepáticas (três vezes o normal ou mais alto) foram observados em aproximadamente 5% dos indivíduos tratados com nintedanibe e em menos de 1% dos indivíduos tratados com placebo.

Como o nintedanibe é, também, uma medicação que inibe fatores de crescimento, inclusive do endotélio vascular, pode acontecer algum efeito sobre o sistema cardiocirculatório e levar a eventos adversos mais graves, porém muito raros de acordo com os ensaios clínicos. No entanto, deve ser sempre ponderado sua indicação entre risco e benefício para pacientes com histórico importante de doença arterial coronariana.

Com a pirfenidona, os eventos adversos mais comuns ocorreram mais nos primeiros seis meses de administração e, além de náuseas, pode ocorrer fotossensibilidade ou *rash* cutâneo (32% no grupo pirfenidona *versus* 12% no grupo placebo), independentemente de exposição solar. A fotossensibilidade pode ser evitada com o uso de roupas adequadas e aplicação regular de protetor solar.

A pirfenidona também pode alterar as enzimas hepáticas. Tomar pirfenidona durante ou logo após as refeições pode atenuar os eventos adversos gastrointestinais. Se a intolerância gástrica persistir, pode-se prescrever procinéticos antes das refeições, pois a pirfenidona reduz a motilidade do trato gastrintestinal superior. O uso de omeprazol deve ser evitado, posto que interfere no metabolismo hepático do medicamento. Se inibidor de bomba for considerado, deve-se preferir rabeprazol, que não interfere no metabolismo da pirfenidona.

Dado o perfil de efeitos colaterais de cada medicamento, recomenda-se o monitoramento periódico de parâmetros laboratoriais para toxicidade hepática (mensalmente no início do tratamento e, posteriormente, a cada três meses). Ambas as medicações não são seguras e recomendadas em pacientes com prejuízo moderado a grave da função hepática.

Estudos de subgrupos com os extremos da função pulmonar, mais preservada e mais comprometida, mostraram que o declínio da função pulmonar é semelhante ao observado nos pacientes com CVF moderada incluídos nos ensaios clínicos, com ambos os fármacos. Portanto, sendo a fibrose pulmonar uma condição irreversível, no intuito de preservar a melhor função pulmonar, é importante discutir com os pacientes e familiares sobre o tratamento em fases iniciais da doença, mesmo na ausência de sintomas.[21]

Progressão da FPI nos pacientes em uso de antifibróticos (declínio da CVF ≥ 10%) nos primeiros seis meses de tratamento não prediz redução da queda da CVF nos meses subsequentes.[22] O principal critério para interromper tratamento com qualquer uma das drogas é a não tolerância aos eventos adversos.

Embora os ensaios clínicos individuais não tenham sido concebidos com potência para mostrar efeitos significativos sobre exacerbação aguda e mortalidade, existem crescentes evidências de que o nintedanibe e a pirfenidona reduzem o risco de deterioração aguda da função pulmonar e melhoram a expectativa de vida. Estudos de extensão demonstraram que o efeito terapêutico de redução do declínio funcional persiste após anos de tratamento e os registros (estudos de vida real) mais recentes de vários países fornecem dados complementares de que o uso dos antifibróticos prolonga a sobrevida da FPI em torno de quatro a seis anos após diagnóstico, em comparação a dois a três anos anteriomente.[23-25]

Outros medicamentos para tratamento da FPI seguem em estudo, alguns que já tiveram desfechos negativos e outros que seguem promissores a partir de ensaios clínicos fase II onde já se mostraram seguros. Portanto, em um futuro próximo talvez, poderemos ter outras drogas disponíveis para associação com os antifibróticos.[21]

Tratamento não farmacológico

Além do tratamento farmacológico, outras opções são benéficas para a melhora de sintomas e qualidade de vida destes pacientes, como: cessação do tabagismo, vacinações, manejo das comorbidades, alívio de sintomas, tratamento de ansiedade e/ou depressão, oxigenoterapia, reabilitação pulmonar e cuidados paliativos dirigidos ao paciente e aos cuidadores.[21]

O manejo específico de comorbidades, como o RGE, pode influenciar o curso e sintomas da FPI. A discussão sobre o tratamento de rotina desses pacientes com inibidores de bomba de prótons persiste. A diretriz da ATS/ERS/JRS/ ALAT, atualizada em 2015, recomenda o tratamento de RGE de rotina.[20] A Sociedade Brasileira de Pneumologia e Tisiologia (SBPT)[17] não faz nenhuma recomendação a respeito, com base na falta de evidências adequadas, porém, pacientes sintomáticos devem ser tratados.

O transplante pulmonar é uma opção para uma minoria de pacientes com FPI, tendo em vista a idade em geral avançada e a frequente presença de comorbidades. Os pacientes com idade abaixo de 65 anos devem ser encaminhados precocemente para um grupo de transplante.

Referências bibliográficas

1. Raghu G, Remy-Jardin M, Myers JL, et al. Diagnosis of Idiopathic Pulmonary Fibrosis. An Official ATS/ERS/JRS/ALAT Clinical Practice Guideline. Am J Respir Crit Care Med. 2018;198:e44-e68.

2. Maher TM, Bendstrup E, Dron L, et al. Global incidence and prevalence of idiopathic pulmonary fibrosis. Respir Res. 2021;22:197.

3. Baddini-Martinez J, Pereira CA. How many patients with idiopathic pulmonary fibrosis are there in Brazil? J Bras Pneumol. 2015;41:560-1.

4. Pereira CAC, Soares MR, Botelho A, et al. Multicenter Registry of Interstitial Lung Diseases in Adults in Brazil. Am J Respir Crit Care Med. 2020;201:A3352.

5. Selman M, King TE, Pardo A, Society AT, Society ER, Physicians ACoC. Idiopathic pulmonary fibrosis: prevailing and evolving hypotheses about its pathogenesis and implications for therapy. Ann Intern Med. 2001;134:136-51.

6. Luppi F, Kalluri M, Faverio P, Kreuter M, Ferrara G. Idiopathic pulmonary fibrosis beyond the lung: understanding disease mechanisms to improve diagnosis and management. Respir Res. 2021;22:109.

7. Tibana RCC, Soares MR, Storrer KM, et al. Clinical diagnosis of patients subjected to surgical lung biopsy with a probable usual interstitial pneumonia pattern on high-resolution computed tomography. BMC Pulm Med. 2020;20:299.

8. Richeldi L, Scholand MB, Lynch DA, et al. Utility of a Molecular Classifier as a Complement to High-Resolution Computed Tomography to Identify Usual Interstitial Pneumonia. Am J Respir Crit Care Med. 2021;203:211-20.

9. Moua T, Lee AS, Ryu JH. Comparing effectiveness of prognostic tests in idiopathic pulmonary fibrosis. Expert Rev Respir Med. 2019;13:993-1004.

10. Ley B, Collard HR, King TE. Clinical course and prediction of survival in idiopathic pulmonary fibrosis. Am J Respir Crit Care Med. 2011;183:431-40.

11. Collard HR, Ryerson CJ, Corte TJ, et al. Acute Exacerbation of Idiopathic Pulmonary Fibrosis. An International Working Group Report. Am J Respir Crit Care Med. 2016;194:265-75.

12. Fukuda CY, Soares MR, de Castro Pereira CA. A score without diffusion capacity of the lung for carbon monoxide for estimating survival in idiopathic pulmonary fibrosis. Medicine (Baltimore). 2020;99:e20739.

13. Soares MR, Pereira C, Ferreira R, et al. A score for estimating survival in idiopathic pulmonary fibrosis with rest SpO2>88. Sarcoidosis Vasc Diffuse Lung Dis. 2015;32:121-8.

14. Mancuzo EV, Soares MR, Pereira CAC. Six-minute walk distance and survival time in patients with idiopathic pulmonary fibrosis in Brazil. J Bras Pneumol. 2018;44:267-72.

15. Ley B, Ryerson CJ, Vittinghoff E, et al. A multidimensional index and staging system for idiopathic pulmonary fibrosis. Ann Intern Med. 2012;156:684-91.

16. Raghu G, Anstrom KJ, King TE, Lasky JA, Martinez FJ, Network IPFCR. Prednisone, azathioprine, and N-acetylcysteine for pulmonary fibrosis. N Engl J Med. 2012;366:1968-77.

17. Baddini-Martinez J, Ferreira J, Tanni S, et al. Brazilian guidelines for the pharmacological treatment of idiopathic pulmonary fibrosis. Official document of the Brazilian Thoracic Association based on the GRADE methodology. J Bras Pneumol. 2020;46:e20190423.

18. King TE, Bradford WZ, Castro-Bernardini S, et al. A phase 3 trial of pirfenidone in patients with idiopathic pulmonary fibrosis. N Engl J Med. 2014;370:2083-92.

19. Richeldi L, du Bois RM, Raghu G, et al. Efficacy and safety of nintedanib in idiopathic pulmonary fibrosis. N Engl J Med. 2014;370:2071-82.

20. Raghu G, Rochwerg B, Zhang Y, et al. An Official ATS/ERS/JRS/ALAT Clinical Practice Guideline: Treatment of Idiopathic Pulmonary Fibrosis. An Update of the 2011 Clinical Practice Guideline. Am J Respir Crit Care Med. 2015;192:e3-19.

21. Salisbury ML, Wijsenbeek MS. Management of Idiopathic Pulmonary Fibrosis. Clin Chest Med. 2021;42:275-85.

22. Nathan SD, Albera C, Bradford WZ, et al. Effect of continued treatment with pirfenidone following clinically meaningful declines in forced vital capacity: analysis of data from three phase 3 trials in patients with idiopathic pulmonary fibrosis. Thorax. 2016;71:429-35.

23. Costabel U, Albera C, Lancaster LH, et al. An Open-Label Study of the Long-Term Safety of Pirfenidone in Patients with Idiopathic Pulmonary Fibrosis (RECAP). Respiration. 2017;94:408-15.

24. Crestani B, Huggins JT, Kaye M, et al. Long-term safety and tolerability of nintedanib in patients with idiopathic pulmonary fibrosis: results from the open-label extension study, INPULSIS-ON. Lancet Respir Med. 2019;7:60-8.

25. Moon SW, Kim SY, Chung MP, et al. Longitudinal Changes in Clinical Features, Management, and Outcomes of Idiopathic Pulmonary Fibrosis. A Nationwide Cohort Study. Ann Am Thorac Soc. 2021;18:780-7.

13.3 Sarcoidose

Marina Dornfeld Cunha Castro

Soraya Abou El Hosn Cordero da Silva

Introdução

A sarcoidose é uma doença sistêmica de etiologia desconhecida sendo diagnosticada por um conjunto de achados clínicos e exames complementares.[1] Embora sua etiologia permaneça desconhecida, acredita-se que represente uma resposta imune anormal, definida por uma inflamação granulomatosa que ocorre em indivíduos geneticamente suscetíveis, expostos a fatores de risco ambientais (mofo, pássaros, poeira e meio rural), ocupacionais (metais, indústria de automóveis e inseticidas) e a microrganismos (vírus, bactérias e micobactérias).[1,2]

A epidemiologia, as manifestações e o prognóstico variam de acordo com o sexo, a idade e a raça.[3,4] Em um estudo multicêntrico internacional, a idade média ao diagnóstico foi de 46 anos, com maior prevalência no sexo feminino, e pico de idade de 50 a 54 anos em mulheres e 35 a 39 anos em homens.[3] Raça preta e sexo feminino apresentaram associação com maior frequência de envolvimento multissistêmico, em comparação a brancos e homens, respectivamente.[3]

Diagnóstico e avaliação sistêmica

O diagnóstico da sarcoidose é usualmente desafiador, uma vez que os achados podem ser inespecíficos e compartilhados por outras doenças.[5]

Deve ser baseado nos critérios:[1,6,7]

- Achados clínicos e radiológicos compatíveis.
- Evidência histológica de granuloma não caseoso.
- Exclusão de outras causas conhecidas de doença granulomatosa.

Os diagnósticos diferenciais incluem doenças linfoproliferativas, reação a drogas, pneumoconioses, pneumonite de hipersensibilidade, doenças autoimunes, aspiração crônica, doenças infecciosas causadas por micobactérias e fungos, e reação sarcoide local.[1,8]

Um diagnóstico definitivo de sarcoidose requer biópsia para confirmação histopatológica.[1,6,7] Em situações especiais, um diagnóstico presuntivo pode ser realizado, uma vez que certas características clínicas são tidas como tão específicas que são consideradas definitivas: síndrome de Löfgren (linfadenopatia hilar bilateral, eritema nodoso, artralgia, febre, mal-estar), síndrome de Heerfordt (uveíte, aumento de parótidas, paralisia facial e febre) e lúpus pérnio.[1,6,7,9]

Os procedimentos para confirmação histológica mais recomendados são biópsia brônquica e/ou transbrônquica por broncoscopia, biópsia de pele ou linfonodos periféricos, dando preferência ao sítio suspeito menos invasivo.[9] Linfonodos hilares e mediastinais podem ser acessados por aspiração transbrônquica por agulha em associação à ultrassonografia endoscópica transesofágica ou endobrônquica preferencialmente, ou por mediastinoscopia.[5,7,9] Uma vez que a biópsia transbrônquica apresenta rendimento superior a 80%, a biópsia pulmonar cirúrgica raramente é necessária, sendo a criobiópsia (técnica por congelação) uma técnica promissora que pode aumentar o rendimento da broncoscopia e tornar-se uma opção válida em substituição à biópsia cirúrgica.[9]

O granuloma sarcoide caracteriza-se histologicamente pela presença de células epitelioides não necrotizantes, bem formadas, uniformes, concentricamente dispostas e com predileção por uma distribuição linfática (subpleural, septal, fissural e peribroncovascular).[7,9]

Uma vez realizado o diagnóstico de sarcoidose, os procedimentos à avaliação inicial incluem uma avaliação multissistêmica, conforme o Quadro 13.3.1.

Quadro 13.3.1 – Avaliação sistêmica sistemática em sarcoidose

- **História**: sinais e sintomas, exposições ocupacionais e ambientais, história familiar
- **Exame físico**
- **Radiografia (RX) e tomografia computadorizada (TC) de tórax**
- **Testes de função pulmonar**: espirometria com broncodilatador, pletismografia, e capacidade de difusão para o monóxido de carbono
- **Exames laboratoriais**: hemograma completo, cálcio, transaminases, fosfatase alcalina, ureia, creatinina, urina tipo 1, calciúria de 24 horas
- **Eletrocardiograma, holter de 24 horas e ecocardiograma**
- **Exame oftalmológico completo**
- **Teste tuberculínico (PPD** [purified protein derivative]**) ou IGRA** (interferon gamma release assay)

Fonte: Adaptado de Govender P, Berman JS. The Diagnosis of Sarcoidosis. Clin Chest Med. 2015;36(4):585-602.

Quadro clínico

A sarcoidose pode afetar qualquer órgão, sendo o pulmão o principal órgão e linfadenopatia hilar bilateral a apresentação mais frequente.[1,4,8] Recente, casuística multicêntrica reestabeleceu a frequência dos distintos envolvimentos em 1445 pacientes distribuídos mundialmente, conforme demonstrada na Figura 13.3.1. Destacam-se os envolvimentos pulmonar, cutâneo, ocular, ganglionar e distúrbio do metabolismo do cálcio. Acometimentos menos frequentes não foram representados no gráfico, incluindo rins, glândulas parótidas e salivares, nariz/ouvido/garganta, síndrome de Löfgren, hipertensão pulmonar, neuropatia de pequenas fibras, medula óssea e músculos.

A apresentação clínica é variável, com até 50% dos casos assintomáticos e aproximadamente um terço dos pacientes com sintomas iniciais gerais, incluindo febre, sudorese noturna, anorexia, mal-estar e perda ponderal.[1,6,8] Outros sintomas inespecíficos, muitas vezes crônicos e incapacitantes, incluem: fadiga, artralgia, dor muscular, fraqueza geral, dispneia e incapacidade de exercício, neuropatia de pequenas fibras e disfunção autonômica, ansiedade, depressão, estresse, perda de memória e déficit cognitivo, frequentemente não correspondentes à evidência física objetiva de doença.[8,10,11]

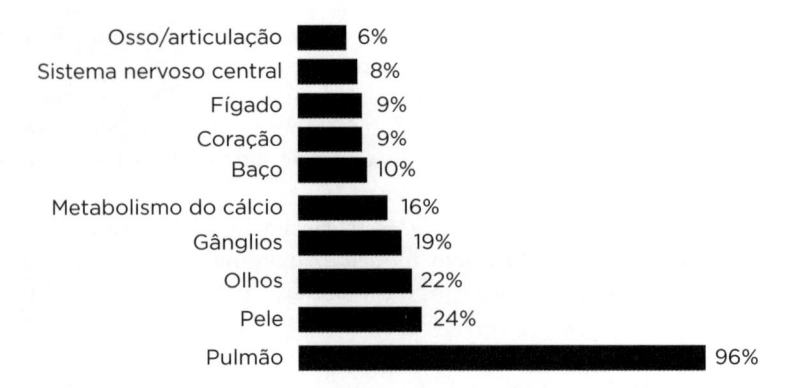

Figura 13.3.1 – Frequência de envolvimentos orgânicos em casuística mundial de sarcoidose. Fonte: Adaptado de Zhou Y, Gerke AK, Lower EE, et al. The impact of demographic disparities in the presentation of sarcoidosis: A multicenter prospective study. Respir Med. 2021;187:106564

Entre 20 e 50% dos pacientes com sarcoidose pulmonar apresentam sintomas respiratórios, incluindo dispneia, tosse e dor torácica.[1,5,8] O exame respiratório é em geral normal, porém sibilos podem ocorrer ocasionalmente quando há envolvimento de vias aéreas, e estertores e baqueteamento digital raramente em casos de doença avançada com fibrose pulmonar.[1,5,8] Hipoxemia está presente somente em doença fibrótica extensa e/ou hipertensão pulmonar.[5]

Alterações radiológicas são detectadas em 85 a 95% dos pacientes, com a classificação do estadiamento torácico da sarcoidose desenvolvida por Scadding[12] (Figura 13.3.2).

Os estadios mais frequentemente observados são I e II (40% e 37%, respectivamente), seguido pelo III (10%) e, em menores porcentagens, 0 (8%) e IV (5%).[4,13] O sistema de estadiamento não segue uma ordem sequencial e fornece informações gerais sobre o prognóstico da doença pulmonar ao longo do tempo: o de melhor prognóstico é o I (chance de até 90% de resolução ao longo de 2 anos), enquanto o estádio III tem resolução em menos de 20% dos casos, e não há resolução no IV.[4,13]

Os achados típicos do RX de tórax podem ser altamente sugestivos do diagnóstico (Figura 13.3.2), porém, apresenta uma menor sensibilidade em relação à TC de tórax.[8,9,13,14] As alterações parenquimatosas típicas são nodulares e reticulonodulares, com micronódulos ou nódulos, predominantemente no interstício peribroncovascular, fissuras interlobares e septos interlobulares, com predileção para os lobos superiores (Figura 13.3.3A), padrão considerado praticamente diagnóstico da sarcoidose.[8,9,13-15] Em 15% dos casos, podem evoluir com achados de fibrose (Figura 13.3.3B), incluindo opacidades reticulares irregulares, massas conglomeradas peribroncovasculares, bronquiectasias e faveolamento.[8,13,14]

Manifestações pulmonares atípicas podem ser encontradas em 25% a 30% dos casos, representadas por envolvimento pleural, linfadenopatia unilateral ou assimétrica, padrão miliar, calcificação linfonodal, necrose ou cavidade, cistos, opacidades em vidro fosco, massas e alterações em vias aéreas.[8,14]

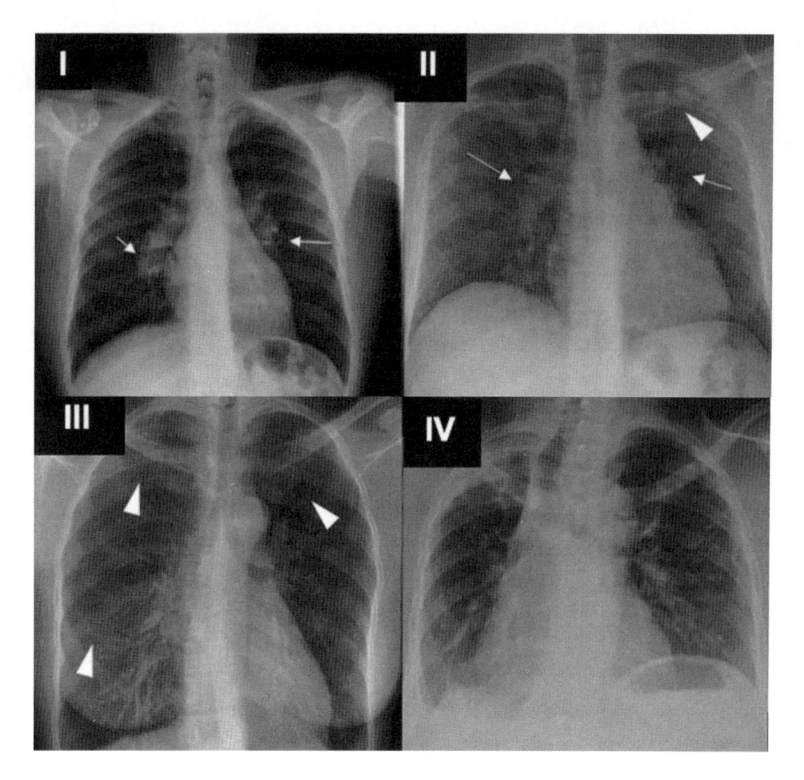

Figura 13.3.2 – Sistema de estadiamento radiográfico torácico de Scadding. Estadio 0: sem acometimento torácico (não demostrado); Estadio I: linfadenopatia hilar bilateral (setas brancas); Estadio II: linfadenopatia hilar bilateral (setas brancas) e infiltrados pulmonares (triângulo branco); Estadio III: infiltrados pulmonares (triângulos brancos); IV: fibrose pulmonar. Fonte: Sève P, Pacheco Y, Durupt F, et al. Sarcoidosis: A Clinical Overview from Symptoms to Diagnosis. Cells. 2021;10:766.

A avaliação funcional pulmonar pode ser normal ou demonstrar distúrbio restritivo, obstrutivo ou misto, redução isolada da capacidade de difusão para o monóxido de carbono ou redução desproporcional da difusão (sugerindo doença vascular pulmonar).[8] Hiperresponsividade de vias aéreas ocorre em aproximadamente 20% dos pacientes.[5,8]

Outros exames de atividade de doença podem ser úteis, em combinação com a avaliação clínica sistêmica, radiológica e funcional, incluindo biomarcardores (quitotriosidase, receptor solúvel da interleucina 2, neopterina) e a tomografia por emissão de pósitrons.[9] A PET contribui tanto para o diagnóstico e estadiamento, quanto para a avaliação de inflamação e monitorização de resposta terapêutica.[16]

Manifestações extrapulmonares geralmente estão associadas ao quadro pulmonar, sendo descritas em mais de 30% dos pacientes e, podem influenciar no prognóstico.[1,8,17-19]

- **Pele:** é o segundo órgão mais afetado, com maior prevalência em mulheres. As lesões específicas (granulomatosas) mais comuns são máculas, pápulas ou placas e ocorrem mais comumente em formas agudas de sarcoidose. O lúpus pérnio representa uma forma crônica caracterizada por placas endurecidas avermelhadas

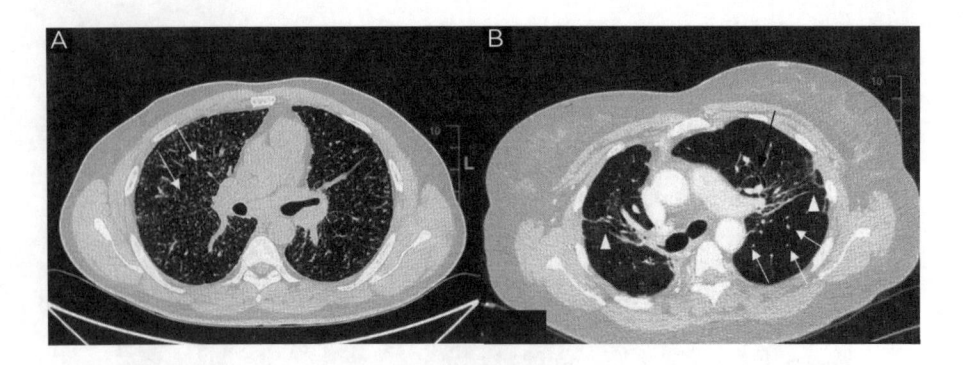

Figura 13.3.3 – A: Micronódulos centrolobulares e perilinfáticos (setas brancas). B: Opacidades reticulares (triângulos brancos) e bronquiectasias de tração extensas (setas pretas), consistentes com fibrose pulmonar, e micronódulos (setas brancas). Fonte: Sève P, Pacheco Y, Durupt F, Jamilloux Y, Gerfaud-Valentin M, Isaac S, et al. Sarcoidosis: A Clinical Overview from Symptoms to Diagnosis. Cells. 2021;10(4).

ou violáceas, localizadas nas regiões nasal, labial e das bochechas, podendo ser desfigurante. A lesão não específica mais comum é o eritema nodoso (nódulos subcutâneos avermelhados e dolorosos, simétricos, principalmente em extremidades inferiores), de excelente prognóstico.

- **Linfonodos:** mais comumente afetados os sítios cervical, axilar, epitroclear e inguinal. Os gânglios aumentados são discretos, móveis e indolores, sem ulceração ou drenagem.

- **Olhos:** o envolvimento ocular pode preceder o diagnóstico de sarcoidose e ocorre em 10 a 50% dos pacientes, dependendo da raça e sexo. Todas as estruturas oculares podem ser envolvidas, sendo a uveíte anterior a manifestação mais frequente.

- **Metabolismo do cálcio e rins:** podem ocorrer alterações devido à produção desregulada de $1,25(OH)_2D_3$ vitamina D (calcitriol) por macrófagos ativados dos granulomas. Hipercalcemia ocorre em 2 a 10% dos pacientes, enquanto a hipercalciúria é três vezes mais frequente, podendo levar à nefrocalcinose, litíase ou insuficiência renal. A nefrite granulomatosa é uma apresentação rara.

- **Sistema nervoso:** a neurossarcoidose é relatada em 5 a 10% dos pacientes. Qualquer parte do sistema nervoso pode ser afetada, porém o envolvimento de nervos cranianos (mais comum VII e depois o II) e meninge são as manifestações mais comuns. Meningite é responsável por 10% a 20% dos casos de neurossarcoidose, com a análise do liquor demonstrando linfocitose e aumento de proteínas.

- **Fígado e baço:** detecção de lesões hepáticas e esplênicas à TC é descrita em 5% a 15% dos pacientes, respectivamente. Fígado palpável ocorre em menos de 20% dos pacientes, e alterações nos testes de função hepática são comuns, sendo a elevação da fosfatase alcalina a mais frequente. Hipertensão portal com sangramento de varizes esofágicas, síndrome hepatopulmonar e cirrose com insuficiência hepática são extremamente raras.

- **Articulações e ossos:** artralgia pode ocorrer de forma aguda ou crônica em até 35% dos pacientes. A sarcoidose óssea é rara e está frequentemente associada ao lúpus pérnio, uveíte e um curso crônico da doença.

- **Coração:** manifestações clínicas do envolvimento cardíaco estão presentes em aproximadamente 5% dos pacientes com sarcoidose sistêmica, podendo a sarcoidose cardíaca ocorrer de maneira isolada.

  Após avaliação sistemática, 10-15% dos casos terão diagnóstico de sarcoidose cardíaca. As manifestações incluem principalmente bloqueios atrioventriculares, arritmias ventriculares e insuficiência cardíaca, secundários à infiltração granulomatosa do miocárdio, e fibrose. Exames avançados como ressonância nuclear magnética e/ou tomografia por emissão de pósitrons (PET) do coração são auxiliares para a confirmação diagnóstica. Ambos exigem protocolo específico para detecção.

- **Hipertensão pulmonar:** prevalência estimada em 3 a 5% dos casos de sarcoidose, representando uma complicação com consequência funcional e prognóstica, e elevada mortalidade. Geralmente associada à fibrose pulmonar avançada, porém pode ocorrer secundariamente a mecanismos vasculares, embolia pulmonar, cardiopatia, compressão linfonodal extrínseca ou comorbidades relacionadas.

Tratamento

A indicação de tratamento depende fundamentalmente do risco de morte e/ou disfunção orgânica e do prejuízo na qualidade de vida, avaliando-se o prognóstico natural e a probabilidade de remissão espontânea, a gravidade dos sintomas, a atividade e o impacto da doença, a chance de resposta terapêutica e os potenciais efeitos colaterais, bem como a opinião individual do paciente.[1,20,21]

Pelo menos metade dos pacientes não necessitam tratamento sistêmico, em particular aqueles com acometimento torácico estadio I, com ou sem eritema nodoso, sem dispneia e com função pulmonar normal.[1,21] Na outra parcela de casos, o tratamento com um ou mais agente anti-inflamatório é requerido, seja no início da doença ou durante o seguimento.[1,20]

Os sinais e sintomas que sugerem a realização de tratamento estão descritos no Quadro 13.3.2.[20,21]

Quadro 13.3.2 – Indicações de tratamento farmacológico na sarcoidose

Risco de disfunção orgânica	Prejuízo na qualidade de vida

• Respiratória
  – Fibrose pulmonar
  – Hipertensão pulmonar
• Cardíaca
• Neurológica
• Hepática
• Ocular
• Renal
• Distúrbio do metabolismo do cálcio persistente
	• Pulmonar
	  – Tosse
	  – Dispneia
	• Lesões de pele cosmeticamente importantes
	• Nefrolitíase
	• Fadiga
	• Neuropatia de pequenas fibras

Fonte: Adaptado de Baughman RP, James WE. Antiinflamatory Therapy. In: Baughman RP, Valeyre D, editors. Sarcoidosis - A Clinician's Guide. 1. St. Louis, Missouri: Elsevier; 2019. p. 239-55.

Assim como a decisão de tratar, a estratégia de tratamento deve ser individualizada, incluindo a escolha da medicação, dose e duração.[20,21] As opções incluem uma variedade de fármacos, como corticosteroides, agentes citotóxicos e biológicos (Figura 13.3.4).[20,21]

O corticosteroide é o fármaco de primeira linha, incluindo usualmente a prednisona ou a prednisolona em dose de indução de 20 a 30 mg ao dia, manutenção de 5 a 10 mg após a dose inicial por 6 a 12 meses, e tentativa de desmame em pacientes com doença controlada após esse período.[5,20,21] Apresenta-se como recomendação forte para uso em pacientes com sarcoidose pulmonar com alto risco futuro de mortalidade ou incapacidade permanente.[20] Em formas potencialmente graves e com risco de morte, tem também indicação como recomendação forte, como nos casos de sarcoidose cardíaca com evidência de anormalidades funcionais (bloqueio, arritmia e cardiomiopatia) e neurossarcoidose clinicamente significativa, em associação ou não a outros imunossupressores.[20,22,23] O tratamento da sarcoidose cardíaca pode ainda incluir antiarrítmicos, medidas para disfunção cardíaca, ablação, implante de marca-passo definitivo e cardiodesfibrilador e até mesmo transplante cardíaco.[22,23]

O uso prolongado de corticosteroides está associado à toxicidade relevante, incluindo ganho de peso, diabete, hipertensão, osteoporose, catarata, glaucoma e alterações de humor.[20] Agentes alternativos são utilizados como poupadores, incluindo metotrexato, azatioprina, leflunomida, micofenolato, antimaláricos (cloroquina e hidroxicloroquina) e inibidores do Fator de Necrose Tumoral α (anti-TNF-α), com perfis de monitorização e toxicidade diferentes.[20,21]

O metotrexato na dose de 10 a 15 mg por semana é o fármaco de segunda linha mais amplamente usado, com eficácia observada após 6 meses de uso.[20,21]

Os anti-TNF-α são representados pelo infliximabe e adalimumabe e são efetivos em sarcoidose grave, principalmente em casos de lesão a órgãos nobres ou ameaça à vida, com falha de tratamento com primeira e segunda linhas, incluindo as indicações consideradas no Quadro 13.3.3.[20,21]

Quadro 13.3.3 – Indicações para considerar o uso de anti-TNF-α na sarcoidose

Sarcoidose pulmonar crônica avançada em atividade
Lúpus pérnio debilitante
Neurossarcoidose
Sarcoidose ocular refratária
Sarcoidose cardíaca em atividade

Fonte: adaptado de Baughman RP, James WE. Antiinflamatory Therapy. In: Baughman RP, Valeyre D, editors. Sarcoidosis - A Clinician's Guide. 1. St. Louis, Missouri: Elsevier; 2019. p. 239-55.

A sarcoidose pulmonar sintomática, em risco futuro de mortalidade ou dano permanente, tratada com corticosteroide e agentes imunossupressores, mantendo atividade continuada pode ser tratada com adição de infliximabe para melhora e/ou preservação funcional e de qualidade de vida.[20]

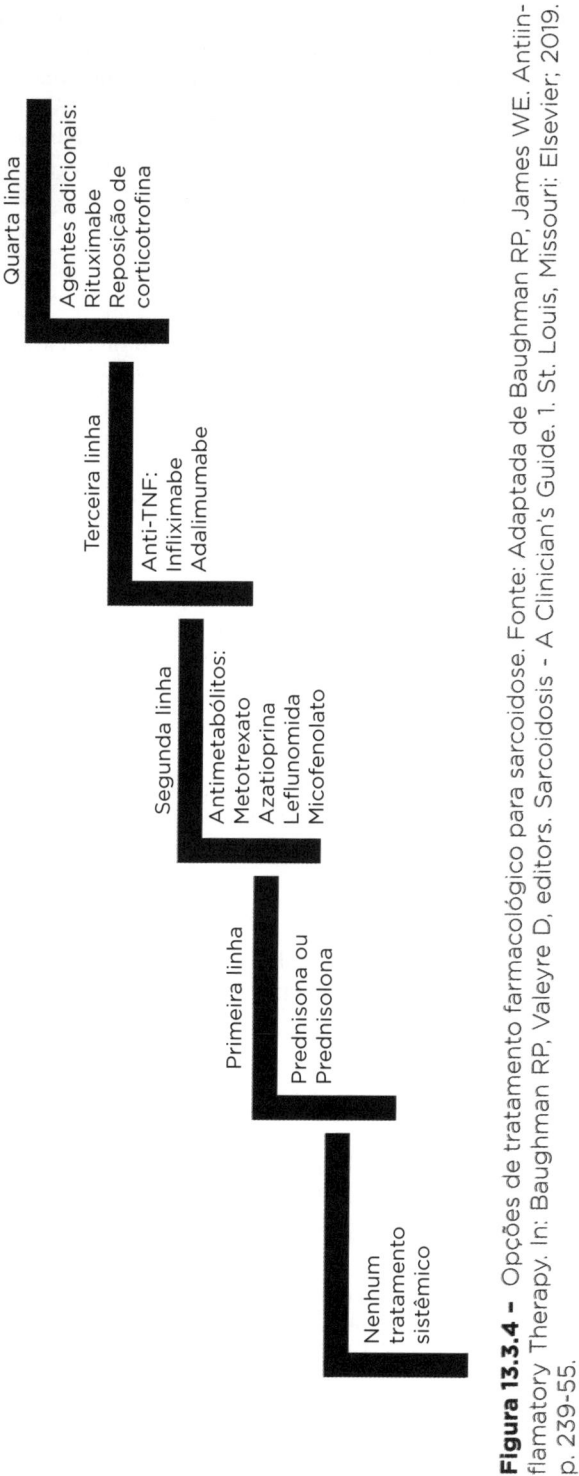

Figura 13.3.4 – Opções de tratamento farmacológico para sarcoidose. Fonte: Adaptada de Baughman RP, James WE. Antiin-flamatory Therapy. In: Baughman RP, Valeyre D, editors. Sarcoidosis - A Clinician's Guide. 1. St. Louis, Missouri: Elsevier; 2019. p. 239-55.

Sintomas debilitantes e por muitas vezes não relacionados ao envolvimento orgânico específico ou atividade de doença como a fadiga são encontrados em número significante de pacientes e podem requerer outras modalidades terapêuticas como reabilitação pulmonar e exercícios de treinamento muscular respiratório.[20,21] Ainda, para fadiga com prejuízo para qualidade de vida, estudos sugerem teste terapêutico com drogas neuroestimulantes como metilfenidato ou armodafinila.[10,20,21] Outras causas que contribuem para os sintomas devem ser excluídas.[5]

Prognóstico

As manifestações clínicas e o prognóstico são altamente heterogênos e variam de uma doença benigna, autolimitada e frequentemente assintomática, sem necessidade de tratamento, até perda grave de função e dano permanente aos órgãos envolvidos, necessitando tratamento prolongado.[1,24,25] Remissão espontânea ocorre em aproximadamente dois terços dos pacientes, porém recaídas são comuns particularmente se o tratamento é suspenso precocemente.[1,24] A evolução pode ser classificada em aguda/subaguda (duração menor ou igual a 2 anos) ou crônica (duração maior que 3 a 5 anos).[17,24]

A sarcoidose apresenta baixa taxa de mortalidade (1% a 5%), porém uma prevalência de pelo menos 10% a 20% de sequelas permanentes é vista nos pacientes com sarcoidose, tanto pulmonar quanto extrapulmonar.[1,24] As principais causas de mortes estão relacionadas ao envolvimento pulmonar (incluindo fibrose e hipertensão pulmonar) e cardíaco.[1,24]

A síndrome de Löfgren, forma de sarcoidose de início agudo, tem excelente prognóstico, com alta taxa de remissão espontânea, assim como a uveíte anterior e a paralisia facial.[1,25] Manifestações clínicas associadas a um pior prognóstico incluem idade de início maior que 40 anos, raça negra, envolvimento extrapulmonar (sistema nervoso central, lúpus pérnio, ósseo ou cardíaco, uveíte posterior e hipercalcemia crônica), presença de infiltrados parenquimatosos e insuficiência respiratória crônica.[1]

Referências bibliográficas

1. Statement on sarcoidosis. Joint Statement of the American Thoracic Society (ATS), the European Respiratory Society (ERS) and the World Association of Sarcoidosis and Other Granulomatous Disorders (WASOG) adopted by the ATS Board of Directors and by the ERS Executive Committee, February 1999. Am J Respir Crit Care Med. 1999;160:736-55.

2. Gerke AK. Treatment of Sarcoidosis: A Multidisciplinary Approach. Front Immunol. 2020;11:545413.

3. Zhou Y, Gerke AK, Lower EE, et al. The impact of demographic disparities in the presentation of sarcoidosis: A multicenter prospective study. Respir Med. 2021;187:106564.

4. Baughman RP, Teirstein AS, Judson MA, et al. Clinical characteristics of patients in a case control study of sarcoidosis. Am J Respir Crit Care Med. 2001;164:1885-9.

5. Thillai M, Atkins CP, Crawshaw A, et al. BTS Clinical Statement on pulmonary sarcoidosis. Thorax. 2021;76:4-20.

6. Govender P, Berman JS. The Diagnosis of Sarcoidosis. Clin Chest Med. 2015;36:585-602.

7. Crouser ED, Maier LA, Wilson KC, et al. Diagnosis and Detection of Sarcoidosis. An Official American Thoracic Society Clinical Practice Guideline. Am J Respir Crit Care Med. 2020;201:e26-e51.

8. Sève P, Pacheco Y, Durupt F, et al. Sarcoidosis: A Clinical Overview from Symptoms to Diagnosis. Cells. 2021;10: 766.

9. Yserbyt J, Wim W. Baughman's Sarcoidosis: Diagnosis. In: Baughman RP, Valeyre D, editors. Sarcoidosis - A Clinician's Guide. St. Louis, Missouri: Elsevier; 2019. p. 85-95.

10. Marjolein D, Celine H, Marjon E, Jolanda DV. Sarcoidosis-Associated Disability. In: Baughman RP, Valeyre D, editors. Sarcoidosis - A Clinician's Guide: Elsevier, 2019. p. 257-64.

11. Judson MA. Parasarcoidosis Syndromes. In: Baughman RP, Valeyre D, editors. Sarcoidosis - A Clinician's Guide: Elsevier; 2019. p. 167-77.

12. Scadding JG. Prognosis of intrathoracic sarcoidosis in England. A review of 136 cases after five years' observation. Br Med J. 1961;2:1165-72.

13. Nunes H, Uzunhan Y, Gille T, et al. Imaging of sarcoidosis of the airways and lung parenchyma and correlation with lung function. Eur Respir J. 2012;40:750-65.

14. Criado E, Sánchez M, Ramírez J, et al. Pulmonary sarcoidosis: typical and atypical manifestations at high-resolution CT with pathologic correlation. Radiographics. 2010;30:1567-86.

15. Spagnolo P, Rossi G, Trisolini R, et al. Pulmonary sarcoidosis. Lancet Respir Med. 2018;6:389-402.

16. Keijsers RGM, Grutters JC. In Which Patients with Sarcoidosis Is FDG PET/CT Indicated? J Clin Med. 2020;9:890.

17. Polverino F, Balestro E, Spagnolo P. Clinical Presentations, Pathogenesis, and Therapy of Sarcoidosis: State of the Art. J Clin Med. 2020;9:2363.

18. Judson MA, Costabel U, Drent M, et al. The WASOG Sarcoidosis Organ Assessment Instrument: An update of a previous clinical tool. Sarcoidosis Vasc Diffuse Lung Dis. 2014; 31:19-27.

19. Huitema MP, Mathijssen H, Mager JJ, et al. Sarcoidosis-Associated Pulmonary Hypertension. Semin Respir Crit Care Med. 2020;41:659-72.

20. Baughman RP, Valeyre D, Korsten P, et al. ERS clinical practice guidelines on treatment of sarcoidosis. Eur Respir J. 2021; 17:2004079

21. Baughman RP, James WE. Antiinflamatory Therapy. In: Baughman RP, Valeyre D, editors. Sarcoidosis - A Clinician's Guide. 1. St. Louis, Missouri: Elsevier; 2019. p. 239-55.

22. Lemay S, Massot M, Philippon F, Belzile D, Turgeon PY, Beaudoin J, et al. Ten Questions Cardiologists Should Be Able to Answer About Cardiac Sarcoidosis: Case-Based Approach and Contemporary Review. CJC Open. 2021;3:532-48.

23. Ayyala US, Nair AP, Padilla ML. Cardiac sarcoidosis. Clin Chest Med. 2008;29:493-508.

24. Pereira CA, Dornfeld MC, Baughman R, Judson MA. Clinical phenotypes in sarcoidosis. Curr Opin Pulm Med. 2014;20:496-502.

25. Castro MDC, Pereira CAC. Nonlife-Threatening Sarcoidosis. Semin Respir Crit Care Med. 2020;41:733-40.

13.4 Pneumonite de Hipersensibilidade

Carlos Alberto de Castro Pereira

Andrea Gimenez

Fernanda Maciel de Aguiar Baptista

Rafaela Boaventura Martins

Introdução

Pneumonite de hipersensibilidade (PH) é definida como uma síndrome complexa de intensidade, apresentação clínica e história natural variáveis. A PH é o resultado de uma inflamação imunologicamente induzida do parênquima pulmonar (especificamente, a doença envolve os alvéolos, bronquíolos terminais e interstício) que ocorre, em indivíduos suscetíveis, em resposta a uma variedade de antígenos.

O processo de sensibilização ao antígeno associado a fatores ambientais e do hospedeiro (hipótese de dois golpes) têm papel central no processo de inflamação e distorção da arquitetura do parênquima pulmonar.

A prevalência varia consideravelmente em diferentes países. No Brasil, a PH e as doenças intersticiais associadas às doenças reumáticas autoimunes são as doenças pulmonares intersticiais (DPI) mais frequentes.[1]

A PH foi classificada, inicialmente, como aguda, subaguda e crônica. Contudo, os achados de imagem não se correlacionam bem com a duração dos sintomas. A duração dos sintomas não difere em casos com ou sem fibrose na tomografia, em diversos estudos. A presença de fibrose nos espécimes de biópsia pulmonar ou na tomografia computadorizada de tórax de alta resolução (TCAR) indica um pior prognóstico. Com base nestes achados a PH é hoje classificada em não fibrótica e fibrótica.[2-4]

PH-Diagnóstico

O diagnóstico de PH é realizado por um conjunto de dados, que inclui história de exposição, padrões na TCAR, resultados do lavado broncoalveolar (LBA) e de biópsias.

Em muitos casos discussão multidisciplinar deve ser feita antes da indicação de testes mais invasivos, bem como após obtenção de biópsia pulmonar.

Exposição e outros dados clínicos

Atualmente, mais de 200 antígenos foram implicados na patogênese da PH sendo bactérias, fungos, micobactérias, proteínas aviárias e produtos químicos as principais classes.[5] Uma ampla revisão mostrou que a exposição mais prevalente é aos antígenos aviários, seguida pela exposição a mofo.[6]

A PH aguda ocorre num contexto de uma exposição intermitente a uma grande quantidade de antígenos, geralmente dentro de algumas horas da exposição. A forma aguda clássica da PH, o "pulmão do fazendeiro", é rara no Brasil.

No Brasil, as exposições mais frequentes são os antígenos aviários e mofo, principalmente em mulheres no ambiente domiciliar, onde existe uma exposição prolongada de baixo grau, com um curso clínico insidioso e sem descrição de episódios agudos.

Determinadas exposições parecem estar associadas ao fenótipo da doença. Alguns poucos dados sugerem que certas exposições, raramente, estão presentes na PH fibrótica, incluindo o pulmão das banheiras de hidromassagem ("*hot tub lung*"), exposição a fluidos metálicos e isocianatos, enquanto nenhuma diferença foi encontrada entre as duas mais frequentes exposições, pássaros e mofo.[6]

Diretrizes e extensas revisões diagnósticas para PH foram publicadas recentemente, com forte ênfase na identificação da exposição para maior acurácia diagnóstica.[3,4,7-9]

A identificação do antígeno fornece a melhor estimativa de probabilidade pré-teste de PH e influenciará o valor preditivo de qualquer teste subsequente e a precisão do diagnóstico na avaliação multidisciplinar.

Entretanto, isoladamente a presença de exposição potencial não é suficiente, uma vez que exposição está frequentemente presente em outras DPIs.[1] Embora a melhora clínica com o afastamento da exposição possa apoiar o diagnóstico de PH, a ausência de melhora clínica não o exclui, uma vez que muitos pacientes com PH crônica não melhoram com o afastamento do antígeno.[4]

Em diversas séries da literatura, o antígeno causador da PH permanece não identificado em um número significativo de casos. No Brasil, o antígeno é aparente na maioria das vezes. A falha em identificar uma exposição pode levar ao atraso no diagnóstico, diagnóstico incorreto, tratamento inapropriado, risco de recidiva e um impacto negativo na qualidade de vida e no prognóstico dos pacientes. A incapacidade em identificar uma exposição em indivíduos com PH foi independentemente associada com menor sobrevida, mesmo após o controle para variáveis importantes, como a presença de fibrose pulmonar.[10] Em um trabalho recente que avaliou as exposições e suas associações clinicas na PH houve duas vezes mais chances de PH fibrótica do que PH não fibrótica em casos com uma exposição não identificada.[11]

A presença de episódios recorrentes, muitas vezes diagnosticados como "pneumonias de repetição", relacionados com períodos de maior exposição, como limpeza de gaiolas de pássaros, é forte dado indicativo. Na doença aguda sintomas 4-6 horas após a exposição é característico. Na doença crônica perda de peso é frequente. No exame físico o encontro de grasnidos indica doença com comprometimento bronquiolar associado à doença intersticial, um dado clínico sugestivo e ausente na fibrose pulmonar idiopática (FPI).[12] Sibilância pode ser referida pelo paciente e sibilos ao exame físico podem estar presentes.

Patologia

Na histologia, a tríade clássica é constituída por bronquiolite celular crônica, pneumonia intersticial celular crônica e granulomas frouxos pequenos não necrosantes.[13] São sugestivos/compatíveis: presença de células gigantes em parede bronquiolar; presença de metaplasia peribronquiolar; padrão de pneumonia intersticial não específica sem granulomas/células gigantes; fibrose ou pneumonia intersticial bronquiolocêntrica com ou sem achados de PIU (focos fibroblásticos/faveolamento).

A **TCAR** é um componente essencial na avaliação diagnóstica da PH. Além disso, a imagem traz também informações prognósticas, já que a presença de fibrose é o preditor mais importante de sobrevida na PH.

É importante lembrar que as imagens devem ser obtidas em inspiração e expiração completas. A imagem expiratória é crítica para demonstrar o aprisionamento aéreo e as reconstruções coronais devem ser incluídas para a análise da distribuição craniocaudal e axial dos achados.

Na PH não fibrótica, as principais alterações são: opacidades em vidro fosco multifocais ou difusas, nódulos centrolobulares em vidro fosco, atenuação em mosaico, aprisionamento aéreo nas imagens expiratórias e o padrão de três densidades (antes conhecido como *headcheese* ou *terrine*) (Figura 13.4.1). Atenuação em mosaico reflete lóbulos pulmonares afetados por pneumonite (atenuação aumentada) intercalados com lóbulos de atenuação normal ou ligeiramente diminuída (devido à obstrução bronquiolar). Quando áreas de aprisionamento de ar, opacidades em vidro fosco e áreas de pulmão normal são observados na mesma seção de TCAR inspiratória, temos o denominado padrão de três densidades[3,4] (Figura 13.4.2).

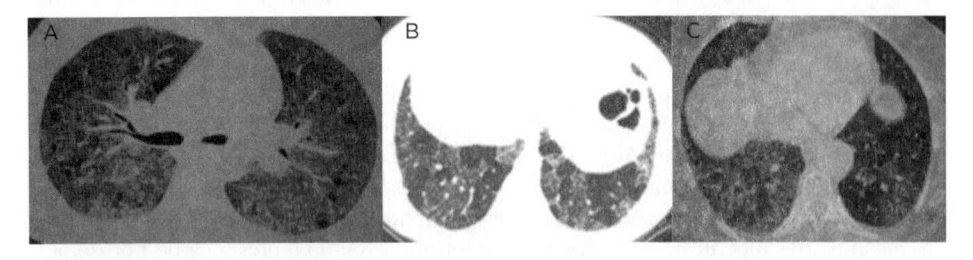

Figura 13.4.1 – Achados de PHNF. A: nódulos centrolobulares. B: Atenuação em mosaico (TC inspiratória). C: Aprisionamento aéreo (TC expiratória). Fonte: arquivo dos autores.

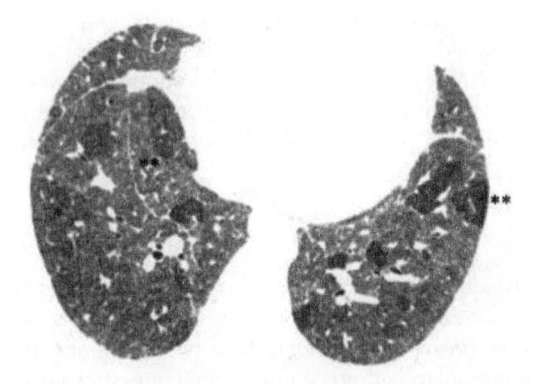

Figura 13.4.2 – Padrão das três densidades. Imagens de tomografia computadorizada de alta resolução de um paciente com pneumonite de hipersensibilidade demonstrando o sinal das três densidades: pulmão normal (um asterisco), vidro fosco (dois asteriscos) e baixa atenuação (três asteriscos). Fonte: arquivos dos autores.

Opacidades em vidro fosco, correlacionam-se histologicamente com inflamação ativa ou fibrose fina, que pode ser reversível ou não. Nódulos centrolobulares e aprisionamento aéreo são indicativos de infiltração peribronquiolar e bronquiolite. O padrão de três densidades traduz a associação de doença infiltrativa e obstrução de pequenas vias aéreas.

Aprisionamento aéreo isolado, vidro fosco leve e difuso, consolidação do espaço aéreo e cistos pulmonares são manifestações infrequentes e, embora inespecíficas, podem ser compatíveis com o diagnóstico de PH dentro do contexto clínico apropriado. Eventualmente, a TCAR é normal na fase inicial da doença ou entre os episódios agudos e uma tomografia de tórax normal não exclui completamente o diagnóstico.

A coexistência de fibrose pulmonar e sinais de obstrução bronquiolar são sugestivos de PH fibrótica (Figura 13.4.3).

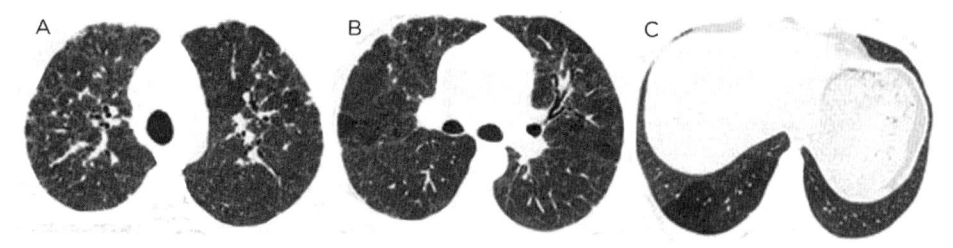

Figura 13.4.3 – PH fibrótica. Opacidades reticulares com predomínio em lobos superiores, associada a áreas de mosaico fora das áreas de fibrose. Fonte: arquivos dos autores.

Achados de TCAR indicativos de fibrose incluem: anormalidades reticulares ou opacidades em vidro fosco associadas a bronquiectasias/bronquiolectasias de tração; faveolamento e perda de volume lobar.[3,4] Obstrução bronquiolar manifesta-se por nódulos centrolobulares mal definidos, atenuação em mosaico ou padrão das três densidades, que é altamente específico para PH fibrótica e o mais importante sinal para distingui-la da FPI, conforme demonstrado por Barnett et al.[14] Embora possa ser observada na FPI, atenuação em mosaico tem importante valor diagnóstico para PH fibrótica quando observada em segmentos de parênquima pulmonar sem fibrose evidente.

Distribuição peribroncovascular, decorrente da deposição do antígeno em vias aéreas, deve levar à suspeita de PH, na ausência de aspiração por doença do refluxo gastroesofágico (Figura 13.4.4).[15]

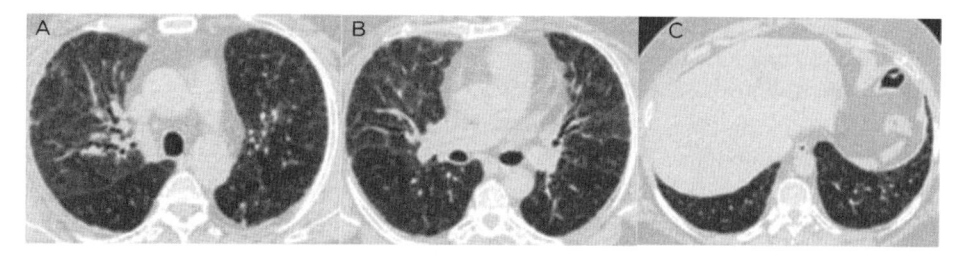

Figura 13.4.4 – Opacidades de distribuição peribroncovascular, com preservação das bases pulmonares.

Predominância de fibrose no lobo superior é observado apenas em 10-20% dos casos, mas aumenta a probabilidade de diagnóstico. Em geral, os achados de fibrose tendem a predominar nos campos pulmonares médios ou médio-inferiores, podendo ser difusos e/ou associados a preservação das bases pulmonares. Faveolamento pode estar presente e ter distribuição predominantemente subpleural e basal, de forma similar à FPI.[3,4]

Fibroelastose pleuroparenquimatosa, fibroenfisema ou enfisema isolado (mesmo na ausência de história de tabagismo) embora infrequentes, são apresentações ocasionais de PH. Vale lembrar que exacerbação aguda pode ser a apresentação inicial da doença.

Em resumo, na TCAR são achados característicos:[3,4,15]

- Distribuição axial central, peribroncovascular.
- Predomínio ou limitação aos campos médios ou superiores (~20% dos casos.
- Poupamento relativo das bases.
- Sinais de bronquiolite: padrão em mosaico; aprisionamento de ar à expiração; nódulos centrolobulares.
- Sinal das 3 densidades (*headcheese*): transparência pulmonar normal, áreas de baixa transparência (vidro fosco) e áreas de elevada transparência (mosaico).
- Nódulos centrolobulares profusos mal definidos, em vidro fosco.
- Vidro fosco extenso sem achados de fibrose ou extensão maior do que opacidades reticulares.

Após a análise e classificação dos achados de TCAR, as informações clínicas, radiológicas e histológicas (quando necessárias) são integradas na discussão multidisciplinar para definição do diagnóstico.

Na biópsia transbrônquica, os achados característicos (presença de granulomas frouxos ou células gigantes, associadas ou não a infiltrado linfoplasmocitário peribronquiolar e distribuição bronquiolocêntrica), são encontrados em torno de 30% dos casos.[16] São achados que suportam o diagnóstico: a presença de metaplasia peribronquiolar, acúmulo de macrófagos xantomatosos intra-alveolares ou macrófagos com cristais de colesterol no citoplasma (expressando a obstrução bronquiolar), e focos de pneumonia em organização. Estes últimos achados são encontrados mais frequentemente em PH fibrótica, em comparação a outras doenças que cursam com fibrose.[16]

No LBA o encontro de linfócitos em número elevado, especialmente se associado à presença de plasmócitos, é compatível. Linfócitos acima de 15% na contagem diferencial são elevados, porém, para diagnóstico diferencial com outras condições, um ponto de corte acima de 30%, é sugerido.[3] Na forma fibrótica, entretanto, linfócitos elevados no LBA estão frequentemente ausentes.[2] A relação CD4/CD8 no LBA tem pouco valor e deve ser abandonada.

Na presença de doença fibrosante, sem achados sugestivos na TCAR, sugere-se criobiópsia transbrônquica ou biópsia pulmonar cirúrgica. Faveolamento indica doença avançada, e confirmação por LBA ou por biópsia tem baixo rendimento diagnóstico.

Duas diretrizes sobre diagnóstico de PH foram publicadas por autores diversos e Sociedades de Pneumologia [3,4]. Os critérios são diferentes e complexos. Abaixo inserimos o algoritmo que nos parece o mais adequado, recentemente sugerido (Figura 13.4.5).

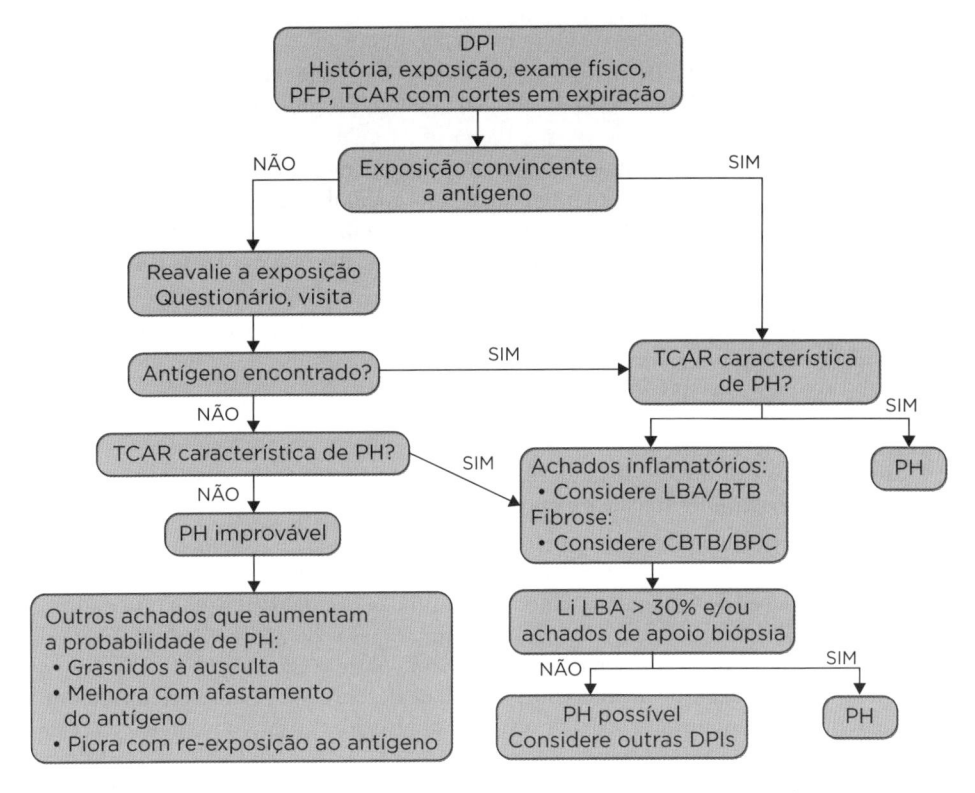

Figura 13.4.5 – Algoritmo para diagnóstico de PH. Adaptada da ref 7.

Tratamento

Afastamento do antígeno

A primeira e mais importante etapa do tratamento é o afastamento da exposição. Isto é principalmente eficaz na doença aguda.[17] O afastamento do antígeno pode ser isoladamente indicado se a doença é inflamatória (presença de áreas de vidro fosco, nódulos centrolobulares, linfocitose no LBA) e a repercussão clínica e funcional é limitada.

O afastamento da exposição pode levar à períodos de estabilidade clínica, radiológica e funcional, ou mesmo resolução e normalização da função pulmonar em alguns casos agudos, mas é menos provável em pacientes com PH fibrótica. Porém, mesmo nesses pacientes, o afastamento do antígeno pode retardar a progressão da inflamação para fibrose. A melhora clinica após afastamento da exposição foi associada a maior sobrevida (RR 0,14, 95% IC: 0,03-0,60, p = 0,008) em 24 pacientes de uma coorte de 112 pacientes com PH fibrótica, em um estudo retrospectivo.[18] Entretanto, a PH fibrótica, em alguns casos, pode evoluir para um fenótipo progressivo mesmo após o afastamento da exposição e tratamento específico.[19] Melhora clínica após afastamento da exposição pode não ocorrer se o antígeno suspeito não é a causa, se houver múltiplas exposições, se o afastamento completo não puder ser alcançado ou em indivíduos com fibrose pulmonar avançada ou progressiva. Dados da literatura sugerem que altos níveis de antígenos aviários podem ser detectados por períodos prolongados de tempo após a remoção das aves e limpeza ambiental. A persistência do antígeno pode ser responsável pela progressão da doença em pacientes com PH.[20]

Atualmente, não há uma abordagem padronizada para avaliação ambiental ou afastamento de exposições potencialmente prejudiciais em ambientes domésticos ou de trabalho para pacientes com DPI. A determinação da viabilidade, dos resultados de longo prazo e do custo-benefício da avaliação e remediação ambiental em DPIs agudas e crônicas deve ser o foco de pesquisas futuras.

Para maiores informações sobre exposições ambientais associadas a PH, acesse o site: https://www.hplung.com/.

Tratamento farmacológico e transplante pulmonar

Em pacientes com tosse, sibilância ou obstrução ao fluxo aéreo, o uso de broncodilatadores e corticosteroides inalados é apropriado.

Se a doença é predominantemente inflamatória e extensa, deve-se associar tratamento com prednisona, na dose de 0,5-1,0 mg/kg/dia por 4-6 semanas, seguida de redução gradual até 3 meses de tratamento. Com a redução da dose da prednisona, um determinado número de pacientes tem piora dos sintomas, apesar de aparente afastamento do antígeno. Se a dose de prednisona necessária para controle exceder 10 mg/dia deve-se considerar a associação de medicação poupadora de corticoide, em geral azatioprina ou micofenolato, embora não existam estudos controlados e randomizados com estes fármacos em PH.[21-23]

Em casos de PH fibrótica não extensa (CVF > 50%), um estudo recente mostrou que os corticosteroides aumentam a sobrevida e reduzem a progressão da fibrose, em comparação a um grupo emparelhado não tratado.[24] O uso de azatioprina ou micofenolato, entretanto, pode reduzir os efeitos colaterais advindos do uso dos corticosteroides.

Na doença fibrótica com faveolamento ou extensas bronquiectasias de tração e ausência de linfocitose no LBA (< 20% linfócitos), a resposta ao uso de prednisona é pobre e sua indicação é controversa.[25]

Após 3 meses, reavaliação deve ser feita. No caso de piora ou na presença de estabilidade, porém com importante disfunção pulmonar, deve-se considerar a indicação de medicação antifibrótica e referência para transplante em condições apropriadas. [26,27] Em casos de doença fibrótica avançada, a utilização de medicação antifibrótica pode ser feita desde o início. No estudo INBUILD, o uso de nintedanibe resultou em redução da progressão funcional em casos de PH fibrótica progressiva, com diferença de 107 mL (IC95% 70,8 a 185,6) em comparação ao placebo, após um ano de tratamento.[26]

Um estudo comparou a evolução de 31 pacientes com PH submetidos a transplante com 91 portadores de FPI transplantados. A sobrevida após o transplante foi de 86% após cinco anos na PH e de 49% na FPI.[27] Raramente a doença pode acometer o pulmão transplantado.

Rituximabe pode resultar em melhora funcional em alguns pacientes não responsivos ao uso de corticosteroide.[28]

Oxigenoterapia pode ser necessária e indicação de inclusão em programas de reabilitação é sugerida.

Prognóstico

Em um estudo com 160 casos de PH crônica, a mediana de sobrevida foi de 7 anos.[29] São fatores indicativos de pior prognóstico: sexo masculino, idade mais avançada, história de tabagismo, não identificação do antígeno, duração da exposição prolongada, mutações de genes associados à telomerase, achados de autoimunidade, estertores em velcro na ausculta, menores valores de CVF e DCO, VEF_1/CVF elevada, menor SpO_2 no esforço, presença e extensão da fibrose na TCAR, presença de faveolamento, achados de PIU na biópsia, surgimento ou agravamento de bronquiectasias de tração e hipertensão pulmonar.[30,31]

Referências bibliográficas

1. Pereira CAC, Soares MR, Botelho A, et al. Multicenter Registry of Interstitial Lung Diseases in Adults in Brazil. Am J Respir Crit Care Med. 2020;201: A3352.

2. Pereira CA, Gimenez A, Kuranishi L, Storrer K. Chronic hypersensitivity pneumonitis. J Asthma Allergy. 2016 Sep 21; 9:171-81.

3. Raghu G, Remy-Jardin M, Ryerson CJ, et al., Diagnosis of Hypersensitivity Pneumonitis in Adults. An Official ATS/JRS/ALAT Clinical Practice Guideline, Am J Respir Crit Care Med 2020;202: e36-e69.

4. Fernández Pérez ER, Travis WD, Lynch DA, et al Diagnosis and Evaluation of Hypersensitivity Pneumonitis: CHEST Guideline and Expert Panel Report. Chest. 2021;160: e97-e156.

5. Mohr LC. Hypersensitivity pneumonitis. Curr Opin Pulm Med. 2004; 10:401-11.

6. Barnes H, Lu J, Glaspole I, Collard HR, Johannson KA. Exposures and associations with clinical phenotypes in hypersensitivity pneumonitis: A scoping review. Respir Med. 2021; 184:106444.

7. Johannson KA, Pérez ERF. Hypersensitivity pneumonitis. In: Murray & Nadel Textbook of Respiratory Medicine, Elsevier 7°Ed 2022; p.1248-61.

8. Vasakova M, Morell F, Walsh S, Leslie K, Raghu G. Hypersensitivity pneumonitis: perspectives in diagnosis and management. Am J Respir Crit Care Med 2017; 196:680-9.

9. Morisset J, Johannson K, Jones K, Wolters P, Collard H, Walsh S, et al. Identification of diagnostic criteria for chronic hypersensitivity pneumonitis: an international modified Delphi survey. Am J Respir Crit Care Med. 2017; 197:1036-44.

10. Fernández Pérez ER, Swigris JJ, Forssén AV, Tourin O, Solomon JJ, Huie TJ, et al. Identifying an inciting antigen is associated with improved survival in patients with chronic hypersensitivity pneumonitis. Chest. 2013;144:1644-51.

11. Barnes H, Morisset J, Molyneaux P, et al. A systematically derived exposure assessment instrument for chronic hypersensitivity pneumonitis. Chest 2020; 157: 1506-12.]

12. Pereira CAC, Soares MR, Boaventura R, et al. Squawks in interstitial lung disease prevalence and causes in a cohort of one thousand patients. Medicine (Baltimore).2019;98: e16419.

13. Churg A, Bilawich A, Wright JL. Pathology of Chronic Hypersensitivity Pneumonitis What Is It? What Are the Diagnostic Criteria? Why Do We Care? Arch Pathol Lab Med. 2018; 142:109-19.

14. Barnett J, Molyneaux PL, Rawal B, et al. Variable utility of mosaic attenuation to distinguish fibrotic hypersensitivity pneumonitis from idiopathic pulmonary fibrosis. Eur Respir J. 2019; 54:1900531.

15. Salisbury ML, Gross BH, Chughtai A, et al. Development and validation of a radiological diagnosis model for hypersensitivity pneumonitis. Eur Respir J. 2018; 52:1800443.

16. Botelho AB, Ferreira RG, Coletta ENAM, et al. Transbronchial biopsy in chronic hypersensitivity pneumonitis. Sarcoidosis Vasc Diffuse Lung Dis. 2021;38(2): e2021018.

17. Cormier Y, Desmeule M. Treatment of hypersensitivity pneumonitis: contact avoidance versus corticosteroid treatment. Can Respir J 1994; 1:223-8.

18. Gimenez A, Storrer K, Kuranishi L, et al. Change in FVC and survival in chronic fibrotic hypersensitivity pneumonitis. Thorax. 2018; 73:391-2.

19. Glazer CS. Chronic hypersensitivity pneumonitis: important considerations in the work-up of this fibrotic lung disease. Curr Opin Pulm Med. 2015; 21:171-7.

20. Craig TJ, Hershey J, Engler RJ, et al. Bird antigen persistence in the home environment after removal of the bird. Ann Allergy. 1992; 69: 510-2.

21. Barnes H, Johannson KA. Management of Fibrotic Hypersensitivity Pneumonitis. Clin Chest Med. 2021; 42:311-9.

22. Adegunsoye A, Oldham JM, Fernández Pérez ER, et al. Outcomes of immunosuppressive therapy in chronic hypersensitivity pneumonitis. ERJ Open Res. 2017; 3:00016-2017.

23. Morisset J, Johannson KA, Vittinghoff E, et al. Use of Mycophenolate Mofetil or Azathioprine for the Management of Chronic Hypersensitivity Pneumonitis. Chest. 2017; 151:619-25.

24. Ejima M, Okamoto T, Suzuki T, et al. Efficacy of treatment with corticosteroids for fibrotic hypersensitivity pneumonitis: a propensity score-matched cohort analysis. BMC Pulm Med. 2021; 21:243.

25. De Sadeleer LJ, Hermans F, De Dycker E, et al. Impact of BAL lymphocytosis and presence of honeycombing on corticosteroid treatment effect in fibrotic hypersensitivity pneumonitis: a retrospective cohort study. Eur Respir J. 2020; 55:1901983.

26. Wells AU, Flaherty KR, Brown KK, et al. INBUILD trial investigators. Nintedanib in patients with progressive fibrosing interstitial lung diseases-subgroup analyses by interstitial lung disease diagnosis in the INBUILD trial: a randomised, double-blind, placebo-controlled, parallel-group trial. Lancet Respir Med. 2020; 8:453-60.

27. Kern RM, Singer JP, Koth L, et al. Lung transplantation for hypersensitivity pneumonitis. Chest. 2015; 147:1558-65.

28. Ferreira M, Borie R, Crestani B, et al. Efficacy and safety of rituximab in patients with chronic hypersensitivity pneumonitis (cHP): A retrospective, multicentric, observational study. Respir Med. 2020; 172:106146.

29. Ojanguren I, Morell F, Ramón MA, et al. Long-term outcomes in chronic hypersensitivity pneumonitis. Allergy. 2019; 74:944-52.

30. Creamer AW, Barratt SL. Prognostic factors in chronic hypersensitivity pneumonitis. Eur Respir Rev. 2020;29: 190167.

13.5 Doenças Reumáticas Autoimunes

Karin Mueller Storrer

Gustavo Frazzato Medeiros de Miranda

Eliane Viana Mancuzo

Introdução

As doenças reumáticas autoimunes (DRAI) são caracterizadas por apresentar lesão imunomediada em vários órgãos. O comprometimento do pulmão é comum e pode ocorrer em qualquer um dos seus compartimentos como parênquima, vias aéreas, pleura e vasos. São apresentadas, a seguir, as DRAI que mais se relacionam com alterações pulmonares.

Esclerose sistêmica

A esclerose sistêmica (ES) é uma doença rara, heterogênea, caracterizada por disfunção endotelial e vasculopatia de pequenos vasos, autoimunidade, disfunção fibroblástica e subsequente fibrose, que pode acometer múltiplos órgãos incluindo pele, rins, esôfago e pulmões.[1]

A ES pode ser classificada, de acordo com a sua extensão em duas formas principais: limitada e difusa. A ES cutânea difusa é caracterizada por extenso envolvimento da pele com extensão da esclerose cutânea proximal aos punhos estendendo-se ao tórax. Ocorre em 30% dos acometidos por ES e tem sido associada à doença pulmonar intersticial (DPI). Já, a forma ES cutânea limitada é caracterizada por esclerose cutânea restrita às mãos, extremidades distais e, em menor extensão, ao rosto e pescoço. Pacientes com ES cutânea limitada geralmente apresentam manifestações vasculares, incluindo a hipertensão pulmonar e a síndrome de CREST (calcinose cutânea, fenômeno de Raynaud, dismotilidade esofágica, esclerodactilia e telangiectasia).[2,3] Os principais auto anticorpos observados são: anticentrômero, geralmente associado à ES limitada, antitopoisomerase I (anti Scl70) associado à ES difusa e anti RNA polimerase I e III. O FAN é positivo em 90% dos casos.[3]

No pulmão, pode acometer várias estruturas, porém, a doença pulmonar intersticial (DPI) e a hipertensão pulmonar (HP) são as formas mais comuns e são as maiores causas de morbidade e mortalidade, representando 33% e 28% das mortes relacionadas à doença e correspondem a 17% e 15% dos óbitos por todas causas, respectivamente.[3]

Doença pulmonar intersticial

A doença pulmonar intersticial (DPI) associada à esclerose sistêmica (DPI-ES) tende a ocorrer precocemente no curso da doença. Clinicamente, se apresenta com dispneia progressiva, tosse e crepitações nos terços inferiores. Em virtude do alto risco de DPI nos pacientes diagnosticados com ES, deve se avaliar, ao diagnóstico, a presença de acometimento intersticial. Os testes de função pulmonar (principalmente espirometria com medida da difusão de monóxido de carbono [DCO]) estão indicados na avaliação inicial e no seguimento dos pacientes, de acordo com a progressão, podendo ser realizados a cada três a 6 meses naqueles com progressão rápida ou que iniciaram ou mudaram o tratamento até anualmente naqueles sem DPI ou que estiverem com a doença estável.[1] A avaliação por meio de tomografia computadorizada de alta resolução (TCAR) deve ser solicitada em todos os casos e mostra que a doença intersticial está presente em aproximadamente 40-60% dos adultos com ES. O padrão mais comumente encontrado é semelhante ao da pneumonia intersticial não específica (PINE), com alterações reticulares fibróticas de distribuição basal e subpleural frequentemente associado a atenuação em vidro fosco extensa. O curso da doença é variável. Alguns fatores clínicos e laboratoriais estão relacionados com risco de progressão da DPI como sexo masculino, etnia afro-americana, idade mais avançada, presença de antiScl-70 e ausência de anticentrômero, capacidade vital forçada (CVF) e DCO < 80%.[1,3] Goh et al. classificaram a apresentação dos pacientes com DPI-ES em dois grupos: aqueles com doença extensa (> 30% na extensão da doença na TCAR, ou 10-29% de extensão na TCAR e CVF < 70% do predito) e doença limitada (< 30% de extensão da doença na TCAR, ou 10-29% de extensão na TCAR e CVF ≥ 70%). Nesse estudo, doença extensa foi fator preditor de mortalidade (RR 3,46, IC 95% 2,19- 5,46).[4] Em uma sub-análise desses dados, o declínio de 10% na CVF no primeiro ano ou redução de 5-10% na CVF e > 15% na DCO foram os preditores mais acurados de mortalidade.

O tratamento deve ser individualizado, considerando-se o curso imprevisível da doença, extensão, risco de progressão e acometimento extrapulmonar. O tratamento dever ser indicado para aqueles com DPI clinicamente significante e com sinais de progressão funcional ou tomográfica. Micofenolato e ciclofosfamida mostraram-se eficazes em estabilizar a doença em estudos randomizados. Nintendanibe, um inibidor de tirosinoquinase, foi associado a retardo da progressão da doença, mas sem efeito cutâneo. Outras drogas que também mostraram resultados em estabilizar a doença foram o tocilizumabe e o rituximabe. Transplante de células tronco e de pulmão são realizados em centros muito especializados.[2]

Hipertensão pulmonar

A hipertensão pulmonar (HP) é uma complicação significativa da esclerose sistêmica (ES) e uma das principais causas de morte relacionada à ES. A ES está mais frequentemente associada à hipertensão arterial pulmonar (HAP) do grupo 1 e HP do grupo 3 (devido à doença pulmonar intersticial [DPI]), e menos comumente com HP do grupo 2 (devido à insuficiência cardíaca do lado esquerdo) ou grupo 4 (tromboembólica crônica).[5] Hipertensão arterial pulmonar associada à Esclerose Sistêmica (ES-HAP) é definido como uma pressão média da artéria pulmonar (PAP) > 20 mmHg em repouso (medida por cateterismo cardíaco direito, pressão capilar pulmonar em cunha ≤ 15 mmHg e resistência vascular periférica ≥ 3 unidades Wood. Os fatores de risco para ES-HAP são: ES cutânea limitada, DCO < 80 % previsto, razão CVF%/DCO% > 1,6, NT-proBNP elevado, presença de anticorpo anticentrômero, anti-U1-ribonuleoproteína e anticorpos antinucleares de padrão nucleolar.[5,6] Todos os pacientes com ES devem ser avaliados para HAP na apresentação inicial e durante o curso da doença. Pacientes sintomáticos, com < 3 anos de doença e DCO<60% devem realizar ecodopplercardiograma.[5,6] Tem sido sugerido a utilização de algoritmos compostos para rastreamento de HAP que combinam achados clínicos, testes de função pulmonar e ecocardiografia em pacientes com ES de alto risco indicando aqueles que serão selecionados para o cateterismo cardíaco direito. DETECT (www.detect-pah.com) foi desenvolvido em pacientes com ES > 3 anos de diagnóstico e DCO < 60%. Outro algorítimo é o *Australian Scleroderma Interest Group* (ASI) que também inclui a avaliação do NT-ProBNP e DCO. O tratamento específico se baseia naquele preconizado para HAP, podendo ser utilizado os inibidores de endotelina, os inibidores de 5 fosfodiesterase e os análogos da prostaciclina.[6]

Artrite reumatoide

A artrite reumatoide (AR) é uma doença sistêmica autoimune caracterizada pelo comprometimento articular simétrico, acarretando sinovite erosiva. A doença pode se manifestar de forma exta-articular, sendo o pulmão uma importante forma deste comprometimento. A prevalência exata não é bem definida, uma vez que há grande variabilidade entre os estudos, mas estima-se que seja entre 60-80% de todos os pacientes com AR. Entretanto, apenas uma parcela menor apresentará sintomas respiratórios (10%).

O comprometimento pulmonar da doença pode se dar através de DPI, nódulos pulmonares, doença de grandes e pequenas vias aéreas, doença pleural e, mais raramente, doença vascular pulmonar (Tabela 13.5.1). Além disso, a pneumotoxicidade pelas drogas modificadoras de doença e as infecções pulmonares por estas e outras drogas imunossu-pressoras também são importantes causas.[7]

Tabela 13.5.1 – Características dos pacientes com doença pulmonar associada à artrite reumatoide

Local de comprometimento	Alterações clínicas, etiologia e prevalência	Diagnóstico
1. Parênquima pulmonar		
Doença intersticial pulmonar	Assintomático, dispneia e tosse. Prevalência entre 10%-50%	TCAR: (PIU, PINE, PO, PID, DPINC*)
Nódulos reumatoides	Maior parte assintomáticos. Eventualmente, podem escavar e acarretar hemoptise, derrame pleural e pneumotórax espontâneo Sua presença está associada à maior gravidade da AR	TCAR: nódulos de tamanho variado (alguns milímetros até mais de 5 cm), na região subpleural) Histopatologia: centro necrótico e células epiteliais em paliçada
2. Vias aéreas superiores		
Artrite de cricoaritenoide	Rouquidão, disfagia, disfonia	Laringoscopia, tomografia contrastada e alterações nas curvas FV (principalmente inspiratórias) da espirometria
3. Vias aéreas inferiores		
Bronquiectasias	Pode ocorrer por comprometimento da cartilagem, por infecções secundárias à terapia imunomoduladora além de alterações funcionais dos macrófagos locais. Há descrição de heterozigose para gene CFTR	TCAR
Bronquiolite folicular	Associada à hiperplasia linfoide do tecido linfoide associado ao brônquio (BALT)	Nódulos centrolubulares à TCAR, espessamento de paredes brônquicas
Bronquiolite constritiva	Possível associação com algumas medicações: ouro, d-penicilamina, sulfassalazina	TCAR: espessamento de parede brônquica, mosaico, aprisionamento de ar à expiração Histopatologia: bronquiolite constritiva
4. Doença pleural		
Derrame pleural	Mais comum em pacientes com doença de longa data, sexo masculino e em associação com nódulos reumatoides. Pode preceder o comprometimento articular. Prevalência variável (70%, mas com manifestação clínica em menos de 5%)	RX tórax ou US de tórax demonstrando espessamento ou efusão pleural Toracocentese: exsudato estéril, pH < 7,3 e glicemia < 60 mg/dL Predomínio celular em geral linfocítico

PIU: pneumonia intersticial usual; PINE: pneumonia intersticial não específica; PO: pneumonia em organização; PID: pneumonia intersticial descamativa; DPINC: doença pulmonar intersticial inclassificada.

Doença pulmonar intersticial

A DPI é a forma mais comum de apresentação pulmonar da AR. Tem prevalência variada, a depender da definição utilizada, mas gira em torno de 10% em pacientes sintomáticos a 50% quando em achados em TCAR. Em menos de 10% dos casos a DPI irá preceder o aparecimento da AR.

Ao contrário das outras DPI associada às DRAI, o padrão de TCAR mais comum é o de pneumonia intersticial usual (PIU) (40-60%), seguido do padrão de pneumonia intersticial não específica (PINE) (40%). Padrões como pneumonia em organização, pneumonia intersticial linfocítica, pneumonia descamativa e padrão de pneumonia intersticial não classificada ocorrem em menor frequência. Existem evidências que apontam para uma via comum na patogênese da DPI-AR em relação à FPI, principalmente devido à presença de mutações em genes relacionados à manutenção dos telômeros e envolvendo surfactante (como TERT e SFTPC respectivamente). Além disso, a presença de MUC5B (fator de risco conhecido para FPI), foi relacionada à presença de DPI-AR quando comparado a pacientes com AR sem DPI.

Não há consenso em como fazer o rastreio da DPI-AR. Existem alguns fatores de risco para DPI-AR, tais como sexo masculino, idade mais avançada ao diagnóstico, tabagismo e atividade da doença articular. A associação de anticorpos específicos como FR e anti-CCP tem significado controverso[8].

A TCAR é o método de escolha para o diagnóstico dos pacientes com sintomas respiratórios, porém, quase metade dos pacientes pode apresentar achados em TCAR sem sintomas clínicos associados, caracterizando anormalidades intersticiais pulmonares (ILA). Estes casos podem apresentar progressão em até 57% dos casos. Entretanto, o custo elevado do exame e a alta prevalência de AR impossibilitam sua realização em larga escala.

A DPI-AR pode demonstrar alterações nas provas de função pulmonar (PFP), com reduções em CVF e DCO. Porém, sua interpretação pode ser comprometida pela presença de outras doenças pulmonares concomitantes como bronquiolite, bronquiectasias e doença associada ao tabagismo. A presença de estertores em velcro tem alta sensibilidade e especificidade para a presença de DPI, porém seu achado já denota doença avançada. A utilização de US de tórax tem se mostrado interessante, mas seu papel ainda não é bem definido.

Não há estudos randomizados controlados (ERC) para o tratamento de DPI-AR e a utilização de imunossupressores é extrapolada de estudos em esclerose sistêmica e pequenos estudos em AR-DPI. A indicação atual consiste na utilização de corticoides e outros imunomoduladores como micofenolato e ciclofosfamida independente do padrão tomográfico.[9] Entretanto, baseado numa possível via semelhante do padrão PIU da AR-DPI em relação à FPI, em especial naqueles pacientes com alteração em genes reguladores de telomerase, questiona-se a segurança da utilização de imunomoduladores neste grupo.[10] Rituximabe e abatacept podem ser boas opções, devido à sua boa ação articular e segurança (com possível efeito positivo) na DPI-AR. Com relação aos antifibróticos, apenas o nintedanibe apresenta resultados positivos em ERC para pacientes com DPI progressiva (outras que não FPI) independente do padrão tomográfico.[11] Importante salientar sua indicação apenas como medicação de segunda linha para pacientes com falha em terapêutica habitual.

Finalmente, em relação ao metotrexate, vários estudos recentes não têm demonstrado associação de DPI **fibrosante** com o uso da droga, inclusive até demonstrado efeito protetor[12].

Doença das vias aéreas

O comprometimento das vias aéreas superiores na AR pode manifestar-se como artrite de cricoaritenoide (ACA, mais comum), nódulos reumatoides de pregas vocais e alterações laríngeas.

As vias aéreas inferiores podem apresentar-se também com doença de pequenas vias aéreas e hiperresponsividade brônquica, mas o diagnóstico diferencial com as doenças associadas ao tabagismo pode ser difícil. A TCAR pode demonstrar sinais de aprisionamento aéreo e a espirometria, redução de FEF_{25-75}, porém a espirometria pode ser normal. Além disso, pode haver bronquiolite folicular ou constritiva, esta última associada a mau prognóstico em certos casos.

Derrame pleural

É mais prevalente em pacientes do sexo masculino, pacientes com nódulos pulmonares e DPI e presença de HLA-B8.[7] A toracocentese diagnóstica deve ser realizada para diferencial com infecção, principalmente em pacientes imunossuprimidos. Em geral, o processo é autolimitado, melhorando junto com o tratamento da doença de base.

Nódulos reumatoides

Sua presença está associada à maior gravidade da AR. Há relatos de tratamento com rituximabe com boa resposta.

Síndrome de Sjogren (SS)

A SS é uma doença autoimune caracterizada por infiltração linfocítica das glândulas exócrinas. A SS ocorre em uma forma primária não associada a outras doenças e em uma forma secundária que complica ou se sobrepõe a outras condições reumáticas (artrite reumatoide, lúpus eritematoso sistêmico, esclerodermia, miosites).[1,13] A SS é mais comum em mulheres na faixa dos 50 e 60 anos, mas pode afetar adolescentes e adultos jovens, bem como homens. O diagnóstico deve ser suspeitado em indivíduos com sintomas persistentes de olhos e/ou boca secos, aumento da glândula parótida, aumento inexplicável de cárie dentária. Os critérios diagnósticos[14] são mostrados na Tabela 13.5.2.

Tabela 13.5.2 – Critérios para síndrome de Sjogren

Item	Pontuação
Biópsia de glândula salivar menor: sialodenite linfocítica focal com escore ≥ 1	3
Anti Ro positivo	3
Ceratoconjuntivite seca com escore de coloração ocular ≥ 5	1
Teste de Schirmer ≤ 5 mm/5 min	1
Fluxo salivar não estimulado ≤ 0,1 mL/min	1
Excluir: radioterapia de cabeça e pescoço, amiloidose, doença do enxerto vs hospedeiro, síndrome hiper IgG4, hepatite C, SIDA*, sarcoidose.	Diagnóstico: ≥ 4 pontos

* SIDA: síndrome da imunodeficiência adquirida.

O trato respiratório superior, as vias aéreas grandes e pequenas (bronquiolite, bronquiectasias, hiperreatividade brônquica) e o interstício são os principais acometimentos na SS[10]. Cerca de 10 a 20 por cento dos pacientes com SS têm doença pulmonar clinicamente significativa definida por sintomas, tipicamente tosse e dispneia, e anormalidades no teste de função pulmonar anormal ou na tomografia de tórax. Cistos pulmonares de paredes finas são detectados com imagens de tomografia computadorizada (TC) em 12 a 46 por cento dos pacientes com SS, frequentemente em associação com outras anormalidades radiográficas.[13] A maioria dos pacientes com doença pulmonar cística é assintomática. Os cistos refletem obstrução bronquiolar. A doença pulmonar intersticial pode ocorrer em várias formas, incluindo pneumonite intersticial não específica (PINE), pneumonite intersticial usual (PIU), pneumonite intersticial linfocítica (PIL) e pneumonia em organização criptogênica (POC). Pacientes com SS também apresentam risco aumentado de linfoma, amiloidose e nódulos por hiperplasia linfóide,[1,10]

As recomendações de tratamento para SS associado à DPI são baseadas em pequenas séries de casos que utilizaram corticosteroides, geralmente associados a outro agente tais como hidroxicloroquina, azatioprina, ciclofosfamida, ou rituximab.[10,13]

Miopatias inflamatórias autoimunes

As miopatias inflamatórias formam um grupo heterogêneo de doenças, com diferentes marcadores e prognósticos, com maior gravidade quando apresenta envolvimento pulmonar. Sua incidência varia de dois a dez casos por milhão de habitantes.[14]

Diferentes agentes infecciosos e exposições ambientais estão implicados com a sensibilização e formação de autoanticorpos, com ataque a musculatura e interstício pulmonar.[14-16] Apresentam-se clinicamente com fraqueza muscular, mialgia, artralgia, mãos de mecânico, fenômeno de Raynaud, doença pulmonar intersticial (DPI) ou lipossubstituição muscular na ultrassonografia ou ressonância nuclear magnética. Laboratorialmente podem cursar com aumento das enzimas musculares e presença de autoanticorpos, sendo os principais descritos na Tabela 13.3.3.

Tabela 15.3.3 – Principais anticorpos nas miosites

Antissintetase	Jo-1	Em até 70% na SAAS	Artralgia, mãos de mecânico e sinais mais evidentes de miopatia
	PL-7; PL-12	Até 15%; até 10%	Oligossintomáticos em relação às alterações musculares; mais DPI
MDA5		Subdiagnosticado	DPI rapidamente progressiva, com IRa e DAD; Vasculite de extremidades (joelhos, cotovelos e mãos). Miosite evidente em apenas 1/3 dos casos
Ro-52		Elevada incidência nas miosites	DPI grave e precoce
Outros	Mi2	Até 35% DM	Manifestações de pele (pápulas de Gottron, heliotropo e fotossensibilidade) DPI menos comum quando isoladamente
	PM/Scl	25% pacientes com PM e ES	Sobreposição de PM com esclerose sistêmica. Comprometimento esofágico, hiperqueratose palmar e pior prognóstico
	SRP	Até 20% com SAAS	Doença grave, rapidamente progressiva e com miopatia necrosante
	TIF1-y		Associado a neoplasias

* SAAS: Síndrome do Anticorpo Antissintetase; DPI: Doença Pulmonar Intersticial; Ira: Insuficiência Respiratória aguda; DAD: Dano Alveolar Difuso; PM: Polimiosite; DM: Dermatomiosite; ES: Esclerose Sistêmica.

Os critérios clássicos de Bohan & Peter para diagnóstico de polimiosite são:

- Fraqueza muscular proximal e simétrica.
- Biópsia muscular característica.
- Elevação de pelo menos uma enzima muscular esquelética: TGO, TGP, aldolase, creatinofosfoquinase (CPK).
- Padrão da eletroneuromiografia característico. Pode ser classificada em definida, provável ou possível, a depender do número de critérios presentes - quatro, três ou dois, respectivamente.

Para a dermatomiosite, o envolvimento cutâneo deve estar obrigatoriamente presente (heliotropo, pápulas/ sinal de Gottron, ou sinal do xale), sendo classificada em definida, provável ou possível, a depender do número de critérios – cinco, quatro ou três, respectivamente. Para diagnóstico de síndrome antissintetase (SAAS) é necessário a presença do anticorpo específico e um dos seguintes: fenômeno de Raynaud, artrite, DPI, febre não atribuída a outra causa ou mãos de mecânico. A presença anticorpos relacionados às miosites podem estar presentes isoladamente ou em sobreposição à outras doenças reumáticas autoimunes.[15,18]

Acometimento pulmonar

Até um terço dos pacientes com miopatia poderão desenvolver doença pulmonar fibrosante, caracterizada por restrição na função pulmonar. Os principais achados tomográficos são de pneumonia intersticial não usual (PINE), pneumonia em organização (PO) e suas associações. A presença de fibrose relaciona-se com aumento da mortalidade. A biópsia pulmonar é indicada nos casos com dúvida diagnóstica, especialmente na ausência dos marcadores sorológicos e diagnóstico duvidoso.[15,17,19]

O tratamento é realizado com corticosteroide associado a outro imunossupressor. A dose de prednisona (ou equivalente) é de 0,5 a 0,75 mg/kg, por 2 meses, seguido de redução gradual, com manutenção de 10 mg/dia. Nos casos mais graves realiza-se metilprednisolona em forma de pulso (1 g/dia, por três dias), acompanhado do esquema anterior. O uso isolado de corticoide, assim como sua redução abrupta, está relacionado a recaídas.

A escolha do imunossupressor, além do corticoide, depende da gravidade, avaliação funcional, troca gasosa e padrão tomográfico. Na presença de acometimento extenso, as primeiras opções são ciclofosfamida (cerca de 600 mg por m² de superfície corpórea, endovenosa e mensal, por 12 meses ou de 1 a 2 mg/kg/dia, via oral) ou micofenolato (sódio ou mofetila) de 2 a 3 comprimidos de 12 em 12 horas. Em doença menos extensa pode-se utilizar azatioprina, na dose média de 2,5 mg/kg/dia. Na doença refratária ou com progressão, pode-se utilizar o rituximabe (1 g no dia D0 e no D14, repetido de 6 em 6 meses) ou os Inibidores da calcineurina, como a ciclosporina (4 mg/kg/dia – manter a ciclosporinemia entre 300-350 ng/mL) ou tacrolimo (0,075 mg/kg, dividido duas vezes ao dia – concentração sérica entre 5 a 20 ng/mL). Deve se realizar profilaxia para *Pneumocystis jirovecii* na vigência do tratamento imunossupressor e monitorizar a toxicidade de cada medicação.[17]

Lúpus eritematoso sistêmico (LES)

Envolvimento pleural

A pleurite a principal manifestação do LES, e pode ser a primeira manifestação em até 10% dos casos.[20,21] É caracterizada por dor ventilatório dependente, com pequeno derrame pleural bilateral. Na análise bioquímica é classificado como exsudato, com predomínio de linfócitos ou polimorfonucleares, com glicose e complemento baixos. A análise do líquido pleural auxilia a excluir outros diagnósticos diferenciais. A presença de FAN elevado no líquido pleural não é útil de forma rotineira, pois reflete a titulação sérica elevada. A resposta ao uso de corticoide é boa, e quando refratário, pode-se utilizar outros imunossupressores.

Envolvimento parenquimatoso

• Pneumonite lúpica aguda

Quadro abrupto, geralmente com anti-DNA positivo. Há presença de estertores, hipoxemia, derrame pleural e consolidações pulmonares, simulando quadro infeccioso. A broncoscopia pode auxiliar na diferenciação e excluir hemorragia alveolar. O tratamento é com corticosteroides e imunossupressores.

• Doença intersticial crônica

Doença crônica e fibrosante, usualmente com tempo de doença maior que 10 anos. É rara no LES, em menos de 15% dos pacientes e a presença do anti-SSA (anti-Ro) pode ser marcador de risco. Apresenta padrão tomográfico de pneumonia intersticial não específica (PINE). Seu tratamento inclui imunossupressores, e mais recentemente, os antifibróticos.

• Síndrome do pulmão encolhido

De causa multifatorial, com envolvimento muscular e neural, com dispneia e dor pleurítica. Radiograma de tórax apresenta atelectasias basais e elevação diafragmática. A tomografia de tórax possui papel importante para afastar causa pleural e parenquimatosa. A ultrassonografia pode evidenciar alteração da mobilidade diafragmática. A função pulmonar é de doença restritiva, com diminuição da DCO, porém a DCO corrigida pelo volume encontra-se normal. Pressão inspiratória (PI) e pressão expiratória (PE) geralmente são reduzidas. A queda dos volumes pulmonares acima de 10% com a mudança da posição para a supina, contribui para o diagnóstico. O tratamento é feito com corticoide e imunossupressores.

• Hemorragia alveolar

Classicamente caracterizada por hipoxemia, infiltrados pulmonares e hemoptise, embora a tríade completa ser incomum. Pode apresentar DCO elevada. O diagnóstico é realizado com a broncoscopia, especialmente quando realizada nas primeiras 24 horas do evento. O tratamento envolve corticoide e imunossupressores.

Envolvimento vascular

• Hipertensão pulmonar

Complicação rara, mais comum nos casos de sobreposição com esclerose sistêmica (ES). Seu tratamento quando classificado como grupo I é o mesmo que o da hipertensão pulmonar na ES, mas a combinação com imunossupressores pode auxiliar na melhora.

• Doença tromboembólica

Risco aumentado na presença de anticorpos antifosfolípide, que quando presentes indicam necessidade de anticoagulação crônica.

Doença mista do tecido conjuntivo (DMTC)

A DMTC é definida pela presença combinada de anticorpos antiribonucleoproteína sérica em altos títulos (RNP), sobrepostos a duas ou mais DRAI: esclerose sistêmica, LES, polimiosite e AR.[22]

Os sintomas na DMTC são frequentemente inespecíficos, como fadiga, mialgias, artralgias e febre baixa, embora alguns pacientes apresentem neuropatia trigeminal aguda, polimiosite grave, artrite aguda, meningite asséptica, gangrena digital, abdome agudo ou febre alta. Porém, alguns sintomas clínicos característicos de DMTC incluem o fenômeno de Raynaud, edema de mão ou sinovite proeminente, doença muscular inflamatória e esclerodactilia.[1] O envolvimento pulmonar está presente em aproximadamente 75% dos pacientes podendo se manifestar por diversos acometimentos: derrame pleural, dor pleurítica, doença pulmonar intersticial (DPI), doença de via aérea, hipertensão pulmonar, doença tromboembólica, disfunção diafragmática, hemorragia pulmonar, infecção e aspiração.[1,22]

A DPI ocorre em cerca de 50 a 66% dos pacientes com DMTC, sendo descrito PINE, PIU, POC, PIA.[22] Os fatores de risco para o desenvolvimento de DPI são fenômeno de Raynaud, sintomas de disfagia, artrite, anti-Sm e fator reumatoide.[23] Recomendações de tratamento para DPI associada a DMTC são baseados na opinião de especialistas e séries de casos. A escolha da droga para a DPI geralmente segue as recomendações para a sobreposição característica da doença que predomina no pulmão.[10]

Pneumonia intersticial com achados autoimunes

A pneumonia intersticial com achados autoimunes (PIAAI) tem esta dominação desde 2015, quando a American Thoracic Society (ATS) definiu seus critérios diagnósticos. A primeira condição fundamental é a ausência de critérios para uma DRAI conhecida. Além disso, é necessário a presença de DPI (TCAR ou histopatológico) associado a pelo menos um domínio clínico e/ou sorológico. Apesar de não fazer parte dos critérios diagnósticos, o padrão PIU na TCAR não exclui a possibilidade de PIAAI, porém há necessidade do preenchimento dos outros dois domínios citados.

Desde então, várias coortes de pacientes com critérios de PIAAI foram avaliadas e, em sua maioria, os pacientes eram predominantemente mulheres, com média de idade entre 55-65 anos, com FAN positivo e padrão PINE predominante.[24] Comparativamente, o prognóstico destes pacientes era melhor que dos pacientes com FPI, porém pior que os pacientes com DPI-DRAI. Interessante notar que, a presença de PIU à TCAR determinava uma evolução mais desfavorável.

Em relação ao tratamento, não há estudos randomizados específicos para PIAAI e o tratamento se baseia em experiência com outras DPI-DRAI. São descritos principalmente micofenolato e azatioprina. O papel dos antifibróticos nestes pacientes não está bem definido, já que o único estudo que avaliou a pirfenidona num subgrupo de pacientes com PIAAI não atingiu o desfecho primário, demonstrando apenas um possível benefício com a droga.[25]

Referências bibliográficas

1. Wuyts WA, Cottin V, Spagnolo P, Wells A (Eds) Pulmonary Manifestations of Systemic Diseases European Respiratory Society; 2019. P. 433.

2. Hoffmann-Vold AM, Maher TM, Philpot EE, et al. The identification and management of interstitial lung disease in systemic sclerosis: evidence-based European consensus statements. Lancet Rheumatol. 2020;2:e71-83.

3. Cottin V, Brown KK. Interstitial lung disease associated with systemic sclerosis (SSc-ILD). Respir Res. 2019;20:1-10.

4. Goh NSL, Desai SR, Veeraraghavan S, et al. Interstitial lung disease in systemic sclerosis: a simple staging system. Am J Respir Crit Care Med. 2008;177:1248-54.

5. Weatherald J, Montani D, Jevnikar M, et al. Screening for pulmonary arterial hypertension in systemic sclerosis. Eur Respir Rev. 2019;28:190023.

6. Galiè N, Humbert M, Vachiery JL, et al. 2015 ESC/ERS Guidelines for the diagnosis and treatment of pulmonary hypertension: The Joint Task Force for the Diagnosis and Treatment of Pulmonary Hypertension of the European Society of Cardiology (ESC) and the European Respiratory Society (ERS). Eur Respir J 2015; 46:903-75.

7. Esposito AJ, Chu SG, Madan R, et al. Thoracic Manifestations of Rheumatoid Arthritis. Clin Chest Med. 2019; 40:545-60.

8. Juge PA, Crestani B, Dieudé P. Recent advances in rheumatoid arthritis-associated interstitial lung disease. Curr Opin Pulm Med. 2020;26:477-86.

9. Kadura S, Raghu G. Rheumatoid arthritis-interstitial lung disease: manifestations and current concepts in pathogenesis and management. Eur Respir Rev 2021; 30: 210011.

10. Kawano-Dourado L, Lee JS. Management of Connective Tissue Disease-Associated Interstitial Lung Disease. Clin Chest Med. 2021;42:295-310.

11. Flaherty KR, Wells AU, Cottin V, et al. Nintedanib in progressive fibrosing & interstitial lung diseases. N Engl J Med 2019; 381:1718-27.

12. Juge PA, Lee JS, Lau J, et al. Methotrexate and rheumatoid arthritis associated interstitial lung dis- ease. Eur Respir J 2020; 57:2000337.

13. Ramos-Casals M, Brito-Zerón P, Bombardieri S, et al. EULAR recomendations for the management fo Sjogren´s syndrome with topical and systemic therapies. Ann Rheum Dis. 2020; 79:3-18.

14. Shiboski CH, Shiboski SC, Seror R, et al. 2016 American College of Rheumatology/European League Against Rheumatism classification criteria for primary Sjögren's syndrome: A consensus and data-driven methodology involving three international patient cohorts. Ann Rheum Dis 2017; 76:9.

15. Lega JC, Fabien N, Reynaud Q, et al. The clinical phenotype associated with myositis-specific and associated autoantibodies: a meta-analysis revisiting the so-called antisynthetase syndrome. Autoimmun Rev. 2014; 13:883-91.

16. Vuillard C, Pineton de Chambrun M, de Prost N, et al. Clinical features and outcome of patients with acute respiratory failure revealing anti-synthetase or anti-MDA-5 dermato-pulmonary syndrome: a French multicenter retrospective study. Ann Intensive Care. 2018; 8:87.

17. Barba T, Mainbourg S, Nasser M, et al. Lung Diseases in Inflammatory Myopathies. Semin Respir Crit Care Med. 2019; 40:255-70.

18. Witt LJ, Curran JJ, Strek ME. The Diagnosis and Treatment of Antisynthetase Syndrome. Clin Pulm Med. 2016 Sep;23(5):218-26.

19. Debray MP, Borie R, Revel MP, et al. Interstitial lung disease in anti-synthetase syndrome: initial and follow-up CT findings. Eur J Radiol. 2015; 84:516-23.

20. Hannah JR, D'Cruz DP. Pulmonary Complications of Systemic Lupus Erythematosus. Semin Respir Crit Carc Med. 2019; 40:227-34.

21. Kamen DL, Strange C. Pulmonary manifestations of systemic lupus erythematosus. Clin Chest Med. 2010; 31:479-88.

22. Reiseter S, Gunnarsson R, Corander J, et al. Disease evolution in mixed connective tissue disease: results from a long-term nationwide prospective cohort study. Arthritis Res Ther 2017;19:284.

23. Narula N, Narula T, Mira-Avendano I, et al. Interstitial lung disease in patients with mixed connective tissue disease: pilot study on predictors of lung involvement. Clin Exp Rheumatol 2018; 36:648.

24. Graney BA, Fischer A. Interstitial Pneumonia with Autoimmune Features. Ann Am Thorac Soc. 2019;16 :525-33.

25. Maher TM, Corte TJ, Fischer A, et al. Pirfenidone in patients with unclassifiable progressive fibrosing interstitial lung disease: design of a double-blind, randomised, placebo-controlled phase II trial. BMJ Open Respir Res. 2018 4;5:e000289.

13.6 Doenças Incomuns

Milena Tenório Cerezoli
Cesar Yoshito Fukuda
Regina Celia Carlos Tibana
Eliane Viana Mancuzo
Simone Lobo Krupok Matias
Paulo Miranda Cavalcante Neto
Soraya Abou El Hosn Cordero da Silva

Proteinose alveolar

Introdução

A proteinose alveolar pulmonar (PAP) é uma síndrome rara, caracterizada pelo acúmulo de surfactante intra-alveolar e nos macrófagos alveolares, resultando em insuficiência respiratória hipoxêmica.[1]

Patogênese e classificação

A PAP pode resultar tanto por alterações na produção, como na depuração da surfactante.[1]

Os distúrbios na produção são menos comuns, ocorrem tipicamente em neonatos e crianças, e são causados por mutações em genes que codificam proteínas surfactantes ou proteínas envolvidas no metabolismo de lipídeos surfactantes. Neste cenário, define-se como PAP congênita.[1]

Quando a doença decorre prejuízo do número ou funções dos macrófagos alveolares é definida por PAP secundária (Tabela 13.6.1).[1]

Na PAP primária, o principal mecanismo patogênico acontece por intermédio de anticorpos IgG anti-GM-CSF (autoimune). É a forma mais comum em adultos e é responsável por 85-90% de todos os casos de PAP. A presença deste anticorpo sérico é 100% específico e sensível para doença.

Tabela 13.6.1 – Etiologias de proteinose alveolar pulmonar secundária

Tóxicas	Poeiras inorgânicas (sílica, alumínio, titânio), poeiras orgânicas (fertilizantes, farinha de panificação, serragem), vapores (cloro, petróleo, tintas) e medicamentos (quimioterápicos, leflunomida, sirolimo, everolimo)
Doenças hematológicas	Síndrome mielodisplásica, leucemia, linfoma
Imunodeficiências	Síndrome da imunodeficiência adquirida, agamaglobulinemia, amiloidose, síndrome de Fanconi
Infecções	Citomegalovírus, pneumocistose, nocardiose, tuberculose

Fonte: adaptada de Suzuki, T.[1]

Manifestações clínicas

A idade de acometimento, os sintomas e as manifestações clínicas iniciais dependem da causa da PAP podendo variar desde doença assintomática até a morte em poucos dias como ocorre em alguns casos de PAP congênita. A doença muitas vezes apresenta um curso clínico insidioso, podendo levar a um atraso no diagnóstico de meses a anos.[2]

A forma autoimune da PAP geralmente acomete adultos entre a terceira e a quinta décadas de vida, com sintomas principalmente de dispneia aos esforços e tosse, e em menor proporção expectoração, fadiga e/ou perda de peso. Mais raramente pode ocorrer febre, dor torácica e hemoptise, devendo-se pensar nessas situações em infecção associada.[3,4]

Os achados ao exame físico também são inespecíficos, sendo as crepitações na ausculta o achado mais comum, seguido por cianose.

A radiografia de tórax mostra opacidades bilaterais simétricas predominando nas bases e terço médio dos pulmões. A tomografia de tórax na PAP autoimune mostra tipicamente o padrão de pavimentação em mosaico ou *crazy paving*, que são opacidades em vidro fosco com espessamento de septo interlobular sobreposto formando imagens poligonais (Figura 13.6.1).

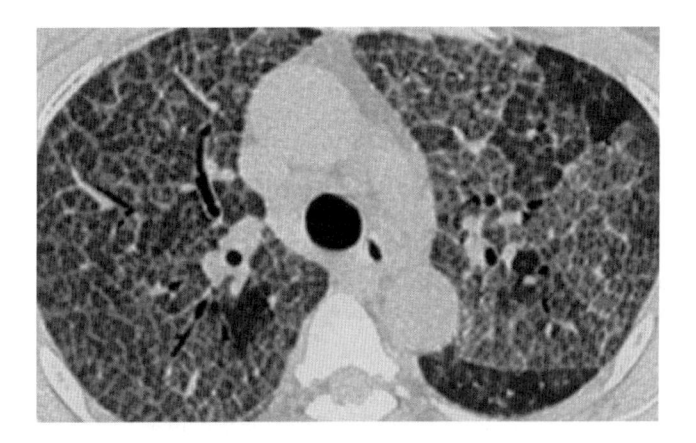

Figura 13.6.1 – Aspecto tomográfico de pavimentação em mosaico na proteinose alveolar pulmonar. Fonte: caso do arquivo dos autores.

Esse padrão, entretanto, não é específico pois pode estar presente em outras doenças. Áreas de consolidação com broncogramas aéreo também podem estar presentes. Muitas vezes os pacientes são diagnosticados e tratados de forma errônea como portadores de pneumonia. Entretanto, pela disfunção dos macrófagos, pneumonias superpostas não são raras.

A espirometria e os volumes pulmonares se encontram dentro da normalidade na maioria das vezes, porém pode haver distúrbio ventilatório restritivo nas fases mais avançadas da doença. A capacidade de difusão pulmonar (DCO) frequentemente é reduzida e tem correlação com a gravidade da doença.

Dentre os exames laboratoriais, a desidrogenase lática se correlaciona com a troca gasosa. Alguns biomarcadores têm sido estudados por apresentar relação com a atividade da doença como é o caso do CEA, a citoqueratina 19 e o KL6.[4]

Diagnóstico

O diagnóstico da PAP se baseia na história de dispneia progressiva com ou sem tosse ou fadiga, associada a achados radiológicos compatíveis. O lavado broncoalveolar com seu aspecto leitoso característico ou a biópsia pulmonar contendo material eosinofílico PAS positivo contribuem para o diagnóstico, porém não são específicos para a causa da doença.[4,5]

Uma anamnese detalhada com histórico ocupacional e sobre exposições ambientais e uso de fármacos é importante para se afastar causas de PAP secundária.

A dosagem de anticorpos contra o GM-CSF é suficiente para diagnosticar a PAP autoimune, porém não é disponível no Brasil.

A PAP leva a uma maior susceptibilidade para o desenvolvimento de infecções secundárias, o que ocorre em cerca de 13% dos pacientes. Vários patógenos oportunistas podem estar presentes como Nocardia, micobactérias, fungos e vírus.[6,7]

Evolução

Na PAP autoimune pode haver piora progressiva, estabilidade ou resolução espontânea, em 5 a 7% dos casos.[6]

Em uma metanálise com 343 pacientes com diversas causas de PAP, a sobrevida após o diagnóstico foi de 78%, 75% e 68% em 2, 5 e 10 anos respectivamente. Em 70% dos casos as mortes decorrem da progressão da doença, por insuficiência respiratória; em torno de 20% a morte decorre de infecções oportunistas.[6]

Na PAP secundária, o prognóstico é pior com mediana de sobrevida inferior a 20 meses e tende a ser relacionado a doença de base.[8] O prognóstico na forma congênita é altamente dependente do tipo de mutação presente.[9]

A evolução para fibrose pulmonar é rara e ocorre mais comumente nas mutações dos genes relacionados a produção do surfactante.[10]

Monitoramento

Os pacientes devem ser monitorados periodicamente com avaliação da saturação periférica de oxigênio, sintomas respiratórios e constitucionais, prova de função pulmonar incluindo DCO e exames de imagem como a radiografia e tomografia de tórax.[11]

Tratamento

O tratamento irá depender do tipo de PAP e de sua gravidade, pode ir desde a ausência de tratamento nos casos assintomáticos até o transplante pulmonar em casos mais graves. Nas formas secundárias recomenda-se tratar a causa de base. As terapias disponíveis para o tratamento da forma autoimune incluem a lavagem pulmonar total (LPT), a reposição de GMC-SF, a plasmaférese e uso do rituximabe.[4,12]

A LPT é o tratamento padrão para a PAP autoimune e para alguns casos de PAP secundária, e consiste na remoção mecânica do material lipoproteínaceo intra-alveolar (Figura 13.6.2).[13]

Apesar de não existir consenso sobre os critérios de sua indicação, a LPT deve ser considerada em pacientes com dispneia limitante para as atividades de vida diária, PaO$_2$

< 60 mmHg em ar ambiente, declínio da DCO ou dessaturação significativa ao exercício (> 5%). A LPT pode levar a melhora dos sintomas, radiológica e da oxigenação.

A lavagem de segmentos ou lobos pulmonares através de broncoscopia é uma alternativa em pacientes com alto risco para serem submetidos a anestesia geral.[14]

O tratamento com reposição de GM-CSF pode ser feito através da via subcutânea ou inalatória. A via subcutânea oferece uma menor resposta se comparada a via inalatória além de apresentar mais efeitos colaterais, principalmente o de reação no local da aplicação.[15,16]

Algumas terapias visam reduzir o número de anticorpos circulantes como a plasmaférese e o anticorpo monoclonal anti-CD20 rituximabe, porém mais estudos são necessários para uma recomendação formal de seu uso.[17,18]

O uso de corticosteroides em estudos anteriores se mostrou deletério na PAP autoimune.[19]

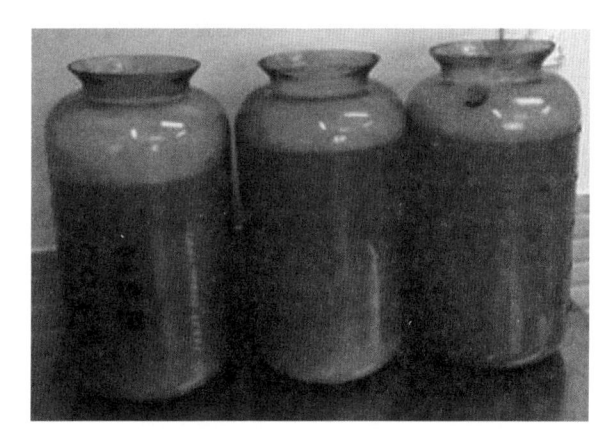

Figura 13.6.2 – Material recuperado após lavagem pulmonar de caso de proteinose alveolar pulmonar. Fonte: arquivo dos autores.

Histiocitose de células de Langerhans

A histiocitose de células de Langerhans (HPCL) é uma doença caracterizada pela infiltração orgânica ou tecidual por células dendríticas semelhantes às células de Langerhans, usualmente organizadas em granulomas. A doença é classificada em localizada e sistêmica.

A HPCL em adultos é uma forma rara de doença cística difusa, afetando indivíduos de 20-50 anos de ambos os sexos, podendo ser isolada ou parte de doença multissistêmica. Mais de 90% dos indivíduos são fumantes ou ex-fumantes.[20] Na forma pulmonar dos fumantes, pode haver lesões ósseas associadas, acometimento de pele e *diabetes insipidus*.

A lesão pulmonar se caracteriza por uma forma de bronquiolite destrutiva. Inicialmente surgem nódulos centrolobulares, seguidos por formação de cistos inicialmente de paredes grossas e que se tornam de paredes finas. Os cistos são formados por dilatação progressiva das pequenas vias aéreas e fibrose à medida que os granulomas destroem as paredes bronquiolares. Na TCAR, a combinação de nódulos e cistos polimórficos predominando em lobos superiores permite o diagnóstico clínico no contexto clínico adequado (Figura 13.6.3).

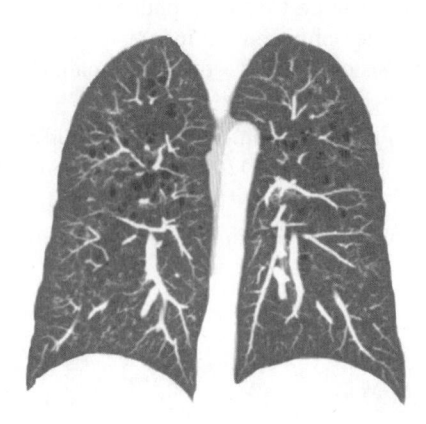

Figura 13.6.3 – Histiocitose pulmonar de células de Langerhans. Fonte: arquivo dos autores.

As células se coram pelo CD1A e são recrutadas pela liberação do GM-CSF pelo epitélio bronquiolar nos fumantes. Pode ocorrer envolvimento vascular pulmonar resultando em hipertensão pulmonar. Outras lesões tabaco-relacionadas como pneumonia descamativa podem estar associadas.

A maioria dos casos se apresenta com tosse e dispneia, mas pneumotórax e sintomas sistêmicos podem ser as manifestações iniciais. Ocasionalmente a doença é descoberta por imagem.

A prova funcional pulmonar pode ser normal ou mostrar distúrbios variados. Nas fases mais avançadas da doença distúrbio obstrutivo é comum. A medida da DCO está habitualmente reduzida. O acompanhamento longitudinal deve ser realizado por medidas repetidas de VEF_1 e medida da DCO.

O rendimento da biópsia transbrônquica e análise do lavado broncoalveolar em busca de > 5% de células de Langerhans é baixo podendo, em casos não característicos, haver a necessidade de realização de biópsia pulmonar cirúrgica.[2]

Tratamento

A cessação do tabagismo é essencial e pode resultar, em fases iniciais, em involução ou mais tardiamente em estabilização da doença.

Não há indicação do uso de corticosteroides.

Duas classes de medicamentos são usadas para tratamento.

A cladribina, um análogo das purinas, tóxica para as células dendríticas, linfócitos e monócitos, se mostrou eficaz em vários relatos de casos e em uma série.[22]

Na última década tornou-se clara a presença de mutações nas vias das MAPK na HPCL, explicando a raridade da condição em fumantes. Inibidores da MAPK surgiram como tratamento da doença e são usadas em centros altamente especializados, embora haja recaída após sua suspensão.[23]

Transplante pulmonar pode ser necessário em casos avançados.

Linfangioleiomiomatose[24-29]

Linfangioleiomiomatose (LAM) é uma doença neoplásica metastática rara, de etiologia indeterminada, que afeta mulheres em idade reprodutiva. É caracterizada pela proliferação de células de músculo liso anormais (células LAM) ao redor de vias aéreas, vasos sanguíneos e linfáticos, levando à destruição do parênquima pulmonar e à formação de cistos. O envolvimento multissistêmico pode ocorrer com a formação de estruturas císticas cheias de líquido nos linfáticos axiais (linfangioleiomiomas) e angiomiolipomas (AML) renais.

As taxas de sobrevida estimada em 10 anos excedem 90%. A mediana da sobrevida livre de transplante é maior que 20 anos. A LAM pode ocorrer de forma esporádica (LAM-E) ou associada com o complexo da esclerose tuberosa (ET) (LAM-ET). A ET é uma doença genética, associada a múltiplos hamartomas e, raramente, neoplasias malignas de olhos, sistema nervoso central, pele, coração, pulmão, fígado e rim.

A fisiopatologia da LAM é parcialmente compreendida e envolve mutações nos genes supressores de tumor TSC1 e TSC2 que codificam hamartina e tuberina, respectivamente. Isso gera a ativação inadequada da via da proteína alvo da rapamicina (mTOR) e consequente proliferação e infiltração inadequada das células LAM.[26]

Dependendo do envolvimento de órgãos, as pacientes podem apresentar dispneia, pneumotórax, derrames pleurais, crises convulsivas, retardo mental ou massas abdominais. Dois terços destes têm dispneia progressiva, 50 a 80% terão pneumotórax durante o curso da doença. O derrame pleural quiloso ocorre em 10 a 30% dos casos, unilateral (76%) e à direita (63,2%). Os angiomiolipomas (AML) ocorrem em 30% das LAM-E (unilaterais e assintomáticos) e até 80% das LAM-ET (bilaterais). Linfangioleiomiomas estão presentes em 16 a 38% dos casos, de forma assintomática ou associada a sintomas locais. A linfadenopatia pélvica ou no retroperitônio é encontrada em 25 a 77% dos casos. Na espirometria, observa-se obstrução progressiva ao fluxo aéreo, com taxa de declínio da função pulmonar (VEF_1) variando de 40 a 120 mL/ano e por isso, muitas vezes a LAM é diagnosticada erroneamente como asma ou enfisema.

Os diagnósticos diferenciais de cistos na TC de tórax são: histiocitose de células de Langerhans, bronquiolite folicular, enfisema, pneumonia intersticial linfóide, síndrome de Birt-Hogg-Dubé, doença de deposição de cadeia leve e doença pulmonar intersticial avançada.[28]

O diagnóstico de LAM definitiva é realizado por achados típicos na TC de tórax típicos (Figura 13.6.4) – cistos de 2 a 5 mm de diâmetro, redondos, de distribuição uniforme e com espessura de parede de quase imperceptível a 2 mm) associados a ET, angiomiolipomas renais, linfangioleiomioma ou derrame quiloso torácico e/ou abdominal. LAM é possível se apenas TC típica estiver presente.

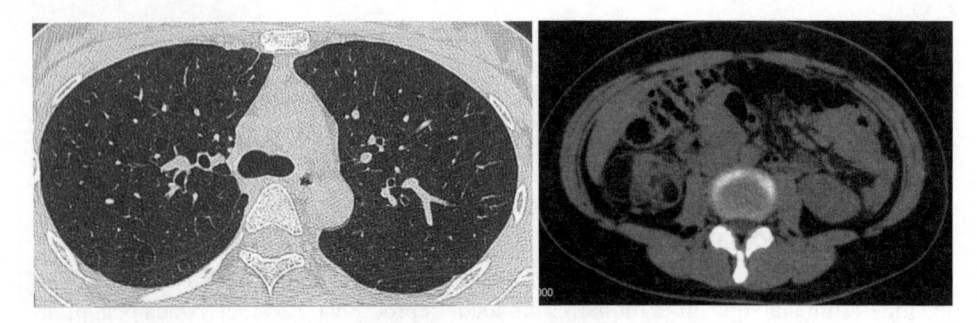

Figura 13.6.4 – Caso de linfangioleiomiomatose com cistos pulmonares e angiomiolipoma renal à direita. Fonte: arquivo dos autores.

Nos casos em que nenhum desses critérios estão presentes, ou a certeza absoluta é necessária, um diagnóstico patológico de LAM pode ser obtido com biópsia de pulmão por videotoracoscopia ou biópsia transbrônquica. Menos comumente, por biópsia de lesões abdominais ou exame citológico de aspirados de fluidos quilosos ou linfonodos. O diagnóstico de certeza é necessário em pacientes considerados para terapia com inibidores de mTOR, mas pode ser postergado em pacientes com pouco ou nenhum sintoma e com baixo risco de progressão da doença. Valores de fator de crescimento endotelial vascular D (VEGF-D) sérico maiores que 800 pg/mL são indicativos de LAM (Figura 13.6.5).

Os pacientes devem ser informados sobre a sua doença, suas implicações e potenciais terapias. Modificação do estilo de vida com atividade física, cessação do tabagismo e imunizações. As mulheres com LAM devem ser encaminhadas para planejamento familiar pois há risco de piora da doença durante a gestação e complicações como pneumotórax, derrame quiloso e sangramento de AMLs.

O tratamento específico com inibidor de mTOR, sirolimo ou everolimo, está indicado para pacientes com VEF_1 menor que 70% do previsto. Terapia também deve ser considerada em pacientes com espirometria normal, mas com queda do VEF_1 maior que 90 mL por ano, volume residual maior que 120% do previsto, DCO menor que 80%, dessaturação induzida por exercício menor que 90% ou hipoxemia em repouso (PaO_2 menor que 70 mmHg). Na presença de derrame ou ascite quilosa, angiomiolipoma renal maior que 4 cm ou sintomático (sangramento, hematúria, dilatação aneurismática ou dor) é recomendado tratamento específico.

Para os que estão utilizando sirolimo, a dosagem sérica da droga após 15 dias e, a seguir, a cada 3 a 6 meses, deve ser realizada. O objetivo é manter o nível sérico entre 5 a 15 ng/mL. Monitorar também após 30 dias de início do uso e a seguir a cada 3 a 6 meses: hemograma completo, glicemia de jejum, colesterol total e frações, triglicérides, transaminases, fosfatase, alcalina, bilirrubinas, gama GT, potássio, ureia, creatinina, amilase e fosfato. A duração do tratamento não está definida, mas o acompanhamento ao longo de 3,5 anos demonstrou segurança. Níveis de VEGF-D podem ser utilizados para monitorar o tratamento. Os principais efeitos adversos do sirolimo incluem mucosite, sintomas gastrointestinais, colesterol alto, acne e edema de membros inferiores.

Terapia hormonal não está indicada e espera-se que no período pós menopausa a progressão da doença seja mais lenta. Broncodilatadores de longa ação poderiam ser utilizados como terapêutica de prova em pacientes individualizados.

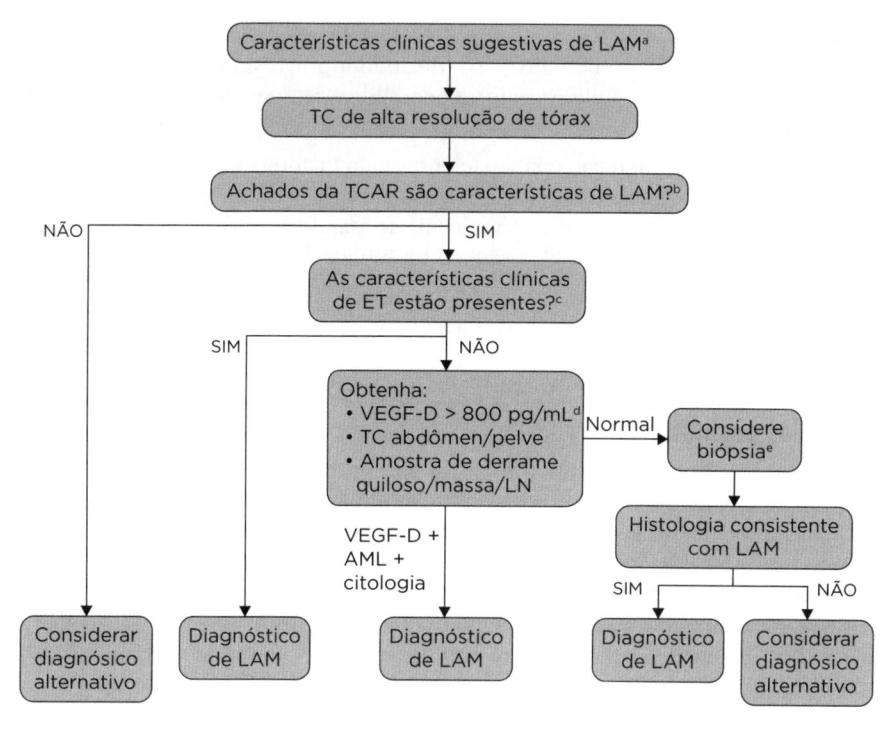

Figura 13.6.5 – Algoritmo para diagnóstico da linfangioleiomiomatose. Fonte: O'Mahony AM.[15] [a]: as características podem incluir pacientes do sexo feminino de meia-idade apresentando pneumotórax, dispneia progressiva ou DCO baixa isolada; pacientes com características de ET (fibromas subungueais e angiomiofibromas faciais); ou pacientes com complicações quilosas, como quilotórax, ascite quilosa ou complicações linfáticas (linfangioleiomiomas). [b]: achados na TC de tórax incluem cistos múltiplos, difusos, redondos e de paredes finas em uma distribuição uniforme, muitas vezes desprovidos de estruturas internas. [c]: características como fibromas subungueais, angiofibromas faciais, história de comprometimento cognitivo ou convulsões, considerar encaminhamento para um centro especializado em ET. [d]: os níveis séricos de VEGF-D > 800 pg/mL na presença de cistos pulmonares típicos na TC de tórax estão associados a uma especificidade aproximada de 100% para o diagnóstico de LAM. [e]: a decisão de fazer biópsia deve ser individualizada: certos pacientes assintomáticos com apenas doença leve podem ser submetidos a vigilância com prova de função pulmonar seriadas a cada 3-6 meses, no entanto, todos os esforços para estabelecer o diagnóstico devem ser feitos se o tratamento com um inibidor de mTOR for planejado. *LN:* linfadenopatia.

Na presença de pneumotórax, devido ao alto risco de recorrência, deve-se adotar conduta definitiva, preferencialmente a pleurodese química. Nos AMLS renais que não respondem ao sirolimo, ressonância magnética com embolização seletiva ou cirurgia poupadora de néfron pode ser avalida. Tratamento invasivo do quilotórax também só dever ser definido após uso do sirolimo.

O transplante de pulmão é a única alternativa para pacientes com doença avançada. Nessa condição, o sirolimo pode auxiliar reduzindo a progressão da doença enquanto se aguarda o transplante e pode prevenir a ocorrência de complicações como derrame quiloso no pós-transplante.

Viagem aérea é contraindicada para pacientes com história de pneumotórax, mas deve-se individualizar. Lembrar da suplementação de oxigênio durante o vôo, se hipoxemia ou saturação limítrofe. Evitar viagem para locais de grande altitude (2.500m ou mais) se tiver hipoxemia ou se a saturação de oxigênio for menor do que 93%.[13]

Testes de função pulmonar dever ser realizados ao diagnóstico e cada 3-6 meses nos pacientes com doença progressiva e para avaliação de entre 6-12 meses naqueles com evolução estável.[13]

Pneumonias eosinofílicas

As doenças pulmonares eosinofílicas são um grupo heterogêneo de doenças que compartilham a característica de um número anormalmente elevado de eosinófilos nas vias aéreas e no parênquima pulmonar.[30,31] Essas condições são classificadas em primárias ou secundárias, dependendo da presença ou ausência de uma causa de base conhecida. As primárias subdividem-se em sistêmicas e limitadas ao pulmão, contemplando na última, a pneumonia eosinofílica aguda (PEA) idiopática, pneumonia eosinofílica crônica (PEC) idiopática e a eosinofilia pulmonar simples, também chamada síndrome de Loeffler.[32,33] A PEA e PEC serão revisadas neste capítulo.

A **PEA**, descrita pela primeira vez em 1989, é uma doença rara, mais comum em homens, na faixa etária de 20 a 40 anos e tabagistas ativos.[32] Caracteriza-se clinicamente por quadro de tosse não produtiva, dispneia, febre e sintomas sistêmicos nos últimos 30 dias. Insuficiência respiratória aguda é comum, com a maioria dos pacientes com PEA apresentando $SpO_2 < 90\%$ em ar ambiente, sendo potencialmente fatal, caso não reconhecida precocemente.[33]

Embora a etiologia da PEA permaneça desconhecida, acredita-se que envolve uma reação de hipersensibilidade a antígenos inalados, como fatores ambientais, principalmente o cigarro. Habitualmente, descreve-se a PEA em indivíduos que iniciaram o hábito tabágico, retornaram o seu uso ou aumentaram o número de cigarros fumados há menos de 2 meses antes do início dos sintomas. Outras causas possíveis para PEA são infecções (parasitas, fungos e vírus) e medicamentos, principalmente antibióticos e anti-inflamatórios não esteroidais (AINES) e inibidores seletivos da recaptação da serotonina (Tabela 13.6.2). É possível acessar o site eletrônico www.pneumotox.com para pesquisar até 60 medicamentos que podem causar PEA.

Nos exames complementares, a leucocitose neutrofílica é a manifestação mais precoce, sendo a eosinofilia periférica rara na apresentação inicial, mas possível de acontecer durante o curso da doença. Proteína C reativa (PCR) apresenta-se elevada.[32,33] A TC de tórax evidencia opacidades em vidro fosco esparsas pelo parênquima sem localização predominante, frequentemente acompanhadas de consolidações, espessamento de septos interlobulares e, não raramente, nódulos centrolobulares mal definidos. Derrame pleural bilateral, pequeno a moderado, é comum.[32]

A confirmação diagnóstica para a PEA idiopática é sugerida a partir dos seguintes critérios:

1. Doença febril aguda menor que 1 mês.
2. Hipoxemia.
3. Infiltrados pulmonares difusos na radiografia de tórax.
4. Lavado broncoalveolar (LBA) com > 25% de eosinófilos e/ou infiltrado eosinofílico à biópsia pulmonar.
5. Ausência de outras causas e doença pulmonar eosinofílica como drogas e infecções.[32]

O tratamento da PEA é determinado pela causa de base, se identificada. Nos casos relacionados ao tabaco ou medicamentos, cessação da exposição e terapia com glicocorticoides são os pilares. PEA devido a infecção, deve-se tratar o microrganismo com a terapia antimicrobiana adequada. Nos considerados como PEA idiopática, orienta-se o corticoide e terapia de suporte, visto muitos casos necessitarem de hospitalização, oxigenoterapia e, até mesmo, ventilação mecânica invasiva. Alguns casos leves prescindem de corticoterapia e podem regredir espontaneamente. A dose de corticoide, quando necessária, depende da gravidade do quadro, variando de 60-125 mg de metilprednisolona endovenosa a cada 6h naqueles pacientes hospitalizados com insuficiência respiratória, até prednisona 40-60 mg via oral nos quadros mais leves. O desmame do corticoide pode ser realizado em 2 a 4 semanas, conforme melhora clínica, radiológica e resolução da hipoxemia. A resposta a corticoterapia tende a ser rápida, com melhora dos sintomas constitucionais nas primeiras 24 a 48 horas e melhora radiológica em até um mês, sem sequelas pulmonares a longo prazo.[32,33]

Já a **PEC**, outra rara doença pulmonar reconhecida em 1969, tem características distintas à PEA. Acomete mais mulheres, dos 30 a 50 anos e, até dois terços dos casos, com doença alérgica de base, como asma, dermatite atópica ou rinite alérgica. A PEC acontece raramente em (ex)tabagistas e radiação prévia por câncer de mama tem sido reportada como fator de risco.[32,36] Drogas como antibióticos, AINES, antiepiléticos, dentre outras, também são etiologias secundárias para esta entidade.[36] As principais medicações associadas a PEC estão na Tabela 13.6.2.

Tabela 13.6.2 – Causas secundárias de pneumonia eosinofílica aguda e crônica

Pneumonia eosinofílica aguda	Pneumonia eosinofílica crônica
Cocaína	Daptomicina
Daptomicina	Mesalazina
Gencitabina, fludarabina	Sulfasalazina
Ampicilina e outros antibióticos beta-lactâmicos	Minociclina
Sulfasalazina e mesalazina	Nitrofurantoína
Venlafaxina, duloxetina	

Fonte: adaptada de De Giacome F.[33]

Manifesta-se clinicamente com tosse e dispneia crônicas, com semanas a meses de evolução, associado a perda ponderal, anorexia, fadiga, febre e, eventualmente, dor torácica ou hemoptise. Insuficiência respiratória é incomum e a maioria dos pacientes tem SpO_2 normal a pouco reduzida.[32]

Diagnósticos diferenciais com granulomatose eosinofílica com poliangeíte, pneumonia em organização e síndrome hipereosinofílica idiopática são importantes, se outras manifestações forem proeminentes.[36]

Na PEC, eosinofilia periférica é geralmente critério diagnóstico, com valores de eosinófilos de 5.000 a 6.000/mm³, representando 20 a 30% do diferencial de leucócitos séricos. PCR é habitualmente elevado. IgE total sérico é elevado em metade dos casos, muitas vezes em níveis maiores que 1.000 UI/mL. No LBA, observa-se aumento expressivo de eosinófilos, com média de contagem acima de 40% do diferencial, sendo útil sua realização em casos suspeitos de PEC que não apresentem eosinofilia sérica. A distinção da pneumonia em organização acontece quando a contagem de eosinófilos no LBA é maior que a de linfócitos. Na radiografia de tórax, opacidades pulmonares periféricas são vistas em quase todos os casos e, em um quarto, são migratórias. Habitualmente acontecem bilateralmente, mas podem ocorrer de forma unilateral. A TC de tórax pode variar de opacidades em vidro fosco a consolidações com aerobroncogramas, periféricas e bilaterais. Derrame pleural, lesões escavadas, sinal do halo são muito raros e necessitam investigação de outro diagnóstico quando presentes. A prova de função pulmonar geralmente apresenta um distúrbio restritivo, mas obstrução também é vista em alguns casos, possivelmente devido a sobreposição de asma.[36]

O diagnóstico requer suspeição clínica em pacientes com mais de duas semanas de sintomas respiratórios, eosinofilia sérica e/ou em LBA (geralmente com contagem diferencial de eosinófilos > 40% no LBA e sérico > 1.000/mm³), infiltrados pulmonares periféricos e exclusão de outras causas de eosinofilia. Caso persista dúvida diagnóstica (principalmente naqueles em uso de corticoide e sem a presença de eosinofilia sérica), a biópsia pulmonar cirúrgica é preferencial e recomendada, com achados de inflamação alveolar e intersticial com predomínio eosinofílico, bem como focos de pneumonia em organização. Se observado achados de vasculite granulomatosa ou necrotizante outro processo eosinofílico sistêmico deve ser considerado.[34,35]

A resolução espontânea da PEC é rara, sendo necessário tratamento com corticosteroide e suspensão da exposição, quando presente. Habitualmente, inicia-se com prednisona 0,5 mg/kg/dia, sendo suficiente para melhora clínica e radiológica dentro de 2 semanas. Após resolução, a dose deve ser reduzida progressivamente, com suspensão após 3 a 12 meses, conforme a evolução e gravidade. Corticoterapia endovenosa fica restrita aos casos mais graves. Corticoide inalatório em baixas doses pode ser alternativa para poupar o sistêmico, mas não é efetivo em monoterapia. Nos pacientes não respondedores ao corticoide, um diagnóstico alternativo deve ser considerado.[32,34,36]

Recaída após redução ou descontinuação do tratamento acontece em mais de 50% dos casos e pode repetir-se diversas vezes. Após a recaída, o retorno a dose anterior de corticoide leva a resposta favorável, similar ao tratamento inicial e, muitas vezes o paciente necessita de corticoterapia prolongada. Terapias alternativas ainda não são consolidadas, porém teoricamente, imunobiológicos, como anti-IgE, anti-IL-5 podem ser candidatos.[32,34,36]

Referências bibliográficas

1. Suzuki T, Trapnell BC. Pulmonary Alveolar Proteinosis Syndrome. Clin Chest Med. 2016; 37:431-40.

2. Inoue Y, Trapnell BC, Tazawa R, et al; Japanese Center of the Rare Lung Diseases Consortium. Characteristics of a large cohort of patients with autoimmune pulmonary alveolar proteinosis in Japan. Am J Respir Crit Care Med 2008; 177:752-62.

3. Carey B, McCarthy C, Nowell-Bostic M, et al. Autoimmune pulmonary alveolar proteinosis: presentation, clinical manifestations and current therapeutic approaches. Am J Respir Crit Care Med 2018: A3117.

4. Trapnell BC, Nakata K, Bonella F, et al. Pulmonary alveolar proteinosis. Nat Rev Dis Primers 2019;5:16.

5. Kelly A, McCarthy C. Pulmonary Alveolar Proteinosis Syndrome. Semin Respir Crit Care Med. 2020; 41:288-98.

6. Seymour JF, Presneill JJ. Pulmonary alveolar proteinosis: progress in the first 44 years. Am J Respir Crit Care Med. 2002; 166:215-35.

7. Punatar AD, Kusne S, Blair JE, Seville MT, Vikram HR. Opportunistic infections in patients with pulmonary alveolar proteinosis. J Infect. 2012;65:173-9.

8. Ishii H. et al. Secondary pulmonary alveolar proteinosis complicating myelodysplastic syndrome results in worsening of prognosis: a retrospective cohort study in Japan. BMC Pulm. Med. 2014; 14:37.

9. Whitsett JA, Wert SE, Weaver TE. Diseases of pulmonary surfactant homeostasis. Annu. Rev. Pathol. 2015; 10:371-93.

10. Akira M, Inoue Y, Arai T, et al. Pulmonary Fibrosis on High-Resolution CT of Patients with Pulmonary Alveolar Proteinosis. AJR Am J Roentgenol. 2016; 207:544-51.

11. Jouneau S, Ménard C, Lederlin M. Pulmonary alveolar proteinosis. Respirology. 2020; 25:816-26.

12. Antoniu SA, Rajnoveanu R, Grigore M, Antohe I. Pharmacotherapy options in pulmonary alveolar proteinosis. Expert Opin Pharmacother. 2020;21:1359-66.

13. Michaud G, Reddy C, Ernst A. Whole-lung lavage for pulmonary alveolar proteinosis. Chest. 2009;136:1678-81.

14. Sadeghi HA. Segmental lung lavage with fiberoptic bronchoscopy in a patient with special presentation of pulmonary alveolar proteinosis. Tanaffos. 2013; 12:48-52.

15. Tazawa R, et al. Inhaled granulocyte/macrophage colony stimulating factor as therapy for pulmonary alveolar proteinosis. Am J Respir Crit Care Med. 2010;181: 1345-54.

16. Trapnell BC, Inoue Y, Bonella F, et al. Inhaled Molgramostim Therapy in Autoimmune Pulmonary Alveolar Proteinosis. N Engl J Med. 2020; 383:1635-44.

17. Kavuru MS, Bonfield TL, Thomassen MJ. Plasmapheresis, GM-CSF, and alveolar proteinosis. Am. J. Respir. Crit. Care Med. 2003;167: 1036.

18. Kavuru MS, et al. An open-label trial of rituximab therapy in pulmonary alveolar proteinosis. Eur. Respir.J. 2011;38:1361-67.

19. Akasaka K, et al. Outcome of corticosteroid administration in autoimmune pulmonary alveolar proteinosis: a retrospective cohort study. BMC Pulm. Med. 2015; 15:88

20. Vassallo R, Harari S, Tazi A. Current understanding and management of pulmonary Langerhans cell histiocytosis. Thorax. 2017;72:937-45.

21. Radzikowska E. Update on Pulmonary Langerhans Cell Histiocytosis. Front Med (Lausanne). 2021;7:582581.

22. Goyal G, Abeykoon JP, Hu M, Young JR, et al. Single-agent cladribine as an effective front-line therapy for adults with Langerhans cell histiocytosis. Am J Hematol. 2021;96:E146-E150.

23. Jouenne F, Benattia A, Tazi A. Mitogen-activating protein kinase pathway alterations in Langerhans cell histiocytosis. Curr Opin Oncol. 2021;33:101-109.

24. McCarthy C, Gupta N, Johnson SR, Yu JJ, McCormack FX. Lymphangioleiomyomatosis: pathogenesis, clinical features, diagnosis, and management. Lancet Respir Med. 2021: S2213-2600(21)00228-9.

25. Johnson SR, Cordier JF, Lazor R, Cottin V, Costabel U, Harari S. et al. European Respiratory Society guidelines for the diagnosis and management of lymphangioleiomyomatosis. Eur Respir J. 2010; 35:14-26.

26. McCormack FX, Gupta N, Finlay GR, Young LR, Taveira-DaSilva AM, Glasgow CG, et al. Official American Thoracic Society/ Japanese Respiratory Society Clinical Practice Guidelines: Lymphangioleiomyomatosis Diagnosis and Management. Am J Respir Crit Care Med. 2016; 194:748-61.

27. O'Mahony AM, Lynn E, Murphy DJ, Fabre A, McCarthy C. Lymphangioleiomyomatosis: a clinical review. Breathe. 2020; 16:200007.

28. Baldi BG, Carvalho CRR, Dias OM, Marchiori E, Hochhegger B. Doenças pulmonares císticas difusas: diagnóstico diferencial. J Bras Pneumol. 2017;43:140-9.

29. McCormack FX, Inoue Y, Moss J, Singer LG, Strange C, Nakata K, et al. Efficacy and safety of sirolimus in lymphangioleiomyomatosis. N Engl J Med.2011; 364:1595-1606.

30. Akuthot P, Weller PF. Eosinophilic Pneumonias Clin Microbiol Rev. 2012; 25: 649-60.

31. Campos LEM, Pereira LFF. Pulmonary eosinophilia. J Bras Pneumol. 2009; 35:561-73.

32. Suzuki Y, Suda T. Eosinophilic pneumonia: A review of the previous literature, causes, diagnosis, and management, Allergol Int. 2019;68:413-9.

33. De Giacomi F, Vassallo R, Yi ES, Ryu, JH. Acute Eosinophilic Pneumonia: Causes, Diagnosis and Management. Am J Respir Crit Care Med. 2018; 197:728-36.

34. Cottin V. Eosinophilic Lung Diseases. Clin Chest Med. 2016; 37:535-56.

35. Cottin V, Cordier JF. Eosinophilic lung disease. Imnunol Allergy Clin N Am. 2012; 32:557-86.

36. Crowe M, Robinson D, Sagar M, Chen L, Ghamande S. Chronic eosinophilic pneumonia: clinical perspectives. Ther Clin Risk Manag. 2019;15:397-403.

14 Pneumocioses

Pneumoconioses

Ana Paula Scalia Carneiro

Introdução: contextualização, definições e epidemiologia das doenças pulmonares ocupacionais

As exposições no local de trabalho contribuem substancialmente para diversas doenças pulmonares crônicas em adultos. Já nas pneumoconioses, as exposições ocupacionais são consideradas totalmente responsáveis pela sua ocorrência.[1,2] Além das doenças respiratórias ocupacionais clássicas, as exposições em ambientes de trabalho também contribuem para outras doenças, incluindo a fibrose pulmonar considerada idiopática (FPI), pneumonite por hipersensibilidade (PH), e doenças pulmonares granulomatosas não infecciosas, como sarcoidose.[1,3]

Além disso, doenças, antigas e bem conhecidas, ressurgiram ou persistiram, de formas diversas. São exemplos dessa situação as doenças relacionadas ao amianto, incluindo o mesotelioma devido ao uso de produtos contendo amianto em construções, a silicose acelerada por fabricação e beneficiamento de pedras artificiais, uso de jato de areia em diversas situações incluindo em confecções de *jeans*, pneumoconiose do trabalhador/mineiro de carvão (PMC) em minas de superfície e subterrâneas de grande escala, e a DPOC devido à poluição de ambientes internos por queima de biomassa.[1] No Brasil, destacam-se nessa situação os casos de silicose acelerada em lapidários de pedras semipreciosas de MG e ametista do Sul e os extratores e beneficiadores de quartzito do sul de MG.[4,5]

Pneumocioses: definições e principais dados epidemiológicos

O termo pneumoconiose (*konion* = poeira, em grego) refere-se às doenças causadas pela inalação de aerossóis sólidos inorgânicos e à consequente reação tecidual do parênquima pulmonar. Fazem parte do grupo das doenças pulmonares intersticiais.[6] São doenças evitáveis e, ainda comuns em países de baixa e média renda.[1]

Para fins didáticos, os particulados dividem-se em: [7]

- **Fibrogênicos:** como sílica, asbesto, carvão mineral. Causam intensa reação, resultando em deposição de colágeno. Em geral, o local inicial da reação é a região peribronquiolar. Poeiras de sílica, de carvão mineral e silicatos (como o talco, por exemplo), cursam geralmente com deposição focal de colágeno na forma de nódulos, preservando áreas de parênquima pulmonar normal de permeio, ao passo que o asbesto e outras fibras causam deposição difusa de colágeno no interstício pulmonar.

- **Não fibrogênicos:** tidos como atóxicos ou pouco tóxicos, como estanho, ferro, carbono puro, bário e titânio. Acumulam-se no interior dos macrófagos, e poucos fibroblastos são recrutados no local onde os macrófagos estão aderidos a uma fina rede de fibras de reticulina. Ressalta-se que o termo "não fibrogênico" é relativo, uma vez que pode ocorrer uma discreta reação inflamatória local, às vezes acompanhada de fibrose, como o óxido de ferro, com variações dependendo de características individuais e de intensidade de exposição e da composição da poeira inalada.

A ocorrência das pneumoconioses depende de vários fatores, dentre eles, a suscetibilidade individual, o tamanho das partículas, o tempo de exposição e a concentração da substância. Quanto ao tamanho, a fração considerada respirável é aquela cujo diâmetro das partículas seja menor que 10 micra, sendo que aquelas entre 5 micra e 50 nanômetros são as que mais se depositam nas unidades alveolares.[6,7]

As principais pneumoconioses são a silicose, asbestose e a PMC.[8] Outras relativamente frequentes são as silicatoses (por exemplo, causadas por talco e mica) e as pneumoconioses por poeiras mistas. Menos frequentemente encontram-se ainda pneumoconioses por metal duro, berílio, alumínio dentre outras. Em 2016, num levantamento mundial sobre doenças de origem inalatória ocupacional, a silicose (48%) foi a maior causa específica de morte, seguida por asbestose (16%) e PMC (12%).[2]

No Brasil os números reais não são bem conhecidos, pois são escassos os estudos de prevalência e incidência de pneumoconioses e ainda lidamos com um cenário de subdiagnósticos e subnotificações. Os dados nacionais existentes apontam para uma ocorrência significativamente maior de silicose, seguida pela asbestose e pela PMC.[7,9] Ressalta-se que a PMC se concentra nos estados de SC, PR e RG, onde existe bacia carbonífera. Em relação a outras pneumoconioses, destaca-se a talcose (silicatose) por pedra sabão em algumas cidades de MG, como Ouro Preto, onde as reservas de talco podem conter contaminações por asbesto.[10]

Pneumoconioses: apresentação clínica e diagnóstico

História clínica e ocupacional:

Em geral, as pneumoconioses são doenças crônicas, com longos períodos de latência (período transcorrido entre o início da exposição e o adoecimento) e que apresentam gradiente dose-resposta. São pouco sintomáticas em fases iniciais sendo os principais sintomas a dispneia e a tosse, em geral pouco produtiva. Em geral são doenças irreversíveis e frequentemente progressivas, mesmo após a cessação da exposição.

O diagnóstico clássico das pneumoconioses requer a combinação de história ocupacional e clínica consistentes com imagens de tórax compatíveis.[6,11] Nessa integração de dados deve-se ainda excluir outras doenças. Na história clínica obrigatoriamente devem ser investigados hábitos de vida e tabagismo, assim como doenças pré-existentes. A comparação dos exames atuais com eventuais exames antigos pode ser de grande valia. Eventualmente, para fins de diagnóstico diferencial, é necessária a realização de exames anatomopatológicos e/ou laboratoriais. Ressalta-se que a história ocupacional deve ser detalhada e completa, abrangendo informações sobre a atividade atual e as atividades pregressas com potencial exposição aos agentes minerais. Deve-se perguntar sobre material e ferramentas utilizadas nos processos de trabalho, descrição dos espaços, incluindo ventilação/exaustão, número de horas trabalhadas/dia, duração (em geral em anos) da exposição, uso de EPIs com ênfase em equipamentos de proteção respiratória. Na prática da medicina ocupacional podem ainda acontecer visitas aos locais de trabalho, com equipe multidisciplinar, que em muito enriquecem a compreensão das exposições. Perguntar ao paciente se ele tem conhecimento de casos de adoecimento entre seus colegas de trabalho também é importante.[7]

Métodos de imagem

Classicamente a radiografia de tórax realizada periodicamente é o principal método de vigilância de populações expostas ao risco. Para análise das imagens, utiliza-se a Classificação Radiológica das Pneumoconioses da Organização Internacional do Trabalho (OIT), versão corrente de 2011.[12] No Brasil, sua utilização é prevista na legislação trabalhista, através da norma Regulamentadora n°7, cujo texto que se encontra em revisão, como o método de leitura radiológica para o controle periódico, admissional e demissional de trabalhadores expostos a poeiras minerais.[13] O principal objetivo da classificação é codificar as alterações radiológicas das pneumoconioses de maneira simples e reprodutível, permitindo uma melhor análise evolutiva das imagens. Utiliza-se uma coleção de padrões radiológicos que devem ser comparados lado a lado com as radiografias em interpretação. Sua utilização tem propósito descritivo, pois as alterações radiológicas encontradas nas pneumoconioses não são patognomônicas, podendo ser encontradas em outras doenças pulmonares, existindo, portanto, diversos diagnósticos diferenciais.[12] No caso da silicose e outras pneumoconioses de padrão nodular como a PMC, destacam-se a tuberculose e a sarcoidose. No caso da asbestose e outras de padrão reticular destaca-se a fibrose intersticial idiopática. As imagens de tórax, em conjunto com os dados clínicos e história ocupacional, constituem elementos necessários para o diagnóstico de pneumoconiose.[6,7]

Através da classificação da OIT, o parênquima pulmonar é classificado quanto à quantidade de lesões (*profusão*), o tipo (*forma e tamanho*) e locais comprometidos (*zonas*). Para maior detalhamento desse conteúdo, se recomenda leitura da literatura original (ILO 2011) ou adaptações resumidas em literatura nacional.[5,7]

Ressalta-se que o diagnóstico precoce, seguido pela cessação imediata da exposição, é um fator crítico para melhor prognóstico das pneumoconioses.[14] No entanto, os métodos de imagem são claramente limitados na identificação e definição dos primeiros sinais da doença, especialmente as radiografias de tórax. Para minimizar tais dificuldades, a tomografia computadorizada de alta resolução (TCAR) tem sido cada vez mais usada na prática clínica, em situações selecionadas de risco de doenças pulmonares relacionadas a poeiras minerais.[15,16] A TCAR é mais sensível do que a radiografia de tórax para detectar as pneumoconioses e importante para o diagnóstico e acompanhamento individual do paciente. Nos últimos anos, o desenvolvimento da tomografia computadorizada (TC) multidetectores e técnicas de pós-processamento aumentaram a sensibilidade diagnóstica para doenças pulmonares intersticiais, incluindo as pneumoconioses em estágios iniciais. O American College of Radiology (ACR) tem recomendado o uso de tomografia em pacientes sintomáticos ou quando há alterações suspeitas de pneumoconioses à radiografia.[17] No entanto, não há dados suficientes para determinar a eficácia da triagem por TC em populações de expostos com radiografias normais no sentido de se obter melhores prognósticos a longo prazo por meio desse diagnóstico precoce.[16] No caso da realização da TCAR, recomenda-se a utilização da padronização internacional criada desde 2005 para descrição das alterações que tem sido usado em alguns estudos.[18] Atualmente, novos recursos têm sido desenvolvidos por meio de TC de baixa dosagem (TCBD), ou ultra baixa dosagem (TCUBD), que permitem uma boa visualização do interstício,[19] o que também poderia facilitar o diagnóstico precoce das pneumoconioses. Dado o uso crescente desses métodos para rastreamento de câncer de pulmão em populações ocupacionalmente expostas ao asbesto, parece provável que nos países com maior disponibilidade de recursos, a TCBD e TCUBD venham a substituir a radiografia de tórax convencional para vigilância de indivíduos expostos ao amianto.[1]

Função pulmonar

As provas de função pulmonar são indispensáveis no estabelecimento de incapacidade no auxílio para manejo dos casos.[6,7] A espirometria simples é o exame mais recomendado, ocasionalmente acrescido por testes mais sofisticados, como medidas de volumes e difusão, quando existe discrepância entre sintomas e a espirometria simples ou de acordo com critérios clínicos usuais como, por exemplo, situações de somatório de doenças. Idealmente, a realização da primeira espirometria deve ser feita antes do início da exposição às poeiras minerais, na admissão no trabalho. Com isto são obtidos os valores "basais" do indivíduo, permitindo o seguimento espirométrico longitudinal com a vantagem de se utilizar o indivíduo como o seu próprio controle. A NR7 prevê a periodicidade bienal de repetição da espirometria em trabalhadores expostos a poeiras fibrogênicas.[13]

Não existem padrões de disfunção típicos nas pneumoconioses. Na silicose, a forma nodular simples geralmente apresenta espirometrias normais ou pouco alteradas. O padrão obstrutivo é o mais comum nas fases iniciais. Nas formas complicadas, com grandes opacidades ou fibrose pulmonar maciça, há um predomínio do padrão restritivo ou misto, que pode ainda estar associado à diminuição da capacidade de difusão e hipoxemia, assim como nas formas agudas da doença. Na asbestose o padrão restritivo é o mais comum, especialmente na presença de espessamento pleural difuso ou de placas pleurais exuberantes. Deve-se ainda considerar a participação de outros fatores, como o tabagismo e presença de doenças concomitantes, como sequelas de tuberculose e enfisema, quando se avalia a disfunção pulmonar em portadores de pneumoconioses.[6,11,20]

Outros exames complementares

Em raras circunstâncias é necessária biópsia pulmonar, indicada apenas quando alguma dúvida persiste, esgotados os métodos não invasivos. A biópsia pulmonar cirúrgica (via vídeo assistida toracoscopia ou toracotomia) é preferida.[6,11]

Novos métodos não invasivos têm sido estudados, como a análise de partículas minerais no escarro induzido ou no condensado do ar exalado. A broncoscopia não é rotineiramente útil, sendo indicada na suspeita de infecção (especialmente tuberculose e fungos infecções). Na silicose aguda, o material leitoso positivo ao ácido periódico de Schiff pode ser diagnóstico (silicoproteinose).[1,11]

Existem estudos em andamento sobre o uso de biomarcadores e de genotipagem que, juntamente com métodos de imagem mais sensíveis, poderão contribuir para intervenções clínicas e ocupacionais para prevenção das pneumoconioses e outras doenças relacionadas à inalação de poeiras.[1,21] A futura identificação de biomarcadores de estresse oxidativo e de inflamação pulmonar poderão contribuir para o diagnóstico precoce e, até mesmo para futuras opções de tratamento.[1,22]

Silicose e demais doenças relacionadas à sílica

A sílica está presente em concentrações variadas em quase todos os tipos de materiais extraídos da crosta terrestre e apresenta-se nas formas cristalina e amorfa. Existem três formas de sílica livre cristalina, representadas pelo quartzo, cristobalita e tridimita, sendo o quartzo a mais comum delas.

A sílica livre cristalina é extremamente tóxica para o macrófago alveolar devido a suas propriedades de superfície que levam à lise celular, sendo a silicose a doença relacionada melhor conhecida. É um material particulado inalável, com grande polimorfismo de suas propriedades químicas de superfície, levando a diferentes graus de reação de atividade biológica, podendo desencadear reações inflamatórias que culminam em algumas doenças, além da silicose, como aumento do risco de tuberculose (TB), doença pulmonar obstrutiva crônica (DPOC), doenças autoimunes e câncer de pulmão.[11,21,23] Conforme mencionado na recente monografia da ERS vários estudos epidemiológicos e relatos de casos sugeriram ainda que a sílica e alguns metais estão associados à sarcoidose. Estudos prospectivos sobre os trabalhadores do World Trade Center também sugerem isso. Também existem evidências que a sílica e silicatos podem ocasionar fibrose pulmonar intersticial difusa progressiva.[1] Ressalta-se ainda que um mesmo paciente pode apresentar simultaneamente mais de uma doença relacionada à sílica, as vezes três ou até, mais raramente, quatro delas, o que torna imperativo que se mantenham sob uma cuidadosa avaliação médica especializada. Além desses desfechos já conhecidos, salienta-se que as novas tecnologias introduziram efeitos potenciais à saúde através da manipulação de nanotubos de carbono, fibras artificiais (lã de rocha, fibra de vidro), biotecnologia (incluindo manipulação genética) cujos efeitos devem ser acompanhados.[1]

No Brasil, as principais operações que apresentam risco de exposição à sílica são:[9]

- Indústria extrativa mineral: mineração subterrânea e de superfície, incluindo garimpos.
- Beneficiamento de minerais: corte de pedras, britagem, moagem, lapidação de pedras preciosas, semipreciosas e quartzo.
- Indústria de transformação: cerâmicas, fundições que utilizam areia no processo, vidro.
- Indústria de abrasivos, cosméticos.
- Atividades mistas: protéticos; cavadores de poços; artistas plásticos; jateadores de areia, fabricação de borrachas.

Silicose

A silicose é a pneumoconiose mais frequente. Com relação aos casos novos, em 2017 foi a pneumoconiose que ocorreu em maior número globalmente.[8] No Brasil, a silicose é a pneumoconiose com mais registros de ocorrência. Ainda hoje, a maior parte dos casos registrados é proveniente das minerações subterrâneas de ouro (MG e BA). No entanto, é possível perceber uma mudança desse perfil consequente às melhorias nas condições de trabalho em alguns setores do mercado formal, especialmente em grandes empresas, nas últimas três décadas.[7,24] Já no mercado informal existe um crescente registro de casos, como por exemplo, em lapidários e garimpeiros de pedras preciosas e semipreciosas em municípios de MG e no RS, onde há um predomínio de indivíduos jovens e com alterações radiológicas mais avançadas.[4,22] O mesmo tem ocorrido em empresas pequenas, que podem apresentar situações de trabalho semelhantes às da informalidade, como constatado em algumas pedreiras e beneficiadoras de quartzito em MG.[5]

A silicose é uma doença pulmonar fibrótica ocupacional com uma forte relação dose-resposta.[23,24] Há três formas de silicose: crônica, acelerada e aguda, com diferentes expressões clínicas, radiológicas e anatomopatológicas:[1,6,9,11]

- **Silicose crônica:** também conhecida como clássica. É a forma mais comum e ocorre após longo tempo do início da exposição, normalmente após 10 a 20 anos, a níveis relativamente baixos de sílica. É comum em indústrias de cerâmica, metalurgias, indústria de refratários e algumas minerações. Pode se apresentar na forma nodular simples ou "complicada" onde existe formação de massas fibróticas. Radiologicamente se apresenta como infiltrado intersticial de pequenos nódulos (menores que 1 cm de diâmetro, usualmente entre 3 a 6 mm), que predominam nos terços superiores dos pulmões, especialmente em segmentos posteriores. À TCAR o infiltrado de pequenos nódulos apresenta distribuição centrolobular e perilinfática. É muito comum a presença de linfonodomegalias hilares e mediastinais, podendo exibir calcificações periféricas (tipo casca de ovo). Ressalta-se que as linfonodomegalias podem existir em expostos à sílica mesmo na ausência de silicose. A histologia mostra nódulos peribroncovasculares e subpleurais, com camadas concêntricas de colágeno e presença de estruturas birrefringentes à luz polarizada. Com a progressão da doença, os nódulos podem coalescer formando conglomerados maiores e, eventualmente, substituindo parte do parênquima pulmonar por fibrose colágena (forma "complicada"). As grandes massas fibróticas (tipos, A, B ou C da OIT), predominam nos lobos superiores. As alterações radiológicas habitualmente precedem a ocorrência de sintomas. Na forma simples os pacientes costumam ser assintomáticos ou poucos sintomáticos. A dispneia aos esforços é o principal sintoma e o exame físico, na maioria das vezes, não mostra alterações significativas no aparelho respiratório. Casos avançados podem ser acompanhados por hipertensão pulmonar e *cor pulmonale*, que deve ser investigado pelos métodos habituais não só na forma crônica da silicose como nas demais (Figuras 14.1 e 14.2).

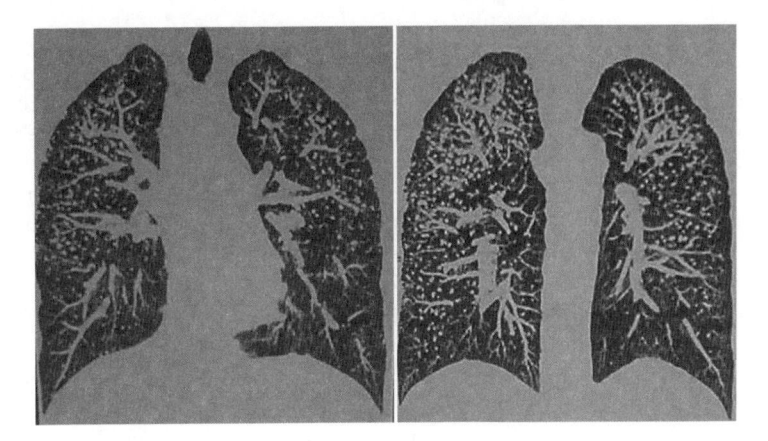

Figuras 14.1 – Tomografia de tórax. Cortes coronais. Silicose crônica forma "simples". Infiltrado de pequenos nódulos difuso, simétrico, com predomínio nas metades superiores, regiões posteriores. Distribuição centroloblar e subpleural. Paciente de 37 anos, lapidário de pedras semipreciosas há 17 anos. Nunca foi tabagista. Oligossíntomático, espirometria normal. Fonte: arquivo dos autores.

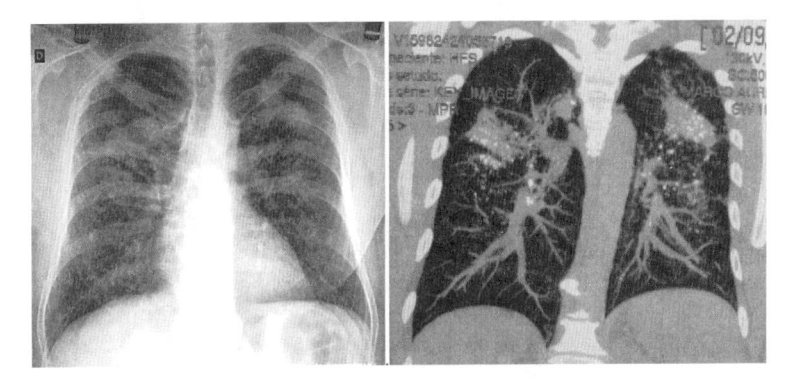

Figuras 14.2 – Silicose crônica complicada, com formação de massas fibróticas. A: radiografia de tórax classificada como 3/3, q/q, grandes opacidades tipo "B" da OIT. B: tomografia de tórax demonstra as massas predominando nas regiões posteriores dos LSs, repletas de pontos de calcificação, além de pequenos nódulos calcificados difusos. Paciente de 43 anos de idade. Garimpeiro de cristais há 18 anos. Tabagista de 22 maços-ano. Dispneia aos grandes esforços. Espirometria DVO leve. Fonte: arquivo dos autores.

- **Silicose acelerada ou subaguda:** as alterações são mais precoces, normalmente após 5 a 10 anos do início da exposição, que em geral é mais intensa, como observada com frequência em cavadores de poços, lapidários e garimpeiros e trabalhadores de quartzito. Radiologicamente é semelhante à forma crônica, no entanto com maior potencial de evolução para formas complicadas da doença, como a formação de conglomerados e de fibrose maciça progressiva. Esses podem calcificar e necrosar, formando cavidades, devendo sempre fazer o diagnóstico diferencial com a tuberculose. Pode exibir áreas de espessamentos septais e vidro fosco. As lesões apresentam evolução mais rápida do que na forma crônica. Histologicamente encontram-se nódulos semelhantes aos da forma crônica, porém em estágios mais iniciais de desenvolvimento, com componente inflamatório intersticial intenso e descamação celular nos alvéolos. Podem coexistir aspectos de silicose crônica e de aguda. Os sintomas respiratórios costumam ser precoces e limitantes. Assim sendo, pode ocasionar insuficiência respiratória e óbito, muitas vezes em indivíduos jovens, interrompendo sua fase de melhor capacidade laborativa. Podem ocorrer algumas complicações consequentes à própria doença, por exemplo, o pneumotórax espontâneo, que pode ocorrer em todas as formas da silicose, mas é bem mais comum na forma acelerada (Figura 14.3).

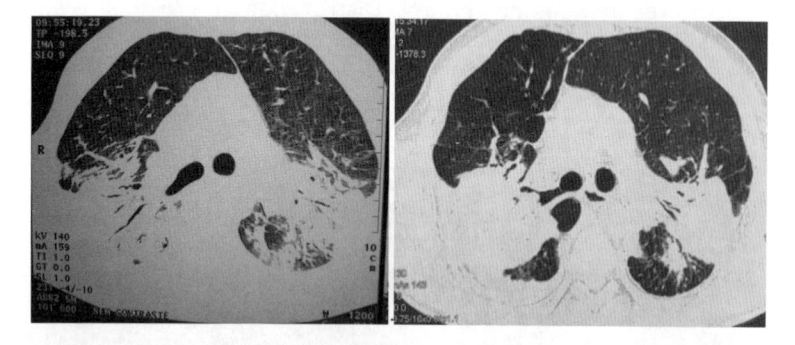

Figura 14.3 – Silicose Acelerada. A: tomografia por ocasião do diagnóstico evidenciando massas nos LSs repletas de broncogramas aéreos, com áreas esparsas de vidro fosco. Simétricas, bilaterais, predominando nas regiões posteriores. B: tomografia 6 anos após a primeira, demonstrando evolução das massas para aspecto mais denso. Paciente de 41 anos. Ex-jatista de areia por 3,5 anos. Já afastado da exposição há 18 anos. Nunca foi tabagista. Dispneia MRC2. Espirometria DVO moderada. Fonte: arquivo dos autores.

- **Silicose aguda:** forma rara da doença, associada a exposições maciças à sílica por períodos que variam de poucos meses a 5 anos do início da exposição, como pode ocorrer no jateamento de areia ou moagem de pedra. O padrão radiológico é bem diferente das outras formas, sendo representado por infiltrações alveolares difusas e vidro-fosco, progressivas, às vezes acompanhadas por nodulações mal definidas Histologicamente, nota-se proteinose alveolar associada a infiltrado inflamatório intersticial. A dispneia costuma ser incapacitante e pode evoluir para insuficiência respiratória, em geral acompanhada por tosse seca e comprometimento do estado geral. Ao exame físico auscultam-se crepitações difusas. A mortalidade é alta. A literatura mostra que o tratamento com lavagens pulmonares sucessivas tem resultados variáveis.

Demais doenças relacionadas à sílica

- **Tuberculose (TB):** há muitos anos, a TB é reconhecida como induzida ou favorecida pela exposição à sílica, mesmo na ausência da silicose. A associação possivelmente está relacionada à toxicidade macrofágica e à alteração de drenagem linfática pulmonar. O risco de desenvolvimento de TB é aumentado por toda a vida do trabalhador, mesmo que a exposição à sílica cesse e está relacionado à diversos fatores como: a gravidade do quadro de silicose, à prevalência da TB na população de origem; a idade; ao estado geral de saúde; à presença de HIV (vírus da imunodeficiência humana) e à história de tabagismo.[11,21] Estudos demonstraram nítida relação dose-resposta da TB com a exposição à sílica e ressalta-se que nos portadores de silicose, a incidência de TB chega a ser 10 ou mais vezes maior do que na população geral. A associação das duas doenças é conhecida como silicotuberculose e é uma temida complicação da silicose, pois facilita a progressão da fibrose pulmonar.[1,7,11]

Nos casos em que houver presença de sintomas respiratórios sugestivos de TB-doença a investigação deve prosseguir conforme o usual, de acordo com as Recomendações para o Controle da TB no Brasil.[25] Nos portadores de silicose, as manifestações iniciais de TB pulmonar podem ser frustras, as alterações radiológicas indistinguíveis das consequentes à silicose preexistente tornando, o diagnóstico de tuberculose ativa muito difícil, em alguns pacientes. Além do *Mycobacterium tuberculosis*, as micobactérias não *tuberculosis como o Mycobacterium kansasii, Mycobacterium avium*, têm sido encontrados, com certa frequência, em portadores de silicose.[1,11] Em pacientes negativos ao exame de escarro, mas com alta suspeição clínica recomenda-se a realização de fibrobroncoscopia com lavado broncoalveolar, realizado em serviço especializado (Figura 14.4).

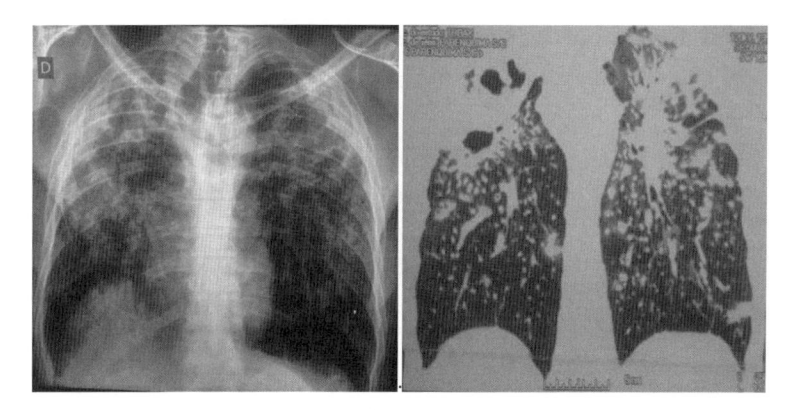

Figura 14.4 – Sílico-tuberculose. A: Radiografia evidenciando infiltrado mal definido de pequenos nódulos, difuso, predominando nas metades superiores, com áreas de condensação no LSD e desvio ipsilateral da traqueia. B: tomografia mostrando grande lesão cavitada no LSD. Paciente de 50 anos, ex-garimpeiro de cristais por 5 anos. Ex-tabagista de 80 maços-ano. Exame direto e cultura de escarro positivos para tuberculose Fonte: arquivo dos autores.

- **Doença pulmonar obstrutiva crônica (DPOC):** a DPOC tem o tabagismo como o fator causal principal, entretanto, outros fatores como exposição a poeiras minerais, dentre as quais a sílica, é também considerado agente causal.[26] Estudos epidemiológicos e anatomopatológicos sugerem que a exposição à sílica pode levar à DPOC, mesmo na ausência de silicose. O diagnóstico e manejo em nada diferem da DPOC tabágica (Figura 14.5).

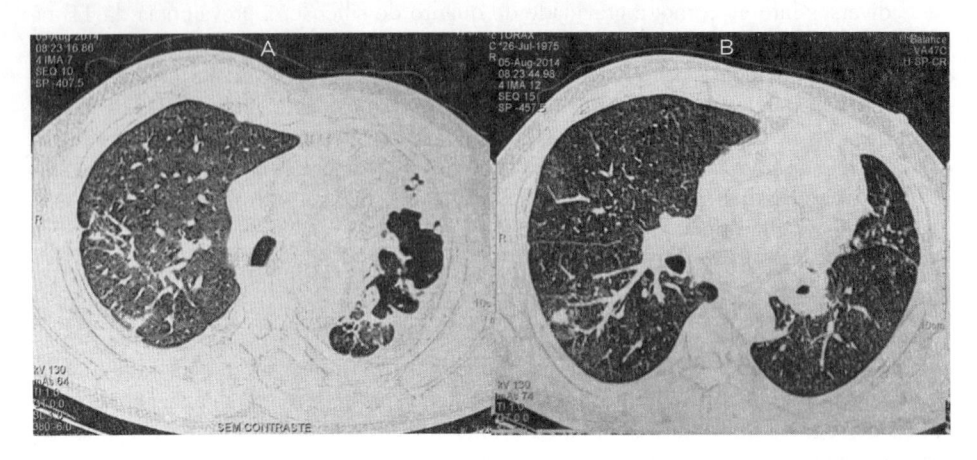

Figura 14.5 – Silicose associada à tuberculose e enfisema pulmonar. A: tomografia evidenciando micronodulos difusos (silicose crônica forma simples). Corte mostrando grande cavitação em LSE e áreas de enfisema centrolobular. B: áreas de enfisema centrolobular. Paciente de 40 anos, lapidário de cristais por 15 anos. Nunca foi tabagista. Espirometria: DVO moderada. Fonte: arquivo dos autores.

- **Doenças autoimunes:** algumas doenças autoimunes, especialmente as do tecido conjuntivo, já há alguns anos são consideradas como relacionadas à exposição à sílica.[1,23] Sua ocorrência parece estar associada à contínua estimulação imunitária que ocorre na região alveolar nos indivíduos suscetíveis expostos à sílica, com ou sem silicose. Dentre as doenças do tecido conjuntivo associadas à silicose, as de conhecimento mais antigo são a artrite reumatoide (síndrome de Caplan ou pneumoconiose reumatoide) e a esclerose sistêmica progressiva (síndrome de Erasmus). Outras, também reconhecidas são: o lúpus eritematoso sistêmico, a síndrome de Sjogren, as vasculites ANCA-associadas e a dermatopolimiosite.[21,27] Deve-se suspeitar de desenvolvimento de doenças autoimunes nos pacientes que apresentem mudança na sintomatologia habitual com queixas de dor articular, prostração, febre, adinamia, mialgias. Essa associação pode levar a uma concomitância de opacidades irregulares aos exames de imagem, além do quadro clínico e laboratorial característico de cada uma das doenças autoimunes. É importante manter o acompanhamento próximo desses casos, pois o uso de corticosteroides ou imunossupressores pode levar a uma maior propensão ao desenvolvimento de tuberculose (Figura 14.6).

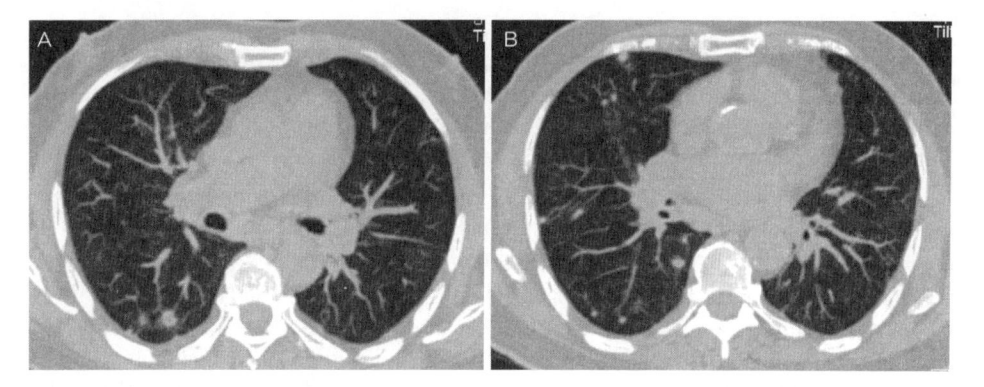

Figura 14.6 – Silicose e nódulos reumatoides (Síndrome de Caplan). Cortes tomográficos (A e B) demonstrando leve infiltrado de pequenos nódulos difusos (silicose leve) e nódulos maiores, densos, de tamanhos variados em posições mais periféricas dos pulmões. Paciente de 76 anos, ex-mineiros de ouro por 18 anos. Diagnóstico de Artrite reumatoide há aproximadamente 20 anos. Fonte: arquivo dos autores.

- **Câncer de pulmão:** desde 1996, a Agência Internacional de Pesquisa Sobre o Câncer (IARC) classificou a sílica no grupo 1 (substâncias com evidências suficientes de serem carcinogênicas para humanos). Essa associação se deu em decorrência do aumento da expectativa de vida dos trabalhadores expostos, com ou sem silicose, devida às medidas de controle ambiental que diminuíram o número de casos graves e precoces de silicose; ao tratamento antimicrobiano, que diminuiu a mortalidade por TB pulmonar, e ao aumento da expectativa de vida da população geral.[7,23] O risco de câncer de pulmão aumenta naqueles expostos à sílica, mesmo sem sinais radiológicos de silicose.[1] A maior parte dos diagnósticos é firmada quando a doença já se encontra avançada localmente e/ou disseminada, uma vez que tumores iniciais não costumam produzir sintomas que justifiquem investigação. A tosse e a dor torácica são os sintomas mais frequentes. Portanto, no caso do portador de silicose, deve-se estar atento no caso de mudança do padrão de tosse, especialmente se acompanhada por hemoptoicos ou dor torácica. Os tipos histológicos do câncer de pulmão relacionado à sílica não diferem do câncer não ocupacional.[1]

Asbestose e demais doenças relacionadas ao asbesto

- O asbesto, também conhecido como amianto, corresponde a uma família de silicatos hidratados em forma de fibra. Do ponto de vista mineralógico, as fibras de asbesto dividem-se em serpentinas (crisotila) e anfibólios (crocidolita, amosita, tremolita, antofilita, actinolita). A crisotila corresponde a praticamente toda a produção mundial na atualidade, sendo o Brasil um dos maiores produtores.[7,28]

A asbestose é a pneumoconiose associada à exposição ao asbesto. No entanto, ressalta-se que o asbesto pode ainda causar outras doenças, mencionadas no presente texto, que são: as alterações pleurais benignas (espessamentos e placas hialinas da pleura parietal, diafragma e mediastino, derrame pleural benigno), câncer de pulmão e o mesotelioma de serosas, principalmente pleura.[1,7] Em relação às doenças malignas relacionadas ao asbesto, além do câncer de pulmão e do mesotelioma, a IARC classifica o amianto como grupo 1 para o câncer de laringe e ovário. Outros cânceres têm ainda sua causalidade considerada como duvidosa em relação ao asbesto, como os de faringe, estômago e colorretal, para os quais o asbesto é classificado como grupo 2A ou 2B (evidências não suficientes para humanos.[20]

A estimativa da OMS do total de mortes a cada ano por câncer de pulmão, mesotelioma e asbestose, relacionada à exposição ocupacional ao amianto, aumentou de 90.000 em 2006 para 107.000 em 2010 e para 255.000 em 2016.[1] A grande maioria por doenças malignas.

- A maior parte da produção brasileira de asbesto foi destinada à indústria de fibrocimento notadamente para a fabricação de telhas e caixas d'água. Os demais processos de trabalho nos quais o asbesto ainda é, ou foi, a principal matéria-prima são (ressaltando-se que exposições pregressas são importantes na anamnese ocupacional): mineração; materiais de fricção (pastilhas de freios e discos de embreagem); gaxetas e outros materiais de vedação; produtos têxteis (tecidos resistentes ao fogo); processos de isolamento térmico industrial, como em tubulações, vasos, reatores, caldeiras e fornos; processos de isolamento térmico em construção civil, como em lareiras, encanamentos de água quente e sistemas de aquecimento central.[7]

No momento, a exposição ocupacional no Brasil limita-se a trabalhadores de mineração e transporte do asbesto. Além desses, há um grande contingente de trabalhadores que manipulam produtos de asbesto na indústria de construção civil (número desconhecido) na manutenção de coberturas e caixas d'água, bem como nas indústrias de demolições e de manutenção de veículos, expostos indiretamente ou inadvertidamente. Isto limita o controle ocupacional apenas a uma pequena parcela dos expostos, inviabilizando a política do "uso controlado" do asbesto.[7]

Até o presente não há dados epidemiológicos sobre os efeitos de exposições ambientais ao asbesto no Brasil. Sabe-se, no entanto, que até o final da década de 2010 foram produzidas e consumidas quantidades expressivas de asbesto no país, presumindo-se que a exposição ambiental seja ubíqua. Pode ocorrer em aterros contendo resíduos de asbesto, como em antigas áreas industriais, nos entornos de indústrias e em residências de trabalhadores que manipulam a fibra nos seus empregos ou residências que possuam materiais construtivos contendo asbesto. Além disso, existem áreas de afloramento natural da fibra. Moradores de residências que contenham produtos de cimento-amianto têm risco aumentado de desenvolver mesotelioma maligno da pleura.[29]

- Destaca-se, ainda, que há possibilidade de contaminação de depósitos de talco (como a pedra sabão), por asbesto do tipo anfibólio, por possuírem uma origem geológica similar. O talco, que também é um silicato, é largamente empregado em diversas atividades industriais. No Brasil, já se identificou contaminação num grande veio de talco e em depósitos de pedra-sabão em Minas Gerais, com a ocorrência de doenças associadas ao asbesto.[10]

Asbestose

Asbestose é a pneumoconiose causada pelo asbesto, a qual se apresenta com fibrose pulmonar de tipo difuso. É uma doença com forte relação dose-resposta, e sua ocorrência requer longos tempos de exposição, em geral de 10 a 20 anos, dependendo da intensidade, e de latência (20 a 30 anos). De todas as doenças relacionadas ao asbesto é a que requer maior dose.[20] As fibras de asbesto são fagocitadas pelos macrófagos gerando radicais livres e espécies reativas de oxigênio, o que constitui o fenômeno inicial para o desenvolvimento da fibrose. Nesse processo, as fibras de asbesto ficam recobertas por debris celulares e material proteináceo, formando os chamados "corpos de asbesto" ou "corpos ferruginosos", que têm aparência característica à microscopia óptica. A reação tecidual à inalação das fibras inicia-se por fibrose peribronquiolar e a fibrose resultante é do tipo difuso, similar em localização e distribuição à fibrose pulmonar idiopática. Como a pneumonia intersticial usual (PIU), a doença é mais acentuada na região subpleural, mas à medida que avança, a fibrose se estende para regiões mais centrais. Nesse estágio, uma variedade de padrões morfológicos pode ser vista. Alguns casos se assemelham a PIU, enquanto outros são mais parecidos com pneumonia intersticial fibrótica inespecí-fica, e ainda outros não correspondem a nenhuma outra forma de fibrose intersticial. A asbestose é caracterizada por ter uma distribuição predominante na periferia dos lobos inferiores, semelhante à PIU, mas com a homogeneidade temporal e espacial da variante fibrótica da pneumonite intersticial não específica. Focos de fibroblastos são incomuns.[30]

Aos exames de imagem são vistos infiltrados reticulares, caracterizados por espessamentos septais predominantes na periferia dos lobos inferiores. À TC é reconhecidamente muito superior à radiografia de tórax para o diagnóstico, especialmente em fases mais precoces. Podem ser observados: linhas subpleurais curvilíneas, bandas parenquimatosas, áreas de vidro fosco, à TC de tórax. Com a progressão da doença, há formação de áreas de faveolamento. Geralmente associa-se à presença de placas pleurais e/ou espessamentos difusos da pleura.[1,7,20]

Nas fases iniciais a asbestose é oligosintomática, ocorrendo com frequência discrepância entre o quadro radiológico e a clínica. Os sintomas são inespecíficos. Em fases mais avançadas, o sintoma predominante é a dispneia aos esforços, que pode levar a quadro de insuficiência respiratória crônica, incapacitante ao longo do tempo. É uma doença potencialmente progressiva, mesmo após afastamento da exposição, e o risco de progressão relaciona-se a dose inalada. O risco de câncer de pulmão é aumentado em portadores de asbestose. O distúrbio do tipo restritivo é o mais comum, especialmente se estiver associada a grandes espessamentos pleurais. A resultante final do distúrbio funcional irá também depender da concomitância do tabagismo. A DLCO correlaciona-se bem com o grau de acometimento à TC e é considerada um bom marcador de progressão da doença.[1,7,20]

Demais doenças relacionadas ao asbesto

- **Alterações pleurais benignas:** As placas são as manifestações mais comuns da exposição ao asbesto. Normalmente não causam sintomas, têm pouca repercussão funcional, sendo, frequentemente, achados radiológicos. Como requerem uma dose mais baixa para ocorrerem, é comum seu encontro na ausência de asbestose. Seu período de latência costuma ser de 5 a 10 anos.[1,7,20] Quando as placas são extensas, assim como quando há espessamento pleural difuso associado, acompanham-se de redução dos volumes pulmonares. A presença de placas não constitui um risco adicional de mesotelioma maligno além do atribuível ao grau de exposição. Não há "transformação" de placas em mesotelioma (Figura 14.7).[1,7,20]

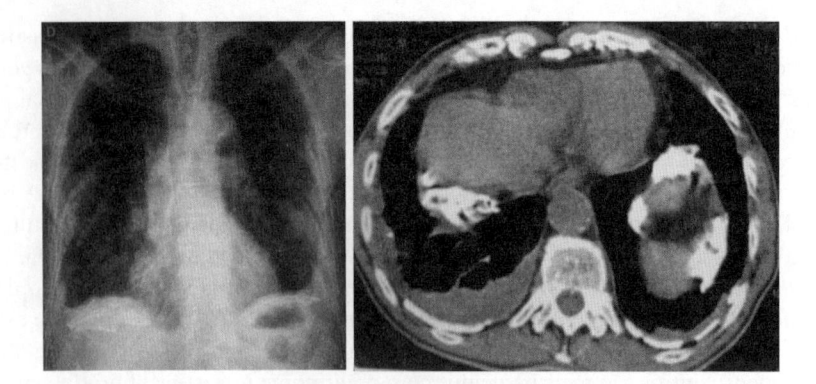

Figura 14.7 – Placas e espessamentos pleurais secundários ao asbesto. A: radiografia evidenciando extensas placas pleurais diafragmáticas bilaterais, assim como espessamento pleural difuso envolvendo os seios costofrênicos e a parede torácica bilateralmente, simétricas. B: tomografia em nível das bases pulmonares evidenciando as placas e espessamentos pleurais já descritos, destacando-se extensas áreas de calcificação tanto na parede torácica como na pleura diafragmática bilateralmente. Paciente de 77 anos, exposto ao asbesto por aproximadamente 8 anos em metalurgia. Fonte: arquivo dos autores.

- **Câncer de pulmão:** mundialmente representa atualmente a primeira causa de morte por câncer em homens e a segunda em mulheres, e tem o tabagismo como principal causa, responsável por cerca de 85% dos casos. Considera-se que 15% dos canceres de pulmão sejam de origem ocupacional, sendo o asbesto o principal agente.[1] Ocorre predominantemente em trabalhadores expostos ao asbesto por tempo prolongado. O risco de câncer de pulmão em expostos a asbesto é modificado pelo tabagismo com efeito sinérgico. As características de imagem são similares às do câncer de pulmão em geral, no entanto, podendo apresentar sinais radiológicos associados à exposição ao asbesto, como opacidades irregulares e/ou placas pleurais. Os tipos celulares de câncer de pulmão associado à exposição ao asbesto seguem uma distribuição semelhante à população geral. O câncer de pulmão associado ao asbesto tem um comportamento clínico semelhante ao carcinoma não ocupacional.

- **Mesotelioma maligno:** é um câncer raro, associado à exposição ocupacional e ambiental ao asbesto e outras fibras minerais alongadas. Requer mínima dose-resposta para sua ocorrência e pode surgir após exposições indiretas. Sua maior incidência/mortalidade ocorre em países da Europa Ocidental, enquanto em países em industrialização e alto consumo da fibra, como o Brasil, os dados são escassos. Homens são acometidos cerca de três vezes mais que mulheres, pela maior exposição ocupacional. É frequente que indivíduos com mesotelioma não se lembrem da exposição ao asbesto devido ao longo período de latência (30 a 40 anos) sendo importante que se obtenha um histórico ocupacional e ambiental detalhado.[20] De todas as serosas, a pleura é a mais frequentemente acometida (mais de 90% dos casos), seguido da localização peritoneal, pericárdio e a túnica vaginalis. Recentemente foram publicadas as Diretrizes Brasileiras para Diagnostico do Mesotelioma Maligno da Pleura (MMP).[28] Os sintomas mais comuns do MMP são dispneia, dor torácica intensa, tosse, perda de peso, astenia. As imagens de tórax mostram sinais de derrame pleural, de extensão variável e/ou e opacidades boceladas em projeção pleural. A imuno-histoquímica é importante no diagnóstico diferencial entre MMP e outros tipos de câncer na pleura, como o adenocarcinoma metastático.[20,28] O MMP apresenta péssimo prognóstico, com metade dos pacientes morrendo dentro de 9-12 meses após diagnóstico. O único tratamento que demonstrou prolongar a sobrevida é a quimioterapia habitualmente com uma combinação de duas drogas (cisplatina e pemetrexede). As opções de ressecção cirúrgica são muito agressivas e mutilantes (Figura 14.8).[7]

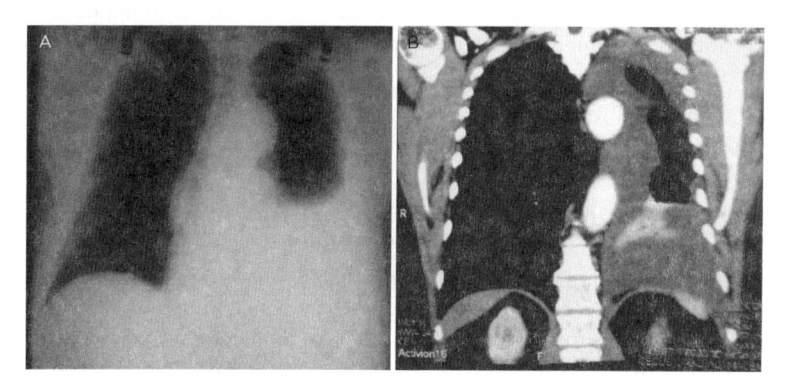

Figura 14.8 – Mesotelioma pleural maligno. A: radiografia evidenciando grande velamento na base do pulmão direito sugestivo de derrame pleural. B: tomografia mostrando extenso espessamento pleural difuso (massa pleural) envolvendo circunferencialmente todo o pulmão esquerdo. Paciente de 58 anos, trabalhou em indústria de cimento amianto por 8 anos, afastado da exposição há 30 anos por ocasião do diagnóstico. Fonte: arquivo dos autores.

Pneumoconioses: seguimento dos pacientes, tratamento e prognóstico

As pneumoconioses são doenças preveníveis. Sempre que possível os materiais contendo agentes fibrogênicos, como por exemplo sílica e asbesto, devem ser eliminados ou substituídos por alternativas mais seguras. As medidas de poeira nos ambientes de trabalho devem ser realizadas e esforços devem ser conduzidos para que se respeitem os limites de exposição de segurança regulamentados. Os EPIs, como máscaras e respiradores, não devem ser utilizados como o principal meio de proteção do trabalhador, mas usado apenas depois de mais medidas de controle eficazes, como eliminação, substituição e ventilação de exaustão.[7]

Os programas de vigilância em populações expostas para busca do diagnóstico precoce, embora não sejam métodos de prevenção primária, servem para reduzir o impacto do adoecimento. Para isso se prestam os exames periódicos, que idealmente deveriam continuar sendo realizados mesmo após a aposentadoria do trabalhador e se basear em exames com o melhor nível de evidência médica. O acompanhamento dos doentes deve ter periodicidade variável, de acordo com o grau de gravidade da doença.[5,11,20] Não há tratamento específico conhecido para as pneumoconioses, no entanto, é muito importante que se faça o monitoramento de comorbidades, no caso de expostos à sílica, como DPOC, TB, doenças autoimunes e câncer de pulmão, cujos tratamentos usuais em muito podem melhorar o impacto da doença. Lembrando que um mesmo paciente pode apresentar somatório de doenças relacionadas à sílica, tornando seu manejo bastante complexo.

Medidas preventivas, como controle do tabagismo e vacinação antigripal e antipneumocócccica devem ser recomendadas.[5,11,20] Atualmente, a imunização contra Covid-19 contempla os portadores de pneumoconioses.

A investigação sistemática da ILTB é recomendada em portadores de silicose, dado o risco aumentado de adoecimento. Já há muitos anos a literatura recomenda o tratamento da ILTB (desde que excluída doença ativa) naqueles que apresentem prova tuberculínica com enduração maior ou igual a 10 mm.[11,25]

Recentemente os antifibróticos, como nintendanibe e pirfenidona, têm sido estudados no contexto do grupo de doenças fibrosantes progressivas: idiopáticas, autoimunes, PH, sarcoidose e "outras". As pneumoconioses entram no "subgrupo de outras", mas ainda com resultados muito incipientes quanto à possibilidade do uso desses medicamentos, que talvez sejam uma perspectiva para futuro.[1]

As pneumoconioses apresentam forte mecanismo dose-resposta, dada pela duração e concentração da exposição. A doença pode progredir mesmo após o afastamento do trabalhador da exposição, sendo o risco mais elevado para aqueles com exposição excessiva, doença precoce, reação orgânica intensa, e depende da suscetibilidade individual. A manutenção em exposição após o diagnóstico da doença é contraindicada, pois pode favorecer a progressão e ocasionar pior prognóstico.[5,11,14]

Referências biliográficas

1. European Respiratory Society. ERS Monograph. Occupational and Environmental Lung Disease. 2020. ISBN 978-1-84984-125-2.

2. GBD 2016 Occupational Chronic Respiratory Risk Factors Collaborators; Global and regional burden of chronic respiratory disease in 2016 arising from non-infectious airborne occupational exposures: a systematic analysis for the Global Burden of Disease Study 2016. Occup Environ Med. 2020;77:142-150.

3. Blanc PD, Annesi-Maesano I, Balmes JR, Cummings KJ, Fishwick D, Miedinger D, et al. The Occupational Burden of Nonmalignant Respiratory Diseases. An Official American Thoracic Society and European Respiratory Society Statement. Am J Respir Crit Care Med. 2019;199:1312-34.

4. Carneiro AP, Braz NF, Algranti E, Bezerra OM, Araujo NP, Amaral Eng Hyg LS, et al. Silica exposure and disease in semi-precious stone craftsmen, Minas Gerais, Brazil. Am J Ind Med. 2017;60:239-47.

5. Dias EC, Carneiro APS, Nahas CMS, Faria MP, Silva TL. Atenção à saúde dos trabalhadores expostos à poeira de sílica e portadores de silicose, pelas equipes da Atenção Básica/Saúde da Família: protocolo de cuidado Belo Horizonte: Nescon/UFMG, 2017. 76 p. Disponível em: https://renastonline.ensp.fiocruz.br/recursos/atencao-saude-trabalhadores-expostos-poeira-silica-portadores-silicose-pela-equipes-atencao.

6. Cowie RL, Murray J, Becklake MR. Pneumoconiosis and other mineral dust-related diseases. In: Murray and Nadel's Textbook of Respiratory Medicine, 5rd edn. Philadelphia, Saunders: 2010; 1554-86.

7. Algranti E, De Capitani EM, Carneiro APS, Saldiva PHN, Mendonça EMC. Doenças respiratórias relacionadas com o trabalho. In: Mendes R (Ed), Patologia do Trabalho, 3. ed. São Paulo, Atheneu: 2013;1229-1290.

8. Shi P, Xing X, Xi S, Jing H, Yuan J, Fu Z, et al. Trends in global, regional and national incidence of pneumoconiosis caused by different aetiologies: an analysis from the Global Burden of Disease Study 2017. Occup Environ Med 2020;77:407-14.

9. Carneiro APS, Algranti E. Silicose e doenças não malignas relacionadas à sílica. In: Santos UP, organizador. Pneumologia Ocupacional Ilustrada: fotos e fatos. Rio de Janeiro, Atheneu: 2013;81-9.

10. Faria HP, Veiga AS, Teixeira LC, Bezerra OMPA, Carneiro APS, Ferreira CS, et al. Talcosis in soapstone artisans: high-resolution CT findings in 12 patients. Clin Radiol. 2014; 69:136-9.

11. Hoy RF, Chambers DC. Silica related diseases in the modern world. Allergy. 2020; 75:2805-17.

12. International Labor Office. 'Guidelines for the use of the ILO International Classification of Radiographs of pneumoconiosis'. Occupational Safety and Health Series, Revised Edition, Geneva, 2011.

13. Brasil, Ministério do Trabalho e Emprego. Norma Regulamentadora 7. Programa de controle médico de saúde ocupacional. Portaria 24, Diário Oficial da União de 30/12/94.

14. Carneiro AP, Barreto SM, Siqueira AL, Cavariani F, Forastiere F. Continued exposure to silica after diagnosis of silicosis in Brazilian gold miners. Am J Ind Med. 2006;49:811-8.

15. Royal Australian and New Zealand College of Radiologists. Imaging of Occupational Lung Disease, 2019; Version 1. Disponível em: https://www.ranzcr.com/college/document-library/silicosis-position-statement.

16. Weissman DN. Role of Chest Computed Tomography in Prevention of Occupational Respiratory Disease: Review of Recent Literature. Semin Respir Crit Care Med. 2015;36: 433-48.

17. Cox CW, Chung JH, Ackman JB, Berry MF, Carter BW, de Groot PM, et al. Expert Panel on Thoracic Imaging. In: ACR Appropriateness Criteria® Occupational Lung Diseases. J Am Coll Radiol. 2020;17:S188-S197.

18. Kusaka Y, Hering KG, Parker JE. International Classification of HRCT for occupational and environmental respiratory diseases. Tokyo: Springer-Verlag, 2005.

19. Hata A, Yanagawa M, Honda O, Miyata T, Tomiyama N. Ultra-low-dose chest computed tomography for interstitial lung disease using model-based iterative reconstruction with or without the lung setting. Medicine (Baltimore). 2019;98:e15936.

20. Wolff H, Vehmas T, Oksa P, Rantanen J, Vainio H. Asbestos, asbestosis, and cancer, the Helsinki criteria for diagnosis and attribution 2014: recommendations. Scand J Work Environ Health. 2015; 4:5-15, 2015.

21. Agency for Toxic Substances and Disease Registry (ATSDR). Toxicological profile for Silica. Atlanta, GA: U.S. Department of Health and Human Services, Public Health Service, 2019: 293p.

22. Scalia Carneiro AP, Algranti E, Chérot-Kornobis N, Silva Bezerra F, Tibiriça Bon AM, Felicidade Tomaz Braz N, et al. Inflammatory and oxidative stress biomarkers induced by silica exposure in crystal craftsmen. Am J Ind Med. 2020;63:337-347.

23. American Thoracic Society. Adverse effects of crystalline silica exposure. Am J Respir Crit Care Med. 1997;155: 761-65.

24. Silva LL, Lima LPC, Barbosa CCM, Machado AD, Mosci AS, Lima e Silva FC et al. Modificação do perfil da silicose na mineração subterrânea de ouro em Minas Gerais. Rev Bras Saúde Ocup. 2018;43, e8, 2018.

25. Brasil. Ministério da Saúde. Secretaria de Vigilância em Saúde. Departamento de Vigilância das Doenças Transmissíveis. Manual de Recomendações para o Controle da Tuberculose no Brasil / Ministério da Saúde, Secretaria de Vigilância em Saúde, Departamento de Vigilância das Doenças Transmissíveis. – Brasília: Ministério da Saúde, 2019. 364 p.

26. Global Initiative for Chronic Obstructive Lung Disease. (2021). Global Strategy for Prevention, Diagnosis and Management of COPD .

27. Pollard KM. Silica, Silicosis, and Autoimmunity. Front Immunol. 2016; 11; 7:97.

28. Brasil. Ministério da Saúde. Conitec. Diretrizes Brasileiras para Diagnóstico do Mesotelioma Maligno de Pleura. 2020. 82p

29. Ferrante D, Mirabelli D, Tunesi S, Terracini B, Magnani C. Pleural mesothelioma and occupational and non-occupational asbestos exposure: a case-control study with quantitative risk assessment. Occup Environ Med. 2016;73:147-53. doi: 10.1136/oemed-2015-102803. Epub 2015 Aug 11. PMID: 26265669.

30. Roggli VL, Gibbs AR, Attanoos R, Churg A, Popper H, Cagle P, et al. Pathology of asbestosis- An update of the diagnostic criteria: Report of the asbestosis committee of the College of American Pathologists and Pulmonary Pathology Society. Arch Pathol Lab Med. 2010; 134:462-80.

15 Doenças da Circulação Pulmonar

15.1 Hipertensão Pulmonar

Angelo Xerez Cepêda Fonseca
Jaquelina Sonoe Ota-Arakaki

Introdução

A hipertensão pulmonar (HP) é um estado hemodinâmico e patológico que pode estar presente em diferentes condições clínicas. Neste capítulo, abordaremos a definição hemodinâmica, classificação clínica e investigação diagnóstica. Considerações gerais sobre o tratamento serão apresentadas.

Definição hemodinâmica da hipertensão pulmonar

Kovacs et al. analisaram dados de 1.187 cateterismos realizados em indivíduos saudáveis, e demonstraram o valor da pressão arterial pulmonar média (PAPm) de 14,0 ± 3,3 mmHg, independente do sexo ou etnia.[1] Considerando-se o valor médio de 14 mmHg e dois desvios padrões, o novo valor sugerido, no VI Simpósio Mundial de Hipertensão Pulmonar, do limite superior da normalidade da PAPm foi de 20 mmHg, sendo então, a HP definida por um valor de PAPm > 20 mmHg ao cateterismo cardíaco direito de repouso.[2]

A elevação da PAP pode ser decorrente de diferentes mecanismos e causas, com gravidade, prognóstico e manejos distintos. O aumento do débito cardíaco (p. ex., no hipertireoidismo, doença hepática, *shunt* intracardíaco) ou a elevação da pressão de oclusão da artéria pulmonar (PoAP) na insuficiência cardíaca esquerda podem levar ao aumento da PAP, sem, dependendo da fase, presença de doença vascular pulmonar, destacando-se então a importância de inclusão da resistência vascular pulmonar (RVP) na definição da HP.

Assim, a HP pré-capilar é definida pela presença de PAPm > 20 mmHg, PoAP ≤ 15 mmHg e RVP ≥ 3 UW, sendo que este valor de RVP utilizado, ainda foi arbitrário, visto dados recentes da literatura de que a RVP > 2 UW deveria ser considerada anormal. Outros dois padrões hemodinâmicos podem ser encontrados: padrão pós-capilar isolado (PAPm >20 mmHg, PoAP >15 mmHg e RVP< 3 UW) e o padrão combinado pré e pós--capilar (PAPm >20 mmHg, PoAP > 15 mmHg e RVP ≥ 3UW).[2]

A definição de HP ao exercício não foi reintroduzida no VI Simpósio Mundial de Hipertensão Pulmonar, apesar de um consenso da necessidade em se realizar o diagnóstico em fase mais precoce da doença. Estudos têm demonstrado que a inclinação da relação entre a PAPm e o DC, medidas obtidas em vários pontos até o esforço máximo, em indivíduos saudáveis varia de 0,5 a 3 mmHg/L/min, correspondendo a RVP total de 3UW ou a PAPm >30 mmHg a um DC < 10 L/min. É importante destacar que estes critérios não permitem diferenciar entre HP pré ou pós-capilar, e de que os estudos incluíram poucos voluntários saudáveis com idade superior a 70 anos.[3-5]

Ainda não há um consenso do critério hemodinâmico ao exercício da HP pós-capilar, o limite superior da normalidade da PoAP ao exercício varia de 20 a 25 mmHg. A relação da PoAP/DC talvez tenha maior capacidade de discriminar alterações fisiológicas e patológicas.[5]

A dificuldade técnica na realização do cateterismo de exercício, sobretudo na obtenção acurada da PoAP durante o exercício e a necessidade de maiores conhecimentos em relação ao comportamento hemodinâmico fisiológico durante o exercício foram considerados fatores limitantes para uma definição de HP ao esforço com aplicabilidade clínica. Uma rede de pesquisa da *European Respiratory Society* com o objetivo de avaliar o papel prognóstico do cateterismo de exercício na HAP, que conta com a participação de dois centros brasileiros, encontra-se em andamento.[6]

Classificação clínica da hipertensão pulmonar

A HP é categorizada em cinco grupos, agrupando condições clínicas que compartilham características clínicas, hemodinâmicas e mecanismos fisiopatológicos, proporcionando melhor orientação para investigação diagnóstica e manejo terapêutico (Quadro 15.1.1).[2]

Quadro 15.1.1 – Classificação clínica da hipertensão pulmonar

1. Hipertensão arterial pulmonar
1.1 Idiopática
1.2 Hereditária
1.3 Induzida por drogas ou toxinas
1.4 Associada a
1.4.1 Doenças reumáticas autoimunes
1.4.2 Infecção pelo vírus da imunodeficiência humana
1.4.3 Hipertensão portal
1.4.4 Cardiopatia congênita
1.4.5 Esquistossomose
1.5 Respondedores crônicos a bloqueador de canais de cálcio
1.6 Envolvimento evidente de veias e capilares (DVOP/HCP)
1.7 Hipertensão pulmonar persistente do recém-nascido

Continua

Quadro 15.1.1 – Classificação clínica da hipertensão pulmonar (Continuação)

2. Hipertensão pulmonar devido a doença cardíaca esquerda
2.1 Fração de ejeção do VE preservada
2.2 Fração de ejeção do VE reduzida
2.3 Doença cardíaca valvular
2.4 Doença cardíaca adquirida ou congênita levando a HP pós-capilar

3. Hipertensão pulmonar devido a doenças pulmonares e/ou hipóxia
3.1 Doenças pulmonares obstrutivas
3.2 Doenças pulmonares restritivas
3.3 Outras doenças pulmonares com padrão misto (restritivo e obstrutivo)
3.4 Hipóxia sem doença pulmonar
3.7 Anormalidades do desenvolvimento

4. Hipertensão pulmonar devido a obstrução arterial pulmonar
4.1 Tromboembolia pulmonar crônica
4.2 Outras obstruções arteriais pulmonares
4.2.1 Sarcoma ou angiossarcoma
4.2.2 Outros tumores malignos (carcinoma renal, carcinoma uterino, carcinoma de células germinativas ou de testículo)
4.2.3 Tumores não malignos (leiomioma uterino)
4.2.4 Arterite sem doença reumática autoimune
4.2.5 Estenose de artéria pulmonar congênita
4.2.6 Parasitoses (hidatiose)

5. Hipertensão pulmonar devido a mecanismos desconhecidos ou multifatoriais
5.1. Doenças hematológicas (anemia hemolítica crônica e doenças linfoproliferativas)
5.2 Doenças sistêmicas e metabólicas (histiocitose pulmonar de células de Langerhans, doença de Gaucher, doença de armazenamento de glicogênio, neurofibromatose, sarcoidose)
5.3 Outras (IRC com ou sem hemodiálise, mediastinite fibrosante)
5.4 Doença cardíaca congênita complexa

DVOP: doença veno-oclusiva pulmonar; HCP: hemangiomatose capilar pulmonar; VE: ventrículo esquerdo; IRC: insuficiência renal crônica

Hipertensão arterial pulmonar

A hipertensão arterial pulmonar (HAP), grupo I da Classificação Clínica de HP, engloba doenças com características clínicas, fisiopatológicas e hemodinâmicas em comum. É rara, com prevalência estimada de 15-50 casos/milhão de habitantes. As alterações histopatológicas da HAP são caracterizadas pela proliferação das células endoteliais, hipertrofia da camada média, com reações inflamatórias variáveis e necrose fibrinoide ocasionais nas arteríolas pulmonares. Essas alterações levam a um aumento progressivo da RVP e falência ventricular direita.[7-9] O padrão hemodinâmico é de HP pré-capilar (PAPm > 20 mmHg, PoAP ≤ 15 mmHg e RVP > 3 UW).[2]

A frequência dos subtipos de HAP variam entre as diferentes regiões do mundo: nos EUA e Europa, a HAP idiopática é causa mais comum (30-50%), seguida das HAP associada às doenças reumáticas autoimunes (15-30%), HAP associada a cardiopatia congênita (10-23%) e hipertensão porto-pulmonar (5-10%).[9,10] Um registro chinês demonstrou que 43% dos casos de HAP foram associados a cardiopatia congênita.[11] Já no Brasil, dependendo da região do país, destaca-se a esquistossomose como uma causa de HAP.[11]

A categorização da HAP associada a drogas e toxinas foi simplificada no último simpósio mundial em: **associação definitiva** (aminorex, fenfluramina, dexfenfluramina, benfluorex, meta-anfetamina, desatinibe e óleo tóxico de colza) e **associação possível** (cocaína, fenilpropanolamina, L-triptofano, erva de São Jorge, anfetamina, interferon-α e β, agentes alquilantes, agentes antivirais contra hepatite B e C, leflunomida e indirubina).[2]

Hemnes et al. demonstraram diferenças, entre pacientes com HAP com e sem resposta aguda a vasodilatadores, no padrão de expressão de RNA, e na identificação de variantes genéticas, reforçando a hipótese de que a HAP com resposta sustentada a bloqueadores de canais de cálcio (BCC) seria uma entidade distinta, com melhor prognóstico.[12,13] O teste de vasorreatividade aguda é recomendado apenas para pacientes com HAP idiopática, hereditária ou associada a drogas e toxinas. Seguem abaixo os critérios de vasorreatividade aguda e a longo prazo.[2,14]

Critérios de resposta aguda a BCC:

1. Redução da PAPm $\geq$ 10 mmHg.
2. Valor absoluto PAPm $\leq$ 40 mmHg.
3. Aumento ou manutenção do DC.

Critérios de resposta a longo prazo a BCC:

1. Classe funcional da *New York Heart Association* I/II.
2. Resposta hemodinâmica sustentada (melhor ou igual ao teste de vasorreatividade aguda) após 1 ano de monoterapia com BCC.

Hipertensão pulmonar devido a doença cardíaca esquerda

A HP é uma complicação comum nas doenças cardíacas esquerdas, decorrente do aumento passivo da pressão do átrio esquerdo, sendo a definição hemodinâmica atual da HP pós-capilar isolada:[15]

$$PoAP > 15 \text{ mmHg, PAPm} > 20 \text{ mmHg e RVP} < 3 \text{ UW}$$

Alguns pacientes podem evoluir com remodelamento pulmonar arterial e venoso levando a um desacoplamento entre ventrículo direito e a circulação pulmonar, com marcada limitação aos esforços e pior prognóstico. Tal evolução tem sido demonstrada principalmente na insuficiência cardíaca esquerda com fração de ejeção preservada.[16] Nessa situação, observamos o padrão combinado pré e pós-capilar:

$$PoAP > 15 \text{ mmHg, PAP} > 20 \text{ mmHg e RVP} \geq 3 \text{ UW}$$

Hipertensão pulmonar devido a doença pulmonar crônica e hipóxia

A HP é uma complicação comum de várias doenças pulmonares crônicas e, quando presente, está associada a maior limitação aos esforços, redução da qualidade de vida e pior prognóstico. Os mecanismos envolvidos na HP devido a doença pulmonar crônica são complexos e geralmente multifatoriais. A destruição do leito vascular pulmonar e a vasoconstrição hipóxica são os mecanismos prováveis na gênese da HP sobretudo na doença pulmonar avançada, porém a HP pode estar presente mesmo quando o comprometimento do parênquima pulmonar não é significativo, suscitando a hipótese de envolvimento primário da circulação pulmonar.

Na doença pulmonar obstrutiva crônica (DPOC) geralmente a presença da HP está associada à gravidade da obstrução ao fluxo aéreo, com PAPm variando 20 e 35 mmHg em pacientes em GOLD 4, porém é descrito um fenótipo com comprometimento vascular pulmonar caracterizado pela menor gravidade da obstrução ao fluxo aéreo, hipoxemia, redução da capacidade pulmonar a difusão do monóxido de carbono (DCO), normo ou hipocapnia e padrão de limitação cardiocirculatória ao teste de exercício cardiopulmonar (TECP).[17]

A prevalência de HP na fibrose pulmonar idiopática (FPI) varia dependendo da fase da doença, de 8 a 15% no momento do diagnóstico e até > 60% na fase avançada da doença.[18]

A HP é observada em 30-50% dos pacientes com a combinação de enfisema e fibrose pulmonar, sendo associada a um pior prognóstico. (19) O mecanismo da dispneia ao esforço foi associado à ineficência ventilatória, não sendo demonstrada associação com a probabilidade de HP ao ecocardiograma.[20] Não há dados com avaliação hemodinâmica com esforço em pacientes com a combinação de enfisema e fibrose pulmonar.

A HP pode estar presente em outras doenças pulmonares crônicas como a sarcoidose, pneumonia de hipersensibilidade crônica, histiocitose pulmonar de células de Langherhans, linfangioleiomiomatose entre outras, porém, mais uma vez com envolvimento de mecanismos distintos e multifatoriais.

A presença de HP na apneia obstrutiva do sono (SAOS) é rara e geralmente leve, porém a gravidade e prevalência são altas na síndrome de obesidade/hipoventilação ou na combinação de SAOS e DPOC.[21]

Abaixo a definição hemodinâmica sugerida pelo VI Simpósio Mundial de HP para HP devido a doença pulmonar crônica:[18]

1. Doença pulmonar crônica **sem HP**
   PAPm < 21 mmHg ou PAPm 21-24 mmHg com RVP < 3 UW

2. Doença pulmonar crônica **com HP**
   PAPm 21-24 mmHg com RVP $\geq$ 3 UW ou
   PAPm 25-34 mmHg

3. Doença pulmonar crônica **com HP** grave
   PAPm $\geq$ 35 mmHg ou
   PAPm $\geq$ 25 mmHg com índice cardíaco (IC) reduzido (< 2,0 L/min/m²)

Hipertensão pulmonar devido a obstrução arterial pulmonar

A principal causa de HP do grupo 4, é a hipertensão pulmonar tromboembólica crônica,[22-24] porém o diagnóstico diferencial com outras causas de obstrução arterial pulmonar deve ser aventado.

Os critérios diagnósticos da HPTEC baseiam-se na exclusão de possível componente de tromboembolia pulmonar aguda (anticoagulação efetiva por 3 meses) e confirmação de oclusão arterial por métodos de imagem associada à confirmação hemodinâmica de HP pré-capilar, como listado a seguir:

1. Defeitos segmentares ou subsegmentares de perfusão com ventilação preservada na cintilografia pulmonar e sinais específicos de HPTEC em angiografia pulmonar por tomografia de tórax de multidetectores, por ressonância magnética ou convencional.

2. PAPm > 20 mmHg e PoAP ≤ 15 mmHg. Em relação à RVP, o VI Simpósio Mundial de HP utilizou o critério conservador de ≤ 3 UW[22] e as diretrizes da ERS de 2021 ≤ 2 UW.[23]

A doença tromboembólica crônica é definida em pacientes sintomáticos, com os mesmos critérios acima, exceto pela ausência de HP ao repouso.

A estimativa da prevalência da HPTEC é de 30-50/milhão de habitantes no EUA e Europa. A HPTEC é considerada uma complicação da TEP aguda, com 50-75% dos pacientes com confirmação de um evento agudo prévio. Em uma metanálise, a incidência de HPTEC pós evento agudo de TEP entre sobreviventes foi de 3,2%.[25]

Bonderman et al. identificaram fatores de risco associados a HPTEC em três coortes retrospectivas de pacientes com HPTEC da Europa: shunt ventrículo-atrial, marca-passo infectado, esplenectomia, tromboembolismo prévio ou recorrente, tipo sanguíneo não-O, anticorpo antifosfolípide, anticardiolipina, reposição de hormônio tireoidiano e neoplasia maligna.[26] Klock et al. avaliaram três grandes coortes de pacientes com TEP agudo sem outras doenças cardiopulmonares ou neoplasia e identificaram os seguintes preditores de HPTEC: TEP não provocado, hipotireoidismo, início dos sintomas > 2 semanas antes do diagnóstico de TEP agudo, disfunção VD no ECO ou angioTC. Foram fatores protetores: diagnóstico de *diabetes melittus* e trombólise ou embolectomia.[27]

Investigação diagnóstica

Apesar dos avanços obtidos nas últimas décadas no tratamento da HAP e da HPTEC, o diagnóstico ainda é tardio, levando a um pior prognóstico. No registro americano REVEAL, a mediana do tempo do início dos sintomas ao diagnóstico foi de 1,3 anos, mas em 21% o tempo foi superior a dois anos.[28] Estudo recente realizado na Austrália e Nova Zelândia analisou um coorte de 2044 pacientes com HAP avaliados entre 2004 e 2017. A mediana do tempo entre o início dos sintomas e o diagnóstico foi de 1,2 anos e, em 25% o diagnóstico foi feito em 2,7 anos. Não houve redução do tempo até o diagnóstico ao longo do período, 82% encontravam-se em classe funcional III ou IV, e o atraso no diagnóstico foi associado a maior mortalidade.[29]

Quadro clínico

Os sintomas iniciais da HAP ou HPTEC são inespecíficos: dispneia, fadiga, fraqueza, dor torácica, tonturas e síncope. Tosse, hemoptise e rouquidão por compressão do ramo esquerdo do nervo laríngeo recorrente pela artéria pulmonar principal dilatada são menos frequentes. Com a evolução da doença os sintomas e sinais da insuficiência cardíaca direita ficam mais evidentes. Apesar dos sintomas serem inespecíficos, a principal queixa é a dispneia, destacando-se a importância da investigação adequada deste sintoma.

Ao exame físico podemos observar hiperfonese da segunda bulha, sopro sistólico no foco tricúspide, estase jugular, refluxo hepatojugular, hepatomegalia, ascite, edema de membros inferiores, além de taquicardia e pulso filiforme.

Na HP do grupo 2, 3 ou 5, os sintomas e sinais geralmente estão associados às doenças de base.

Algoritmo de investigação diagnóstica

A investigação diagnóstica pode ser desencadeada pela suspeita clínica baseada na histórica clínica e achados de exame físico, no rastreamento de HP em pacientes de alto risco ou por um achado incidental em exame de imagem.[30]

Pacientes com cardiopatia congênita, esclerose sistêmica, hipertensão portal, HIV e esquistossomose apresentam risco aumentado de HAP, desta forma, é importante que ao menos, um interrogatório sobre possíveis sintomas relacionados à HAP seja feito de forma rotineira. O rastreamento anual é recomendado nos pacientes com esclerose sistêmica com maior risco, ou seja, aqueles com: esclerodactilia, capilaroscopia alterada, presença de anticentrômetro, DCO < 60% e duração da doença superior a 3 anos. O rastreamento também é recomendado em pacientes com hipertensão portal e portadores de cardiopatia congênita que tenham sido operados.

Como a incidência da HAP em pacientes com HIV é baixa, a investigação é recomendada naqueles com sintomas ou na presença de fatores de risco para HAP: sexo feminino, uso de drogas injetáveis, cocaína, infecção pelo vírus da hepatite C, presença de Nef (fator regulador negativo) ou proteínas Tat HIV.

O **ecocardiograma transtorácico** (ETT) ainda é o exame de escolha para o início da investigação da HP em casos suspeitos. A partir da velocidade de refluxo na tricúspide (VRT), do tamanho do ventrículo direito (VD), do septo interventricular, da variação do diâmetro da veia cava inferior com o ciclo respiratório, da área sistólica do átrio direito, do padrão da velocidade do fluxo sistólico e velocidade de refluxo diastólico pulmonar e do diâmetro da artéria pulmonar, pode-se estimar a probabilidade de presença de HP em baixa, intermediária ou alta (Figura 15.1.1). Os sinais ecocardiográficos de HP são: A) relação do diâmetro basal VD/VE > 1,0; retificação do septo interventricular; B) tempo de aceleração do fluxo de saída do VD < 105 m/s e/ou entalhe médio sistólico; velocidade de regurgitação pulmonar no início da diástole > 2,2 m/s; diâmetro da artéria pulmonar > 25 mm; C) diâmetro da veia cava inferior > 21 mm ou colapso inferior a 50% com a inspiração profunda ou < 20% com inspiração tranquila; área do átrio direito (no final da sístole) > 18 cm². A presença de sinais de pelo menos duas categorias diferentes (A,B ou C) alteram o grau de probabilidade ecocardiográfica de HP.

O ETT pode contribuir também para a elucidação da causa da HP, como a presença de disfunção cardíaca esquerda, doença valvular e cardiopatia congênita. Nesse caso, pode-se sensibilizar o método com a utilização de microbolhas para avaliar presença de *shunt* ou na suspeita deste, a realização de ECO transesofágico. Vale destacar que o grupo 2 e 3 agregam as doenças mais comuns que levam à HP.

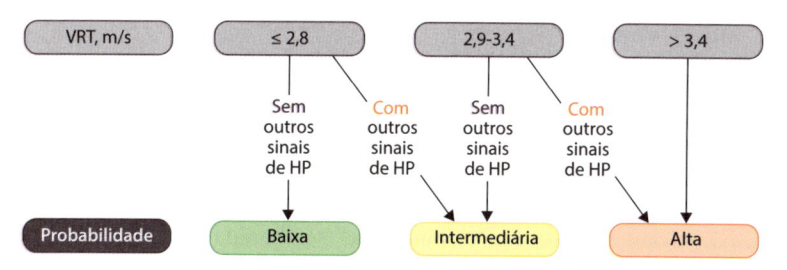

Figura 15.1.1 – Probabilidade de HP ao ecocardiograma transtorácico. VRT: velocidade de refluxo da tricúspide. Fonte: modificada de Frost et al.[30]

Sinais de sobrecarga de câmaras cardíacas direitas podem estar presentes no **eletrocardiograma (ECG)**. Destacam-se, dentre eles, o desvio de eixo para a direita com relação R/S > 1 na derivação V1, P *pulmonale* em D2 e padrão de bloqueio completo ou incompleto de ramo direito. Taquiarritmias atriais podem estar presentes. Alterações ECG em pacientes com HAP estão associadas com pior prognóstico. ECG normal não exclui o diagnóstico de HP. O papel do ECG no rastreamento da HP não é definido, porém recentemente um estudo utilizando um algoritmo de inteligência artificial demonstrou alta acurácia na predição de HP utilizando ECG de 12 derivações.[31]

Diante da suspeita de HP, alguns exames de menor complexidade podem auxiliar na investigação. Os sinais sugestivos de HP à **radiografia de tórax** são: aumento no diâmetro do ramo descendente da artéria pulmonar (> 16 mm à direita e > 18 mm à esquerda), abaulamento do tronco da pulmonar e pobreza vascular periférica. O aumento do VD é melhor observado na radiografia de perfil. Na HP associada a doenças pulmonares restritivas, obstrutivas ou de padrão misto, as alterações radiográficas relacionadas às doenças de base podem estar evidentes. A HP associada a estenose de artéria pulmonar geralmente apresenta redução volumétrica unilateral com hiperinsuflação do pulmão contralateral.

A avaliação da **função pulmonar** ao repouso (espirometria, medidas dos volumes pulmonares estáticos, capacidade de difusão pulmonar (DCO) e gases arteriais) pode ser valiosa na identificação e quantificação da alteração funcional associada às doenças do parênquima pulmonar. Na HAP, espera-se encontrar espirometria com parâmetros dentro dos valores de referência, mas podemos observar distúrbio restritivo leve com redução da capacidade de difusão do monóxido de carbono (DCO) ou mesmo distúrbio obstrutivo leve.[32,33] A hipocapnia é um achado comum, sendo associada a um pior prognóstico.[34] Em relação à hipoxemia noturna, esta deve ser avaliada por meio de oximetria de pulso noturna (se possível). Se presente ou se houver sinais e sintomas sugestivos de síndrome da apneia obstrutiva do sono, a **polissonografia** deve ser realizada.

O **teste de exercício cardiopulmonar (TECP)** tem papel crescente na investigação diagnóstica da HP. Pode ser feito de forma não invasiva ou associada ao cateterismo cardíaco direito. A redução do consumo de oxigênio ($\dot{V}O_2$ pico) ou da carga no pico do exercício (W pico), associada ao aumento da relação da ventilação minuto pela produção de dióxido de carbono ($\dot{V}E/\dot{V}CO_2$) e redução da pressão expiratória final de dióxido de carbono ($P_{EF}CO_2$) está associada a maior probabilidade de doença vascular pulmonar.[35,36] Nos casos já com a confirmação diagnóstica de HAP ou HPTEC, o TECP permite graduar a gravidade da limitação ao esforço e também avaliar a resposta terapêutica. O TECP também pode contribuir na investigação de pacientes com doença parenquimatosa e HP, na identificação do principal componente da limitação ao esforço, se cardiovascular ou ventilatório e/ou de trocas gasosas.

Uma vez que a probabilidade de HP ao ECO seja intermediária ou alta, afastando-se as causas mais comuns (grupo 2 e grupo 3), a **cintilografia pulmonar de ventilação/perfusão** é indicada como método de triagem para afastar tromboembolia pulmonar crônica (TEPC). Em pacientes com TEPC a cintilografia em geral mostra um ou mais segmentos com defeitos de perfusão, porém com ventilação preservada (na presença de radiografia de tórax normal, pode-se prescindir da fase de ventilação). Uma cintilografia normal torna o diagnóstico de TEPC improvável, se alterada, será necessário prosseguir a investigação. Apesar de ser o exame de escolha inicial para o diagnóstico de TEPc, ela pode subestimar a presença de trombos proximais. É importante destacar a possibilidade de doença tromboembólica crônica, caracterizada pela presença de sintomas e de trombos, porém sem HP ao repouso. Os sintomas podem ser decorrentes de HP ou alterações de trocas gasosas ao esforço. Vale ressaltar a importância da exclusão deste diagnóstico na investigação da HP, uma vez que o seu manejo é muitas vezes distinto da HAP, além da possibilidade de cura quando a tromboendarterectomia for indicada.

Angiotomografia computadorizada de tórax (angioTC): permite a avaliação conjunta da circulação pulmonar e do parênquima pulmonar. O aumento do calibre da artéria pulmonar, da relação artéria/brônquio e do aumento do VD são sinais indiretos de HP. Se associada à presença de septos espessados, nódulos em vidro fosco e linfonodomegalia mediastinal sugere o diagnóstico de doença veno-oclusiva pulmonar. A presença de trombos excêntricos nos ramos centrais, áreas de infarto pulmonar e padrão em mosaico sugerem o diagnóstico de HPTEPC, entretanto, a ausência destes achados não exclui o diagnóstico. A qualidade da angio TC também deve ser avaliada para se definir a necessidade de **arteriografia pulmonar convencional** no prosseguimento da investigação da HPTEC. A angioTC permite a avaliação de outras causas de obstrução arterial pulmonar, como o angiossarcoma de artéria pulmonar, arterites, agenesia de artéria pulmonar entre outras.

Na Figura 15.1.2, apresentamos sugestão de algoritmo de investigação diagnóstica inicial, até o encaminhamento a um centro de referência.

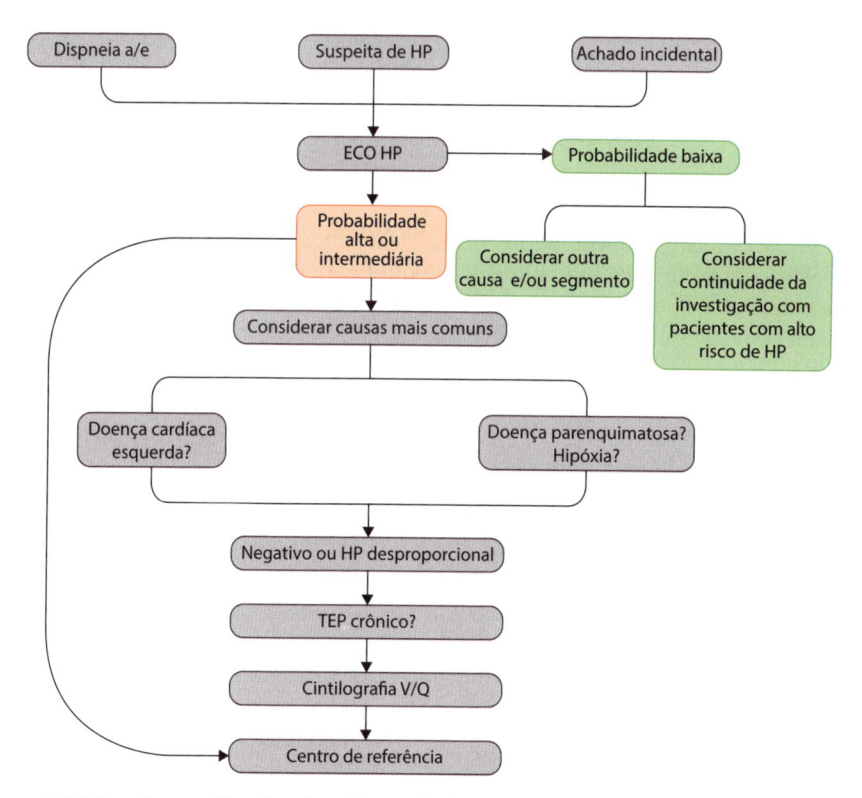

Figura 15.1.2 – Sugestão de algoritmo de investigação diagnóstica inicial, até o encaminhamento a um centro de referência. ECO HP: probabilidade de hipertensão pulmonar ao ecocardiograma transtorácico; TEP: tromboembolia pulmonar; V/Q: ventilação/perfusão. Fonte: modificada de Frost, et al.[30]

Exames laboratoriais: devem ser solicitados durante a investigação clínica para as doenças relacionadas à HAP: sorologias para HIV, hepatites B e C (e outras doenças hepáticas que cursem com hipertensão portal), dosagem de hormônio tireoidiano (TSH) e autoanticorpos para DRAI [fator antinúcleo (FAN), fator reumatoide (FR) – se FAN positivo e suspeita clínica para DRAI, prosseguir com os demais anticorpos, principalmente relacionados à esclerodermia e lúpus eritematoso sistêmico. A pesquisa de trombofilias é recomendada em pacientes com HPTEC. A elevação de peptídeo natriurético cerebral (BNP) ou N-terminal pro-BNP (NT-proBNP) estão associados a sobrecarga ventricular direita, agregam valor na suspeita clínica e sobretudo na avaliação da gravidade.

No Brasil, em virtude da **esquistossomose mansônica** ser uma doença endêmica e nos pacientes infectados haver uma chance em torno de 5% de desenvolvimento da HP,(37) deve-se fazer a investigação, principalmente em pacientes de áreas endêmicas, como aqueles provenientes do nordeste e de Minas Gerais. Essa investigação é composta de:

1. **Protoparasitológico de fezes** (3 amostras), que podem ser negativas devido ao longo tempo da contaminação ou pelo tratamento prévio.

2. **Ultrassonografia de abdome** para identificação de fibrose hepática periportal, podendo detectar aumento predominante de lobo esquerdo e circulação colateral.

3. **Biópsia de válvula retal** para identificação de ovos do *S.mansoni,* porém da mesma forma que o exame de fezes, o resultado pode ser negativo em infecções antigas.

4. **Sorologia** para esquistossomose

Além da esquistossomose, outras doenças hepáticas podem cursar com HAP, ou seja, doenças que cursam com hipertensão portal, independentemente da presença ou não de cirrose. Logo, a **ultrassonografia de abdome** tem seu papel na investigação da HP assim como a avaliação da função hepática.

Cateterismo cardíaco direito (CATE D): é o exame para confirmação do diagnóstico hemodinâmico. Deve ser feito por equipes com experiência. Além das medidas pressóricas (átrio direito, VD, PAP, PoAP), é feita a medida do débito cardíaco (por termodiluição ou pelo método de Fick), da frequência cardíaca e da saturação venosa central de O_2 (SvO_2). Com estas medidas é possível o cálculo de diversas variáveis de importância para o diagnóstico (critérios apresentados anteriormente) e avaliação de gravidade do paciente:

• Índice cardíaco.

• Volume sistólico/volume sistólico indexado.

• Resistência vascular pulmonar/resistência vascular pulmonar total.

• Trabalho sistólico do VD/índice de trabalho sistólico VD.

• Complacência vascular pulmonar.

A definição e os padrões hemodinâmicos foram apresentados ao longo do capítulo.

Tratamento

As medidas terapêuticas da HAP didaticamente se distribuem em três frentes: medidas gerais e de suporte, fármacos que atuam em vias específicas (canais de cálcio, endotelina, óxido nítrico e prostaciclina) e o transplante pulmonar (Figura 15.3).[38]

As medidas gerais no manejo da HAP envolvem realizar reabilitação pulmonar supervisionada, evitar a realização de exercício físico extenuante ou que estimule sintomas de dispneia ou de baixo débito cardíaco, oferecer suporte psicológico, orientar sobre métodos contraceptivos para mulheres em idade fértil e a imunização contra influenza, COVID19 e infecção pneumocócica. Diuréticos para controle da insuficiência cardíaca direita, suplementação de oxigênio àqueles com PaO_2 < 60 mmHg, correção de anemia ou deficiência de ferro e anticoagulação oral para os casos individualizados são considerados medidas de suporte.[38]

Como citado anteriormente, os bloqueadores de canais de cálcio são indicados para os pacientes com HAP idiopática, associada a drogas e anorexígenos e hereditária, com teste positivo de vasorreatividade aguda. A resposta a longo prazo deve ser reavaliada. Os medicamentos específicos de HAP incluem os inibidores da fosfodiesterase (sildenafila ou tadalafila), estimulador da guanilatociclase solúvel (riociguate), antagonistas de receptores de endotelina (bosentana, ambrisentana ou macitentana), análogos de prostaciclinas (epoprostenol, iloprost, beraprost, treprostinil) e agonista do receptor IP (selexipague). A combinação de medicamentos, tendo como alvo diferentes vias fisiopatológicas da HAP, é indicada em pacientes que não se encontrem na estratificação de risco baixa (Quadro 15.1.2). A manutenção do tratamento apenas com monoterapia é rara. Atualmente existem evidencias científicas inclusive para o início do tratamento com terapia combinada de medicamentos. A possibilidade de transplante pulmonar deve ser considerada no paciente que permanece em estratificação de risco intermediário ou alto, apesar da terapia farmacológica e de suporte otimizadas.[38]

Vale ressaltar que no Brasil, em 2021, encontram-se aprovadas para o tratamento da HAP: ambrisentana, bosentana, iloprost inalatório, sildenafila e selexipague, porém este último ainda não incluído no protocolo clínico de diretrizes terapêuticas da HAP do Ministério da Saúde. A autorização para uso de terapia combinada é variável nos diferentes Estados do país.

Os tratamentos do grupo 2 e do grupo 3 da classificação são direcionados para as doenças de base. Até o momento não existem estudos que sustentem o uso de terapia específica nestes grupos.[15,18]

A possibilidade de tromboendarterectomia pulmonar deve ser avaliada em todo paciente com diagnóstico de HPTEC em centros de referência por equipe multidisciplinar. Pacientes HPTEC não cirúrgica, ou seja, com comprometimento da microvasculatura pulmonar têm indicação de tratamento farmacológico (riociguate). A angioplastia é outra opção terapêutica, de forma isolada ou combinada ao tratamento cirúrgico e farmacológico.[24]

Com relação ao grupo 5, por apresentarem mecanismos fisiopatológicos diversos e incertos devem ser avaliados em centro de referência.

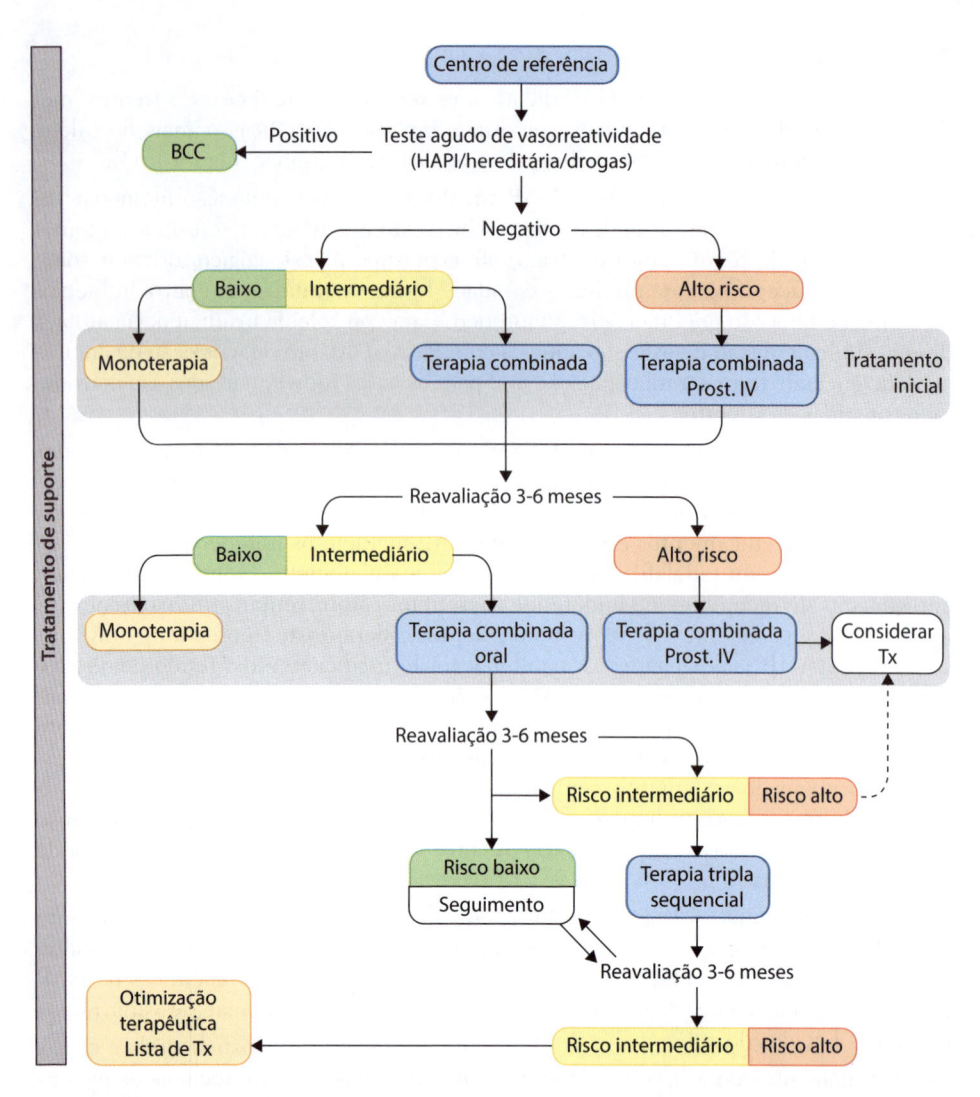

Figura 15.1.3 – Algoritmo de tratamento da hipertensão arterial pulmonar. BCC: bloqueador de canal de cálcio; Prost. IV: prostaciclina intravenosa; Tx: transplante pulmonar. Modificado do VI Simpósio Mundial.

Quadro 15.1.2 – Estratificação de risco da hipertensão arterial pulmonar

Determinantes prognósticos	Baixo risco < 5%	Risco intermediário 5-10%	Alto risco > 10%
Sinais de falência de VD	Ausente	Ausente	Sim
Progressão dos sintomas	Não	Lenta	Rápida
Síncope	Não	Ocasional	Recorrente
CF NYHA	I, II	III	IV
Distância TC6M	> 440 m	165-400 m	< 165 m
TECR	V'O$_2$ pico > 15 mL/kg/mim (> 65% pred) V'E/V'CO$_2$slope < 36	V'O$_2$ pico 11-15 mL/kg/mim (35-65% pred) V'E/V'CO$_2$slope < 36-44,9	V'O$_2$ pico < 11 mL/kg/mim (> 35% pred) V'E/V'CO$_2$slope ≥ 45
BNP/NT-proBNP	BNP < 50 ng/L NT-proBNP < 300 ng/L	BNP 50-300 ng/L NT-proBNP 300-1400 ng/L	BNP > 300 ng/L NT-proBNP > 1.400 ng/L
Imagem	AD < 18 cm^2 Ausência de derrame pericárdico	AD 18-26 cm^2 Ausência/mínimo de derrame pericárdico	AD > 26 cm^2 Derrame pericárdico
Hemodinâmica	PAD < 8 mmHg IC ≥ 2,5 L/min/m^2 SvO$_2$ > 65%	PAD 8-14 mmHg IC 2,0-2,4 L/min/m^2 SvO$_2$ 60-65%	PAD > 14 mmHg IC < 2,0 L/min/m^2 SvO$_2$ < 60%

VD: ventrículo direito; CF NYHA: classe funcional da New York Heart Association; TC6M: teste de caminhada de 6 minutos; TECR: teste de exercício cardiorrespiratório; AD: átrio direito; PAD: pressão do átrio direito; IC: índice cardíaco; SvO$_2$: saturação venosa central.

Conclusão

Apesar dos grandes avanços alcançados nas últimas décadas em relação ao conhecimento da fisiopatogenia e tratamento da HAP e HPTEC, o diagnóstico ainda é tardio, perdendo-se a oportunidade do tratamento precoce e consequente aumento da sobrevida. A investigação adequada da dispneia sobretudo em populações de risco pode modificar este cenário. A classificação clínica sugerida pelo VI Simpósio Mundial de HP é um guia para orientação da investigação diagnóstica. O médico deve estar apto para suspeitar e diagnosticar a HP, sendo o ECO um exame importante para triagem. Uma vez realizado o ECO com probabilidade intermediária ou alta de HP, o protocolo de investigação deve ser realizado e finalizado com a realização do CATE D. A introdução de qualquer terapêutica específica só deverá ocorrer após a identificação da causa da HP, devendo-se respeitar as indicações pertinentes a cada grupo.

Referências bibliográficas

1. Kovacs G, Berghold A, Scheidl S, Olschewski H. Pulmonary arterial pressure during rest and exercise in healthy subjects: a systematic review. 2009;34(4):888-94.

2. Simonneau G, Montani D, Celermajer DS, Denton CP, Gatzoulis MA, Krowka M, et al. Haemodynamic definitions and updated hypertension. 2018.

3. Hypertension EP, Naeije R, Vanderpool R, Dhakal BP, Saggar R, Saggar R, et al. Concise Clinical Review Physiological Basis and Methodological Concerns. 2013;187:576-83.

4. Oliveira RKF, Agarwal M, Tracy JA, Karin AL, Opotowsky AR, Waxman AB, et al. Age-related upper limits of normal for maximum upright exercise pulmonary haemodynamics. 1179-88.

5. Kovacs G, Herve P, Barbera JA, Chaouat A, Chemla D, Condliffe R, et al. An official European Respiratory Society statement: pulmonary haemodynamics during exercise. 2017.

6. Kovacs G, Herve P, Olschewski H. The pulmonary haemodynamics during exercise - Research network (PEX-NET) ERS Clinical Research Collaboration: Investigating the prognostic relevance of exercise haemodynamics. Vol. 53, European Respiratory Journal. 2019.

7. Hoeper MM, Bogaard HJ, Condliffe R, Frantz R, Khanna D, Kurzyna M, et al. Definitions and Diagnosis of Pulmonary Hypertension. Journal of the American College of Cardiology. 2013;62(25):D42-50.

8. Peacock AJ, Murphy NF, McMurrey JJV, Caballero L, Stewart S. An epidemiological study of pulmonary arterial hypertension. European Respiratory Journal. 2007;30(1).

9. Humbert M, Sitbon O, Chaouat A, Bertocchi M, Habib G, Gressin V, et al. Pulmonary arterial hypertension in France: results from a national registry. American journal of respiratory and critical care medicine. 2006 May 1;173(9):1023-30.

10. Frost AE, Badesch DB, Barst RJ, Benza RL, Elliott CG, Farber HW, et al. The changing picture of patients with pulmonary arterial hypertension in the United States: how REVEAL differs from historic and non-US Contemporary Registries. Chest. 2011 Jan;139(1):128-37.

11. Alves JL, Gavilanes F, Jardim C, Fernandes CJCDS, Morinaga LTK, Dias B, et al. Pulmonary arterial hypertension in the southern hemisphere: Results from a registry of incident Brazilian cases. Chest. 2015;147(2):495-501.

12. Hemnes AR, Trammell AW, Archer SL, Rich S, Yu C, Nian H, et al. Peripheral blood signature of vasodilator-responsive pulmonary arterial hypertension. Circulation. 2015;131(4).

13. Hemnes AR, Zhao M, West J, Newman JH, Rich S, Archer SL, et al. Critical genomic networks and vasoreactive variants in idiopathic pulmonary arterial hypertension. American Journal of Respiratory and Critical Care Medicine. 2016;194(4).

14. Sitbon O, Humbert M, Jaïs X, Ioos V, Hamid AM, Provencher S, et al. Long-term response to calcium channel blockers in idiopathic pulmonary arterial hypertension. Circulation. 2005 Jun 14;111(23):3105-11.

15. Vachiéry JL, Tedford RJ, Rosenkranz S, Palazzini M, Lang I, Guazzi M, et al. Pulmonary hypertension due to left heart disease. The European respiratory journal. 2019;53(1).

16. Bosch L, Lam CSP, Gong L, Chan SP, Sim D, Yeo D, et al. Right ventricular dysfunction in left-sided heart failure with preserved versus reduced ejection fraction. European Journal of Heart Failure. 2017;19(12).

17. Boerrigter BG, Bogaard HJ, Trip P, Groepenhoff H, Rietema H, Holverda S, et al. Ventilatory and cardiocirculatory exercise profiles in COPD: The role of pulmonary hypertension. Chest. 2012;142(5).

18. Nathan SD, Barbera JA, Gaine SP, Harari S, Martinez FJ, Olschewski H, et al. Pulmonary hypertension in chronic lung disease and hypoxia. The European respiratory journal. 2019;53(1).

19. Cottin V, Le Pavec J, Prévot G, Mal H, Humbert M, Simonneau G, et al. Pulmonary hypertension in patients with combined pulmonary fibrosis and emphysema syndrome. The European respiratory journal: official journal of the European Society for Clinical Respiratory Physiology. 2010 Jan;35(1):105-11.

20. Costa CM, Neder JA, Verrastro CG, Paula-Ribeiro M, Ramos R, Ferreira EM, et al. Uncovering the mechanisms of exertional dyspnoea in combined pulmonary fibrosis and emphysema. European Respiratory Journal. 2020;55(1).

21. Adir Y, Humbert M, Chaouat A. Sleep-related breathing disorders and pulmonary hypertension. Vol. 57, European Respiratory Journal. 2021.

22. Kim NH, Delcroix M, Jais X, Madani MM, Matsubara H, Mayer E, et al. Chronic Thromboembolic Pulmonary Hypertension. Eur Respir J. 2018.

23. Delcroix M, Torbicki A, Gopalan D, Sitbon O, Klok FA, Lang I, et al. ERS statement on chronic thromboembolic pulmonary hypertension. European Respiratory Journal. 2021;57(6).

24. Fernandes CJCDS, Ota-Arakaki JS, Campos FTAF, Correa R de A, Gazzana MB, Jardim CVP, et al. Brazilian thoracic society recommendations for the diagnosis and treatment of chronic thromboembolic pulmonary hypertension. Jornal Brasileiro de Pneumologia. 2020;46(4):1-18.

25. Ende-Verhaar YM, Cannegieter SC, Noordegraaf AV, Delcroix M, Pruszczyk P, Mairuhu ATA, et al. Incidence of chronic thromboembolic pulmonary hypertension after acute pulmonary embolism: A contemporary view of the published literature. European Respiratory Journal. 2017;49(2).

26. Jansa P, Lindner J, Bonderman D, Wilkens H, Wakounig S, Simkova I, et al. Risk factors for chronic thromboembolic pulmonary hypertension ". 2009;33(2):325-31.

27. Klok FA, Dzikowska-Diduch O, Kostrubiec M, Vliegen HW, Pruszczyk P, Hasenfuß G, et al. Derivation of a clinical prediction score for chronic thromboembolic pulmonary hypertension after acute pulmonary embolism. Journal of Thrombosis and Haemostasis. 2016;14(1):121-8.

28. Brown LM, Chen H, Halpern S, Taichman D, McGoon MD, Farber HW, et al. Delay in recognition of pulmonary arterial hypertension: Factors identified from the REVEAL registry. Chest. 2011;140(1).

29. Khou V, Anderson JJ, Strange G, Corrigan C, Collins N, Celermajer DS, et al. Diagnostic delay in pulmonary arterial hypertension: Insights from the Australian and New Zealand pulmonary hypertension registry. Respirology. 2020 Aug 1;25(8):863-71.

30. Frost A, Badesch D, Gibbs JSR, Gopalan D, Khanna D, Manes A, et al. Diagnosis of pulmonary hypertension. The European respiratory journal. 2019;53(1):1-12.

31. Kwon J myoung, Kim KH, Medina-Inojosa J, Jeon KH, Park J, Oh BH. Artificial intelligence for early prediction of pulmonary hypertension using electrocardiography. Journal of Heart and Lung Transplantation. 2020;39(8).

32. Sun XG, Hansen JE, Oudiz RJ, Wasserman K. Pulmonary function in primary pulmonary hypertension. Journal of the American College of Cardiology. 2003;41(6).

33. Meyer FJ, Ewert R, Hoeper MM, Olschewski H, Behr J, Winkler J, et al. Peripheral airway obstruction in primary pulmonary hypertension. Thorax. 2002;57(6).

34. Hoeper MM, Pletz MW, Golpon H, Welte T. Prognostic value of blood gas analyses in patients with idiopathic pulmonary arterial hypertension. The European respiratory journal: official journal of the European Society for Clinical Respiratory Physiology. 2007 May;29(5):944-50.

35. Yasunobu Y, Oudiz RJ, Sun X. End-tidal P CO 2 Abnormality and Exercise Limitation in Patients With Primary Pulmonary Hypertension. CHEST. 2005;127(5):1637-46.

36. Luo Q, Yu X, Zhao Z, Zhao Q, Ma X, Jin Q, et al. The value of cardiopulmonary exercise testing in the diagnosis of pulmonary hypertension. Journal of Thoracic Disease. 2021;13(1).

37. Lapa M, Dias B, Jardim C, Fernandes CJC, Dourado PMM, Figueiredo M, et al. Cardiopulmonary manifestations of hepatosplenic schistosomiasis. Circulation. 2009;119(11):1518-23.

38. Galiè N, Channick RN, Frantz RP, Grünig E, Jing ZC, Moiseeva O, et al. Risk stratification and medical therapy of pulmonary arterial hypertension. The European respiratory journal [Internet]. 2019;53(1). Available from: http://dx.doi.org/10.1183/13993003.01889-2018.

15.2 Tromboembolismo Pulmonar Agudo

Eloara Vieira Machado Ferreira Alvares da Silva Campos
Roberta Pulcheri Ramos

Introdução

O tromboembolismo pulmonar (TEP) agudo é uma doença de elevada morbimortalidade e muito comum nas unidades de emergência, sendo a 3ª causa de morte cardiovascular no mundo.[1] A evolução desfavorável pode ser evitada com diagnóstico precoce, instituição rápida de tratamento e, dependendo da causa, manutenção prolongada ou por tempo indeterminado de anticoagulação oral. Recentemente, nos EUA, e posteriormente, em vários centros do mundo, tem sido estimulada a criação de Equipe de Resposta para Embolia Pulmonar (sigla em inglês PERT) para suporte na condução dos casos de maior gravidade.[2] Na ausência desse time, é fundamental que o médico que atenda o paciente tenha o TEP entre seus diagnósticos diferenciais e tenha conhecimento para avaliar a gravidade e a repercussão hemodinâmica antes da decisão do tratamento.

Quadro clínico

Os sintomas mais comuns são dispneia e dor torácica pleurítica.[3] A repercussão clínica depende não apenas da extensão da obstrução vascular, mas também das comorbidades do paciente. Deve-se sempre avaliar os fatores de risco para incluir o TEP entre os diagnósticos diferenciais (Tabela 15.2.1). Naqueles com doença pulmonar crônica, por exemplo, podem apresentar sintomas desproporcionais aos achados de trombos nos exames de imagem devido à baixa reserva pulmonar. Embora os achados sejam inespecíficos, é possível estimar a probabilidade clínica de TEP agudo com base nos critérios de probabilidade clínica de Wells[4,5] (Tabela 15.2.2) e Geneva[6] (Tabela 15.2.3), amplamente utilizados na prática clínica. Apesar da experiência clínica muitas vezes dispensar a utilização de tabelas de previsão de risco, a sua acurácia é alta e recomenda-se sua utilização, especialmente pelos médicos em fase inicial de formação.[7] A suspeita clínica criteriosa permitirá o diagnóstico precoce com instituição de terapêutica adequada e modificação do prognóstico do doente. Além disso, como a probabilidade pré-teste pode influenciar a interpretação dos resultados de exames subsequentes, é muito importante que esta avaliação seja feita de maneira cuidadosa. Destaca-se que a probabilidade clínica pode ser definida com exames de triagem iniciais, incluindo eletrocardiograma e radiografia de tórax que auxiliam na exclusão de diagnósticos diferenciais (infarto agudo do miocárdio, pneumotórax, congestão pulmonar).

Tabela 15.2.1 – Fatores de risco para tromboembolismo venoso (TEV)[1]

Fator de risco forte (*odds ratio* > 10)	Fator de risco moderado (*odds ratio* 2-9)	Fator de risco fraco (*odds ratio* < 2)
Fratura de quadril ou perna	Cirurgia artroscópica do joelho	Repouso na cama > 3 dias
Substituição da articulação do quadril ou perna	Insuficiência cardíaca ou respiratória congestiva	Imobilidade devido a sentar (p. ex., viagens prolongadas terrestres ou por via aérea)
Cirurgia geral de grande porte	Linhas venosas centrais	Aumento da idade
Trauma grave	Terapia de reposição hormonal	Cirurgia laparoscópica (p. ex., colecistectomia)
Lesão da medula espinal	Malignidade	Obesidade
	Terapia anticoncepcional oral	Gravidez (anteparto)
	AVC paralítico	Varizes
	Pós-parto	
	Tromboembolismo venoso prévio	
	Trombofilia	

Tabela 15.2.2 – Critérios de Wells para a suspeita clínica de embolia pulmonar aguda[4,5]

	Wells	Wells simplificado
Critérios clínicos (escore)	**Pontuação**	**Pontuação**
Sinais clínicos de TVP	3	1
Outro diagnóstico é menos provável	3	1
Frequência cardíaca > 100 bpm	1,5	1
Imobilização > 3 dias ou cirurgia nas últimas 4 semanas	1,5	1
TEV prévia	1,5	1
Hemoptise	1	1
Malignidade	1	1
Probabilidade clínica		
Alta probabilidade	> 6	-
Moderada probabilidade	2 a 6	-
Baixa probabilidade	< 2	-
Probabilidade clínica modificada		
TEP provável	> 4	> 1
TEP improvável	≤ 4	≤ 1

Tabela 15.2.3 – Critérios de Geneva revistos para a suspeita clínica de embolia pulmonar aguda

Fatores predisponentes	Pontuação
Idade > 65 anos	+ 1
Episódio prévio de TEV	+ 3
Cirurgia (anestesia geral) ou fratura no último mês	+ 2
Tumor maligno em atividade	+ 2
Sintomas	
Dor unilateral em membro inferior	+ 3
Hemoptise	+ 2
Sinais clínicos	
Frequência cardíaca	
75-94 bpm	+ 3
> 94 bpm	+ 5
Dor ou edema de membro inferior	+ 4
Probabilidade clínica	
Baixa	< 2
Intermediária	2-5
Alta	≥ 5

Recentemente, foram desenvolvidos "critérios de exclusão de embolia pulmonar" (sigla em inglês: PERC) em pacientes de baixa probabilidade, incluindo idade < 50 anos, pulso < 100 bpm, SpO_2 > 94%, ausência de edema unilateral nas pernas, ausência de hemoptise, ausência de trauma ou cirurgia recente, história de TEV ou uso de hormônio oral.[8] Assim, em pacientes com baixa probabilidade clínica pelo escore de Wells e PERC negativo, não é necessária solicitação de dímero-D, uma vez que a chance de eventos seria muito baixa.

Diagnóstico

Exames laboratoriais e gases arteriais

A presença de hipoxemia e $PaCO_2$ normal ou reduzida pode ser mais um indicativo da doença. A ausência de alterações nos gases sanguíneos arteriais, entretanto, não exclui TEP agudo.[9] Alguns biomarcadores, como troponina I (TNI), BNP e NTproBNP, apesar de não serem úteis para o diagnóstico, têm importância prognóstica e são indicadores de disfunção ou lesão miocárdica decorrente de sobrecarga de câmaras direitas.

- **D-dímero (DD):** produto de degradação da fibrina que pode estar elevado no TEP devido à ativação simultânea da fibrinólise durante a formação dos trombos. Não é um exame específico e pode estar elevado em outras situações, como imobilidade, câncer, pós-operatório, infecção, necrose ou gravidez, por exemplo. Possui alta sensibilidade, porém sua especificidade é baixa, devendo ser analisado com cautela em conjunto com a avaliação de probabilidade clínica: se negativo exclui TEP nos pacientes com probabilidade clínica baixa ou intermediária e não deve ser solicitado em pacientes com alta probabilidade clínica.[10] Entre os métodos utilizados, os testes derivados do método ELISA são os que têm melhor sensibilidade e maior probabilidade de excluir TEP. Como a acurácia do teste é reduzida em idosos, atualmente é proposto que seus pontos de corte sejam ajustados pela idade (idade $\times$ 10 ng/mL, para pacientes com idade > 50 anos, ao invés do padrão 500 ng/mL).[11] Além disso, o estudo YEARS adaptado para gestantes, utilizou pontos de corte modificados para o DD (< 500 ou > 1000 ng/mL) associado à probabilidade clínica na presença de início súbito de dispneia ou dor no peito, sendo considerado três critérios do algoritmo: (i) sinais clínicos de TVP, (ii) hemoptise e (iii) e se TEP agudo foi considerado o diagnóstico mais provável. Se a gestante não preenchia nenhum dos critérios, o ponto de corte considerado foi > 1000 mg/mL e, se um ou mais estivessem presentes, > 500 ng/mL. Com essa abordagem, houve redução em 32% (3º trimestre) a 65% (1º trimestre) na realização da angiotomografia de tórax (angioCT).[12] Desse modo, utilizando-se outras estratégias para interpretação do DD, principalmente em populações especiais, reduz-se a investigação adicional desnecessária em pacientes de baixo risco.

Exames de imagem

- **Ecodopplercardiograma transtorácico (ECO):** possui papel importante na investigação do TEP agudo, sobretudo quando não há condições de transporte do paciente para realização de angioTC. Sinais de sobrecarga ou disfunção do ventrículo direito (VD) e hipertensão pulmonar (HP) podem ajudar no diagnóstico, na definição de conduta e na avaliação prognóstica. Eventualmente, é possível visualizar a presença de trombos nas artérias pulmonares ou cavidades cardíacas. Um exame normal, num doente instável, torna o diagnóstico de TEP improvável.[10]

- **Ultrassonografia venosa de membros inferiores (US):** pode ser realizada na fase inicial da investigação se houver sinais e sintomas de trombose venosa profunda (TVP). Se o resultado for positivo, não há necessidade de continuar a investigação; assim, também pode ser útil em pacientes com instabilidade hemodinâmica sem condições de transporte, adicionando valor aos achados ecocardiográficos. Em pacientes com alta probabilidade clínica e angioTC normal, a US pode ser realizada subsequentemente.

- **Cintilografia de ventilação-perfusão (V/Q):** o diagnóstico é baseado no padrão de ventilação e perfusão analisados, respectivamente, após a inalação de radioisótopo e a injeção endovenosa (EV) de albumina marcada. O exame é limitado na presença de doenças parenquimatosas e obstrutivas pulmonares, devendo-se optar por outros exames de imagem. A cintilografia V/Q deve ser avaliada em conjunto com a probabilidade clínica (descrita anteriormente em "Quadro Clínico"), tendo valores preditivos negativos e positivos altos, em torno de 90%, se probabilidade clínica for baixa ou alta, respectivamente. Entretanto, na maioria dos casos, o diagnóstico é inconclusivo, devendo-se prosseguir a investigação caso a suspeita clínica seja intermediária ou alta (estudo PIOPED II).[13] Recentemente, a cintilografia com SPECT-TC mostrou-se superior a cintilografia planar na acurácia diagnóstica, porém, sua disponibilidade ainda é limitada.[14]

- **Angiotomografia de tórax (angioTC):** é o exame de imagem de escolha na investigação do TEP agudo após avaliação da probabilidade clínica pré-teste e dosagem de DD em pacientes de baixa e intermediária probabilidade. É não invasivo e permite avaliar alterações no parênquima pulmonar, mediastino ou pleura, que possam justificar o quadro clínico do doente (diagnóstico diferencial), além de permitir visualização adequada das artérias pulmonares até mesmo subsegmentares; é necessário lembrar que, no estudo PIOPED, a angioTC era de até 16 detectores com sensibilidade de 83% e especificidade de 96%.[15] Vários estudos subsequentes forneceram evidências em relação a este exame para exclusão de TEP em pacientes com baixa ou intermediária probabilidade clínica. Por outro lado, permanece controverso se os pacientes com uma angioTC negativa e uma alta probabilidade clínica devem ser submetidos a outros exames para investigação.

- **Angiorressonância nuclear magnética de tórax (angioRNM):** além de pouco disponível nos serviços de urgência, a baixa sensibilidade desse exame o torna insuficiente para descartar a doença, contribuindo para isso a grande variação na qualidade técnica das imagens. O estudo PIOPED III concluiu que a angioRNM deve ser reservada para centros com experiência e quando os demais exames de imagem forem contraindicados.

- **Angiografia pulmonar convencional:** ainda é considerado o padrão-ouro para TEP, apesar de haver discordância entre observadores, em especial para êmbolos subsegmentares. Por ser um método invasivo, é pouco utilizado na prática clínica, mas pode ser utilizada em pacientes instáveis com contraindicação para trombólise e que possam se beneficiar de trombectomia por cateter.

Tratamento

Antes da decisão sobre o tratamento, deve-se avaliar a presença ou não de instabilidade hemodinâmica e realizar a estratificação de risco para disfunção de VD. O índice de gravidade de embolia pulmonar chamado de PESI (sigla em inglês), completo[16] ou simplificado,[17] determina o risco de morte em 30 dias em pacientes com TEP agudo. (Tabela 15.2.4) Sinais de disfunção de VD já podem ser determinadas pelo radiologista na angioTC, na presença de sinais indiretos de HP ou por dilatação do VD, ou complementando-se a avaliação com ECO. Pacientes com risco intermediário devem ter dosagem de TNI.

Tabela 15.2.4 – Pontuações do índice de gravidade de embolia pulmonar (PESI): completo (PESI) e simplificado (PESIs)[16,17]

PESI completo	Pontuação	PESI simplificado	Pontuação simplificada
Idade	"x" (ex 65)	> 80 anos	1
Sexo masculino	10	-	-
História de câncer	30		1
Insuficiência cardíaca	10	Doença cardiopulmonar	1

Continua

Tabela 15.2.4 – Pontuações do índice de gravidade de embolia pulmonar (PESI): completo (PESI) e simplificado (PESIs)[16,17] (Continuação)

PESI completo		Pontuação	PESI simplificado	Pontuação simplificada
Doença pulmonar crônica		10		
Pulso ≥ 110 bpm		20		1
Pressão arterial sistólica < 100 mmHg		30		1
Frequência respiratória ≥ 30 irpm		20	-	-
Temperatura < 36 °C		20	-	-
Alteração do estado mental		60	-	-
Saturação de oxigênio < 90%		20		1
Classe I	Baixo risco	<66	Baixo risco	0
Classe II		66 to 85		
Classe III		86 to 105		
Classe IV	Alto risco	106 to 125	Alto risco	≥1
Classe V		>125		

Estratégias de tratamento

Pacientes em instabilidade hemodinâmica e choque devem ser encaminhados diretamente para UTI e rápida decisão sobre trombólise ou terapias avançadas (vide abaixo), devendo-se avaliar o paciente com ECO a beira leito para confirmação da disfunção de VD como causa, na impossibilidade de transportar o paciente para realizar angioTC. Se a disfunção de VD não for encontrada neste perfil de paciente, outro diagnóstico deve ser aventado. A presença de PESI III-V ou PESIs ≥ 1, com troponina (TNI) positiva e disfunção de VD sem instabilidade hemodinâmica, caracteriza o paciente como risco intermediário-alto devendo ser internado em UTI para anticoagulação e conversão para trombólise se deterioração funcional.[10] (Tabela 15.2.5) Uma revisão sistemática da dosagem de TNI para previsão de mortalidade precoce mostrou que naqueles em baixo risco pelo PESI (ou PESIs), sua positividade aumentou a probabilidade de morte em 30 dias em 5× (OR 4,79 [1,11 a 20,68]).[18] Em relação ao peptídeo natriurético do tipo B (BNP ou NT-proBNP), no último consenso da ESC/ERS 2019, foi retirado do algoritmo de risco, sendo solicitado em casos individualizados para ajudar na conduta terapêutica.[10]

Pacientes com PESI(s) 0 podem ser candidatos a tratamento domiciliar sem hospitalização por baixo risco, considerando-se a condição social para tratamento domiciliar e suporte médico rápido, se houver complicações.[10] No estudo HOME-PE foi utilizado como estratégia de triagem a comparação da regra Hestia (Tabela 15.2.6) *versus* PESIs (Tabela 15.2.4) (considerando decisão compartilhada com médico e o paciente) e ambos apresentaram segurança e eficácia semelhantes. Os desfechos compostos foram avaliados em 30 dias: risco de recorrência do TEV, sangramento maior ou morte por todas as causas (com análise de não inferioridade) e a taxa de pacientes que receberam alta em 24 horas após a randomização. Mais de um terço dos pacientes foram tratados em casa com uma baixa incidência de complicações.[19]

Tabela 15.2.5 – Classificação da gravidade da embolia pulmonar e o risco de morte precoce (intra-hospitalar ou 30 dias)[10]

Mortalidade precoce		Indicadores de risco			
		Instabilidade Hemodinâmica	Parâmetros Clínicos (PESI III-V ou PESIs ≥ 1)	Disfunção de VD na angioCT ou ECO	Aumento dos níveis de TNI cardíaca
Alto		+	(+)*	+	(+)*
Intermediário	Alto	-	+	+	+
	Baixo	-	+	Um (ou nenhum) positivo	
Baixo		-	-	-	Opcional

VD: ventrículo direito; PESI(s): índice de gravidade de embolia pulmonar índice de gravidade de embolia pulmonar completo ou simplificado; angioTC: angiotomografia de tórax; ECO; ecodopplercardiograma transtorácico; TNI: troponina; *na instabilidade hemodinâmica com disfunção de VD pelo ECO ou angioTC não é necessário avaliar o PESI(s) ou dosar TNI, esses pacientes já são considerados como alto risco.

Tabela 15.2.6 – Lista de verificação da regra de Héstia[19]

Perguntas da lista de verificação da regra de Héstia
O paciente está hemodinamicamente instável?
É necessária a trombólise ou embolectomia?
Tem sangramento ativo ou alto risco de sangramento?
Há mais de 24 horas necessita de suprimento de oxigênio para manter a saturação de oxigênio > 90%?
A embolia pulmonar foi diagnosticada durante o tratamento com anticoagulante?
Há dor intensa com necessidade de medicação intravenosa para dor por mais de 24 horas?
Há razão médica ou social para tratamento no hospital por mais de 24 h (infecção, malignidade, sem sistema de suporte)?
O paciente apresenta uma depuração da creatinina < 30 mL/min?
O paciente tem insuficiência hepática grave?
A paciente está grávida?
O paciente tem uma história documentada de trombocitopenia induzida por heparina?

TEP agudo sem repercussão hemodinâmica

Nos pacientes estáveis, classicamente, o tratamento do TEP era feito com o início simultâneo de heparina não fracionada (HNF) ou heparina de baixo peso molecular (HBPM) e anticoagulante oral (cumarínicos). Entretanto, este cenário mudou com o advento dos novos anticoagulantes orais, podendo ser utilizado para tratamento domiciliar e mesmo em pacientes internados, desde que na ausência de instabilidade hemodinâmica ou risco de rápida deterioração clínica.[2]

1. **Heparina não fracionada (HNF):** em relação à HNF, deve-se monitorar a relação do tempo da tromboplastina parcial ativado (TTPa) para o ajuste da dose, devendo estar entre 1,5 e 2,5. (vide Tabela 15.2.7 para doses) Se houver sangramentos importantes, os antídotos são a protamina e o plasma. Desvantagens: necessidade de infusão contínua EV e o controle do TTPa a cada 4 a 6 horas até o ajuste da dose-alvo e risco de trombocitopenia induzida por heparina (sigla em inglês HIT). Atualmente tem sido reservada para pacientes com risco intermediário-alto ou pacientes que precisarão de medidas com maior risco de sangramento, como trombólise, intervenções baseadas em cateter, embolectomia pulmonar cirúrgica ou suporte circulatório mecânico.[2]

Tabela 15.2.7 – Anticoagulante, dose, posologia e considerações especiais

Fármacos	Dose ataque	Dose de manutenção	Dose alternativa	Ajustes de doses
HNF	80 UI/kg EV em bolus	18 UI/kg/h com ajuste pelo TTPa		Sem ajustes (observer TTPa 1,5 a 2× a cada 4-6h)
HPBM				
1. Dalteparina	100 UI/kg SC (12/12 h)	-	200 UI/kg (24/24 h)	Usar com muito cuidado em Inf. Renal
2. Enoxaparina	1 mg/kg SC (12/12 h)	-	1,5 mg/kg (24/24 h)	ClCr < 30 mL/min = 1 mg/kg/dia (evitar nesse *clearance* ou controlar com antiXa)
3. Tinzaparina	175 UI/kg SC (24/24 h)	-	-	Sem ajustes
Pentassacarídeos				
Fondaparinux	Entre 50-100 kg = 7,5 mg SC (24/24 h)	-	< 50 kg = 5 mg >100 kg = 10 mg	Evitar em pacientes com ClCr < 30 mL/min (Cuidado entre 30-50 mL/min)
Antagonista da vitamina K (warfarina)	5-10 mg oral (24/24 h)	Ajustar conforme RNI 2,0-3,0	-	Contraindicado na gestação e em insuficiência hepatica Atentar com internação medicamentosa e dieta
Anticoagulantes orais diretos				
1. Apixabana (inibidor direto Xa)	10 mg (12/12 h) por 7 dias	5 mg (12/12 h)	2,5 mg 12/12 h (pode ser considerada após 6 meses)	SE 2 condições: > 80 anos, creat > 1,5 mg/dL ou peso < 60 kg Evitar em ClCr < 25 mL/min ou disf. hepática (TGO/TGP > 2× LSN)

Continua

Tabela 15.2.7 - Anticoagulante, dose, posologia e considerações especiais (Continuação)

Fármacos	Dose ataque	Dose de manutenção	Dose alternativa	Ajustes de doses
2. Edoxabana (inibidor direto Xa)	Iniciar após após 5-10 dias de HBPM ou HNF	60 mg/dia	30 mg/dia	se ClCr 15-50 mL/min ou peso < 60 kg Evitar se ClCr < 15 mL/min ou Child B/C
3. Rivaroxabana (inibidor direto Xa)	15 mg (12/12 h) por 21 dias	20 mg/dia	10 mg/dia (pode ser considerada após 6 meses)	Evitar se ClCr < 30 mL/min ou Child B/C
4. Dabigratana (inibidor direto da trombina)	Iniciar após 5-10 dias de HBPM ou HNF	150 mg (12/12 h)	-	Evitar em ClCr < 30 mL/min ou disf. hepática (TGO/TGP > 2x LSN)

2. **Heparina de baixa peso molecular (HBPM):** As HBPM podem ser utilizadas com a mesma segurança e eficácia da HNF. (vide Tabela 15.2.7 para fármacos e doses) Sua grande vantagem é não necessitar de controle laboratorial e ser utilizada por via subcutânea (SC). Diferentemente da HNF, se houver sangramento, somente 60% da dose circulante é revertida com protamina e plasma. Em doentes portadores de insuficiência renal precisam receber dosagem individualizada e recomenda-se a dosagem plasmática do fator anti-Xa 4 horas após a administração do fármaco.

3. **Fondaparinux:** é um inibidor indireto do fator Xa, com uma sequência pentassacarídica semelhante à heparina, entretanto, por não se ligar a fatores plasmáticos ou plaquetas, tem a vantagem de não induzir HIT. Ministrado via SC, tanto para profilaxia como para o tratamento do episódio agudo, com eficácia semelhante às HBPM (vide Tabela 15.2.7 para doses). Não pode ser utilizado durante a gestação por atravessar a placenta.

4. **Novos anticoagulantes orais (NOACs):** estes fármacos facilitaram o manuseio dos pacientes com TEP estável e trouxeram a possibilidade de alta hospitalar precoce (vide Tabela 15.2.7 para fármacos e doses). Poderão ser utilizados para o tratamento do TEV agudo, ao invés da utilização de HBPM, sendo necessária a anticoagulação parenteral antes da introdução da dabigratana e da edoxabana, mas não para a rivaroxabana e apixabana.[1,20]

TEP agudo com repercussão hemodinâmica

A mortalidade intra-hospitalar por TEP agudo instável está em torno de 30%. O intuito da trombólise sistêmica é a restauração rápida da perfusão pulmonar por meio da lise do trombo, melhorando o distúrbio V/Q, aliviando a pós-carga do VD e estabilizando a hemodinâmica. No entanto, está associada ao aumento de complicações hemorrágicas, incluindo hemorragia intracraniana.[2]

1. **Trombolíticos:** estão indicados na presença de instabilidade hemodinâmica [pressão arterial sistólica (PAS) < 90 mmHg ou queda > 40 mmHg da PAS basal ou choque] desde que o paciente não apresente contraindicações para esses medicamentos pelo risco de sangramento (vide Tabela 15.2.8 para fármacos,

doses e contraindicações). Se contraindicado, iniciar HNF como especificado na Tabela 15.2.7. O uso de trombolíticos no risco intermediário alto é controverso, no estudo PEITHO (trombólise *versus* placebo/ambos com anticoagulação padrão) a diminuição do risco de descompensação clínica não foi acompanhada por uma diminuição na mortalidade a longo prazo, não modificou a dispneia residual ou a disfunção de VD, além do risco aumentado de acidente vascular cerebral hemorrágico.[21] Na atualização da 9ª ACCP, em 2021, recomenda-se contra o uso de trombolíticos em pacientes com TEP agudo sem hipotensão.[22] ATENÇÃO, a indicação de trombólise não depende do tamanho ou da extensão dos trombos, mas da repercussão sistêmica que a doença está ocasionando.

Tabela 15.2.8 – Fármacos e doses recomendados para trombólise no TEP e contraindicações absolutas e relativas

Medicação	Dose
Estreptoquinase	1.500.000 UI, IV, em 2 h ou 250.000 UI em 30 min, seguidas por 100.000 UI/h por 12-24 h Obs.: não pode ser usada com heparina
Alteplase (rtPA)	100 mg, EV, em 2 h Ou 50 mg, EV, em bolus (se parada cardiorrespiratória com alta suspeita de TEP) Obs.: pode-se iniciar infusão de heparina após o seu uso

Contraindicações absolutas	Contraindicações relativas
• AVC hemorrágico prévio • AVC isquêmicos nos últimos 6 meses • Neoplasia ou lesão do SNC • Cirurgia ou trauma maior nas últimas 3 semanas • Sangramento gastrintestinal no último mês • Sangramento ativo conhecido	• AVC isquêmico transitório nos últimos 6 meses • Uso de anticoagulante oral • Gestação até uma semana após o parto • Punções em locais não compressíveis • Ressuscitação cardiopulmonar traumática • Hipertensão arterial sistêmica grave e refratária (PAS > 180 mmHg) • Hepatopatia avançada • Endocardite infecciosa.

2. **Outras possibilidades terapêuticas**

– **Trombólise dirigida por cateter:** indicado para pacientes em alto risco com contraindicações relativas ao uso de trombolítico. No risco intermediário-alto com risco de deterioração clínica com base nos sinais vitais, gravidade da disfunção do VD, perfusão do tecido e/ou trocas gasosas e sem contraindicação absoluta para trombólise.[2] Numa meta análise recente foi demonstrando ter alta taxa de sucesso clínico em paciente com risco alto e intermediário, mas com taxas mais altas de mortalidade e sangramento nos pacientes com alto risco. Deve ser realizado por equipes com experiência e com potencial benefício se associado ao uso do ultrassom endovascular.[23]

– **Embolectomia por cateter:** para os mesmos casos, mas com contraindicação absoluta e relativa para uso de trombolíticos.[2]

- **Embolectomia cirúrgica:** indicada para pacientes de alto risco com contraindicações ou falha de trombólise ou intervenções baseadas em cateter ou, risco intermediário-alto com contraindicações ou falha da trombólise ou da trombólise dirigida por, com risco de deterioração clínica com base em dados vitais sinais, gravidade da disfunção do VD, perfusão tecidual e/ou troca gasosa. Também para trombos do coração direito, especialmente com alta carga tromboembólica, ou trombo em trânsito, através do forame oval patente.[2,24]
- **Filtro de veia cava inferior (FVCI):** recomendado quando há contraindicação absoluta para anticoagulação ou recorrência de TEP na vigência de anticoagulação adequada. A colocação de FVCI em pacientes jovens, com expectativa de vida longa, deve ser evitada pela falta de estudos de complicações a longo prazo. Quando a colocação de filtro for indicada, optar por filtros removíveis.[2,10]

Anticoagulação oral e tempo de tratamento

O tempo da anticoagulação dependerá dos fatores de risco para o episódio trombótico, sendo que o risco de recorrência é em torno de 30%, e será dividido em 3 fases: aguda 0 a 7 dias, tratamento longo (1 semana a 3 meses) e terapia estendida (3 meses até indeterminado).[25] (Tabela 15.2.9) Em linhas gerais, a incidência de TEV em homens é ligeiramente maior do que em mulheres, mas depende da idade. Entre as mulheres com < 45 ou > 80 anos, a incidência de TEV é maior do que nos homens, sendo esta interação provavelmente relacionada ao estrogênio e a fatores de risco relacionados à gravidez em uma idade jovem e maior expectativa de vida de mulheres em idades avançadas.[1] Cinquenta por cento dos eventos estão associados a fator de risco transitório, como cirurgia recente ou internação hospitalar por comorbidades, 20% estão associados a câncer e o restante está associado a fatores de risco menores ou nenhum e, portanto, classificados como não provocados. Pacientes com TEV não provocado, principalmente abaixo de 50 anos, têm risco aumentado de recorrência, mas realizar testes para trombofilia hereditária não mostrou alterar o risco de uma forma a orientar modificação da decisão sobre a duração da anticoagulação.[26] Em 50% dos casos de pacientes com trombofilia, na época do TEP agudo apresentavam outro fator de risco concomitante; deve-se considerar a história familiar de TEV com trombofilia sendo um fator de risco maior.

Tabela 15.2.9 – Recomendações para o tempo de anticoagulação após episódio de TEP[22]

Fator de risco	Tempo de anticoagulação
1º episódio associado a fatores de risco transitórios (TEV provocado), p. ex., após cirurgias, imobilização, anticoncepcional etc.	3 meses
1º episódio sem fator de risco identificado (TEV não provocado)	Pelo menos 3 meses (considerar longa duração de acordo com risco de recorrência *versus* sangramento)
2º episódio de TEP não provocado (TEV não provocado)	A longo prazo
Associado a câncer	A longo prazo (considerar suspensão após inatividade oncológica)
Associado a trombofilias de alto risco	A longo prazo

Nos pacientes com primeiro episódio de TEV não provocado, com risco baixo a moderado de sangramento, a atualização da 9ª ACCP em 2021 recomenda manter anticoagulação estendida após os 3 meses de tratamento inicial, exceto quando o risco de sangramento for alto (manter por 3 meses), podendo ser prescrito NOACs ou Warfarina.[22] O mesmo raciocínio deve ser utilizado nos casos de um segundo evento não provocado. Vale ressaltar que dois estudos prévios demonstraram que manter a anticoagulação estendida por 6, 12 ou mais meses, manterá a proteção enquanto durar a anticoagulação, voltando a apresentar o mesmo risco de recorrência em relação a quem não utilizou profilaxia estendida. Em pacientes em que foi optado pela profilaxia estendida, a ACCP 2021 recomenda o uso de dose reduzida de apixabana ou de rivaroxabana em relação a dose plena assim como em relação ao uso de aspirina ou nenhuma medicação. (vide Tabela 15.2.7 para fármacos e doses) Nos pacientes em que a anticoagulação for suspensa e não houver contraindicação ao uso de aspirina, sugere-se manter a aspirina para prevenção de recorrência de TEV do que não manter fármaco algum.[22]

Os pacientes deverão ser acompanhados por um especialista. Não há na literatura um consenso sobre o tempo de seguimento, sendo nossa sugestão: após alta (até 2 semanas), 3 meses (para avaliar persistência de dispneia ou para suspensão da anticoagulação em pacientes selecionados), 6 meses (para suspensão da anticoagulação em pacientes selecionados), 12 e 24 meses (para avaliar risco de recorrência ou TEP crônico). Não há indicação de repetir ECO (sugere-se em pacientes com disfunção de VD na fase aguda) ou angioTC (exceto naqueles com suspeita de recorrência ou de TEP crônico, sendo que a cintilografia de ventilação/perfusão é a preferida e se alterada, solicitar angioTC para avaliar operabilidade no TEP crônico).

- **Antagonista da vitamina K (AVK):** a warfarina deve ser administrada na dose inicial de 5 a 10 mg/dia, sendo a primeira tomada nas primeiras 24 horas do evento agudo, simultaneamente ao uso da HNF ou HBPM. O seu pico de ação ocorre em 36 a 72 horas, portanto a titulação da dose sequencial deve ocorrer a partir do 3º dia de uso, objetivando manter a relação de normatização internacional do tempo de protrombina (RNI) entre 2,0-3,0. A heparina (HNF ou HBPM) deve ser mantida simultaneamente com a warfarina por pelo menos 5 dias e após 2 dias consecutivos com RNI adequado. No regime ambulatorial, a frequência da monitorização do RNI dependerá da gravidade e das comorbidades do paciente (não sofre influência da insuficiência renal crônica), da utilização de outros medicamentos (interação com várias drogas) ou presença de infecções, assim como adesão ao tratamento e estabilidade do ajuste da warfarina. Em geral, ocorre em intervalos de 20 a 30 dias. Deve ser evitado na gestação por risco de teratogenicidade no 1º semestre e sangramento fetal no 3º trimestre. É o fármaco utilizado de preferência na síndrome de antifosfolípide.[1,27]

- **NOACs:** estão indicados para a maioria dos pacientes com eventos tromboembólicos por serem drogas eficazes e seguras. Tem meia-vida curta de 5-13 h em indivíduos normais com função renal preservada. (vide Tabela 15.2.7 para fármacos e doses) As principais vantagens destes fármacos em relação aos AVK são: não precisarem de monitorização de rotina, melhor perfil de segurança, início rápido de ação, meia-vida curta (vantajoso para procedimentos invasivos e quando sangramento ativo), dose fixa, conveniência e satisfação do paciente, potencialmente tem melhor custo-efetividade para o sistema de saúde, pouca interação com outros fármacos, doenças ou dieta. Não podem ser utilizados durante a gestação por atravessar a placenta e durante a amamentação. Em pacientes com câncer avaliar risco de sangramento, interação com quimioterápicos e devem ser evitados em câncer do trato gastrointestinal superior e uroepiteliais.[1,20] Não se sabe ao certo a real eficácia e segurança na população pediátrica, pacientes que utilizaram trombolíticos, alto risco de sangramento, doença hepática clinicamente significante, clearance de creatinina < 30 mL/min, uso de aspirina > 100 mg/dia, hipertensão sistêmica não controlada.

Algoritmo para diagnóstico e tratamento

A decisão médica para investigação pode variar de acordo com a disponibilidade local de exames complementares. Recomenda-se a investigação baseada na probabilidade clínica, conforme algoritmo a seguir. Salienta-se que, em pacientes com alta probabilidade clínica e exame discordante (angioTC ou cintilografia normais), a investigação pode ser prosseguida com arteriografia ou US venoso de membros inferiores (Figura 15.2.1). O tratamento dever ser instituído o mais precocemente possível com a decisão baseada na gravidade, instabilidade hemodinâmica, riscos de sangramento e condição médica e social do paciente.

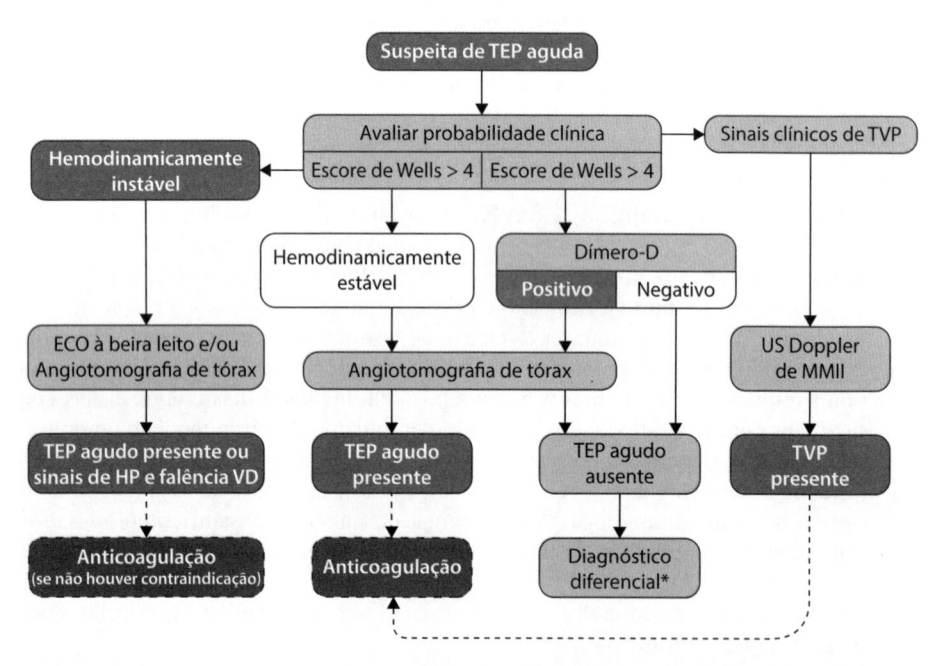

Figura 15.2.1 – Algoritmo diagnóstico para embolia pulmonar aguda.[10] TEP: tromboembolismo pulmonar; ECO: ecodopplercardiograma transtorácico; VD: ventrículo direito; HP: hipertensão pulmonar; TVP: trombose venosa profunda; US: ultrassonografia; MMII: membros inferiores.

Referências bibliográficas

1. Duffett L, Castellucci LA, Forgie MA. Pulmonary embolism: update on management and controversies. BMJ. Published online August 5, 2020. doi:10.1136/bmj.m2177.

2. Rivera-Lebron B, McDaniel M, Ahrar K, et al. Diagnosis, Treatment and Follow Up of Acute Pulmonary Embolism: Consensus Practice from the PERT Consortium. Clinical and Applied Thrombosis/ Hemostasis. 2019;25. doi:10.1177/1076029619853037.

3. Pollack CV, Schreiber D, Goldhaber SZ, et al. Clinical Characteristics, Management, and Outcomes of Patients Diagnosed With Acute Pulmonary Embolism in the Emergency Department. Journal of the American College of Cardiology. 2011;57(6). doi:10.1016/j.jacc.2010.05.071.

4. Wells PS. Use of a Clinical Model for Safe Management of Patients with Suspected Pulmonary Embolism. Annals of Internal Medicine. 1998;129(12). doi:10.7326/0003-4819-129-12-199812150-00002.

5. Wells PS, Anderson DR, Rodger M, et al. Derivation of a simple clinical model to categorize patients probability of pulmonary embolism: increasing the models utility with the SimpliRED D-dimer. Thrombosis and haemostasis. 2000;83(3).

6. Klok FA, Mos ICM, Nijkeuter M, et al. Simplification of the Revised Geneva Score for Assessing Clinical Probability of Pulmonary Embolism. Archives of Internal Medicine. 2008;168(19). doi:10.1001/archinte.168.19.2131.

7. Kabrhel C, Camargo CA, Goldhaber SZ. Clinical Gestalt and the Diagnosis of Pulmonary Embolism. Chest. 2005;127(5). doi:10.1378/chest.127.5.1627.

8. Penaloza A, Soulié C, Moumneh T, et al. Pulmonary embolism rule-out criteria (PERC) rule in European patients with low implicit clinical probability (PERCEPIC): a multicentre, prospective, observational study. The Lancet Haematology. 2017;4(12). doi:10.1016/S2352-3026(17)30210-7.

9. RODGER MA, CARRIER M, JONES GN, et al. Diagnostic Value of Arterial Blood Gas Measurement in Suspected Pulmonary Embolism. American Journal of Respiratory and Critical Care Medicine. 2000;162(6). doi:10.1164/ajrccm.162.6.2004204.

10. Konstantinides S v., Meyer G, Galié N, et al. 2019 ESC Guidelines for the diagnosis and management of acute pulmonary embolism developed in collaboration with the European Respiratory Society (ERS). European Respiratory Journal. 2019;54(3). doi:10.1183/13993003.01647-2019.

11. Righini M, van Es J, den Exter PL, et al. Age-Adjusted D-Dimer Cutoff Levels to Rule Out Pulmonary Embolism. JAMA. 2014;311(11). doi:10.1001/jama.2014.2135.

12. van der Pol LM, Tromeur C, Bistervels IM, et al. Pregnancy-Adapted YEARS Algorithm for Diagnosis of Suspected Pulmonary Embolism. New England Journal of Medicine. 2019;380(12). doi:10.1056/NEJMoa1813865.

13. Waxman AD, Bajc M, Brown M, et al. Appropriate Use Criteria for Ventilation-Perfusion Imaging in Pulmonary Embolism: Summary and Excerpts. Journal of nuclear medicine : official publication, Society of Nuclear Medicine. 2017;58(5).

14. Gutte H, Mortensen J, Jensen CV, et al. Detection of Pulmonary Embolism with Combined Ventilation–Perfusion SPECT and Low-Dose CT: Head-to-Head Comparison with Multidetector CT Angiography. Journal of Nuclear Medicine. 2009;50(12). doi:10.2967/jnumed.108.061606.

15. Stein PD, Fowler SE, Goodman LR, et al. Multidetector Computed Tomography for Acute Pulmonary Embolism. New England Journal of Medicine. 2006;354(22). doi:10.1056/NEJMoa052367.

16. Aujesky D, Obrosky DS, Stone RA, et al. Derivation and Validation of a Prognostic Model for Pulmonary Embolism. American Journal of Respiratory and Critical Care Medicine. 2005;172(8). doi:10.1164/rccm.200506-862OC.

17. Jiménez D. Simplification of the Pulmonary Embolism Severity Index for Prognostication in Patients With Acute Symptomatic Pulmonary Embolism. Archives of Internal Medicine. 2010;170(15). doi:10.1001/archinternmed.2010.199.

18. Darwish OS, Mahayni A, Patel M, Amin A. Cardiac Troponins in Low-Risk Pulmonary Embolism Patients: A Systematic Review and Meta-Analysis. Journal of Hospital Medicine. Published online April 25, 2018. doi:10.12788/jhm.2961.

19. Roy P-M, Penaloza A, Hugli O, et al. Triaging acute pulmonary embolism for home treatment by Hestia or simplified PESI criteria: the HOME-PE randomized trial. European Heart Journal. 2021;42(33). doi:10.1093/eurheartj/ehab373.

20. Burnett AE, Mahan CE, Vazquez SR, Oertel LB, Garcia DA, Ansell J. Guidance for the practical management of the direct oral anticoagulants (DOACs) in VTE treatment. Journal of Thrombosis and Thrombolysis. 2016;41(1). doi:10.1007/s11239-015-1310-7.

21. Konstantinides S v., Vicaut E, Danays T, et al. Impact of Thrombolytic Therapy on the Long-Term Outcome of Intermediate-Risk Pulmonary Embolism. Journal of the American College of Cardiology. 2017;69(12):1536-1544. doi:10.1016/j.jacc.2016.12.039.

22. Stevens SM, Woller SC, Kreuziger LB, et al. Antithrombotic Therapy for VTE Disease. Chest. Published online August 2021. doi:10.1016/j.chest.2021.07.055.

23. Avgerinos ED, Saadeddin Z, Abou Ali AN, et al. A meta-analysis of outcomes of catheter-directed thrombolysis for high- and intermediate-risk pulmonary embolism. Journal of Vascular Surgery: Venous and Lymphatic Disorders. 2018;6(4):530-540. doi:10.1016/j.jvsv.2018.03.010.

24. Jolly M, Phillips J. Pulmonary Embolism: Current Role of Catheter Treatment Options and Operative Thrombectomy. Surgical Clinics of North America. 2018;98(2):279-292. doi:10.1016/j.suc.2017.11.009.

25. Kearon C, Akl EA, Ornelas J, et al. Antithrombotic therapy for VTE disease: CHEST guideline and expert panel report. Chest. 2016;149(2):315-352. doi:10.1016/j.chest.2015.11.026.

26. Baglin T, Gray E, Greaves M, et al. Clinical guidelines for testing for heritable thrombophilia. British Journal of Haematology. 2010;149(2). doi:10.1111/j.1365-2141.2009.08022.x.

27. Guyatt GH, Akl EA, Crowther M, Gutterman DD, Schuünemann HJ. Executive Summary. Chest. 2012;141(2). doi:10.1378/chest.1412S3.

15.3 Vasculites e Hemorragia Alveolar Difusa

Stella Falcadi Vendramine

Alexandre Wagner Silva de Souza

Envolvimento pulmonar em vasculites sistêmicas

Vasculites são um grupo heterogêneo de doenças que se caracteriza por inflamação com ou sem necrose de parede de vasos sanguíneos, de diferentes tipos (e.g., artérias, arteríolas, capilares, vênulas e veias) e tamanhos (p. ex., vasos de pequeno, médio e grande calibre). As vasculites também podem ser classificadas de acordo com sua extensão em sistêmicas ou de órgão único, de acordo com a etiologia como primárias ou secundárias e de acordo com a fisiopatologia da doença (p. ex., granulomatosas, neutrofílicas, associadas aos anticorpos anticitoplasma de neutrófilos e por imunocomplexos).[1]

Diferentes formas de vasculites sistêmicas evoluem com o envolvimento pulmonar, principalmente, as vasculites que acometem vasos de pequeno calibre. Diferentes mecanismos fisiopatológicos estão envolvidos no acometimento pulmonar em vasculites sistêmicas incluindo: vasculite de artérias pulmonares e seus ramos, inflamação granulomatosa necrosante de parênquima pulmonar, doença pulmonar intersticial e capilarite alveolar.[2]

A arterite de Takayasu (AT) e a doença de Behçet (DB) podem envolver artérias pulmonares e seus ramos principais. Inflamação granulomatosa necrosante de parênquima pulmonar e doença pulmonar intersticial são manifestações clínicas observadas em pacientes com vasculites associadas aos anticorpos anticitoplasma de neutrófilos (ANCA) (VAA). Pacientes com granulomatose com poliangiíte (GPA) podem apresentar nódulos pulmonares com em sem cavitação, estenose subglótica ou estenose brônquica, derrame pleural e opacidades pulmonares.[2] Por outro lado, doença pulmonar intersticial pode ser observada em pacientes com poliangiíte microscópica (PAM), geralmente com padrão de pneumonia intersticial usual, associada à presença de anticorpos antimielope-roxidase (MPO-ANCA).[3] A asma é a principal manifestação pulmonar da granulomatose eosinofílica com poliangiíte (GEPA), ela ocorre em todas as fases da doença e suas crises tendem a exacerbar e se tornar mais frequentes, antes do início das manifestações vascu-líticas. Opacidades pulmonares, derrame pleural e nódulos também são manifestações pulmonares da GEPA.[2]

Apesar de existirem superposição de manifestações clínicas entre as VAA, algumas características específicas ajudam a diferenciar as manifestações de GPA, PAM e GEPA. O Quadro 15.3.1 descreve as principais manifestações clínicas observadas em cada uma das VAA. Em paciente com suspeita de VAA, o diagnóstico deve ser confirmado por exame histopatológico de órgão acometido ou pela pesquisa de ANCA. Os sítios mais biopsiados para a confirmação de VAA e a respectiva sensibilidade da biópsia para diag-nóstico de VAA são rim (85-90%), pulmão (89-91%) e vias aéreas superiores (20-62%). A biópsia pulmonar transbrônquica geralmente não tem positividade significativa para o diagnóstico de GPA, mas tem maior relevância no diagnóstico de GEPA.[4] Vasculite neutrofílica e necrosante de pequenos vasos é observada em qualquer uma das for-mas de VAA. Em pacientes com GPA, a biópsia de vias aéreas superiores ou inferiores demonstra inflamação granulomatosa com granulomas malformados, células gigantes multinucleadas, necrose geográfica, infiltrado inflamatório com neutrófilos e microabs-cessos, eventualmente vasculite pode ser observada. Em pacientes com hemorragia al-veolar difusa (HAD), a biópsia pulmonar revela hemorragia em espaços alveolares com macrófagos fagocitando hemossiderina, além de capilarite neutrofílica, membrana hia-lina e dano alveolar difuso.[4] A biópsia renal revela glomerulonefrite segmentar, focal e necrosante, com crescentes celulares em subgrupo de pacientes. A imunofluorescência direta demonstra padrão pauci-imune, com pouco ou nenhum depósito de imunoglobu-linas ou complemento.[5]

Quadro 15.3.1 – Principais manifestações clínicas das diferentes formas de vas-culites associadas ao ANCA

GPA	PAM	GEPA
Rinossinusite	Hemorragia alveolar difusa	Asma brônquica
Otite, mastoidite	Doença pulmonar intersticial	Rinite alérgica
Estenose subglótica	Glomerulonefrite	Pólipos nasais
Doença inflamatória da órbita	Vasculite cutânea	Opacidades pulmonares
Paquimeningite hipertrófica	Polineuropatia periférica	Nódulos pulmonares
Nódulos pulmonares	Mononeurite múltipla	Envolvimento cardíaco
Hemorragia alveolar difusa	Vasculite intestinal	Gastroenterite eosinofílica

Continua

Quadro 15.3.1 – Principais manifestações clínicas das diferentes formas de vasculites associadas ao ANCA (Continuação)

GPA	PAM	GEPA
Estenose brônquica		Vasculite intestinal
Glomerulonefrite		Vasculite cutânea
Vasculite cutânea		Polineuropatia periférica
Polineuropatia periférica		Mononeurite múltipla
Surdez neurossensorial		Hemorragia alveolar difusa

ANCA: anticorpos anticitoplasma de neutrófilos; GEPA: granulomatose eosinofílica com poliangiíte; GPA: granulomatose com poliangiíte; PAM: poliangiíte microscópica.

A pesquisa de ANCA pode ser realizada pelas técnicas de imunofluorescência indireta (IFI) com neutrófilos fixados no etanol ou por ensaios de fase sólida, como ELISA (*Enzyme-linked Immuno Assay*) e quimioiluminescência, para detecção de anticorpos anti-proteinase3 (PR3-ANCA) e antimieloperoxidase (MPO-ANCA). A sensibilidade do teste do ANCA é de 80-90% na GPA, especialmente em formas generalizadas da doença, 60-74% na PAM e de 30-40% na GEPA. Pacientes com doença anti-GBM também podem apresentar MPO-ANCA em 10-40% dos casos, sendo considerados duplo positivos. Consenso de 2017 recomenda a pesquisa de ANCA inicialmente por ensaios de fase sólida e, se o diagnóstico não for definido, deve-se lançar mão da IFI.[6]

Após a confirmação do diagnóstico de VAA, o tratamento de indução deve ser iniciado. O planejamento do tratamento inclui classificar a GPA e a PAM em doença grave, ou seja, com risco à vida ou à função de órgãos e, em doença sem gravidade.[7,8] A presença de HAD já classifica o paciente com VAA na forma grave da doença com indicação de terapia com prednisona em altas doses com pulsoterapia com metilprednisolona, associada à ciclofosfamida, oral (2 mg/kg/dia, máximo 200 mg/dia) ou na forma de pulsoterapia (15 mg/kg IV a cada 15 dias no primeiro mês e cada 3 semanas por 3 a 6 meses), ou ao rituximabe (1 g IV com duas semanas de intervalo ou 375 mg/m^2 semanal por 4 semanas). A plasmaferese é frequentemente prescrita para pacientes com VAA e hemorragia alveolar; porém essa intervenção terapêutica ainda precisa ser melhor avaliada pela literatura. Grande ensaio clínico que avaliou plasmaferese em pacientes com VAA e glomerulonefrite rapidamente progressiva e/ou hemorragia alveolar não observou impacto na mortalidade.[9]

Após a remissão ser obtida, inicia-se a terapia de manutenção com azatioprina (2 mg/kg/dia), metotrexato (20-25 mg/semana), micofenolato de mofetila (2 g/dia) ou rituximabe (500 mg IV a cada 6 meses), para a prevenção de recidivas. A duração mínima da terapia de manutenção deve ser de dois anos; mas, evidências recentes apontam para maior benefício com a duração de 4 anos para a terapia com azatioprina e também para o rituximabe.[7,8]

Na GEPA, o planejamento do tratamento é baseado no Five Factor Score que descreve manifestações clínicas que têm impacto na sobrevida (Quadro 15.3.2). Pacientes com pontuação ≥ 2 apresentam mortalidade de 40-46% em 5 anos.[10] A HAD não entra como fator de mau prognóstico no FFS devido a sua baixa frequência entre os pacientes com GEPA; porém, na presença da HAD, o planejamento terapêutico deve incluir o mesmo rito de tratamento para doença grave de pacientes com GPA e PAM para a terapia de indução e de manutenção.

Quadro 15.3.2 – Five Factor Scores (FFS) para o planejamento terapêutico na GEPA

FFS 1996	Pontuação
Proteinúria > 1 g em 24 horas	+ 1
Creatinina > 1,58 mg/dL	+ 1
Miocardiopatia	+ 1
Envolvimento gastrointestinal	+ 1
Envolvimento do sistema nervoso central	+ 1
FFS 2009	
Idade > 65 anos	+ 1
Envolvimento cardíaco	+ 1
Envolvimento do trato gastrointestinal	+ 1
Insuficiência renal > 1,69 mg/dL	+ 1
Envolvimento de vias aéreas superiores	Ausência + 1

Fonte: traduzido de Guillevin L et al. Medicine (Baltimore). 1996;75:17-28.

Hemorragia alveolar difusa

Hemorragia alveolar difusa (HAD) é caracterizada pela presença de sangue no espaço alveolar, causada por alteração difusa da membrana alvéolo-capilar.[11] A HAD é uma manifestação não especifica, que pode ser causada por diversas doenças. O reconhecimento precoce é importante para o manejo adequado além de influenciar no prognóstico do paciente.

A principal manifestação clínica que leva à suspeita de HAD é a hemoptise; porém, um terço dos pacientes não apresentarão este sinal e desenvolvem apenas anemia de progressão rápida. Outras manifestações comuns da HAD incluem tosse, dispneia e febre, todas com evolução aguda ou subaguda. A gravidade da HAD é variada, com espectro de mínimo desconforto respiratório, chegando até à necessidade de intubação orotraqueal de urgência. Além das manifestações clínicas da HAD, manifestações específicas da doença de base costumam estar presentes, como por exemplo edema, hipertensão arterial e síndrome urêmica, em pacientes com síndrome pulmão-rim.

Na investigação de HAD, exames de imagem devem ser solicitados, especialmente a tomografia computadorizada de tórax. Embora os achados radiológicos não sejam patognomônicos, o aparecimento de novas opacidades, predominantes em região central e da base, bilaterais, associadas à condensação indicam a presença de HAD.[11] Em 20% a 50% dos casos, pode-se ter exame sem alteração, na fase inicial e as alterações radiológicas variam de acordo com a cronicidade da HAD. Na fase subaguda há progressão para espessamento de septos alveolares e, caso a HAD torne-se crônica e recorrente, pode haver o aparecimento de alterações fibróticas em parênquima pulmonar.[11]

As principais alterações laboratoriais encontradas na HAD são anemia, leucopenia e elevação das provas inflamatórias.[12] O consumo de complemento pode ser observado em algumas doenças sistêmicas que cursam com HAD. A avaliação de acometimento renal com creatinina, proteinúria e urina I tem objetivo investigar possível síndrome pulmão--rim, em pacientes com HAD. Os exames laboratoriais também auxiliam na investigação da causa de base da HAD e devem incluir o rastreio de distúrbios de coagulação e pesquisa de autoanticorpos específicos. A investigação de doenças autoimunes como causa da HAD deve incluir a pesquisa de anticorpos antinucleares, anti-DNA nativo, antinucleossoma, anti-ENA (anti-Ro/SS-a, anti-La-SS-B, anti-Sm e anti-RNP), anticorpos antifosfolipídios, anticorpos anticitoplasma de neutrófilos (ANCA), anti-MPO, anti-PR3, anticorpos antimembrana basal glomerular e crioglobulinas.[11,12]

O lavado broncoalveolar é um importante método para a detecção de hemorragia alveolar, que é confirmada quando as alíquotas de lavagem são progressivamente mais hemorrágicas; além disso, o encontro de macrófagos fagocitando hemossiderina também é uma característica da HAD. O lavado broncoalveolar também é utilizado para diagnóstico diferencial, especialmente de doenças infecciosas. Para a confirmação final do diagnóstico da causa da HAD, eventualmente é necessário a complementação diagnostica com biópsia.[13]

A maioria dos casos de HAD é decorrente de causa sistêmica, raramente trata-se de uma HAD idiopática. Os principais diagnósticos diferenciais da HAD são listados no Quadro 15.3.3 Em torno de 10% das HAD são causadas por toxicidade de drogas.

Quadro 15.3.3 – Principais causas de HAD

Causas	Descrição
Toxidade a medicamentos	Amiodarona Carbamizol Leflunomida Nitrofurantoína Penicilina Agentes anti-TNFα
Abuso de drogas	Cocaína
Doenças reumáticas autoimunes	Lúpus eritematoso sistêmico Síndrome antifosfolípide
Vasculites sistêmicas	Vasculites associadas ao ANCA Doença do anticorpo antimembrana basal glomerular Vasculite crioglobulinêmica Vasculite por IgA
Trombocitopenia	
Hemossiderose pulmonar idiopática	
Transplante de medula óssea	
Hipertensão arterial pulmonar	

ANCA: anticorpos anticitoplasma de neutrófilos.

Não há ensaios clínicos controlados e randomizados específicos que tenham avaliado o tratamento da HAD; por isso, o tratamento de pacientes com HAD deve ser planejado de acordo com a doença de base. Prescreve-se glicocorticoides em altas doses, geralmente associados a agentes imunossupressores, como a ciclofosfamida, ou a agentes imunobiológicos, como o rituximabe; dependendo da gravidade, a plasmaferese e imunoglobulina intravenosa podem ser utilizados.[11,12]

Suporte de oxigênio se faz necessário na maioria dos casos de HAD e, em casos de maior gravidade, a ventilação mecânica é indicada. Outra medida que pode ser adotada em casos de HAD com maior gravidade é a oxigenação por membrana extracorpórea (ECMO), porém, seu uso ainda é controverso e sua indicação deve ser individualizada, devido à necessidade do uso de anticoagulação.[14] A transfusão sanguínea também pode ser necessária para alguns pacientes com HAD, conforme grau de anemia.

O prognóstico da HAD varia de acordo com a doença de base, no caso de HAD associada ao LES a mortalidade chega a 50%, enquanto os casos de hemossiderose pulmonar idiopática, quando tratada, têm uma taxa de sobrevida em 5 anos de 86%. A recorrência da HAD pode resultar em fibrose pulmonar, que se torna um fator de mau prognóstico.

Referências bibliográficas

1. Watts RA, Scott DG. Recent developments in the classification and assessment of vasculitis. Best Pract Res Clin Rheumatol. 2009; 23:429-43.

2. Flores-Suárez LF, Alba MA, Mateos-Toledo H, Ruiz N. Pulmonary Involvement in Systemic Vasculitis. Curr Rheumatol Rep. 2017; 19:56.

3. Comarmond C, Crestani B, Tazi A, et al. Pulmonary fibrosis in antineutrophil cytoplasmic antibodies (ANCA)-associated vasculitis: a series of 49 patients and review of the literature. Medicine (Baltimore). 2014; 93:340-9.

4. Langford C. Clinical features and diagnosis of small-vessel vasculitis. Cleve Clin J Med. 2012;79 Suppl 3:S3-7.

5. de Groot K. Renal disease in small-vessel vasculitis. Cleve Clin J Med. 2012;79 Suppl 3: S22-6.

6. Bossuyt X, Cohen Tervaert JW, Arimura Y, et al. Position paper: Revised 2017 international consensus on testing of ANCAs in granulomatosis with polyangiitis and microscopic polyangiitis. Nat Rev Rheumatol. 2017; 13:683-92.

7. Yates M, Watts RA, Bajema IM, et al. EULAR/ERA-EDTA recommendations for the management of ANCA-associated vasculitis. Ann Rheum Dis. 2016; 75:1583-94.

8. Chung SA, Langford CA, Maz M, et al. 2021 American College of Rheumatology/Vasculitis Foundation Guideline for the Management of Antineutrophil Cytoplasmic Antibody-Associated Vasculitis. Arthritis Rheumatol. 2021; 73:1366-83.

9. Walsh M, Merkel PA, Peh CA. PEXIVAS Investigators. Plasma Exchange and Glucocorticoids in Severe ANCA-Associated Vasculitis. N Engl J Med. 2020; 382:622-31.

10. Guillevin L, Pagnoux C, Seror R, et al. French Vasculitis Study Group (FVSG). The Five-Factor Score revisited: assessment of prognoses of systemic necrotizing vasculitides based on the French Vasculitis Study Group (FVSG) cohort. Medicine (Baltimore). 2011; 90:19-27.

11. Lichtenberger JP 3rd, Digumarthy SR, Abbott GF, Shepard JA, Sharma A. Diffuse pulmonary hemorrhage: clues to the diagnosis. Curr Probl Diagn Radiol. 2014; 43:128-39.

12. Franks TJ, Koss MN. Pulmonary capillaritis. Curr Opin Pulm Med. 2000; 6:430-5.

13. Travis WD, Colby TV, Lombard C, et al. A clinicopathologic study of 34 cases of diffuse pulmonary hemorrhage with lung biopsy confirmation. Am J Surg Pathol. 1990; 14:1112-25.

14. Abrams D, Agerstrand CL, Biscotti M, Burkart KM, Bacchetta M, Brodie D. Extracorporeal membrane oxygenation in the management of diffuse alveolar hemorrhage. ASAIO J. 2015; 61:216-8.

16 Doenças Pleurais

16.1 Derrame Pleural

Roberta Karla Barbosa de Sales
Philippe de Figueiredo Braga Colares

Anatomia e fisiologia do espaço pleural

O espaço pleural é uma cavidade delimitada por duas membranas serosas denominadas de pleura visceral e de pleura parietal, que recobrem, respectivamente os pulmões e a face interna da parede torácica. A cavidade pleural é preenchida por uma mínima quantidade de líquido (0,1 a 0,2 mL/kg), que permite o perfeito deslizamento dos folhetos pleurais. A pleura visceral apresenta irrigação e drenagem venosa realizadas por um sistema de baixas pressões, que incluem as artérias brônquicas e sistema venoso pulmonar, além da drenagem linfática pelo sistema linfático pulmonar, mais abundante nos lobos inferiores. Por sua vez, a pleura parietal é irrigada e drenada por um sistema de elevadas pressões, que inclui as artérias sistêmicas e a veia cava e veias peribrônquicas, enquanto a drenagem linfática é realizada pelos diversos sistemas linfáticos sistêmicos, que conta com a presença dos estomas, estruturas que ligam a cavidade pleural diretamente à rede linfática submesotelial.[1,2]

Pelos motivos acima expostos, admite-se, através da análise do gradiente pressórico, que o fluido pleural tem origem predominantemente nos capilares da pleura parietal, e sua reabsorção ocorre quase completamente pelo sistema linfático e drenagem venosa desse mesmo folheto, no qual os estomas absorvem, além do líquido, proteínas, células e material particulado. Em condições normais, o líquido pleural tem um equilíbrio dinâmico, com influxo igual ao efluxo e produção aproximada de 1 L/dia. Entretanto, diversas patologias podem interferir no equilíbrio dinâmico da produção e reabsorção do líquido pleural e, consequentemente, determinar o surgimento do derrame pleural. Diferentes mecanismos são responsáveis pelo acúmulo anormal do líquido pleural, que pode ser classificado em transudado ou exsudato.[1,2]

Patogênese e classificação dos derrames pleurais

Os possíveis mecanismos fisiopatológicos responsáveis pelo surgimento de derrame pleural incluem:[1-3]

1. Aumento da pressão hidrostática nos capilares sanguíneos e/ou linfáticos.
2. Diminuição da pressão oncótica (proteínas) do plasma;
3. Aumento da permeabilidade capilar.
4. Aumento da pressão negativa no espaço pleural.
5. Passagem transdiafragmática ou ruptura de vasos intratorácicos e do ducto torácico.

Transudatos são os derrames onde não ocorre agressão pleural (aumento da pressão hidrostática, redução da pressão oncótica, aumento da pressão negativa intrapleural ou passagem transdiafragmática), enquanto nos exsudatos, há um processo inflamatório pleural, com aumento da permeabilidade capilar e liberação de mediadores, assim como recrutamento celular.[1-3]

A classificação do derrame pleural em transudato ou exsudato, é realizada pelos critérios de Light, a presença de apenas um dos critérios é suficiente para classificar um derrame com exsudativo, já nos transudatos, nenhum dos critérios é observado. Os critérios abaixo expostos fornecem uma sensibilidade de 98% e especificidade de 83%.[4,5]

Critérios de Light

- Relação entre proteína do líquido pleural e sérica > 0,5.
- Relação entre DHL do líquido pleural e sérica > 0,6.
- DHL do líquido pleural > que 2/3 do limite superior normal sérico.

Os erros de classificação dos derrames pleurais pelos critérios de Light surgem principalmente, nos casos dos indivíduos que concomitantemente usam diuréticos, principalmente os diuréticos de alça. Nestas situações, para evitar uma classificação errônea como exsudato, é recomendado utilizar o gradiente de albumina (albumina sérica menos albumina pleural) ou o gradiente proteína (proteína sérica menos proteína pleural), se o gradiente for superior a 1,2 g/dL ou 3,1 g/dL respectivamente, estamos diante de uma efusão pleural transudativa.[6-8]

Quadro clínico e exame físico

O derrame pleural é manifestação clínica de inúmeras condições patológicas (Tabela 16.1.1).[1-3] Portanto, os sintomas decorrentes do seu surgimento dependem de múltiplos fatores, como o volume e a velocidade de formação do derrame, a reserva cardiopulmonar do paciente (ou *status* performance), a presença ou não de um processo inflamatório subjacente, a extensão do acometimento pleural e da doença de base e, por fim, a distensibilidade da caixa torácica e do parênquima pulmonar. Apesar disto, a tríade sintomática clássica é: tosse seca, dor torácica e dispneia.[7]

Tabela 16.1.1 – Principais etiologias dos derrames pleurais

Principais etiologias dos derrames pleurais	
Transudato	**Exsudato**
Insuficiência cardíaca	Neoplasias
Cirrose hepática	Tuberculose
Insuficiência renal crônica	Parapneumônico
Síndrome nefrótica/hipoalbuminemia	Embolia pulmonar (80%)
Coma mixedematoso	Hemotórax
Obstrução de veia cava superior	Quilotórax
Embolia pulmonar (20%)	Colagenoses
Atelectasia aguda	Pós injúria cardíaca (Síndrome de Dressler)

A tosse decorrente do acometimento pleural é caracteristicamente seca, esporádica e pouco intensa. Já a dor torácica, denominada "dor pleurítica" é, em geral, ventilatório-dependente, bem localizada, em pontada e de moderada intensidade. Por fim, a dispneia é multifatorial e está relacionada com o tempo, velocidade e volume de líquido acumulado, além do estado funcional do paciente. Outros sinais e sintomas presentes podem estar relacionados a condições subjacentes e serem orientadores na investigação etiológica do processo pleural.[3,7]

Para que haja alteração na semiologia são necessários aproximadamente 300 mL de líquido na cavidade pleural; portanto, em algumas situações, principalmente nas fases iniciais ou em patologias que cursem com derrame de pequena monta, o exame físico pode ser normal. Quando alterado ocorre redução da expansibilidade torácica, diminuição ou ausência do frêmito toracovocal, macicez à percussão e murmúrio vesicular diminuído ou abolido no hemitórax acometido. O atrito pleural traduz inflamação na pleura, associada a pequeno derrame ou até espessamento pleural sem acúmulo de líquido. Podem também estar presentes sopro respiratório e ausculta da voz anasalada (egofonia), ou da voz "caprina", percebida no limite superior do derrame (Tabela 16.1.2).[7]

Tabela 16.1.2 – Características semiológicas dos derrames pleurais

Semiologia do derrame pleural	
Inspeção estática	Abaulamento hemitórax, alargamento espaços intercostais, desvio do mediastino contralateral
Inspeção dinâmica	Expansibilidade reduzida em hemitórax acometido, taquipneia, uso de musculatura acessória, Sinal de Lemos Torres, Sinal de Litten
Palpação	Posição da traqueia, expansibilidade reduzida, frêmito toracovocal abolido
Percussão	Macicez; Parábola de Demoiseau, Sinal de Signorelli
Ausculta	Murmúrio vesicular abolido Na transição (limite superior do derrame e pulmão normal), pode haver egofonia, pectorilóquia e som bronquial deslocado (sopro).

Exames complementares

Exames de imagens

Dentre os exames de imagem, o mais utilizado é a radiografia de tórax, obtida, normalmente em duas incidências: posteroanterior (PA) e perfil. Os achados radiológicos característicos incluem opacificação homogênea do recesso costofrênico, com borda nítida, côncava, voltada para o mediastino ("sinal do menisco" ou parábola de Damoiseau). A incidência em perfil é mais sensível que a incidência clássica em PA no diagnóstico do derrame pleural, uma vez que é necessário cerca de 200 mL para que ocorra o borramento do recesso costofrênico lateral, enquanto cerca de 75-100 mL são suficientes para opacificar o recesso costofrênico posterior (Figura 16.1.1).[7,8]

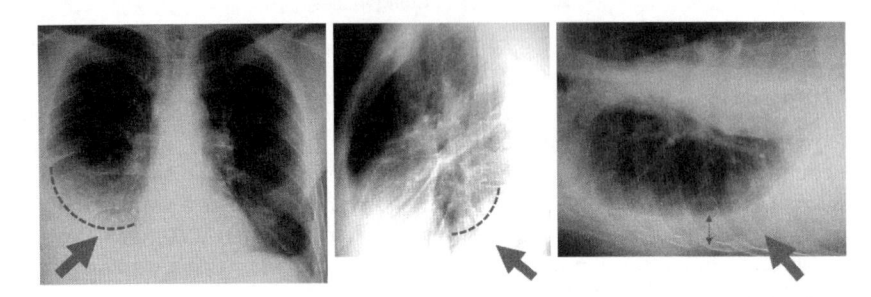

Figura 16.1.1 – Incidência em PA evidencia obliteração da cúpula diafragmática e do seio costofrênico lateral direito, com o sinal do menisco (seta à esquerda). Seta do meio: incidência em perfil demonstra obliteração do seio costofrênico posterior. Seta à direita: incidência em decúbito lateral com raios horizontais confirmando o achado de derrame pleural livre e coluna de líquido passível de toracocentese. Imagens cedidas pelos médicos do ambulatório de Doenças Pleurais do HCFMUSP.

Uma terceira incidência, em decúbito lateral com raios horizontais (incidência de Laurell), pode ser solicitada na suspeita de pequenos derrames pleurais ou derrames subpulmonares (acúmulo de líquido entre a base pulmonar e a margem superior do diafragma), como forma de aumentar a sensibilidade dos radiogramas. Nessa incidência, na presença de derrame pleural livre, forma-se uma coluna de líquido, gravidade-dependente, entre arcos costais e parênquima pulmonar, definido por opacidade homogênea. Quando essa coluna de líquido pleural supera 10 mm, pode-se realizar uma toracocentese diagnóstica com segurança (Figura 16.1.1).[7,8]

A ultrassonografia (US) de tórax, por sua vez, é um excelente método de elucidação diagnóstica dos derrames pleurais e vem ganhando espaço na prática clínica diária, com maior sensibilidade e especificidade quando comparado à radiografia. O método permite a detecção de pequenas quantidades de líquido pleural (a partir de 10-20 mL), determinar se esse é livre ou loculado, identificar a presença de septações, distinguir entre derrame e espessamento pleural, além de estimar o volume total do derrame e determinar o melhor local para punção, biópsia e/ou drenagem torácica.[8,9] Admite-se atualmente, como boa prática médica, a realização de toracocentese sempre guiada por US, a fim de reduzir a possibilidade de eventos adversos (Figura 16.1.2).[10]

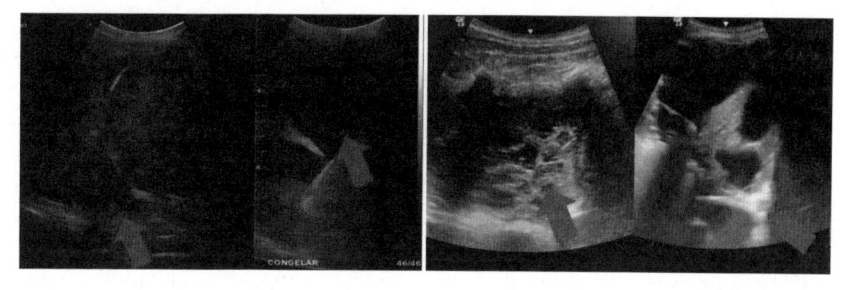

Figura 16.1.2 – Ultrassonografia de tórax: derrame pleural. À esquerda: presença de imagem anecoica, sem septações ou debris em seu interior - derrame pleural simples, não encistado (setas azuis). À direita: imagem anecoica com presença de septações, debris e espessamento pleural – derrame pleural loculado (setas vermelhas). Imagens cedidas pelos médicos do ambulatório de Doenças Pleurais do HCFMUSP.

A tomografia computadorizada (TC) de tórax não é o exame de escolha para o diagnóstico de derrame pleural, porém permite diferenciar os derrames livres ou loculados das estruturas sólidas, como espessamento pleural e placas pleurais calcificadas, além da análise do parênquima pulmonar adjacente. Na investigação do derrame pleural, recomenda-se a realização de TC de tórax com contraste venoso, para melhor visualização dos folhetos pleurais e seus realces, e, se possível, após esvaziamento da cavidade pleural, permitindo melhor visualização do parênquima pulmonar. Por fim, a ressonância magnética nuclear (RMN) e a tomografia por emissão de pósitrons (PET Scan) possuem indicações restritas, principalmente na diferenciação das lesões benignas ou malignas e na avaliação da extensão da doença e estadiamento cirúrgico.[7,8,11]

Análise do líquido pleural

O líquido pleural é, em geral, obtido por meio da toracocentese diagnóstica, procedimento simples, seguro e de baixo custo. A análise do líquido pleural se inicia pelo aspecto da amostra, que permite estimar uma provável etiologia. Os transudatos geralmente são límpidos, amarelo claro e não coagulam espontaneamente, enquanto os exsudatos são amarelo citrino, sero-hemáticos, francamente hemorrágicos, turvos e até purulentos e, em geral, podem coagular espontaneamente devido presença de fibrinogênio.[7] Mesmo entre os exsudatos o aspecto pode ser distinto, o líquido na tuberculose pleural é citrino e raramente hemorrágico, no parapneumônico é turvo ou purulento nos empiemas, enquanto os neoplásicos são frequentemente sero-hemáticos ou hemorrágico.[12,13]

A avaliação do pH é extremamente útil nos derrames infecciosos agudos e orientam a indicação de drenagem ou outro procedimento cirúrgico da cavidade pleural, nos derrames neoplásicos podem ajudar a refletir o comprometimento pleural, uma vez que mais implantes levariam a maior atividade glicolítica e menor pH.[13,14]

Qualquer biomarcador dosado no sangue pode teoricamente ser dosado no líquido pleural. Devemos ter essa assertiva em mente ao solicitamos as análises bioquímica, lembrando também que os marcadores solicitados, além das proteínas e DHL, dependerão das hipóteses diagnósticas a serem testadas. Deste modo, albumina nas suspeitas de falsos exsudatos; triglicérides e colesterol nos casos de quilotórax e derrames quilosos respectivamente; amilase quando há risco de ruptura ou neoplasia de esôfago ou doença pancreática, creatinina pleural nos raros casos de urinotórax, hematócrito para auxiliar na definição de hemotórax e diferenciação com líquidos hemorrágicos e, mesmo a glicose associada ao DHL para orientar intervenção no parapneumônico na ausência do pH.[7,8]

A adenosina deaminase (ADA) é o principal marcador bioquímico para tuberculose pleural, com sensibilidade de 88-100% e especificidade de 81-97%. O seu rendimento é similar em pacientes com sorologia positiva para HIV, inclusive quando o valor dos linfócitos CD4 são baixos. Os valores de corte mais frequentemente adotados são de 30 ou 40 UI/L, a depender da técnica utilizada para a sua determinação (método colorimétrico de Giusti, métodos cinéticos manuais ou automatizados).[7,8,15,16]

Outras condições tendem a aumentar o nível de ADA no líquido pleural, as mais frequentes são o derrame parapneumônico (1/3 dos casos) e o empiema (2/3 casos), ambos têm apresentação clínica e características do líquido pleural que auxiliam no diagnóstico diferencial. Outras doenças incluem os linfomas e tumores sólidos, doenças do tecido conectivo (artrite reumatoide e lúpus eritematoso sistêmico) e doenças infecciosas como brucelose, febre Q, histoplasmose e coccidioidomicose.[7,8,16]

No contexto de regiões não endêmicas, a ADA é um biomarcador interessante especialmente para descartar o diagnóstico de tuberculose pleural, mantendo sua utilidade diagnóstica quando a probabilidade pré-teste é alta, em particular, nos pacientes que viveram em áreas endêmicas ou soropositivas para o HIV. Em áreas de alta prevalência, a ADA é um marcador barato, com boa sensibilidade e especificidade.[8,15,16]

O interferon gama é um marcador eficiente, sendo mais específico no diagnóstico da tuberculose pleural, contudo seu alto custo e a falta de um ponto de corte amplamente aceito limita o seu uso na prática diária.[15,16]

O exame citológico faz parte do arsenal diagnóstico do derrame pleural, inúmeras técnicas podem ser utilizadas, como técnica do emblocamento celular com coloração pela hematoxilina-eosina, coloração de Papanicolaou e esfregaços a seco corados com corantes hematológicos. Nos transudatos a celularidade é baixa, com predominância de macrófagos e algumas células mesoteliais e linfócitos. Nos derrames infecciosos ocorre predominância de neutrófilos íntegros ou degenerados, em fase mais avançadas não é raro a observação de bactérias intra e extracelulares de permeio aos neutrófilos.[7,8]

Nos derrames tuberculosos ocorre predomínio dos linfócitos e raras células mesoteliais. Nos casos de empiema tuberculoso é frequente a observação de neutrófilos degenerados, podendo ser encontrado bacilos álcool ácidos resistentes. Derrames crônicos podem resultar em aspecto pseudoquiloso, sendo possível o achado de cristais de colesterol.[7,8]

Os derrames malignos, apresentam uma contagem de leucócitos variáveis com uma nítida predominância de linfócitos, presença de macrófagos e células neoplásicas. A citologia oncótica tem positividade entre 42 a 96%, dependendo fundamentalmente do tipo histológico do tumor, do estadiamento e do sítio primário, técnicas utilizadas na preparação da lâmina, bem como da experiência do citopatologista. Imunofenotipagem deste líquido também pode auxiliar na investigação da neoplasia.[7,8,12,13]

A análise microbiológica do líquido é ferramenta útil na investigação dos exsudatos pleurais, rotineiramente solicitamos Gram e culturas. Nos empiemas, a positividade da bacterioscopia é em torno de 60% e das culturas aproximadamente 80%, principalmente se encaminhadas em frascos de hemoculturas, entretanto, o uso prévio de antibióticos, técnicas inapropriadas e cultivo de microrganismos fastidiosos podem ser causas de culturas falsos-negativas. Nas infecções agudas os agentes mais frequentes são: *Streptococcus pneumoniae, Staphylococcus aureus,* bacilos *Gram*-negativos (*Escherichia coli, Klebsiella sp, Pseudomonas aeruginosa, Acinetobacter baumannii*) e bactérias anaeróbias.[7,8,17]

Os testes microbiológicos convencionais têm baixo rendimento para o diagnóstico de tuberculose pleural. A pesquisa de bacilos álcool-ácidos resistentes (BAAR) no líquido pleural é positivo apenas em 7% dos casos. A explicação para essa baixa sensibilidade relaciona-se à baixa carga bacilar no líquido pleural, pois a detecção por microscopia depende da presença de mais de 10^{4-5} bacilos/mL para positividade. No entanto, o uso do método de citocentrifugação para preparar o ZN aumenta a sensibilidade sem perda de especificidade, quando comparado ao método de esfregaço direto. A cultura do líquido pleural e do fragmento apresentam uma melhor taxa de positividade que a pesquisa direta e, nas melhores séries apresentam uma positividade de 40% a 65% respectivamente. A utilização do sistema automatizado de cultura líquida aumentou consideravelmente a recuperação das micobactérias, além de fazê-lo num menor tempo.[7,8,15,16]

Análise histológica

Amostras da pleura parietal para análise anatomopatológica podem ser obtidas por meio de biópsia pleural fechada, realizada com a Agulha de Cope, ou através da visualização direta por toracoscopia cirúrgica ou videoassistida (VATS).

No exame anatomopatológico, dois achados auxiliam o diagnóstico: achado de atipia celular (neoplasia maligna) ou presença de granuloma, associada ou não a presença de necrose caseosa (principalmente tuberculose, mas também, infecções fúngicas e outras doenças como artrite reumatoide, entre outras). Cerca de 40% dos pacientes com achados inespecíficos no primeiro procedimento podem se beneficiar de uma segunda abordagem (principalmente diante da suspeita de tuberculose ou neoplasia). Na presença de tumores, ainda podem ser realizadas técnicas imuno-histoquímicas para melhor diferenciação entre os tipos histológicos envolvidos, como, por exemplo, os mesoteliomas e os carcinomas.[7]

Toracocentese diagnóstica e terapêutica

A toracocentese diagnóstica é obrigatória na presença do derrame pleural, mesmo nas condições nas quais o mecanismo fisiopatológico possa estar estabelecido. Citamos como exemplo a insuficiência cardíaca, a artrite reumatoide e o lúpus, doenças que durante o curso da sua evolução clínica podem apresentar derrame pleural, todavia a existência destas doenças não exclui a concomitância de tuberculose pleural ou derrame pleural neoplásico. Em situações nas quais a etiologia do derrame já foi previamente estabelecida, uma nova abordagem devido a sua permanência ou recorrência merece análise individual principalmente nos de etiologia transudativa.

Por outro lado, após o estabelecimento da etiologia do derrame pleural, a realização de outra toracocentese é indicada para alívio da dispnéia; sendo prudente, no entanto, interrompê-lo em caso de desconforto respiratório, dor torácica e/ou mediastinal, tosse ou hipotensão, independente do volume retirado. Nos casos de os pacientes permanecerem assintomáticos, é recomendável não retirar mais de 1.500 mL de líquido por procedimento, devido ao risco de edema pulmonar de reexpansão.[7,17]

Observando-se esses cuidados, as complicações são raras e, incluem, além dos já descritos (desconforto respiratório, dor torácica e/ou mediastinal, tosse ou hipotensão), o pneumotórax, com incidência variando entre 3 e 20% nos diversos estudos, porém com redução progressiva da taxa após adoção de procedimento guiado por US (redução de até 70% dos eventos adversos), hemotórax, além de infecções pleurais, lacerações hepáticas e esplênicas.[10,17]

O edema de reexpansão é a complicação mais grave e é caracterizado pelo desenvolvimento de edema pulmonar unilateral decorrente da reexpansão do pulmão previamente colapsado após a retirada de grande volume de líquido pleural e, geralmente, com elevada velocidade de retirada. O paciente pode apresentar-se com dispneia associada à tosse seca, dor torácica, taquicardia, escarro espumoso e rosado, cianose e crepitações à ausculta pulmonar. O tratamento consiste em medidas de suporte ventilatório, incluindo ventilação não invasiva, oxigênio, diuréticos e vasodilatadores.[7]

Não existem contraindicações absolutas à realização da toracocentese, contudo, distúrbio de coagulação, plaquetopenia ($< 50.000/mm^3$) e lesões de pele no sítio de punção são consideradas contraindicações relativas e os pacientes em uso de medicações anticoagulantes devem suspendê-las para realização do procedimento. A presença de ventilação mecânica não é impeditiva do procedimento, o uso de US torácica à beira leito, tornará o procedimento ainda mais seguro.[10,17]

Biópsia pleural por agulha

A biópsia pleural por agulha consiste na obtenção de fragmentos da pleura parietal para análise histopatológica, microbiológica e molecular, com intuito de auxiliar no diagnóstico dos derrames pleurais exsudativos de etiologia desconhecida, sobretudo se as principais hipóteses forem tuberculose pleural ou neoplasia. É um procedimento seguro quando realizado por profissional treinado, e as complicações incluem, mais frequentemente, dor e reflexo vasovagal, seguida de pneumotórax e, mais raramente, hemotórax. As lacerações de outros órgãos estão relacionadas a técnica inadequada e inclusive sítio errado de procedimento.[10,17]

Pelo risco de hemotórax, as alterações da coagulação são a principal contraindicação para o procedimento, devendo-se evitar a realização em pacientes em uso de anticoagulantes, com alargamento do tempo de protrombina, do tempo de tromboplastina parcial ativada e plaquetopenia. Nos casos imprescindíveis, suspensão da medicação, correção das alterações da coagulação inclusive com uso de vitamina K, protamina e transfusão de plaquetas, nos casos de plaquetopenia inferior a $50.000/mm^3$, podem ser necessários. Uma outra contraindicação é diante um empiema pelo risco do surgimento de abscesso subcutâneo no local.[7,17]

Tratamento

O tratamento do derrame pleural deve ser dividido em controle dos sintomas e tratamento da doença de base, responsável pelo acúmulo de líquido pleural. Alguns procedimentos invasivos podem ser necessários para o controle do derrame pleural, tais como: toracocentese terapêutica, uso de cateteres e drenos, pleurodese, decorticação, pleurostomia, *shunt* pleuroperitoneal e pleurectomia.[17]

Derrames específicos

Transudato

O diagnóstico dos derrames transudativos se baseia nos critérios de Light e em pacientes usando diurético na associação dos referidos critérios, ao gradiente de albumina ou proteína. Doenças sistêmicas que cursam com hipervolemia associado ou não a hipoalbuminemia levam ao acúmulo de líquido no espaço pleural, e essas são as principais causas de derrame pleural transudativo. Podemos citar a insuficiência cardíaca, síndrome nefróticas, cirrose hepática como as mais frequentes, todavia não podemos esquecer dos derrames neoplásicos transudativos, embolia pulmonar, atelectasia pulmonar, entre outros.[1,2]

Na presença de transudato, o tratamento deve ser direcionado para a compensação da doença de base, uma vez que a pleura não apresenta lesões *in loco*. Entretanto, em casos selecionados, em que há recidiva do derrame pleural e sintomas respiratórios, a despeito do tratamento da doença de base otimizado, pode ser necessária a realização de procedimentos pleurais, incluindo toracocentese de alívio repetidas, uso de cateteres pleurais de longa permanência (tipo Pleurex®) ou mesmo pleurodese.[1,7]

Derrame pleural parapneumônico

Até 50% das pneumonias podem cursar com derrame pleural, sendo uma das principais causas de exsudato pleural. Nas fases iniciais o derrame pode ser linfócitico, mas rapidamente se torna neutrofílico, com glicose abaixo de 60 mg/dL e DHL acima dos valores séricos.[18,19]

O derrame pleural parapneumônico pode ser dividido em três estágios, a depender da análise do líquido pleural, conforme progressão de doença, incluindo derrame parapneumônico simples, complicado ou empiema (Tabela 16.1.3).[18,19] O uso de antibiótico sistêmico está indicado em todos os estágios, geralmente com cobertura para patógenos comunitários e anaeróbios, por tempo prolongado (preconiza-se o uso por 4 a 6 semanas). Deve-se sempre que possível guiar-se por culturas do líquido pleural e, se a infecção for nosocomial, o uso de agentes de amplo espectro está indicado. Entretanto, mesmo nos casos com culturas negativas, não se recomenda a suspensão precoce da terapia.[18,19]

Tabela 16.1.3 – Fases do derrame pleural parapneumônico e suas características e condutas

Fase	Características	Conduta
Derrame não complicado (fase I)	Exsudato neutrofílico com DHL levemente alterada, glicose e pH normais	Antibiótico Repetir toracocentese, se necessário
Derrame complicado (fase II)	Fibrinopurulento. Presença de DHL > 1.000 UI/L, glicose < 40 mg/dL e pH < 7,2	Antibiótico Drenagem pleural Eventualmente, fibrinolíticos e deloculação pleural
Empiema (fase III)	Presença de pus ou identificação bacteriana (coloração de gram ou cultura)	Antibiótico Drenagem pleural Outra intervenção pleural, geralmente decorticação

Apesar da ausência de consenso, em casos selecionados, principalmente derrames complicados, com septações e loculações, pode-se utilizar fibrinolíticos intrapleurais (alteplase ou uroquinase), em associação com DNase, com objetivo de aumentar a drenagem pleural, reduzir a chance de procedimento cirúrgico e reduzir o tempo de internação.[18,19]

Uma vez determinada a presença de fibrotórax, ou na persistência dos sintomas a despeito do uso de antibiótico e drenagem pleural adequada, deve-se avaliar a necessidade de decorticação pleural.[18,19]

Derrame pleural tuberculoso

Apresentação extrapulmonar mais frequente em adultos, pode ocorrer associada a forma pulmonar, tuberculose pleuropulmonar, ou se apresentar na forma isolada, tuberculose pleural. O derrame é geralmente unilateral, de moderado volume e caracterizado por um exsudato ricamente proteico (> 4,0 g/dL), adenosina deaminase (ADA) elevada, com predomínio de linfócitos e raras células mesoteliais. A positividade da bacterioscopia do líquido pleural é reduzida (7%), sendo a cultura positiva em até 40% dos casos, com melhores resultados associados à cultura do fragmento pleural. A análise histológica de fragmento pleural pode evidenciar a presença de granuloma (com ou sem necrose caseosa), permitindo diagnóstico presuntivo com elevada acurácia, principalmente em associação com líquido pleural compatível (> 95% de certeza).[7,8,16]

O tratamento quimioterápico é o mesmo utilizado para a tuberculose pulmonar, ou seja, 2 meses com rifampicina, isoniazida, etambutol e pirazinamida seguidos de 4 meses de rifampicina e isoniazida (2HREZ/4HR). Com o tratamento adequado, a febre desaparecerá em duas semanas, mas pode perdurar por até dois meses. Em média o derrame pleural é reabsorvido em aproximadamente 6 semanas, podendo persistir em alguns casos até 12 semanas. Devido a possibilidade de o escarro ser positivo, deve-se orientar o uso de máscara e reafirmar que é desnecessário separar utensílios domésticos e de uso pessoal.[7,16]

Não existe dados na literatura que suportem o uso rotineiro de corticoide na tuberculose pleural no intuito de acelerar reabsorção do líquido pleural ou prevenir espessamento pleural. No final do tratamento, aproximadamente 25% dos pacientes apresentam espessamento pleural residual (> 1 cm); no entanto, isso diminui com o tempo e tem um impacto funcional insignificante.[16]

Apesar de ser uma ferramenta útil no diagnóstica e terapêutica dos exsudatos pleurais, a utilização dos procedimentos invasivos no tratamento da tuberculose pleural, é uma exceção. Deve ser reservado para os derrames loculados que após a instituição do tratamento não evoluem com melhora e os fibrotórax com alteração funcional.

Derrame pleural neoplásico

Cerca de 45% dos derrames pleurais são malignos e se apresentam, geralmente, com acometimento unilateral, volumoso e recidivante, com prognóstico reservado. O diagnóstico etiológico é feito por meio da citologia oncótica positiva no líquido pleural e/ou análise histológica do fragmento pleural (biópsia por agulha ou cirúrgica).[12,13]

As principais neoplasias que acometem a pleura são metastáticas e incluem, em ordem decrescente de incidência, câncer de pulmão, câncer de mama, linfomas, tumores de ovário e do sistema digestivo. Neoplasias primárias de pleura são raras (cerca de 10%) e incluem, principalmente mesotelioma pleural maligno e linfoma primário de cavidade pleural.[12,13]

O principal objetivo da abordagem pleural é a paliação dos sintomas enquanto segue a terapia oncológica. A depender de alguns fatores, como status performance do paciente, sobrevida global e disponibilidade da terapia, pode-se optar por toracocentese de alívio, uso de cateteres de longa permanência, pleurodese ou mesmo pleurectomia.[12,13]

Conclusão

A pleura é acometida em várias situações patológicas, como pela quebra do equilíbrio da homeostase (p. ex., nos processos transudativos) situação em que não ocorre agressão pleural. Outra situação seria lesão ativa do espaço pleural, como ocorre nos casos dos exsudatos pleurais. Apresentamos neste capítulo os mecanismos fisiopatológicos envolvidos nas doenças pleurais, o diagnóstico clínico e radiológico, o uso dos métodos de imagens na abordagem do derrame, uso do arsenal laboratorial para confirmação diagnóstica e por fim um pequeno resumo das mais frequentes etiologias

Referências bibliográficas

1. Light RW, Gary Lee YC. Textbook of Pleural Diseases. 3rd edition. CRC press Taylor and Francis Group, LLC. FL USA 2016.
2. Feller-Kopman D, Light R. Pleural disease. N Engl J Med. 2018;378(8):740-51.
3. Light RW. Pleural Disease. 6th edition. Philadelphia: Lippincott, Williams and Wilkins, 2013.
4. Light RW, Macgregor MI, Luchsinger PC, Ball WC Jr. Pleural effusions: the diagnostic separation of transudates and exudates. Ann Intern Med 1972;77:507-13.
5. Heffner JE, Brown LK, Barbieri CA. Diagnostic value of tests that discriminate between exudative and transudative pleural effusions. Chest 1997;111:970-80.
6. Bielsa S, Porcel JM, Castellote J, et al. Solving the Light's criteria misclassification rate of cardiac and hepatic transudates. Respirology 2012;17:721-6.
7. Vargas FS, Teixeira LR, Marchi E. Doenças Pleurais;1a ed. São Paulo: Roca, 2004.
8. Teixeira LR, Milinavicius R, Sales, RKB. Doenças Pleurais; Vol 14 - Série Atualização e reciclagem em pneumologia. São Paulo: Atheneu, 2018.
9. Hassan M, Mercer RM, Rahman NM. Thoracic ultrasound in the modern management of pleural disease. European Respiratory Review, 2020;29(156).
10. Havelock T, Teoh R, Laws D, et al. Pleural procedures and thoracic ultrasound: British Thoracic Society pleural disease guideline 2010. Thorax 2010; 65: i61-i76.
11. Heffner JE, Klein JS, Hampson C. Diagnostic utility and clinical application of imaging for pleural space infections. Chest. 2010;137:467-79.
12. Sahn SA. Malignant pleural effusions. In: Fishman AP (ed.). Fishman's pulmonary disease and disorders. 5th Ed. New York: McGraw-Hill, 2015.
13. Roberts ME, Neville E, Berrisford RG, et al. Management of a malignant pleural effusion: British Thoracic Society pleural disease guideline 2010, 65:32-40.
14. Heffner JE, Brown LK, Barbieri C, DeLeo JM. Pleural fluid chemical analysis in parapneumonic effusions. A meta-analysis. Am J Respir Crit Care Med. 1995; 151:1700-1708.
15. Shaw JA, Irusen EM, Diacon AH, Koegelenberg CF. Pleural tuberculosis: A concise clinical review. The clinical respiratory journal vol. 12,5 (2018): 1779-86.
16. Antonangelo L, Faria CS, Sales RK. Tuberculous pleural effusion: diagnosis & management. Expert Rev Respir Med. 2019,13(8):747-59.
17. SBPT - Diretrizes na abordagem diagnóstica e terapêutica das doenças pleurais. J Bras Pneumol 2006; 32 sup 4.

18. Davies HE, Davies RJO, Davies CWH. Management of pleural infection in adults: British Thoracic Society pleural disease guideline 2010, 65:41-53.

19. Shen KR, Bribriesco A, Crabtree T, et al. AATS Consensus Guidelines for Management of Empyema. J Thorac Cardiovasc Surg. 2017 Jun;153(6):e129-e146.

16.2 Pneumotórax

Alessandro Wasum Mariani

Introdução

Pneumotórax pode ser definido como o acúmulo de ar na cavidade pleural, sendo que a origem do ar varia conforme a etiologia. Temos, como origem mais comum, a rotura do parênquima pulmonar e, entre as menos comuns, a lesão esofágica. A incidência dessa afecção apresenta grande variação também de acordo com a sua etiologia, como o pneumotórax espontâneo primário tem incidência anual relatada de 18-24 casos/100.000 para homens e 1,2-6 casos/100.000 para mulheres.[1,2]

Etiologia

A causas para o pneumotórax podem ser didaticamente divididas em espontâneas e adquiridas (Quadro 16.2.1).

Dentre as etiologias da modalidade espontânea é muito importante a afecção intitulada **pneumotórax espontâneo primário**, que possui etiologia, fisiopatogenia e, consequentemente, tratamento específicos. Além disso, podemos ter o chamado pneumotórax espontâneo secundário que pode ter como etiologia diversas doenças pulmonares como: enfisema pulmonar, principalmente o enfisema bolhoso, além de outras doenças císticas/bolhosas pulmonares como a linfangioleiomiomatose e a síndrome de Birt-Hogg-Dubé.[3]

Já na modalidade adquirida podemos classificar o **pneumotórax em traumático** ou Iatrogênico: após procedimentos cirúrgicos, passagem de cateteres centrais, endoscopias digestivas ou respiratórias, entre outros.[4]

Quadro 16.2.1 – Classificação

Pneumotórax espontâneo primário
Pneumotórax espontâneo secundário
Pneumotórax traumático
Pneumotórax iatrogênico
Pneumotórax aberto
Pneumotórax hipertensivo

Patogenia

Conforme mencionado anteriormente a origem do ar adentra a cavidade pleural que varia conforme a etiologia, para fins de entendimento da patogenia podemos dividir a fonte do ar em:

- **Pulmão:** seja dos alvéolos pulmonares ou vias aéreas quando rotas.
- **Meio externo:** por comunicação direta com a cavidade pleural que ocorre, por exemplo, no trauma com abertura da cavidade ou em uma cirurgia torácica.
- **Trato digestivo:** principalmente rotura esofágica.
- **Produção de gases por microrganismos:** situação associada ao empiema pleural e que devido ao pequeno volume produzido não ocasiona danos específicos.

As consequências da entrada de ar na cavidade pleural são: colapso parcial ou total do pulmão, alteração na mecânica ventilatória, redução nas capacidades pulmonares total, residual e vital, alteração da ventilação perfusão e *shunt*. Essas alterações, em última análise, se traduzem em hipoxemia. A severidade desse quadro depende da quantidade acumulada de ar, quanto maior o acúmulo maior é a gravidade.[5]

A depender da origem do ar, frequentemente quando esse se origina do parênquima pulmonar ou da via aérea rota, estabelece-se um mecanismo de válvula: o ar entra na cavidade pleural, mas não tem via de saída. Essa situação, além de promover o aumento progressivo do conteúdo aéreo dentro da cavidade pleural, se não tratado acaba por ocasionar um aumento da pressão intratorácica que, chegando a um nível crítico, ocasiona o desvio do mediastino, a redução do retorno venoso e por consequência deflagra comprometimento hemodinâmico, de hipotensão até choque podendo ser fatal. Essa condição é chamada de Pneumotórax Hipertensivo e que pode ocorrer com qualquer etiologia, mas é mais frequente nas situações traumáticas ou quando o paciente está em ventilação com pressão positiva.[4]

Dentre as patogenias específicas por etiologia, é importante entender o mecanismo de formação do pneumotórax espontâneo primário. Apesar de ainda ser motivo de debate entre os especialistas, a causa mais aceita para o pneumotórax espontâneo primário é a existência dos chamados *blebs*, pequenas bolhas em posição subpleural em geral encontrados nos ápices ou nos segmentos superiores dos lobos inferiores. Não se sabe por que essa modalidade de pneumotórax é muito mais comum em jovens do sexo masculino com perfil longilíneo.[6] Fato é que o pneumotórax espontâneo primário se estabelece pela rotura espontânea de uma fragilidade no parênquima pulmonar (*bleb*?) possibilitando a entrada de ar na cavidade pleural.[7] Apesar de ser possível a ocorrência de pneumotórax hipertensivo em paciente com pneumotórax espontâneo primário essa associação é extremamente rara, provavelmente devido ao diminuto calibre da fistula pulmonar gerada que acaba por bloquear-se antes que a pressão na cavidade pleural atinja nível de comprometimento hemodinâmico. Importante entender a característica de recidiva do pneumotórax espontâneo primário, estima-se um risco de 20% de recorrência em 2 anos após o primeiro episódio e que passa a ser superior a 50% após o segundo episódio.[8]

Um importante diagnóstico diferencial a ser estabelecido com o pneumotórax espontâneo primário é o pneumotórax catamenial que ocorre em mulheres jovens e pode ou não ter relação com endometriose.[7]

Uma modalidade de pneumotórax tem ganhado destaque é o pneumotórax em pacientes com COVID-19. Esse pode ocorrer devido a intervenções como passagem de cateter central e ou mesmo ser secundário a barotrauma em pacientes intubados.[9] Todavia, segundo recentes estudos a própria COVID-19 por mecanismo ainda desconhecido pode ocasionar pneumotórax. Outra característica inusitada e ainda não completamente elucidada da COVID-19 é o aumento da incidência de pneumomediastino que segundo nossa casuística publicada em 2021 associou-se com pneumotórax em 33% dos casos.[10]

Quadro clínico

História

A causa do pneumotórax pode impactar drasticamente no quadro clínico, certamente o comportamento de um paciente com um politrauma grave associado a pneumotórax é diferente do quadro de um paciente com pneumotórax espontâneo primário. Além disso, a história clínica representada por: presença de trauma, procedimento cirúrgico, acupuntura, endoscopia digestiva ou respiratória, doenças prévias ou mesmo a ausência de qualquer situação predisponente; é importante para o diagnóstico.

Focando especificamente nas queixas originadas pelo pneumotórax temos como mais frequentes a dor torácica e a dispneia. Nos casos de pneumotórax traumático, a dor pode estar associada ao próprio trauma da parede, frequentemente com a fraturas de costelas. Já no pneumotórax espontâneo primário, em geral, a dor é súbita e tende a ir reduzindo.[3]

A dispneia tem caráter progressivo e tente a ser mais insidiosa e demorar para aparecer em pacientes com pneumotórax de pequeno volume especialmente nos casos de espontâneo primário. Nota especial para a dispneia para os pacientes com pneumotórax espontâneo secundário, pois esses frequentemente já têm dispneia constante pela doença de base, sendo que pequenos volumes de pneumotórax tendem a deixá-los muito mais sintomáticos.[8]

Exame físico

Mais uma vez, a etiologia pode afetar o exame físico do paciente com pneumotórax. Em linhas gerais, precisamos observar:

- Inspeção
  - Estado geral: presença de insuficiência respiratória ou alteração hemodinâmica.
  - Padrão respiratório: frequência respiratória aumentada, esforço respiratório e uso de musculatura acessória.
  - Expansibilidade torácica: pode reduzir do lado acometido.
  - Presença de lesões de na parede torácica: hematomas, escoriações, soluções de continuidade em decorrência de trauma, sinais de manipulação cirúrgica ou outros procedimentos invasivos.

- Palpação
  - Avaliar presença de enfisema de subcutâneo, crepitações e eventualmente sinais de fraturas de costelas.

- Ausculta pulmonar
  - Avaliação do murmúrio ventilatório que frequentemente está reduzida.

- Percussão
  - Presença de som timpânico.

Diagnóstico

O diagnóstico do pneumotórax passa pela interpretação do quadro clínico e da comprovação do mesmo ao exame de imagem. Fundamental ressaltar que para os casos com alta suspeita de pneumotórax hipertensivo independentemente da etiologia, o diagnóstico clinico já é indicativo de conduta intervencionista independentemente da comprovação por imagem.[4]

- Exames de imagem
  - **Radiografia de tórax:** Exame mais frequentemente realizado para o diagnóstico do pneumotórax. Recomenda-se radiografia preferencialmente em posição em pé ou sentada, em inspiração e com incidência posteroanterior (PA) e perfil quando possível porque, existe perda de sensibilidade na incidência AP e em pacientes em DDH. Além da presença do pneumotórax a radiografia ainda dá noção do volume de ar, bem como se existe alguma condição associada como o hemotórax nos casos com nível líquido.[1] Foram descritos alguns métodos para se medir o tamanho do pneumotórax, mas nenhum é usado de forma padronizada. Lembrando que em casos em que o pneumotórax é muito pequeno até mesmo laminar a radiografia pode falhar na identificação (Figura 16.2.1).[7]

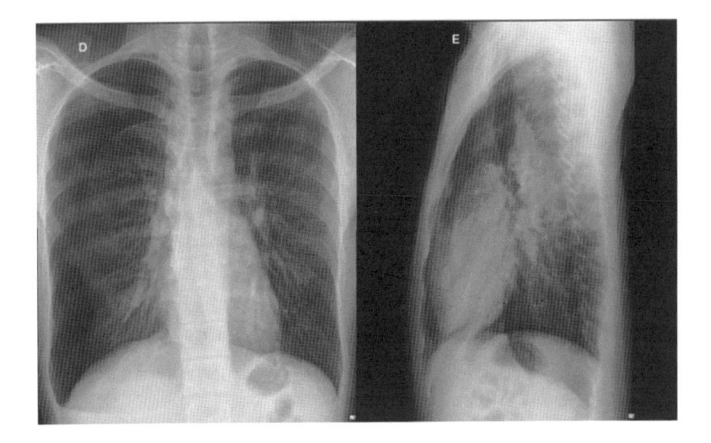

Figura 16.2.1 – Radiografias de tórax em PA e perfil de paciente com pneumotórax espontâneo à direita. Fonte: arquivo do autor.

  - **Ultrassonografia do tórax:** é uma ferramenta capaz de diagnosticar o pneumotórax.[11] Além de não necessitar de radiação ionizante outra grande vantagem é a portabilidade do método. Para avaliação do pneumotórax, podemos citar alguns critérios clássicos para seu diagnóstico: a não visualização da movimentação pulmonar com a respiração, a ausência de linhas B, a presença do chamado *lung point*, além do sinal "da estratosfera" ou "código de barras" no modo M. A grande desvantagem é ser um método operador dependente e que depende de um treinamento específico para estabelecer o diagnóstico com segurança.[12]

- **Tomografia computadorizada de tórax:** considerada o padrão-ouro, uma vez que mantém sua alta sensibilidade mesmo em volumes muito pequenos como no pneumotórax laminar. Indicada para avaliações complementares, por exemplo, no pneumotórax espontâneo para identificar alteração pulmonar causadora ou para casos em que se mantém suspeita com radiografia normal.[1] Importante salientar que mesmo na tomografia pode ser difícil diferenciar pneumotórax loculado (que é raro) com bolha pulmonar. Tem como desvantagens apontadas a maior necessidade de radiação e a necessidade de transporte do paciente (Figura 16.2.2).[3]

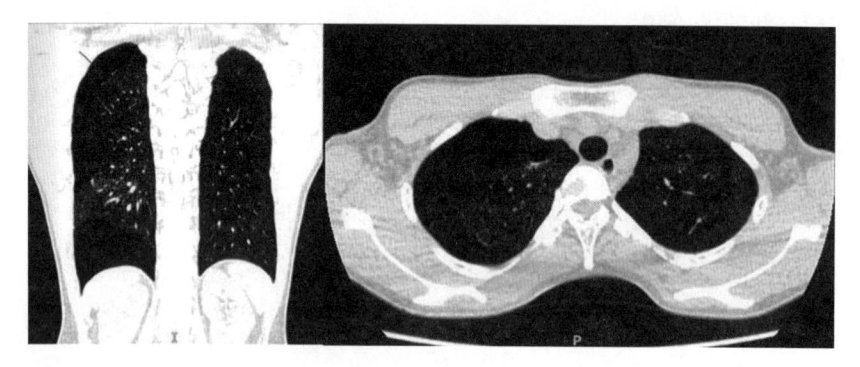

Figura 16.2.2 – Tomografia computadorizada de tórax em paciente com pneumotórax espontâneo. À direita, nota-se seta indicando um *bleb* em ápice pulmonar. Fonte: arquivo do autor.

- ## Exames laboratoriais

  - **Gasometria arterial:** pode indicar a insuficiência respiratória nos casos mais graves, todavia, não é comumente utilizada para diagnóstico.

Tratamento

Independente da etiologia a conduta inicial do pneumotórax deve ser guiada pela condição clínica do paciente, sendo essa mais relevante do que a simples análise do volume do pneumotórax.[7]

Pacientes com pneumotórax que se apresentem dispneicos, devem ser tratados com drenagem torácica fechada. Drenos com diâmetro pequeno, em geral, 14 FR são suficientes para o tratamento da maioria dos casos.[13,14] A associação de pneumotórax com ventilação por pressão positiva é, para quase a totalidade dos casos, indicação de drenagem torácica fechada, mesmo em volumes pequenos devido ao risco de rápida progressão (Figura 16.2.3).[13]

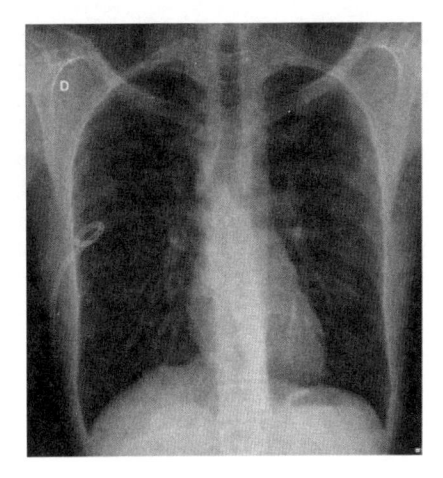

Figura 16.2.3 – Radiografia de tórax em PA de paciente com pneumotórax espontâneo tratado com dreno pleural de pequeno calibre (14 FR). Nota-se a completa solução do pneumotórax.

O pneumotórax aberto ou ferida torácica aspirativa é uma condição grave, decorrente de condições traumáticas que demanda pronto tratamento, seja ele a confecção de curativo de 3 pontas ou a instituição imediata ventilação com pressão positiva. Independentemente do tratamento inicial é importante avaliação do especialista para a correção cirúrgica definitiva.[4]

Os pacientes com importante alteração hemodinâmica e quadro compatível com pneumotórax hipertensivo devem ser tratados imediatamente, mesmo antes da comprovação por exame de imagem, frente a gravidade do caso e risco iminente de morte. Em geral, a primeira conduta é a punção torácica para alívio, pode ser realizada com Jelco® de grosso calibre em região anterior do tórax, linha hemiclavicular no 2°ou 3° espaço intercostal.[4] A drenagem torácica fechada deve ser realizada na sequência da punção avaliadora, o mais rápido o possível. Todavia, como a punção tende a tirar o risco iminente de morte, é sugerido comprovar o pneumotórax com algum exame de imagem, como a radiografia de tórax, para comprovar a existência do pneumotórax.

Pacientes com pneumotórax espontâneo que se mantêm eupneicos, idealmente com pequeno volume de ar acumulado e que preferencialmente não possuam grave doenças pulmonares de base podem ser tratados conservadoramente, com sintomáticos como analgésicos e antitussígenos associado a controle radiológico periódico até a resolução do caso por reabsorção do ar. Para pacientes com pneumotórax espontâneo primário essa observação por de ser seguramente realizada em caráter ambulatorial desde que haja controle evolutivo.[7]

Devido ao caráter recidivante do pneumotórax espontâneo primário, para esses pacientes é sugerido o tratamento cirúrgico, em geral, a partir do segundo episódio. Apesar de haver alguma diferença quanto a técnica preconizada na literatura, as publicações mais recentes sugerem a associação da pleurodese, seja mecânica, por pleurectomia ou química por talcagem associada a resseção dos *blebs* ou do ápice do pulmão. A via de acesso mais indicada é a videotoracoscopia.[15]

A princípio, os casos de pneumotórax associados a COVID-19 devem seguir o mesmo protocolo de tratamento que pacientes com pneumotórax de outras etiologias. Todavia, conforme descrito por alguns autores como o grupo do Dr. Robert Cerfolio[16] e vivenciado aqui em nossa casuística no Hospital das Clínicas da FMUSP,[10] frequentemente o dreno de menor calibre falhou devido ao grande fluxo de ar gerado pela fístula sendo necessário associar dreno de maior calibre ou iniciar o uso de aspiração contínua. Além disso, os pacientes COVID-19 drenados na fase aguda merecem atenção no sistema de drenagem para evitar a contaminação ambiental pelo escape de ar conforme demonstrada em alguns trabalhos.[17]

Referências bibliográficas

1. Noppen M, De Keukeleire T. Pneumothorax. Respiration. 2008;76:121-7.

2. Hallifax RJ, Rahman NM. Epidemiology of pneumothorax-finally something solid out of thin air. Thorax 2015;70(10):921-2.

3. MacDuff A, Arnold A, Harvey J. Management of spontaneous pneumothorax: British Thoracic Society pleural disease guideline 2010. Thorax. 2010;65(Suppl 2):ii18-ii31.

4. ATLS Subcommittee; American College of Surgeons' Committee on Trauma, International ATLS working group. Advanced trauma life support (ATLS(R)): the ninth edition. J Trauma Acute Care Surg 2013;74:1363-6.

5. Ball CG, Kirkpatrick AW, Laupland KB, et al. Incidence, risk factors, and out- comes for occult pneumothoraces in victims of major trauma. J Trauma 2005; 59:917–24 [discussion: 924-5].

6. Cattoni M, Rotolo N, Mastromarino MG, et al. Analysis of pneumothorax recurrence risk factors in 843 patients who underwent videothoracoscopy for primary spontaneous pneumothorax: results of a multicentric study. Interact Cardiovasc Thorac Surg 2020;1-7.

7. Tschopp JM, Bintcliffe O, Astoul P, et al. ERS task force statement: Diagnosis and treatment of primary spontaneous pneumothorax. Eur Respir J 2015; 46:321-35.

8. Wong A, Galiabovitch E, Bhagwat K. Management of primary spontaneous pneumothorax: a review. ANZ J Surg. 2019; 89:303-8.

9. Belletti A, Landoni G, Zangrillo A. Pneumothorax and barotrauma in invasively ventilated patients with COVID-19. Respir Med. 2021; 187:106552.

10. Brito J, Gregório P, Mariani AW, et al. Pneumomediastinum in COVID-19 disease: Outcomes and relation to the Macklin effect. Asian Cardiovasc Thorac Ann [Internet]. 2021;021849232110100.

11. Fonseca EKUN, Castro AA, Sameshima YT. Pneumotórax: entre a praia e a estratosfera. J Bras Pneumol. 2017;43:324-325.

12. Husain LF, Hagopian L, Wayman D, et al. Sonographic diagnosis of pneumo- thorax. J Emerg Trauma Shock 2012;5:76-81.

13. Inaba K, Lustenberger T, Recinos G, et al. Does size matter? A prospective analysis of 28-32 versus 36-40 French chest tube size in trauma. J Trauma 2012;72:422-7.

14. Kulvatunyou N, Erickson L, Vijayasekaran A, et al. Randomized clinical trial of pigtail catheter versus chest tube in injured patients with uncomplicated trau- matic pneumothorax. Br J Surg 2014; 101:17-22.

15. Moreno-Merino S, Congregado M, Gallardo G, et al. Comparative study of talc poudrage versus pleural abrasion for the treatment of primary spontaneous pneumothorax. Interact Cardiovasc Thorac Surg 2012; 15: 81-85.

16. Chang SH, Chen D, Paone D, et al. Thoracic surgery outcomes for patients with Coronavirus Disease 2019. J Thorac Cardiovasc Surg. 2021: S0022-5223(21)00168-9.

17. Gregorio PHP, Mariani AW, Brito JMLT, et al. Indoor air quality and environmental sampling as support tools to detect SARS-COV-2 in the healthcare setting. J Occu Environ Med. Ahead of print. Epub: June 09, 2021. doi: 10.1097/JOM.0000000000002284

17 Carcinoma Brônquico

Giselle de Souza Carvalho

Lethicia David Prado

Luiz Henrique de Lima Araujo

Introdução

O câncer de pulmão é o segundo mais diagnosticado no mundo, com uma estimativa de 2,2 milhões de novos casos em 2020 e 1,8 milhões de mortes. É a principal causa de morbimortalidade por câncer em homens e ocupa o terceiro lugar em incidência e o segundo em mortalidade em mulheres.[1] No Brasil, no período de 2020 a 2022, são estimados 17.760 novos casos anualmente em homens e 12.440 em mulheres.[2]

Embora seja primariamente dividido em câncer de pulmão de pequenas células (CPPC) e não pequenas células (CPNPC), trata-se de uma doença com grande heterogeneidade, com seu comportamento biológico definido por alterações moleculares que não apenas definem a identidade tumoral, como também constituem importantes alvos diagnósticos e terapêuticos.

Etiologia

O principal fator de risco para desenvolvimento do câncer de pulmão é o tabagismo, responsável por aproximadamente 90% dos casos, com risco proporcional à quantidade de cigarros fumados por dia e o tempo de duração do tabagismo.[3] São também fatores que influenciam no risco de desenvolvimento de câncer de pulmão relacionados ao cigarro: a idade de início do tabagismo, o grau de inalação, o alcatrão e o conteúdo de nicotina dos cigarros e o uso de cigarros não filtrados.[4]

Embora esse risco possa ser reduzido em 20 a 90% a partir de 5 anos de abstinência, ex-fumantes permanecem com maior predisposição ao câncer de pulmão quando comparados a indivíduos que nunca fumaram, mesmo após períodos de abstinência completa.[5]

Assim como o tabaco, vários carcinógenos ocupacionais e ambientais aumentam o risco de câncer de pulmão, sendo os mais conhecidos o amianto e o radônio. Enquanto o risco de câncer de pulmão relacionado ao amianto depende da dose e do tipo de fibra a que o paciente foi exposto, o radônio, por ser um produto da decomposição gasosa do urânio-238 e do rádio-226, é capaz de danificar o epitélio respiratório por meio da emissão de partículas alfa, expondo principalmente trabalhadores das minas de urânio. Outras substâncias associadas ao câncer de pulmão são arsênio, bis (clorometil) éter, cromo, formaldeído, radiação ionizante, níquel, hidrocarbonetos aromáticos policíclicos, pó de metal duro e cloreto de vinila.[6]

Manifestações clínicas

Os sintomas do câncer de pulmão podem ocorrer em decorrência da lesão primária, dos sítios metastáticos ou, ainda, de síndromes paraneoplásicas e, embora mais de 50% dos pacientes apresentem doença avançada ao diagnóstico, aproximadamente 25% são diagnosticados em fase inicial, comumente de forma assintomática e incidental.[7,8]

Os principais sintomas relacionados à doença intratorácica são tosse, hemoptise e dispneia. A tosse representa o sintoma mais comum, presente em 50 a 75% dos casos e mais frequentemente relacionada ao carcinoma de células escamosas, por sua localização comumente em vias aéreas centrais.[7,9] Caso haja invasão direta da parede torácica e mediastino, pode haver também o surgimento de dor, disfonia, síndrome de veia cava superior e paralisia frênica.[10]

Os principais sítios de metástases do CPNPC são cérebro, ossos, fígado, adrenais e pulmão contralateral. Embora seus sintomas estejam diretamente relacionados ao órgão afetado, sinais e sintomas como anemia, alteração de enzimas hepáticas, hipercalcemia, fadiga, anorexia e perda ponderal devem levar à suspeição de doença disseminada.[7]

As síndromes paraneoplásicas, embora raras, estão bem documentadas no câncer de pulmão e não estão necessariamente relacionadas a doença metastática, sendo as principais hiponatremia por secreção inapropriada de ADH, hipercalcemia, síndromes neurológicas e síndrome de Cushing.[7]

Diagnóstico

O diagnóstico deve ser confirmado pela biópsia da lesão tumoral, que pode ser realizada através de broncoscopia, punção aspirativa com agulha fina, citologia do escarro, biópsia de linfonodo, biópsia da metástase ou análise de líquido pleural. No que diz respeito ao CPNPC, o *National Comprehensive Cancer Network* (NCCN) recomenda também que seja realizada a testagem de mutações condutoras envolvendo os genes *EGFR, ALK, ROS1, BRAF, MET, RET, ERBB2* e *NTRK*, assim como a pesquisa da expressão de PD-L1, marcador preditivo de resposta à imunoterapia.[10,11]

Atualmente, a endoscopia com ultrassom endobrônquico (EBUS) destaca-se como principal modalidade na investigação do CPNPC devido a sua acurácia no acesso à lesão primária e linfonodos mediastinais.[12]

Durante a investigação diagnóstica, faz-se importante também a realização de exames laboratoriais, como hemograma, eletrólitos, função renal e hepática; assim como exames de imagem, como tomografia computadorizada de tórax, abdome e pelve, cintilografia óssea e ressonância magnética, úteis também para estadiamento da doença.

Rastreamento

Após inúmeros desenhos de estudos que almejavam identificar o melhor método e a população-alvo na qual o rastreamento de tumores pulmonares estaria indicado, a tomografia computadorizada de baixa dose (TCBD) se destacou como uma importante ferramenta no rastreio do câncer de pulmão.[7,8] Quando comparada ao uso da radiografia de tórax, a TCBD apresentou maior sensibilidade na detecção precoce da neoplasia de pulmão em estádio inicial, além da redução relativa da mortalidade secundária a esta condição.[7] Segundo a *American Society of Clinical Oncology* (ASCO) e o NCCN, o rastreio do câncer de pulmão deve ser discutido em pacientes que apresentem as seguintes caraterísticas:

- 55 a 74 anos.
- História de tabagismo ≥ 30 maços/ano.
- Tabagismo atual ou interrompido há < 15 anos.
- Boa condição clínica.[7,8]

Dado o benefício em pacientes assintomáticos com alto risco para câncer de pulmão, conforme os critérios descritos acima, este rastreamento deverá ser realizado anualmente por um período de 3 anos.[7] No entanto, a relação custo-benefício, a exposição à radiação ionizante e a alta taxa de falsos positivos e suas complicações ainda representam barreiras a serem consideradas para a implementação da triagem generalizada por TCBD.[7,8]

Patologia

O carcinoma de células escamosas (CEC) surge a partir de células do epitélio das vias aéreas, ocupando tipicamente uma localização central nas vias aéreas inferiores, e está altamente associado ao tabagismo.[7,8] CEC queratinizado e não-queratinizado são os 2 subtipos principais reconhecidos.[8]

O adenocarcinoma é o principal subtipo de neoplasia de pulmão em indivíduos não tabagistas, porém ocorre predominantemente em tabagistas.[8] Surge de células alveolares que se encontram em pequenas vias aéreas, sendo, portanto, mais comumente localizado perifericamente no parênquima pulmonar.[8] Dentre as variantes histológicas do adenocarcinoma estão: acinar, papilífero, micropapilífero, lepídico e sólido, dentre outras.[8] As variantes de predominância acinar, lepídica e papilífera apresentam um prognóstico intermediário, enquanto as de predominância sólida, micropapilífera, coloide, não mucinosa e mucinosa invasiva e mista apresentam um pior prognóstico.[8] Enquanto diagnóstico diferencial, o adenocarcinoma é histologicamente semelhante a adenocarcinomas metastáticos de outros sítios e tumores como o mesotelioma.[8] Dessa maneira, a história clínica e o estudo imuno-histoquímico (IHQ) são fundamentais para sua diferenciação.[8]

Outros subtipos agressivos de CPNPC menos comuns incluem o carcinoma de grandes células, pleomórfico, células fusiformes e células gigantes.[8] Outros, ainda mais raros, são carcinossarcoma, blastoma pulmonar, carcinoma linfoepitelioma-*like* e carcinoma NUT.[8] O carcinoma de grandes células é definido como um CPNPC indiferenciado, sem evidências microscópicas ou imuno-histoquímicas de diferenciação glandular ou escamosa.[7,8] Para preencher tal definição, esse subtipo deve ser submetido a exame da massa tumoral por completo.[8] Com o aperfeiçoamento dos métodos imuno-histológicos, a melhor acurácia na identificação de áreas escamosas ou glandulares torna o diagnóstico do carcinoma de grandes células cada vez menos comum.[8]

Os principais tumores neuroendócrinos de pulmão incluem carcinoide típico, carcinoide atípico, carcinoma neuroendócrino de grandes células e o câncer de pulmão de pequenas células (CPPC).[8] Representam um espectro variável de lesões de prognóstico desde indolente até mais agressivo.[8] São diferenciados a partir de características histopatológicas neuroendócrinas (formação de rosetas nucleares, paliçada nuclear periférica e trabeculação), pela avaliação de atividade proliferativa (contagem mitótica e presença ou ausência de necrose) e pela expressão de marcadores neuroendócrinos através de IHQ.[8] Tumores carcinoides frequentemente ocorrem em pacientes jovens, não tabagistas e costumam ser menos agressivos, enquanto o CPPC ocorre em pacientes tabagistas, sendo tipicamente de comportamento agressivo e apresentação central no parênquima pulmonar.[8]

Quanto às características imuno-histoquímicas, a expressão de TTF-1 e napsina A em CPNPC pouco diferenciado favorecem o diagnóstico de adenocarcinoma, enquanto a expressão de citoqueratinas de alto peso molecular, como CK5/6, p63 e p40 favorecem o diagnóstico de CEC.[7,8] O estudo IHQ é ainda importante na confirmação da diferenciação neuroendócrina a partir de marcadores como CD56, molécula de adesão celular neural (NCAM), sinaptofisina e cromogranina A.[7,8]

Existem eventos específicos capazes de desencadear a transformação maligna de células broncoepiteliais, participando assim da gênese da neoplasia de pulmão.[7,8] A contribuição dos carcinógenos extrínsecos, como a exposição ao tabaco ou às fibras de asbesto, no metabolismo carcinogênico da neoplasia de pulmão é modulada por variações genéticas (componentes intrínsecos).[7,8] As anormalidades genéticas adquiridas mais clinicamente significativas ao câncer de pulmão são a mutação do EGFR, a fusão do ALK e a fusão de ROS1.[7,8] Essas três são alterações genéticas não sobrepostas e estão relacionadas a pacientes mais jovens, com história de baixa carga tabágica (< 10 maços/ano) ou nunca fumantes, subtipo adenocarcinoma e maiores taxas de resposta a inibidores de tirosina quinase (TKI) específicos.[8]

Estadiamento

No sistema TNM para classificação de tumores malignos, preconizado pela União Internacional Contra o Câncer (UICC), o T descreve o tamanho do tumor no sítio primário, o N descreve o envolvimento linfonodal, e o M descreve a presença de doença à distância (metástase).[13] A mais recente edição publicada do TNM é a oitava edição, a qual entrou em vigor a partir de janeiro de 2017.[13] A classificação TNM e o estadiamento do CPNPC são apresentados nas Tabelas 17.1 e 17.2.

Tabela 17.1 – Classificação TNM do CPNPC segundo 8º edição TNM pela UICC[13]

Tx	Não pode ser acessado e não visualizado por imagem
T0	Sem evidência de tumor primário
Tis	Carcinoma *in situ*
T1	Inclui tumores de até 3 cm
T1mi	Adenocarcinoma minimamente invasivo
T1a	Tumor ≤ 1 cm
T1b	Tumor > 1 cm e ≤ 2 cm
T1c	Tumor > 2 cm e ≤ 3 cm
T2	Tumor > 3 cm e ≤ 5 cm; ou tumor com qualquer das seguintes características: envolvimento de brônquio fonte sem envolvimento da carina, invasão de pleura visceral, associado a atelectasia ou pneumonite obstrutiva
T2a	Tumor > 3 cm e ≤ 4 cm
T2b	Tumor > 4 cm e ≤ 5 cm
T3	Tumor > 5 cm e ≤ 7 cm; com invasão direta de: pleura parietal, parede torácica, nervo frênico ou pericárdio parietal; ou nódulo(s) separado(s) do tumor no mesmo lobo
T4	Tumor > 7 cm; com envolvimento de diafragma, mediastino, coração, grandes vasos, traqueia, nervo laríngeo recorrente, esôfago, vertebras, carina; ou nódulo(s) separado(s) do tumor em lobo ipsilateral, porém diferente do primário
Nx	Linfonodos regionais não podem ser acessados
N0	Sem metástase para linfonodos regionais
N1	Metástase para linfonodo hilar, peribrônquico e/ou intrapulmonar ipsilateral, incluindo envolvimento por extensão direta
N2	Metástase para linfonodo mediastinal e/ou subcarinal ipsilateral
N3	Metástase para linfonodo mediastinal contralateral, hilar contralateral, escaleno ipsilateral ou contralateral, ou linfonodo supraclavicular
M0	Sem metástases à distância
M1a	Nódulo tumoral em lobo contralateral, nódulos pleurais ou pericárdicos, ou derrame pleural ou pericárdico maligno
M1b	Metástase extratorácica única em um único órgão à distância
M1c	Metástases extratorácicas múltiplas em um ou mais órgãos

O sistema TNM proposto também pode ser utilizado para o CPPC. No entanto, este é mais comumente dividido em doença limitada ou doença extensa, dada a simplicidade e importância clínica desta classificação.[7] Doença limitada é definida como a presença de doença confinada a um hemitórax, que pode ser coberta em um campo de radioterapia; caso não preencha esses critérios é considerada doença extensa.[7] Ao diagnóstico, aproximadamente 2/3 dos pacientes com CPPC se apresentam como doença extensa.[7]

Tabela 17.2 – Estadiamento do CPNPC segundo 8ª edição TNM pela UICC[13]

Carcinoma oculto	Tx	N0	M0
Estadio 0	Tis	N0	M0
Estadio IA1	T1mi,T1a	N0	M0
Estadio IA2	T1b	N0	M0
Estadio IA3	T1c	N0	M0
Estadio IB	T2a	N0	M0
Estadio IIA	T2b	N0	M0
Estadio IIB	T1a-c, T2a-b	N1	M0
	T3	N0	M0
Estadio IIIA	T1a-c, T2a-b	N2	M0
	T3	N1	M0
	T4	N0, N1	M0
Estadio IIIB	T1a-c, T2a-b	N3	M0
	T3, T4	N2	M0
Estadio IIIC	T3, T4	N3	M0
Estadio IVA	Qualquer T	Qualquer N	M1a,b
Estadio IVB	Qualquer T	Qualquer N	M1c

Bases do tratamento

Após o diagnóstico do câncer de pulmão, o tratamento dependerá do estadiamento e do *performance status* (PS) do paciente.[7] A classificação do PS tem por objetivo a estimativa da capacidade do paciente de realizar determinadas atividades e representa uma das mais importantes avaliações no cuidado de pacientes com câncer.[7]

Cirurgia, quimioterapia e radioterapia são as modalidades mais utilizadas no tratamento do câncer de pulmão.[7,8] No CPNPC, pacientes com doença em estádio I (T1-T2a N0) e boa condição clínica são considerados para ressecção cirúrgica com intenção curativa, usualmente lobectomia. Atualmente, técnicas cirúrgicas minimamente invasivas como a videotoracoscopia (VATS) ou por via robótica (RATS) apresentam resultados comparáveis aos da toracotomia aberta e com menores taxas de complicação.[8]

O CPNPC estádio II (T1-T2 N1 ou T2b-T3 N0) é um grupo heterogêneo em que o tratamento recomendado é a ressecção cirúrgica com linfadenectomia mediastinal seguida, nos casos de doença T3, N1 ou com presença de margens comprometidas, por quimioterapia adjuvante.[7]

A doença estádio III (N2, N3 ou T4) é considerada doença localmente avançada e deverá ser majoritariamente tratada com quimiorradioterapia exclusiva. Como exceção, tumores estádio IIIA em pacientes com características clínicas ótimas discute-se a possibilidade de ressecção cirúrgica primária seguida por quimioterapia adjuvante ou mesmo de quimioterapia neoadjuvante seguida de cirurgia.[7]

No CPNPC estádio IV (M1), ou doença avançada, o objetivo terapêutico é melhorar a qualidade de vida e prolongar a sobrevida.[7] Dependendo da condição clínica estará indicado o uso da quimioterapia paliativa, porém neste estádio faz-se ainda mais importante o acompanhamento interdisciplinar por equipe composta por enfermeiros, fisioterapeutas, nutricionistas, psicólogos, dentre outros.[7]

Regimes quimioterápicos baseados em platina são a base do tratamento citotóxico, dada sua conhecida atividade contra a neoplasia de pulmão.[7,8] Em geral, os regimes utilizados variam de 4 a 6 ciclos de quimioterapia.[7] No entanto, a suspensão estará indicada em caso de progressão de doença (mecanismos de resistência ao tratamento) ou efeitos colaterais impeditivos.[7]

A terapia-alvo molecular surge a partir de avanços em pesquisas sobre as vias de crescimento e progressão tumoral.[8] Já a imunoterapia é capaz de estimular o sistema imune a identificar e atacar células neoplásicas.[7] O CPNPC avançado deve ser submetido à avaliação quanto à presença de mutações *driver*, caso presente estará indicado o uso de inibidores de tirosinoquinases específicos contra mutação encontrada. Na ausência de mutações *driver*, imunoterapia, quimioterapia, ou uma combinação dessas pode ser indicada.[7]

No CPPC, a doença limitada, definida como estádio I-III (T1-4 N1-3 M0), deve ser tratada com quimiorradioterapia definitiva e, em alguns casos iniciais (T1 e T2) e boa condição clínica, avalia-se a possibilidade de ressecção cirúrgica seguida por quimioterapia adjuvante.[7,8] Na doença extensa, que inclui pacientes metastáticos ou com doença localmente avançada incapaz de ser tratada com radioterapia definitiva, haverá indicação de tratamento sistêmico com quimioterapia e imunoterapia.[7,8]

Considerações finais

A neoplasia de pulmão segue como uma importante causa de morte por câncer no Brasil. É notável a influência do tabagismo na gênese do câncer de pulmão, sendo sua cessação um importante alvo preventivo. Em termos de saúde pública, o rastreamento representa um ponto de debate, enquanto o diagnóstico da lesão em estádio precoce mostra-se fundamental na busca do tratamento de potencial curativo. Atualmente, os avanços nas modalidades terapêuticas, em especial as descobertas no campo da biologia celular, proporcionam favorável impacto no prognóstico desta condição.

Referências bibliográficas

1. Bray F, Ferlay J, Soerjomataram I, Siegel RL, Torre LA, Jemal A. Global cancer statistics 2018: GLOBOCAN estimates of incidence and mortality worldwide for 36 cancers in 185 countries. CA Cancer J Clin. 2018; 68:394-424.

2. Instituto Nacional de Câncer - INCA. Estimativa de Câncer no Brasil, 2020.

3. Alberg AJ, Samet JM. Epidemiology of lung cancer. Chest. 2003;123(1 Suppl):21S-49S.

4. Harris JE, Thun MJ, Mondul AM, Calle EE. Cigarette tar yields in relation to mortality from lung cancer in the cancer prevention study II prospective cohort, 1982-8. BMJ. 2004; 328:72.

5. United States Public Health Service Office of the Surgeon General, National Center for Chronic Disease Prevention and Health Promotion (US) Office on Smoking and Health. The Health Benefits of Smoking Cessation: A Report of the Surgeon General. NBK555591.

6. Chen CL, Hsu LI, Chiou HY, et al; Blackfoot Disease Study Group. Ingested arsenic, cigarette smoking, and lung cancer risk: a follow-up study in arseniasis-endemic areas in Taiwan. JAMA. 2004; 292:2984-90.

7. Jill E Larsen; John D Minna. The Molecular Biology of Lung Cancer. In: Vincent T. DeVita; Theodore S. Lawrence; Steven A. Rosenberg (eds.). DeVita, Hellman, and Rosenberg's cancer: principles & practice of oncology. 11th edition. Philadelphia: Wolters Kluwer, [2019]. Cap. 48. E-book.

8. Niederhuber JE. Abeloff's clinical oncology. 6th edition. Philadelphia, PA: Elsevier, 2019.

9. Hyde L, Hyde CI. Clinical manifestations of lung cancer. Chest. 1974;65(3):299-306.

10. Moreira J S, Porto N S. Geyer G R. Câncer de Pulmão. In: Tarantino, AB. (Org.). Doenças Pulmonares. 4.ed. Rio de Janeiro: Guanabara Koogan, 1997, p. 651-66.

11. VanderLaan PA, Roy-Chowdhuri S. Current and future trends in non-small cell lung cancer biomarker testing: The American experience. Cancer Cytopathol. 2020; 128:629-36.

12. Navani N, Nankivell M, Lawrence DR, et al. Lung-BOOST trial investigators. Lung cancer diagnosis and staging with endobronchial ultrasound-guided transbronchial needle aspiration compared with conventional approaches: an open-label, pragmatic, randomised controlled trial. Lancet Respir Med. 2015;3(4):282-9.

13. Lim W, Ridge CA, Nicholson AG, Mirsadraee S. The 8th lung cancer TNM classification and clinical staging system: review of the changes and clinical implications. Quant Imaging Med Surg. 2018; 8:709-18.

18 Doenças Pulmonares Induzidas por Drogas

Alexandre de Melo Kawassaki

Júlia Bamberg Cunha Melo

Larissa Barbosa Talharo

Isabela Maggioni Holz

Introdução

Apesar de serem organizadas dentro de um mesmo capítulo, as **doenças pulmonares induzidas por drogas** (DPID) constituem um grupo extremamente heterogêneo de doenças, capazes de acometer qualquer compartimento do sistema respiratório e com fisiopatologia muito diversificada, variando desde sintomas discretos ou acometimento autolimitado até insuficiência respiratória e morte. Atualmente há mais de 1.000 medicações descritas que podem induzir reação pulmonar, sendo a maioria delas rara.

Neste capítulo, iremos abordar aspectos gerais das DPID, propedêutica diagnóstica, critérios atualizados, principais medicações e princípios de tratamento.

Fisiopatologia

O pulmão é o único órgão que recebe toda a volemia capilarizada, situação que, por si só, já o expõe a potenciais toxicidades. Além disso, está em contato direto com o meio externo e é sítio de metabolismo de algumas drogas. Diferentes mecanismos fisiopatológicos foram descritos como agressores ao sistema respiratório, como toxicidade direta pela droga, reação idiossincrática, inibição de fatores reparadores (como o fator de crescimento epidérmico), liberação de radicais livres com aumento do estresse oxidativo e indução de autoimunidade. Além disso, uma mesma droga pode induzir diferentes mecanismos de lesão tecidual com diferentes apresentações clínicas, dificultando muito o diagnóstico definitivo de DPID.

Dentre os novos tratamentos oncológicos, vale ressaltar os inibidores de *check-point* imune (ICI), uma nova classe de medicamento direcionada a bloquear mecanismos de inibição da resposta imune, que ativam a imunidade linfocítica, induzindo uma melhor resposta do organismo contra o câncer. Como efeito colateral, alguns pacientes apresentam uma resposta autoimune exacerbada, que pode atacar virtualmente qualquer órgão, dentre eles o pulmão. Inclusive, nosso grupo acredita que essa classe de medicamento funcione como um facilitador de uma segunda agressão, ou seja, que apenas induza uma resposta linfocítica a um antígeno anteriormente ignorado pelo nosso sistema imune e não como um causador direto de lesão.

Epidemiologia

Como a DPID é muito heterogênea, os critérios diagnósticos mais aceitos têm pouca aplicação prática e há subnotificação de eventos adversos induzidos por drogas, não há dados robustos que consigam definir, mesmo aproximadamente, a frequência de DPID.

Os dados são mais claros para medicações que se caracterizam por alta incidência, como a bleomicina, com até 10% de DPID associada ao seu uso e para novos agentes usados no tratamento oncológico, devido a estudos fase IV (registros de pacientes), cuja incidência chega a 3% nos casos dos ICI. Os registros também ajudam a definir grupos de risco (Tabela 18.1).

Tabela 18.1 – Grupos de risco para doenças pulmonares induzidas por droga

Idosos
Grupos étnicos (japoneses)
Tabagistas
Radioterapia torácica prévia
Neoplasia maligna pulmonar
Doença pulmonar intersticial

Diagnóstico

Não existe um quadro clínico tomográfico patológico definitivo para nenhuma DPID, de modo que o diagnóstico é sempre de exclusão. Além do mais, recomenda-se avaliar se a apresentação clínica do quadro em questão já foi previamente relatada, pois a conclusão diagnóstica de DPID pode ter implicâncias prognósticas importantes para os pacientes. Para pacientes oncológicos, aquela medicação pode ser a melhor e/ou a última linha de tratamento, cuja suspensão pode indicar uma doença oncológica progressiva sem alternativas de tratamento. Para checar as drogas com relato prévio de agressão ao sistema respiratório, sugerimos uma conferência à plataforma Pneumotox (acessível gratuitamente em www.pneumotox.com – site em inglês).

O primeiro passo para o diagnóstico adequado é uma história clínica compatível, onde a latência entre a primeira exposição à droga suspeita e o início dos sintomas seja algo previamente descrito. A temporalidade pode variar desde imediata (como broncoespasmo) até anos (como fibrose pulmonar), a depender da medicação envolvida e apresentação clínica observada. De uma forma geral, as principais medicações associadas a DPID são aquelas usadas no tratamento antineoplásico, que normalmente induzem a doença nos primeiros 6 meses após a primeira aplicação. Também é importante avaliar exposições ambientais e ocupacionais, o tipo de neoplasia, tratamentos prévios (em especial radioterapia), acometimento sistêmico e antecedentes mórbidos, que podem ajudar no diagnóstico diferencial.

A propedêutica é aquela utilizada na maior parte das doenças pulmonares difusas e, apesar de não indicarem um padrão patognomônico, são essenciais para avaliar diagnósticos diferenciais importantes. Recomenda-se a realização de tomografia computadorizada de alta resolução (TCAR) do tórax, ecocardiograma e avaliação laboratorial completa, com PCR, pro-calcitonina, BNP e pesquisas virais (painel de vírus respiratórios, especialmente SARS-CoV-2, citomegalovirose nos mais imunodeprimidos). A espirometria não auxilia muito ao diagnóstico, mas é uma boa ferramenta de seguimento clínico. Exames mais invasivos, como broncoscopia e biópsia pulmonar cirúrgica, são reservados para situações nas quais a probabilidade de um diagnóstico alternativo à DPID precisa ser afastado com segurança, pois não há padrão histológico que defina com certeza uma DPID.

Dos exames complementares, a mais importante é a TCAR de tórax, que pode sugerir ou afastar diagnósticos e orientar próximos passos. Alguns padrões, apesar de não patognomônicos, são altamente sugestivos de DPID, como pneumonia em organização (Figura 18.1), dano alveolar difuso (Figura 18.2) ou reativação de área previamente irradiada, também chamada *radioation recall* (Figura 18.3). Na Tabela 18.2 descrevemos os principais diagnósticos a serem afastados para que o diagnóstico de DPID seja confirmado.

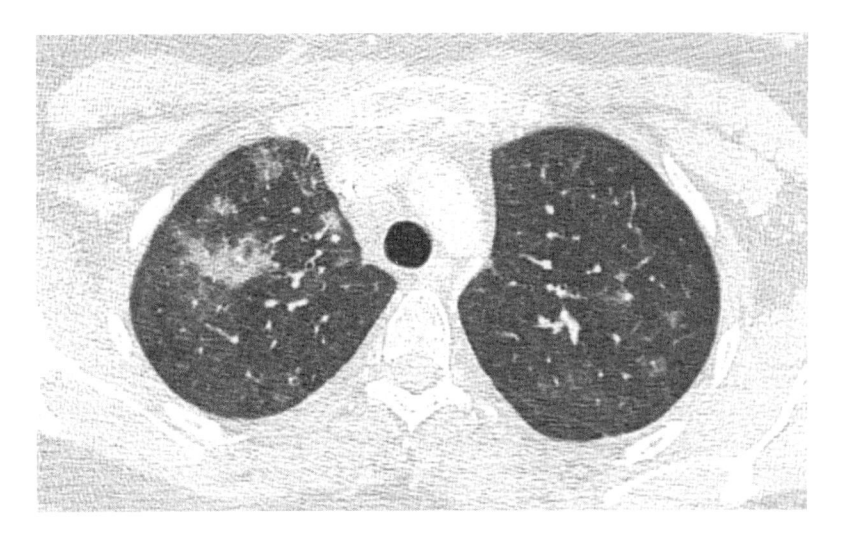

Figura 18.1 – Pneumonia em organização induzida por droga.

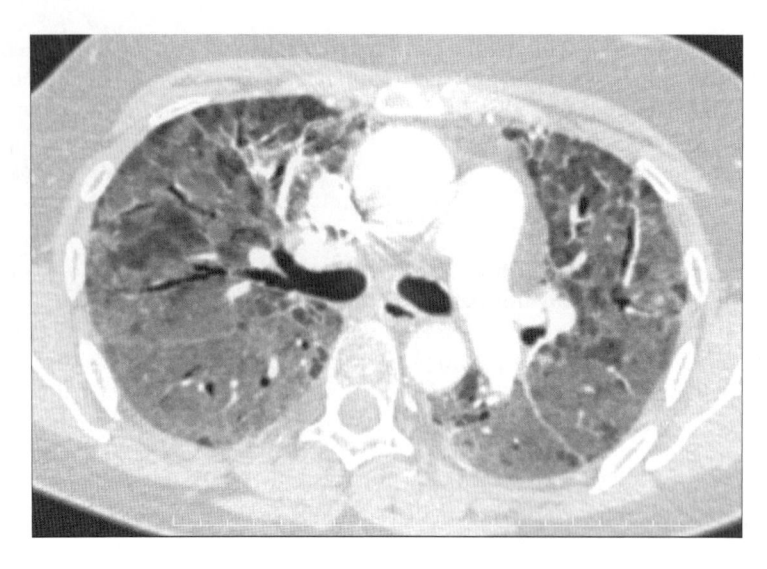

Figura 18.2 – Dano alveolar difuso após quimioterapia.

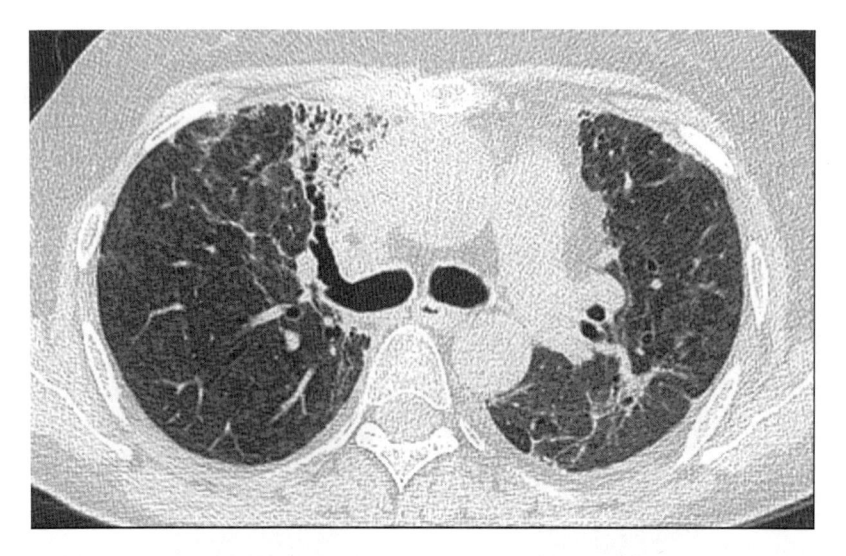

Figura 18.3 – Reativação de área de pneumonite actínica após tratamento oncológico. Note a área mais acometida em região paramediastinal direita, segmento
anterior do lobo superior, local onde um timoma havia sido irradiado.

Tabela 18.2 – Principais diagnósticos diferenciais das doenças pulmonares induzidas por drogas

Infecção
Doença cardíaca
Edema pulmonar não cardiogênico
Pseudoprogressão tumoral (fenômeno observado com os ICI*)
Infiltração tumoral e linfangite carcinomatosa
Doenças inflamatórias autoimunes

Inibidores de check-point imune.

Critérios diagnósticos

Os critérios clássicos são pouco práticos e difíceis de serem preenchidos. Incluem a presença de doença respiratória, uso de droga potencialmente causadora da lesão observada, exclusão de outras causas para aquela apresentação clínica, melhora após a suspensão da droga e retorno do quadro após a reintrodução da medicação. As principais dificuldades dizem respeito à reexposição à droga suspeita, situação que deve ser desencorajada nos casos que induziram uma doença pulmonar mais grave e a obrigatoriedade de melhora após suspensão, algo nem sempre observado.

Em 2021, um documento da Sociedade Fleischner de Radiologia abordou as doenças pulmonares induzidas pelos novos tratamentos anti-neoplásicos e sugeriu critérios para DPID causadas por tais agentes (Tabela 18.3). Acreditamos que tais critérios sejam mais fáceis de serem usados na prática clínica, assim como poderiam ser expandidos para outras drogas.

Tabela 18.3 – Critérios diagnósticos atualizados para doenças pulmonares induzidas por drogas

Novas opacidades pulmonares, predominantemente bilaterais e não segmentares
Associação temporal com o início de nova droga sistêmica
Afastar outras causas compatíveis com quadro clínico

Principais medicações

Amiodarona

É uma das medicações classicamente relacionadas ao surgimento de pneumonite, mas cujo diagnóstico de certeza é muito difícil de ser definido, já que os pacientes normalmente têm doença cardíaca associada e as alterações podem ser decorrentes dessa comorbidade. Assim, sua prevalência é altamente variável, compreendendo o intervalo entre 2-18%.

Outra dificuldade é a latência para o surgimento da lesão, que pode abranger de um mês até anos (mas que raramente supera 2 anos). Apesar disso, alguns fatores de risco podem auxiliar nesse diagnóstico, como idade > 60 anos, dose > 400 mg/dia e antecedentes pulmonares prévios.

Como a amiodarona é uma droga rica em iodo, as lesões pulmonares clássicas se caracterizam por consolidações com alta densidade, inclusive é interessante notar que a densidade do fígado também pode estar aumentada em até 80% dos casos, fato considerado marcador de exposição à amiodarona (mas que não fecha diagnóstico de pneumonite).

Os acometimentos mais clássicos associados ao uso da amiodarona compreendem múltiplas áreas periféricas de opacidades densas com fibrose intersticial, com padrões radiológicos de pneumonia em organização e de pneumonia intersticial crônica. A análise histológica também mostra macrófagos espumosos ou gordurosos, que são marcadores de exposição crônica à medicação, mas que por si só também não fecham o diagnóstico definitivo.

Nitrofurantoína

Muito utilizada como profilaxia para infecções urinárias de repetição, a nitrofurantoína está associada a lesão pulmonar característica (Figura 18.4A), especialmente em mulheres depois da menopausa que a usam de forma contínua. O quadro agudo pode acontecer em até aproximadamente nove dias após um ciclo curto de seu uso, no qual se evidencia uma inflamação intersticial leve, às vezes com eosinofilia, pneumócitos tipo II reativos e hemorragias focais.

Quando suspeitada precocemente, a sua suspensão e uso de corticoide tendem a resolver por completo o quadro. Caso o diagnóstico não seja percebido de imediato, pode causar alterações crônicas fibróticas sequelares, muito semelhante a um padrão de pneumonia intersticial usual (Figura 18.4B). Postula-se que o mecanismo predominante relacionado a toxicidade pulmonar está relacionada aos efeitos citotóxicos diretos dos metabólitos da nitrofurantoína no tecido pulmonar.

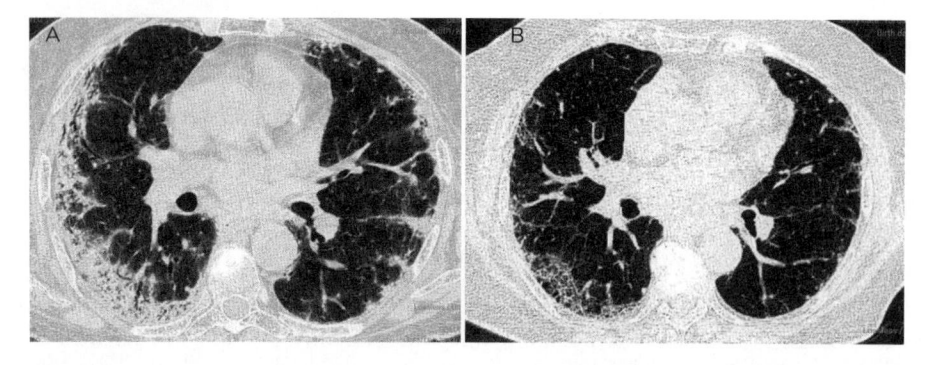

Figura 18.4 – A: pneumonia intersticial por nitrofurantoína, quadro agudo. Note a consolidação bilateral, predomínio periférico, característica da doença. B: mesma paciente, após suspensão da medicação e término do tratamento com corticoide. Nota-se reticulado periférico com faveolamento, imagem compatível com pneumonia intersticial usual, mas sem progressão nos 8 anos de seguimento subsequentes.

Antifator de necrose tumoral alfa (anti-TNF-alfa)

São drogas utilizadas no tratamento de doenças autoimunes, especialmente na artrite reumatoide, psoríase e doenças inflamatórias intestinais, cujos principais representantes são infliximabe, adalimumabe e etanercepte. Apesar de serem consideradas drogas que modificam o curso natural da doença, aliviando seus sintomas e sua progressão, especial atenção deve ser dada ao prescrevê-las, já que as complicações pulmonares infecciosas associadas ao seu uso são bem documentadas na literatura e dificultam a sua distinção dos efeitos colaterais pulmonares não infecciosos (como a reação inflamatória granulomatosa induzida pela droga). Além disso, tanto o próprio fato de tais doenças poderem manifestar sua atividade através do acometimento pulmonar, quanto outras drogas potencialmente causadoras de lesão pulmonar poderem fazer parte do tratamento, torna ainda mais difícil a documentação da sua incidência.

A principal atenção em relação a esse grupo de drogas deve ser a gravidade do quadro clínico, onde se observa um padrão de dano alveolar difuso com alta mortalidade, chegando até 29%.

Metotrexato

Medicação usada no tratamento de doenças autoimunes e oncológicas, o metotrexato pode induzir uma pneumonite bastante característica, semelhante a uma pneumonia de hipersensibilidade, compartilhando características em comum com esta última, como a presença do granuloma mal formado com infiltração inflamatória linfocítica.

Estudos recentes indicam que a frequência de doença pulmonar intersticial fibrótica associada ao seu uso parece ser bem menos importante do que previamente relatado, especialmente em portadores de artrite reumatoide. Desta forma, a presença de doença pulmonar intersticial prévia não contraindica seu uso. Atenção deve ser dado ao uso conjunto dos anti-TNF, em especial o infliximabe, pois relatos descrevem uma potencialização de sua toxicidade por uma ação sinérgica entre as drogas.

Bleomicina

Esse quimioterápico é usado principalmente no tratamento de linfomas de Hodgkin e neoplasias germinativas, é considerado o protótipo da DPID, sendo inclusive usado em modelos experimentais de indução de fibrose. A incidência de DPID chega a 10%, com diferentes padrões de lesão relatados, como pneumonia em organização, pneumonia intersticial não específica e dano alveolar difuso. Em geral manifesta-se nos primeiros 6 meses após a primeira aplicação, mas há relatos de surgimento de DPID até 2 anos após a suspensão da droga. Sua citotoxicidade está baseada na indução de espécies reativas de oxigênio, os quais causam danos ao DNA, levando a morte celular e à disfunção endotelial deflagrando a cascata de citocinas inflamatórias.

Estudos em animais demonstraram uma relação dose-dependente relativa à pneumotoxicidade da droga, motivo pelo qual extrapola-se tais dados, dando preferência para o emprego da menor dose efetiva necessária ao tratamento em humanos.

Agentes contra alvos moleculares

Compreendem um grande grupo de medicações usadas no tratamento oncológico ou como imunossupressores, podendo ter diferentes alvos moleculares. As mais famosas são as inibidoras das tirosina-quinase (TKI), e fazem parte dessa categoria os inibidores do EGFR (*epidermal growth factor receptor*) – erlotinibe, gefitinibe e osimertimibe –, os inibidores da ALK (*anaplastic lymphoma kinase*) – crizotinibe e alenctinibe – e os inibidores do BCR-ABL (o produto constitutivo anormal do gene do cromossomo Philadelfia, presente na leucemia mieloide crônica). Também considerados parte da família das proteínas-quinases, podemos citar os inibidores da mTOR (*mammalian target of rapamycin*) – everolimo, tacrolimo e sirolimo.

A incidência e apresentação clínica das DPID para esse grupo de medicações também é bastante variável, podendo apresentar-se de forma assintomática e sem necessidade de mudança da medicação (como observado para o osimertinibe), até doenças graves com alta morbimortalidade, como já foi relatado para gefitinibe. Pacientes japoneses parecem ter maior susceptibilidade a DPID relacionadas a esse grupo de medicações, com incidência de até 6%.

Estudos recentes sugerem a possibilidade de mecanismos imunes envolvidos com relação ao uso do TKI, representando um dilema terapêutico principalmente nos pacientes cuja patologia de base é responsiva ao alvo molecular e para os quais outras alternativas terapêuticas não estão disponíveis, como por exemplo nos pacientes com neoplasia pulmonar de não pequenas células metastática portadores de EGFR mutado, nos quais o tempo livre de progressão da doença não é desprezível. Dessa forma, uma avaliação individual multidisciplinar dos riscos-benefícios é requerida, podendo ser possível a continuidade do TKI-responsável pela DPID, sob doses menores e em concomitância ao uso de corticosteroides.

Inibidores de *check-point* imunes

Esse grupo de drogas vem revolucionando o tratamento oncológico, tanto pelo mecanismo de ação inovador, quanto por resultados fantásticos observados em doenças que eram praticamente intratáveis, como o melanoma metastático. O mecanismo de ação dessas drogas baseia-se na inibição da evasão tumoral que as células cancerígenas desenvolveram para escapar da resposta imunológica que o corpo apresenta ao antígeno estranho expresso pelo tumor. No entanto, é curioso notar que, ao induzir uma melhor resposta imune contra a neoplasia, pode-se induzir também uma resposta autoimune pulmonar exacerbada com diferentes apresentações clínicas, como pneumonia em organização, pneumonia intersticial não específica, pneumonia de hipersensibilidade, reação sarcoide e bronquiolite.

Uma compilação de estudos mostrou que a incidência da pneumonite associada ao ICI foi aproximadamente de 2,7% para todos os graus de toxicidade (Tabela 18.4) sendo os inibidores de PD-1 (pembrolizumabe e nivolumabe) mais propensos a induzir a pneumonite do que os inibidores de CTLA-4 (ipilimumabe). O tempo médio varia de 2 a 24 meses do uso da imunoterapia (média 2,8 meses), podendo ocorrer inclusive após o término da mesma. Combinações entre dois diferentes ICIs parecem ter um início mais precoce e de pior gravidade.

É interessante notar que o surgimento de pneumonite parece estar associado a uma melhor resposta ao tratamento antineoplásico, de forma que muitas vezes se mantém o paciente com dose baixa de corticoide enquanto continua sendo submetido ao tratamento com o ICI.

Tabela 18.4 – Graus de toxicidade pulmonar com suas indidências e óbitos relacionados a pneumonite conforme compilação de estudos

Autor do estudo	Número de pacientes	Tipo de tumor	ICIs	Incidência de		
				Todos os graus	Graus 3 e 4	Óbitos relacionados a pneumonite
Nishino et al.	4.496	Melanoma, NSCLC, RCC	Nivolumabe, pembrolizumabe e ipilimumabe	2,70%	0,80%	0,2-2,3%
Abdel-Rahmen et al.	6.671	Melanoma, NSCLC, RCC, prostático	Nivolumabe, pembrolizumabe e ipilimumabe	1,3-11%	0,3-2%	–
Costa et al.	5.353	Melanoma, NSCLC, RCC	Nivolumabe, pembrolizumabe e ipilimumabe	2,65%	–	–
Nishijima et al.	3.450	Melanoma, NSCLC, RCC	Nivolumabe, pembrolizumabe e atezolizumabe	3,40%	1,30%	–
Delaunay et al.	1.826	Melamona, NSCLC	CTLA-4, PD-1 e PD-L1	3,50%	1,26%	0,33%
Naido et al.	915	Melanoma, NSCLC, RCC	CTLA-4, PD-1 e PD-L1	4,70%	1,20%	0,10%

ICIs = inibidores de check point imunológico; NSCLC = neoplasia pulmonar de pequenas células; RCC = carcinoma celular renal, CTLA-4 = linfócito T citotóxico associado a proteína 4; PD-1 = proteína programada morte celular 1; PD-L1 = ligante da proteína programada morte celular 1. Fonte: Adaptada de Zhu S, et al.[13]

Princípios de tratamento

A base de todo e qualquer tratamento de DPID é a suspensão da medicação envolvida. A segunda parte é avaliar a gravidade e reversibilidade do tratamento. Por fim, discute-se a importância daquela medicação no tratamento do paciente e risco-benefício entre suspensão definitiva ou reintrodução.

De uma forma geral, baseamos nossa conduta de acordo com a gravidade do quadro clínico apresentado, segundo os critérios de terminologia comum para eventos adversos (CTCAE), muito utilizado em oncologia. A droga de escolha para tratamento da DPID é o corticoide, cuja dose varia de acordo com a gravidade em questão (Tabela 18.5). Além disso, recomendamos recorrer à literatura específica de cada medicação para melhor manejo, já que há algumas medicações que podem ser usadas como terapia de resgate na falha do corticoide, como infliximabe em DPID por ICI, assim como algumas medicações estão terminantemente proibidas de serem reintroduzidas pela possibilidade de induzir uma DPID muito mais grave do que na primeira apresentação, como os anti-TNF-alfa.

Tabela 18.5 – Critérios de terminologia comum para eventos adversos (CTCAE) e terapia sugerida

Grau	CTCAE	Conduta sugerida
I	Assintomática	Observação apenas, manter tratamento oncológico
II	Sintomática com limitação de atividade	Tratamento indicado (corticoide em dose baixa), suspensão temporária do tratamento oncológico
III	Sintomas graves com limitação de autocuidado	Corticoide em dose alta, considerar O_2 e internação, suspender tratamento oncológico (suspensão definitiva deve ser discutida multidisciplinarmente)
IV	Risco de vida	Intervenção avançada – admissão em UTI e suporte ventilatório avançado, suspender definitivamente
V	Morte	-

Conclusões

A DPID constitui um grupo muito heterogêneo de doenças respiratórias, podendo se apresentar como qualquer uma das doenças pulmonares intersticiais difusas relatadas (Figura 18.5). Seu estudo é um recurso importante para nos mantermos firmes num dos pilares mais importantes da boa Medicina, o *primum non nocere*. Um diagnóstico diferencial bem feito, uma discussão multidisciplinar e um manejo adequado da intercorrência observada são essenciais para o tratamento do paciente, sem que haja uma mudança crítica no prognóstico da doença que o levou a usar determinada medicação.

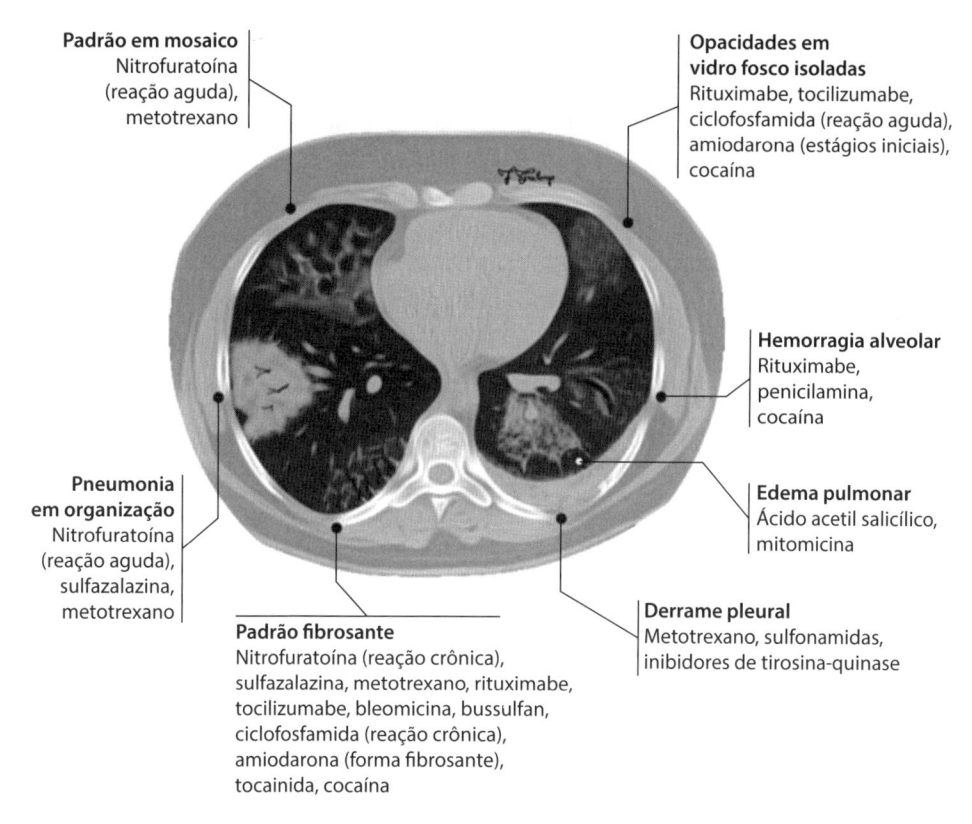

Padrão em mosaico
Nitrofuratoína
(reação aguda),
metotrexano

**Opacidades em
vidro fosco isoladas**
Rituximabe, tocilizumabe,
ciclofosfamida (reação aguda),
amiodarona (estágios iniciais),
cocaína

Hemorragia alveolar
Rituximabe,
penicilamina,
cocaína

**Pneumonia
em organização**
Nitrofuratoína
(reação aguda),
sulfazalazina,
metotrexano

Edema pulmonar
Ácido acetil salicílico,
mitomicina

Padrão fibrosante
Nitrofuratoína (reação crônica),
sulfazalazina, metotrexano, rituximabe,
tocilizumabe, bleomicina, bussulfan,
ciclofosfamida (reação crônica),
amiodarona (forma fibrosante),
tocainida, cocaína

Derrame pleural
Metotrexano, sulfonamidas,
inibidores de tirosina-quinase

Figura 18.5 – Associação entre padrões tomográficos e as drogas mais frequentemente envolvidas na toxicidade pulmonar. Modificada de: Distefano, et al.[17]

Referências bibliográficas

1. Kubo K, Azuma A, Kanazawa M, et al. Japanese Respiratory Society Committee for formulation of Consensus statement for the diagnosis and treatment of drug-induced lung injuries. Consensus statement for the diagnosis and treatment of drug-induced lung injuries. Respir Investig. 2013 Dec;51(4):260-77. doi: 10.1016/j.resinv.2013.09.001. Epub 2013 Oct 28. PMID: 24238235.

2. Johkoh T, Lee KS, Nishino M, et al. Chest CT Diagnosis and Clinical Management of Drug-related Pneumonitis in Patients Receiving Molecular Targeting Agents and Immune Checkpoint Inhibitors: A Position Paper from the Fleischner Society. **Radiology 2021 298:3, 550-566.**

3. Dotan I, Yeshurun D, Hallak A, et al. Treatment of Crohn's disease with anti TNF alpha antibodies — the experience in the Tel Aviv Medical Center. Harefuah 2001;140:289-93.

4. Braun J, Brandt J, Listing J, et al. Treatment of active ankylosing spondylitis with infliximab: a randomised controlled multicentre trial. Lancet 2002;359:1187-93.

5. Thavarajah K, Wu P, Rhew EJ, Yeldandi AK, Kamp DW. Pulmonary complications of tumor necrosis factor-targeted therapy. Respir Med. 2009 May;103(5):661-9. doi: 10.1016/j.rmed.2009.01.002. Epub 2009 Feb 7. PMID: 19201589; PMCID: PMC2743303.

6. Delaunay M, Prévot G, Collot S, Guilleminault L, Didier A, Mazières J. Management of pulmonary toxicity associated with immune checkpoint inhibitors. Eur Respir Rev. 2019 Nov 6;28(154):190012. doi: 10.1183/16000617.0012-2019. PMID: 31694838.

7. Cascone, T., Weissferdt, A., Godoy, M.C.B. *et al.* Nodal immune flare mimics nodal disease progression following neoadjuvant immune checkpoint inhibitors in non-small cell lung cancer. *Nat Commun* 12, 5045 (2021). https://doi.org/10.1038/s41467-021-25188-0

8. Matsubara T, Yamaguchi M, Jinnouchi M, et al. Clinical course and prognosis of patients with lung cancer who develop anticancer therapy-related pneumonitis. J Cancer Res Clin Oncol. 2021 Jun;147(6):1857-1864. doi: 10.1007/s00432-020-03478-2. Epub 2021 Jan 2. PMID: 33387034.

9. Larsen BT, Chae JM, Dixit AS, Hartman TE, Peikert T, Roden AC. Clinical and Histopathologic Features of Immune Checkpoint Inhibitor-related Pneumonitis. Am J Surg Pathol. 2019 Oct;43(10):1331-1340. doi: 10.1097/PAS.0000000000001298. PMID: 31162288.

10. Juge PA, Lee JS, Lau J, et al. Methotrexate and rheumatoid arthritis associated interstitial lung disease. Eur Respir J. 2021 Feb 11;57(2):2000337. doi: 10.1183/13993003.00337-2020. PMID: 32646919; PMCID: PMC8212188.

11. Kalisz KR, Ramaiya NH, Laukamp KR, Gupta A. Immune Checkpoint Inhibitor Therapy-related Pneumonitis: Patterns and Management. Radiographics. 2019 Nov-Dec;39(7):1923-1937. doi: 10.1148/rg.2019190036. Epub 2019 Oct 4. PMID: 31584861.

12. Min JH, Lee HY, Lim H, et al. Drug-induced interstitial lung disease in tyrosine kinase inhibitor therapy for non-small cell lung cancer: a review on current insight. Cancer Chemother Pharmacol. 2011 Nov;68(5):1099-109. doi: 10.1007/s00280-011-1737-2. Epub 2011 Sep 13. PMID: 21913033.

13. Zhu S, Fu Y, Zhu B, Zhang B and Wang J. Pneumonitis Induced by Immune Checkpoint Inhibitors: From Clinical Data to Translational Investigation. Front. Oncol. 2020, 10:1785. doi: 10.3389/fonc.2020.01785.

14. Distefano G, Fanzone L, Palermo M, et al. HRCT Patterns of Drug-Induced Interstitial Lung Diseases: A Review. Diagnostics (Basel). 2020 Apr 22;10(4):244. doi: 10.3390/diagnostics10040244. PMID: 32331402; PMCID: PMC7236658.

15. Ramos-Casals M, Perez-Alvarez R, Perez-de-Lis M, et al; BIOGEAS Study Group. Pulmonary disorders induced by monoclonal antibodies in patients with rheumatologic autoimmune diseases. Am J Med. 2011 May;124(5):386-94. doi: 10.1016/j.amjmed.2010.11.028. PMID: 21531225.

16. Khasnis AA, Calabrese LH. Tumor necrosis factor inhibitors and lung disease: a paradox of efficacy and risk. Semin Arthritis Rheum. 2010 Oct;40(2):147-63. doi: 10.1016/j.semarthrit.2009.09.001. Epub 2009 Nov 14. PMID: 19914686.

17. Distefano, et al. HRCT Patterns of Drug-Induced Interstitial Lung Diseases: A Review. Diagnostics 2020, 10, 244; doi:10.3390/diagnostics10040244.

19 Insuficiência Respiratória

19.1 Bases da Ventilação Mecânica Invasiva e Não Invasiva

Marcelo Alcantara Holanda

Introdução

A ventilação mecânica (VM) consiste, essencialmente, na oferta de um apoio parcial ou mesmo na substituição total da ação dos músculos respiratórios na manutenção da ventilação alveolar do sistema respiratório. A ventilação alveolar é, por sua vez, condição necessária para que ocorra a troca gasosa ou a hematose pulmonar, isso é, a captação de oxigênio inspirado dos alvéolos para o sangue arterial e a remoção do gás carbônico da circulação venosa para as vias aéreas e a sua exalação. Assim, o termo ventilador pulmonar mecânico em vez de respirador mecânico ou respiração artificial, popularmente empregados, é mais preciso em descrever os sofisticados aparelhos atualmente utilizados para suporte de vida aos pacientes com insuficiência respiratória (IResp). A sua função primordial consiste em servir de bomba ventilatória, favorecendo a fisiologia da troca gasosa do modo mais eficiente e seguro possível e, idealmente, possibilitando a recuperação completa da autonomia respiratória do paciente. É importante diferenciar a VM com pressão positiva em sua forma de substituição completa da atividade muscular respiratória do que ocorre fisiologicamente no ciclo respiratório espontâneo, como apresentado na Figura 19.1.1.

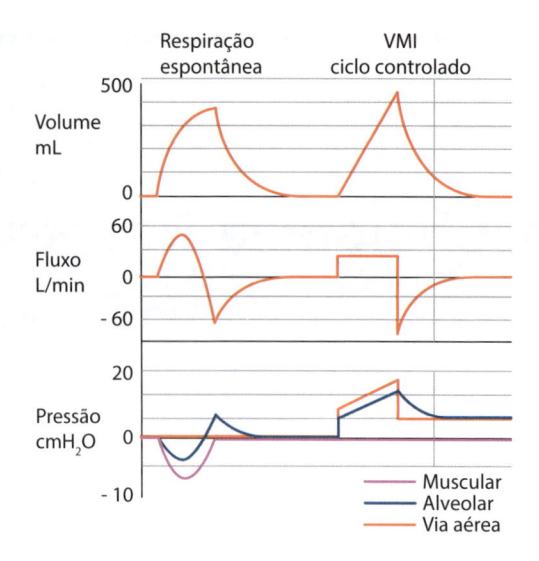

Figura 19.1.1 – Curvas de volume, fluxo e pressão × tempo na respiração espontâ-nea e na ventilação mecânica invasiva (modo ciclado a volume, ciclo controlado sem esforço muscular respiratório).

Observar que principalmente as pressões na via aérea, alveolar e muscular, e por-tanto, as pressões intratorácicas, deixam de ser subatmosféricas, negativas, e tornam-se positivas no suporte ventilatório mecânico total. Esse fato resulta em repercussões fisio-lógicas diversas, como veremos a seguir.

Indicações de suporte ventilatório

A VM está indicada quando o comprometimento da troca gasosa pulmonar causado por doenças ou condições que implicam em prejuízo da oxigenação e/ou da ventilação alveolar caracterizam o quadro de IResp gerando risco potencial ou iminente de vida. Parâmetros clínicos e gasométricos são comumente utilizados para avaliação da disfun-ção respiratória, determinando sua gravidade e a necessidade de se instituir suporte ventilatório mecânico, de modo não invasivo ou invasivo, parcial ou total. Como ilustra-do na Figura 19.1.2, a respiração requer o funcionamento harmônico e concatenado de diversos órgãos e aparelhos.

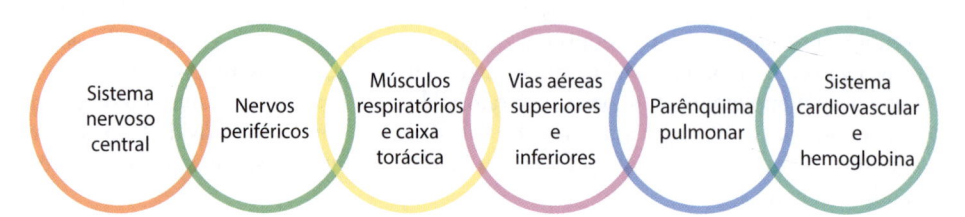

Figura 19.1.2 – Componentes do sistema respiratório. Os três primeiros elos da corrente da esquerda para a direita constituem a "bomba" ventilatória do siste-ma. O 4° e o 5° são os componentes respiratórios para a troca gasosa e o 6° se relaciona ao transporte de gases aos tecidos e células do organismo.

Podemos classificar a IResp em três tipos principais, do ponto de vista gasométrico: hipercápnica, hipoxêmica ou mista. A IResp hipercápnica se caracteriza por uma elevação da $PaCO_2$ acima de 45 a 50 mmHg com acidemia resultante, ou seja, pH < 7,34. A hipoxêmica é definida por uma PaO_2 < 55 a 60 mmHg, em ar ambiente, ou caracteristicamente mais grave, na vigência de oxigenoterapia. O tipo misto está presente quando ocorre hipoxemia grave associada à retenção de CO_2 com acidose respiratória. Em geral considera-se a IResp com base também no exame clínico que demonstra taquipneia (f > 30 irpm), diaforese, taquicardia, uso de musculatura acessória da respiração (esternocleidomastoideo e abdominal), tiragens supraclavicular, esternal ou intercostal, ou mesmo movimento respiratório paradoxal denotando disfunção ou fadiga diafragmática. A Tabela 19.1.1 apresenta as principais diferenças entre os três tipos de IResp com exemplos de condições clínicas comumente associadas a cada uma delas.

Tabela 19.1.1 – Tipos de insuficiência respiratória

| IResp | Gasometria | | | Fisiopatologia | | Exemplo de condição clínica |
	pH	PaCO$_2$	PaO$_2$	VA	P(A-a)O$_2$	
Hipercápnica	↓↓	↑↑	↓	↓↓	Normal	Doença neuromuscular
Hipoxêmica	↑	↓	↓↓	↑	↓↓	Pneumonia grave
Mista	↓	↑	↓	↓	↓	Exacerbação de DPOC, EAP

$P(A-a)O_2$ = diferença alveoloarterial de oxigênio; VA = ventilação alveolar; EAP = edema agudo de pulmão.

Há uma relação entre a fisiopatologia da condição de base e as alterações gasométricas. Uma redução da ventilação alveolar se associa à hipercapnia e um componente de acidose respiratória, sendo as doenças neuromusculares com disfunção diafragmática a condição mais ilustrativa, ao passo que o aumento da diferença alvéolo-arterial de O_2 se deve geralmente a distúrbios da relação ventilação/perfusão nos pulmões por envolvimento direto das vias aéreas e/ou dos alvéolos, sendo exemplos típicos a pneumonia grave e a síndrome da angústia respiratória aguda (SARA). Os cenários mistos incluem condições complexas como a DPOC exacerbada e o edema agudo de pulmão cardiogênico com fadiga muscular respiratória superposta. Todas as condições descritas são exemplos de cenários clínicos para os quais pode-se indicar o suporte ventilatório mecânico com os seguintes objetivos:

- Alívio do desconforto respiratório.
- Correção da acidose respiratória e da hipoxemia.
- Reversão da fadiga muscular respiratória.
- Reversão e/ou e prevenção de atelectasias.
- Diminuição do consumo de O_2 da musculatura respiratória.
- Aumento da oferta de O_2 aos tecidos em casos de choque circulatório.
- Diminuição da hipertensão intracraniana em casos de traumatismo cranioencefálico.
- Possibilitar cirurgias com anestesia geral e bloqueio neuromuscular.

Dentre esses, o objetivo principal consiste na redução do trabalho muscular respiratório viabilizando uma oferta de O_2 adequada aos órgãos e tecidos do organismo.

Ventilação não invasiva

Se possível, o suporte ventilatório com pressão positiva pode ser ofertado de forma não invasiva (ventilação não invasiva – VNI) por máscaras ou interfaces especiais, como os capacetes (*helmets*), adaptadas a ventiladores convencionais de UTI com circuito duplo fechado, ou aqueles especialmente desenvolvidos para uso com máscaras que cursam com vazamento intencional para exalação em sistema de circuito único.

A VNI deve ser considerada, portanto, em casos menos graves e em particular, em pacientes com os seguintes cenários: exacerbação de DPOC, edema agudo de pulmão cardiogênico, pneumonia associada à imunossupressão, disfunção respiratória em doenças neuromusculares, síndrome de hipoventilação-obesidade, pós-operatório de cirurgias torácica e abdominal, pacientes hipercápnicos na fase de desmame e extubação, como medida paliativa de dispneia em doença pulmonar avançada e outras condições clínicas desde que não apresente as contraindicações:

- Agitação psicomotora intensa.
- Sonolência ou torpor (escore de coma de Glasgow < 8).
- Instabilidade hemodinâmica, choque.
- Arritmias graves.
- Incapacidade de proteção das vias aeras superiores, comprometimento da eficiência da tosse.
- Lesões faciais que impossibilitem uso de máscaras.
- Hemorragia digestiva alta.

Obviamente, para a maioria dos casos, sobretudo os mais graves, se fará necessária a intubação orotraqueal (IOT) e a ventilação mecânica invasiva. Vale ressaltar que a decisão pela IOT ou pela tentativa e manutenção de suporte não invasivo, em geral, segue bases clínicas, incluindo a resposta aos tratamentos da condição de base, não sendo obrigatório aguardar resultados de exames como gasometria arterial ou outros para a tomada de decisão.

Sendo realizada com o paciente alerta e cooperativo, a VNI é necessariamente um modo de suporte ventilatório parcial, isso é, a ação dos músculos respiratórios é apenas apoiada e não substituída totalmente pela administração de pressão positiva (supratmosférica). Duas abordagens principais são mais utilizadas: um nível de pressão aplicada na via aérea de forma contínua (*continuous positive airway* pressure – CPAP) ou dois níveis de pressão sincronizados com as fases inspiratória e expiratória do ciclo respiratório (*bilevel, bipap* ou, de modo similar, uma pressão positiva na expiração, *positive end expiratory pressure* – PEEP, com uma pressão de suporte na inspiração – PS) como apresentado na Figura 19.1.3.

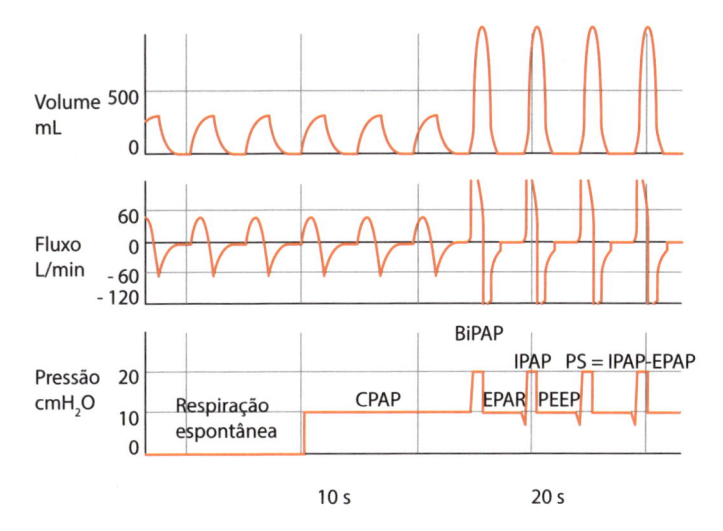

Figura 19.1.3 – Modos CPAP e BiPAP (ou PEEP + PS) e a comparação com a respiração espontânea. IPAP = *inspiratory positiva airway pressure*; EPAP = *expiratory positive airway pressure*. EPAP = PEEP.

Notar que a aplicação de dois níveis de pressão resulta em um significativo incremento no fluxo e volume corrente na inspiração. Esse fato produz um maior alívio sobre a musculatura respiratória do que o modo CPAP, sendo de escolha em casos de IResp hipercápnica, notadamente na exacerbação da DPOC e em doenças neuromusculares. Já na forma hipoxêmica a aplicação de CPAP pode impactar diretamente sobre a relação V/Q no parênquima pulmonar atenuando a formação de efeito *shunt*, atelectasias compressivas, notadamente em situações como pneumonias que cursam com SARA e no edema agudo de pulmão cardiogênico. Além disso, a CPAP é o tratamento de escolha na síndrome de apneia do sono obstrutiva (SASO), o que deve ser considerado em contextos específicos como no pós-operatório de cirurgia bariátrica para obesidade.

Para efetiva aplicação da VNI, faz-se obrigatória a escolha apropriada do binômio interface e ventilador mecânico, equipamentos que devem ser harmonizados visando sua efetividade. Assim, caso o paciente apresente hipoxemia grave, ventiladores de UTI que podem ofertar FIO_2 de até 100% e máscaras tipo facial total sem vazamento são opções mais desejáveis. Nesse contexto em particular, os capacetes são uma opção excelente e têm demonstrado maior conforto e eficiência na IResp hipoxêmica, incluindo SARA associada à COVID-19. Já para exacerbação da DPOC, doença neuromuscular ou síndrome de obesidade hipoventilação a opção por máscaras oronasais ou nasais e ventiladores próprios com compensação automática de vazamentos (intencional e/ou decorrente de má adaptação) em sistemas de circuito único podem ser uma excelente opção.

Os ajustes iniciais da VNI devem ser diferenciados conforme a indicação. Níveis mais altos de pressão inspiratória e mais baixos de expiração, comumente nomeados como IPAP (*inspiratory positive airway pressure*) e EPAP (*expiratory positive airway pressure*), como 15-20 cmH_2O e 5 cmH_2O, com um delta de aproximadamente 10-15 cmH_2O (PS = IPAP-EPAP), são recomendados na IResp hipercápnica. Já nos casos sem hipercapnia, tendo a hipoxemia como principal distúrbio uma CPAP em torno de 10 cmH_2O, ou PEEP 8-10 cmH_2O e pressão de suporte 8-10 cmH_2O aplicada acima dessa podem ser empregados. Com relação à FIO_2, esta deve ser titulada para que se alcance uma SpO_2 entre 92 a 96% e uma PaO_2 entre 65 a 90 mmHg.

Espera-se que o emprego da VNI resulte em melhora rápida da dispneia, redução da frequência respiratória e de uso de músculos acessórios da respiração. O volume corrente (VC) deve ser monitorado e valores entre 6 a 8 mL/kg de peso ideal ou predito devem ser atingidos. A melhora gasométrica se processa de forma mais gradual. Recomenda-se aguardar uma a duas horas para novo exame, análise e documentação da resposta dos gases arteriais e do pH à VNI. Um agravamento do quadro clínico, redução progressiva da SpO_2 mesmo com aumento da FIO_2 ou piora de acidose respiratória com pH < 7,26 e elevação da $PaCO_2$ indicam falência da VNI e deve ser considerada a IOT. A vigilância da equipe multiprofissional à beira do leito visando a pronta identificação dos casos de falência, evitando-se a protelação da intubação por insistência inadvertida na VNI pode resultar, eventualmente, em maior risco de óbito. Por outro lado, os efeitos adversos da VNI são infrequentes e menos graves em comparação à VMI e decorrem da interface como dor e lesões de pele nos pontos de contato.

Ventilação Mecânica Invasiva (VMI)

Uma vez o paciente intubado, é essencial ajustar bem o ventilador mecânico visando metas terapêuticas para cada caso. Essas incluem sempre assegurar a oxigenação e a ventilação alveolar visando, preferencialmente, normalizar rapidamente parâmetros gasométricos. De imediato, deve-se ajustar a FIO_2 visando uma SpO_2 entre 92-96% e um VC inicial de 6 mL/kg de peso ideal ou predito, com uma frequência respiratória que gere um volume minuto (VE, f × VC) entre 5 a 7 L/min, o que se obtém com frequências entre 12 a 18 irpm. O tempo inspiratório deve ser ajustado em torno de 1 segundo e o tempo expiratório depende da frequência. Assim, para um ajuste de 15 irpm o ciclo respiratório terá um tempo total de 4 s (60 s/15), e uma relação I:E de 1:3, ou seja, 1 s de inspiração e 3 s de expiração. O essencial é que este último permita a exalação completa do VC, evitando-se hiperinsuflação dinâmica e a geração de PEEP intrínseca ou auto-PEEP. Por sua vez, uma PEEP ao redor de 5 cmH_2O deve ser ajustada de rotina para evitar atelectasias decorrentes da combinação da IOT, posição de decúbito dorsal e principalmente a inatividade da musculatura respiratória, o que eleva a pressão pleural sobretudo nas zonas posteriores dos pulmões a aumenta a chance de colapso alveolar. Após 20 minutos dos ajustes iniciais na VMI, deve-se coletar uma gasometria arterial anotando-se os parâmetros FIO_2, VC, f, VE e PEEP, para sua pronta e adequada interpretação e posterior reajuste de parâmetros. A mecânica respiratória também deve ser medida neste momento com registro das pressões de pico na via aérea, pressão de pausa inspiratória (pressão de *plateau*) e *driving pressure* (pressão de distensão). A Tabela 19.1.2 apresenta sugestões de metas seguras para estes parâmetros que sofrem efeitos diretos da VM.

A relação PaO_2/FIO_2 deve ser medida como parâmetro de estimativa do grau de shunt pulmonar. Valores > 400 são normais, < 300 indicam comprometimento pulmonar significativo e < 150 a 200 podem ser considerados graves e < 100 muito graves. Além disso, trata-se de parâmetro usado para diagnóstico e classificação da SARA.

O modo ventilatório pode ser definido como o processo pelo qual o ventilador mecânico determina como e quando os ciclos respiratórios mecânicos são ofertados ao paciente. Assim, os 4 modos essenciais da VM invasiva são a ventilação ciclada a volume

Tabela 19.1.2 – Principais parâmetros e metas fisiológicas na ventilação mecânica invasiva

Efeitos da VM	Parâmetros	Metas
Oxigenação	SpO$_2$ ou SaO$_2$	92 a 96%
	PaO$_2$	65 a 90 mmHg
Ventilação	pH	7,35 a 7,44
	PaCO$_2$	Conforme pH
Mecânica respiratória	Pressão de pico	< 40 cmH$_2$O
	Pressão de pausa	< 28 cmH$_2$O
	Driving pressure	< 15 cmH$_2$O

(VCV), a ventilação pressão controlada (PCV) e dois modos já citados acima que também são usados no contexto da VNI, a ventilação com pressão de suporte (PSV), que equivale ao termo BiPAP e a CPAP. Os modos VCV e PCV são os empregados no início da VM invasiva e suas características são apresentadas na Figura 19.1.4 e suas diferenças, tanto em ciclos controlados (disparados pelo ventilador e sem esforço muscular respiratório) quanto nos assistidos (disparados pelo esforço muscular do paciente), segundo o ajuste da função de sensibilidade do ventilador.

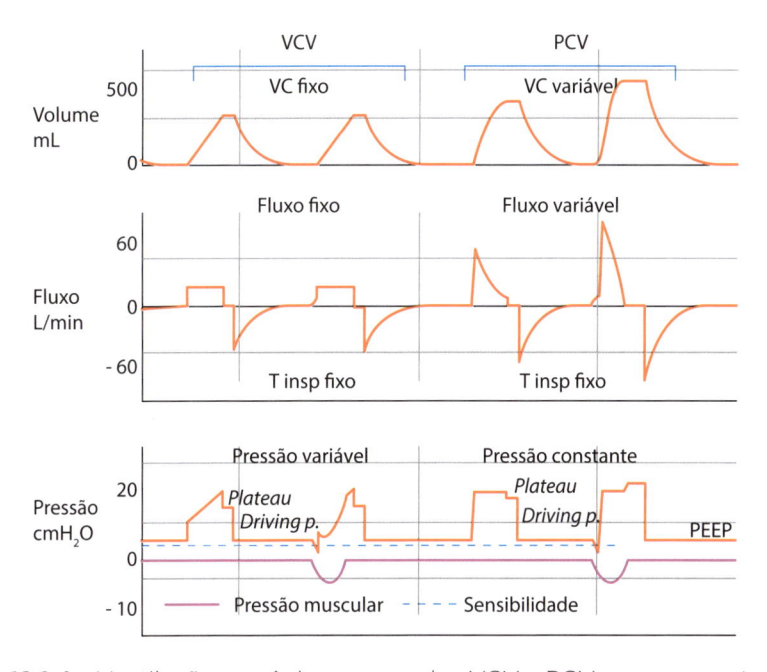

Figura 19.1.4 – Ventilação mecânica nos modos VCV e PCV e suas características principais em ciclos controlados e assistidos. Em cada modo o 1º ciclo é o controlado e o 2º assistido. As medidas da pressão de pausa (*plateau*) e da *driving pressure* foram obtidas com uma pequena pausa no final da inspiração em ambos os modos.

No modo PCV o VC pode variar bastante nos ciclos assistidos em proporção à pressão muscular feita pelo paciente e seu efeito sobre o fluxo inspiratório. Isso gera mais conforto e melhor interação com o paciente neste cenário. O modo PSV difere do PCV em dois aspectos, ele não apresenta ciclos controlados, isto é, disparados a tempo, ou seja, requer presença de drive respiratório, comando neural, e o critério de ciclagem não é por um tempo fixo mas pela própria desaceleração do fluxo inspiratório, ocorrendo quando este alcança um percentual pré-determinado do pico de fluxo, comumente pré-ajustado em 25% na maioria dos ventiladores, mas podendo ser modificado visando-se otimizar a interação paciente-ventilador e evitando-se assincronias. O modo PSV é mais utilizado numa fase de transição para resgate da autonomia ventilatória do paciente e no processo de retirada gradual ou desmame da VMI.

Cuidados especiais e complicações da VM invasiva

Sendo técnica de suporte de vida é essencial que o paciente intubado em VM seja assistido em ambiente de terapia intensiva e por equipe multiprofissional com treinamento específico na área. Cuidados como sedação e analgesia, bloqueio neuromuscular, cuidados com o tubo traqueal e circuitos dos gases, posicionamento do paciente, aplicação de terapia inalatória, monitorização hemodinâmica, análise de imagens do tórax e outros procedimentos são realizados de rotina nesse contexto. Há sempre o risco de complicações decorrentes de iatrogenias ou mal funcionamento de dispositivos. Em todos os pacientes o ventilador deve ser pré-testado e os seus alarmes devidamente ajustados de modo individualizado. As principais complicações da VM são:

- Trauma de vias aéreas superiores e traqueia.
- Barotrauma (pneumotórax e pneumomediastino).
- Hipotensão e choque.
- Lesão pulmonar induzida pelo ventilador (*ventilator-induced lung injury* – VILI).
- Lesão muscular induzida pelo ventilador.
- Pneumonia associada à ventilação mecânica.
- Disfunção de múltiplos órgãos e sistemas (cerebral, renal, digestiva).
- Assincronias ou "briga" paciente × ventilador.

A lista é extensa, o que demanda medidas preventivas de rotina e vigilância permanente da evolução do paciente sob VMI. Algumas medidas, além dos cuidados no ajuste preciso do ventilador, incluem: sedação e analgesia, uso judicioso de bloqueador neuromuscular, elevação da cabeceira em 30 a 45°, manutenção da pressão do balonete do tubo entre 25 a 30 cmH_2O com medidas periódicas, mudança de decúbitos, medidas profiláticas de úlcera de estresse e de tromboembolismo venoso são alguns exemplos.

Retirada da VM invasiva

Considerando-se o risco alto de complicações eventualmente graves, é essencial que se verifique diariamente a possibilidade do paciente ser liberado da VMI e extubado no menor tempo possível. Visitas diárias devem avaliar se a condição básica que implicou na necessidade de IOT e VM foi resolvida, controlada ou está em processo de melhora. Uma resposta positiva implica em medidas que procurem restaurar a autonomia ventilatória do paciente, como: retirada de bloqueio neuromuscular e sedação, uso de modo PSV com redução gradual da PS e, finalmente, avaliação de aptidão para a realização de teste de respiração espontânea (TRE). Esse último consiste em manter o paciente por 30 a 45 min em suporte ventilatório mínimo, procurando mimetizar o trabalho respiratório que o paciente deverá realizar após a extubação. Em geral, emprega-se uma PS baixa, 7 cmH_2O com PEEP < 5 cmH_2O e a menor FIO_2 para uma $SpO_2 > 92\%$, com o paciente alerta e cooperativo, de preferência. Uma gasometria arterial sem acidose respiratória com oxigenação arterial nas metas definidas acima, bem como ausência de quadro infeccioso, estabilidade dos quadros hemodinâmico, neurológico e renal-metabólico ou em franca recuperação são condições necessárias para a progressão do desmame e a extubação segura. Mesmo com todos esses cuidados, entre 5 e 15% dos pacientes que passam pelo TRE e são extubados apresentam falência respiratória e são reintubados. O risco de óbito aumenta nesses casos. Nos pacientes com hipercapnia, como naqueles com DPOC grave, condições neuromusculares ou síndrome de obesidade e hipoventilação, a VNI está indicada como facilitadora do desmame e para prevenção de reintubação.

Referências bibliográficas

1. Associação de Medicina Intensiva Brasileira. Insuficiência Respiratória Aguda. Em: Fundamentos em Terapia Intensiva. 2ª Ed. Revinter, 2000.p. 277.

2. Hughes JMB. Pulmonary Gas Exchange. Eur Respir Mon; 2005: 31: 106-26.

3. Ceriana P, Nava S. Hypoxic and hypercapnic respiratory failure. Eur Respir Mon; 2006: 36: 1-15.

4. Grippi MA. Respiratory Failure: An Overview. In: Fishman AP, Elias AJ, Fishman JA, Grippi MA, Senior RM, Pack AL. Fishman's Pulmonary Diseases and Disorders, 4th Ed. New York, USA: McGraw Hill, 2008. p. 2509-21.

5. Barbas CS, Isola AM, Farias AM, Cavalcanti AB, Gama AM, Duarte AC, et al. Brazilian recommendations of mechanical ventilation 2013. Part I. Rev Bras Ter Intensiva. 2014;26(2):89-121.

6. Barbas CS, Ísola AM, Farias AM, Cavalcanti AB, Gama AM, Duarte AC, et al. Brazilian recommendations of mechanical ventilation 2013. Part 2. Rev Bras Ter Intensiva. 2014;26(3):215-39.

7. Rochwerg B, Brochard L, Elliott MW, Hess D, Hill NS, Nava S, et al. ERS/ATS clinical practice guidelines: noninvasive ventilation for acute respiratory failure. Eur Respir J. 2017; 50:1602426.

8. Béduneau G, Pham T, Schortgen F, Piquilloud L, Zogheib E, Jonas M, et al. Epidemiology of Weaning Outcome according to a New Definition. The WIND Study. Am J Respir Crit Care Med. 2017; 195:772-83.

9. Amirfarzan H, Cereda M, Gaulton TG, Leissner KB, Cortegiani A, Schumann R, Gregoretti C. Use of Helmet CPAP in COVID-19 - A practical review. Pulmonology 2021; 27; 413-22.

10. Holanda MA, Tomaz BS, Menezes DGA, Lino JA, Gomes GC. ELMO 1.0: a helmet interface for CPAP and high-flow oxygen delivery. J Bras Pneumol. 2021;47(2): e20200590.

11. Holanda MA, Manual de VM. Xlung, 2021. Disponível em: https://xlung.net/manual-de-vm/insuficiencia--respiratoria-aguda. Acesso em 10/10/2021.

19.2 Síndrome do Desconforto Respiratório Agudo

Marco Antônio Soares Reis

Definição

A síndrome do desconforto respiratório agudo (SDRA) foi descrita em 1967, em pacientes que apresentavam insuficiência respiratória hipoxêmica grave, com infiltrado pulmonar bilateral à radiografia de tórax, presença de complacência pulmonar reduzida e melhora com aplicação de PEEP durante a ventilação mecânica.[1] A definição de SDRA foi atualizada em 2012, com a "definição de Berlim",[2] como uma insuficiência respiratória de início agudo (menos de 7 dias), com a presença de infiltrado pulmonar bilateral na radiografia ou tomografia computadorizada de tórax, compatível com edema pulmonar não cardiogênico, associada a hipoxemia, em uso de PEEP $\geq$ 5 cmH$_2$O, estratificada pela relação PaO$_2$/FiO$_2$ como SDRA leve (PaO$_2$/FiO$_2$ de 201-300 mmHg), SDRA moderada (PaO$_2$/FiO$_2$ de 101-200 mmHg) e SDRA grave (PaO$_2$/FiO$_2$ $\leq$ 100 mmHg). Ver Tebela 19.2.1.

Tabela 19.2.1 – Definição de Berlim para SDRA[2]

Classificação	Leve	Moderada	Grave
Hipoxemia	201-300 PEEP/CPAP $\geq$ 5 cmH$_2$O	101-200 PEEP $\geq$ 5 cmH$_2$O	$\leq$100 PEEP $\geq$ 5 cmH$_2$O
Tempo	Início agudo dentro de 7 dias após aparecimento ou piora de sintomas respiratórios.		
Origem do edema	Insuficiência respiratória não associada a insuficiência cardíaca ou sobrecarga de volume. Ecocardiograma é necessário para excluir edema hidrostático se não houver fator de risco presente.		
Imagem	Opacidades bilaterais na radiografia de tórax ou tomografia computadorizada não explicadas por derrame pleural, atelectasias ou nódulos.		

CPAP: pressão positiva contínua nas vias aéreas; FiO$_2$: fração inspirada de oxigênio; PaO$_2$: pressão parcial de oxigênio; PEEP: pressão positiva expiratória final.

Epidemiologia

Uma estimativa do Instituto Nacional de Saúde Americano sugere uma incidência de 190.000 casos/ano.[3] No inverno de 2014, foi realizado o LUNG-SAFE,[4] o maior estudo epidemiológico observacional em SDRA, que analisou 29.144 pacientes em 50 países, mostrando uma prevalência de 10% naqueles internados em terapia intensiva e de 23% naqueles em ventilação mecânica.

Fatores de risco

Pacientes com alcoolismo e tabagismo podem apresentar maior risco de desenvolver SDRA e dentre os principais fatores desencadeantes destacam-se a pneumonia, síndrome séptica, aspiração de conteúdo gástrico e politraumatismo.[3-6] Outros menos frequentes são pancreatite aguda, TRALI (injúria pulmonar secundária a transfusão sanguínea), intoxicações exógenas, quase afogamento, queimaduras e pós cirurgia cardíaca.[3-6]

Mortalidade

O estudo LUNG-SAFE observou uma mortalidade hospitalar de 34.9% em pacientes com SDRA leve, 40% na SDRA moderada e 46.1% na SDRA grave.[4]

A maioria dos óbitos foram atribuídos a complicações como sepse e disfunção orgânica múltipla, e somente 16% das mortes na SDRA ocorreram devido a hipoxemia refratária ou barotrauma.[4,7,8]

Fisiopatologia

A resposta inflamatória generalizada que caracteriza a SDRA é habitualmente desencadeada sincronicamente por agressão diretamente ao pulmão, mediada por inalação, aspiração, infecção ou indiretamente por via hematogênica, através de mediadores inflamatórios, complexos imunes ou agentes infecciosos.[5,6,8] Várias citocinas inflamatórias têm sido responsabilizadas como o fator de necrose tumoral alfa, e as interleucinas 1 e 8. O quadro de SDRA é frequentemente progressivo e com estágios histopatológico, clínico e radiológico distintos.[5,6,8]

A fase aguda ou exsudativa ocorre nos primeiros sete dias de SDRA e a característica histopatológica principal é o dano alveolar difuso, com destruição das células epiteliais tipo I, responsáveis pela camada interna de revestimento epitelial alveolar, e das células endoteliais dos capilares pulmonares.[5,6,8] Ocorre, então, aumento da permeabilidade da membrana alveolocapilar com extravasamento de neutrófilos, macrófagos, hemácias e de fluído rico em proteínas para o espaço alveolar, levando a formação de edema e membranas hialinas.[5,6,8] A lesão da célula epitelial tipo II pode levar a redução na produção de surfactante contribuindo para mais colapso alveolar. Trombose *in situ* é frequente nos capilares pulmonares podendo levar a hipertensão pulmonar e consequente disfunção do ventrículo direito. Macroscopicamente, os pulmões ficam pesados podendo atingir mais de 2.000 gramas cada.[5,6,8]

Funcionalmente, ocorre redução da capacidade residual funcional, redução da complacência pulmonar, distúrbio ventilação-perfusão com aumento da fração de *shunt* pulmonar.[5,6,8] Essas alterações nas trocas gasosas podem provocar hipoxemia e aumento do espaço morto alveolar, sendo esse considerado um importante marcador de mortalidade.[4-6]

A tomografia computadorizada de tórax (TCAR) pode apresentar grande heterogeneidade de acometimento do parênquima pulmonar, com a presença de preenchimento alveolar, consolidações, atelectasias e por vezes derrame pleural, predominando nas regiões gravitacional-dependentes dos pulmões.[6,8]

A fase fibroproliferativa do dano alveolar difuso se caracteriza pelo estágio de organização do exsudato intra-alveolar e intersticial.[5,6,8] Essa fase se inicia a partir do terceiro dia de SDRA, extendendo-se para a segunda semana da lesão.

Na fase fibrótica, que ocorre geralmente após a terceira semana de SDRA, o espaço alveolar é preenchido com células mesenquimais e seus produtos, com marcado acúmulo de colágeno e fibronectina, caracterizando a alveolite fibrosante.[5,6,8] Geralmente, nessa fase a TCAR revela a presença de fibrose intersticial e alveolar, microcistos subpleurais, cistos maiores e bronquiectasias.[6,8]

Resolução

Após a fase aguda, a maioria dos pacientes têm um curso não complicado e rápida resolução do quadro. Fatores genéticos e outros ligados a estratégia ventilatória protetora podem favorecer uma melhor evolução.

No processo de reparação do epitélio alveolar, as células epiteliais tipo II se multiplicam e depois se diferenciam em células epiteliais tipo I, restaurando a arquitetura alveolar normal.[5,6,8] Paralelamente ocorre uma neovascularização capilar e restauração da membrana alveolocapilar.[5,6,8]

Tratamento

Atualmente não existe um tratamento específico para SDRA, mas a resolução da doença que induziu à lesão pulmonar deve ser determinada e rapidamente controlada. Várias opções terapêuticas ventilatórias e não ventilatórias têm sido propostas.

Estratégias não ventilatórias

Corticoide

Metanálises de vários estudos publicados sobre o uso de corticoide sistêmico na SDRA sugerem uma redução na mortalidade e no tempo de ventilação mecânica [6,9] No entanto o uso do corticoide na fase precoce da SDRA ainda permanece controverso. Na insuficiência respiratória hipoxêmica do paciente com COVID-19 o estudo RECOVERY demonstrou que o uso de dexametasona reduziu a mortalidade naqueles em oxigenoterapia ou em ventilação mecânica.[10] Uma metanálise recente com 18 estudos analisou o uso de corticoides em pacientes com SDRA não associada a COVID-19 e associada a COVID-19, e demonstrou redução na mortalidade em 28 dias em ambos.[11]

Reposição volêmica

A reposição volêmica foi bem avaliada no estudo FACTT, em 2006, que randomizou 1.000 pacientes com SDRA que apresentavam choque circulatório necessitando de drogas vasoativas para uma estratégia conservadora ou liberal na administração de fluídos.[12] A estratégia conservadora apresentou melhor índice de oxigenação e redução na duração da ventilação mecânica. A partir desse e outros estudos, a reposição volêmica ideal na SDRA deve ser direcionada por métodos de fluidorresponsividade.[5,6,12]

Ventilação mecânica

A ventilação mecânica deve ser instituída até resolução do quadro que provocou a insuficiência respiratória, objetivando adequada oxigenação e remoção de gás carbônico. A estratégia de ventilação mecânica protetora na SDRA, com a utilização de baixos volumes correntes, baixas pressões inspiratórias e aplicação de PEEP individualizada à beira do leito mostrou melhora na sobrevida e redução da lesão pulmonar induzida pelo ventilador.[13]

Ver Tabela 19.2.2 para programação dos principais parâmetros ventilatórios.

Tabela 19.2.2 – Programação da ventilação mecânica na SDRA[6,13,15,16.]

- Modo VCV ou PCV
- FiO_2 suficiente para $SpO_2 \geq 94\%$
- Volume corrente de 4 a 6 mL/kg peso predito*
- Evitar Pplatô > 30 cmH_2O
- Evitar *driving pressure* > 15 cmH_2O
- Evitar *mechanical power* > 17,0 J/min
- Frequência respiratória: 15 a 35 irpm
- Titular PEEP à beira leito:
  - Tabela PEEP × FiO_2
  - *Stress index*
  - Tomografia por impedância elétrica
  - Medida da pressão esofageana
- Se PaO_2/FiO_2 < 150 mmHg
  - Bloqueio neuromuscular até 48 horas
  - Posição prona > 16 horas /dia
  - Óxido nítrico inalatório
- Se PaO_2/FiO_2 < 100 mmHg por 6 horas
  - ECMO

* Cálculo do pêso predito (kg):
Homem = 50 + [0,91 × (altura cm − 152,4)]
Mulher = 45,5 + [0,91 × (altura cm − 152,4)]

Modo ventilatório

Os principais estudos que analisaram o uso de modo controlado a volume (VCV) ou modo controlado a pressão (PCV) em pacientes submetidos a ventilação mecânica na SDRA não observaram diferenças significativas nos desfechos principais.[13,15]

Fração inspirada de oxigênio – FiO_2

Embora a hipoxemia seja deletéria, estudos experimentais têm observado que o uso de $FiO_2 \geq 0,6$, acima de 48 horas pode produzir radicais livres de oxigênio tóxicos ao tecido pulmonar, e predispor a atelectasia por reabsorção, contribuindo para aumentar ainda mais o colapso alveolar na SDRA.[6,14] Hiperoxia pode acentuar a inflamação pulmonar e afetar a microcirculação. Estudos recentes recomendam manter a menor FiO_2 possível para atingir uma $SatO_2 \geq 94\%$, evitando PaO_2 < 60 mmHg e PaO_2 > 100 mmHg.[6,14,15]

Volume corrente, pressão de platô e *driving pressure*

Os primeiros estudos de ventilação mecânica na SDRA utilizavam altos volumes correntes de 12 a 15 mL/kg. Estudos experimentais conduzidos em animais demonstraram que o uso de ventilação com altos volumes correntes e altas pressões inspiratórias poderiam ocasionar lesão pulmonar aguda com infiltrado inflamatório e formação de membrana hialina, além de promover biotrauma e disfunção orgânica múltipla.[5,6,13]

Gattinoni et al. analisaram o uso da TCAR em pacientes com SDRA, e observaram grande heterogeneidade do acometimento pulmonar, com presença de regiões pulmonares normalmente ventiladas ao lado de um grande percentual de regiões colapsadas.[6,13,15] Dessa forma eles concluíram que a quantidade de pulmão "aberto" ou funcionante na SDRA era pequena, comparável ao tamanho de um pulmão de bebê, surgindo o conceito de *baby lung*.[6,13] Esses estudos estimularam Hickling et al.[13] a utilizarem uma estratégia ventilatória com baixo volume corrente e baixa pressão inspiratória em pacientes com SDRA grave, com redução significativa na mortalidade prevista. O grande marco veio com o estudo ARDS Network publicado em 2.000 com 861 pacientes ventilados com SDRA, demonstrando que a estratégia de baixos volumes correntes ($\leq$ 6 mL/kg do peso predito) comparada com altos volumes correntes (12 mL/kg do peso predito), reduziu a mortalidade hospitalar, duração da ventilação mecânica e disfunção orgânica.[16]

Após estes estudos, recomenda-se um ajuste no volume corrente para 4 a 6 mL/kg do peso predito, objetivando manter uma pressão de platô segura (Pplatô $\leq$ 30 cmH_2O).[6,13,15,16]

Em 2015, Amato et al. fizeram uma análise observacional retrospectiva de nove ensaios randomizados com diferentes estratégias ventilatórias na SDRA, e observaram uma variável independente, a *driving pressure* ou pressão de distensão, como a principal responsável pelo aumento da sobrevida na SDRA, sendo superior a limitação do volume corrente, pois ela mede o volume corrente corrigido pela complacência do sistema respiratório (*driving pressure* = Pplatô – PEEP).[17] Um valor de *driving pressure* abaixo de 15 cmH_2O foi associado a menor mortalidade neste estudo.

Recentemente, Gattinoni et al. introduziram o conceito de *mechanical power* (MP), uma variável que conjuga volume corrente, frequência respiratória, pressão de pico e *driving pressure*.[6,13,18] Quanto maior a *mechanical power*, maior o risco de injúria provocada pelo ventilador, assim um estudo recente observou que MP > 17,0 J/min está associada a maior mortalidade.[18]

Titulação da PEEP

A pressão positiva expiratória final (PEEP) pode melhorar de forma significativa a oxigenação em pacientes com SDRA, promovendo abertura de alvéolos total ou parcialmente colapsados, proporcionando vários benefícios fisiológicos como redução do *shunt* pulmonar, aumento da complacência pulmonar e da capacidade residual funcional.[5,6,13,15] Além disso, a aplicação da PEEP na SDRA estabiliza as unidades alveolares instáveis, evitando o colapso expiratório e o estresse mecânico provocado pelo processo cíclico de recrutamento e desrecrutamento alveolar (atelectrauma) durante a ventilação mecânica.[6,13]

Níveis de PEEP entre 8 e 15 cmH_2O são apropriados na maioria dos pacientes.

Na SDRA o acometimento pulmonar é muito heterogêneo e o nível de PEEP necessário para manter alguns alvéolos totalmente abertos, frequentemente pode induzir hiperdistensão significativa em outros, mesmo com o uso de volume corrente reduzido. Assim, sua aplicação deve ser cuidadosamente monitorizada, principalmente com níveis mais elevados, devido aos riscos de barotrauma, volutrauma e comprometimento hemodinâmico.[5,6,13,15]

Alguns estudos compararam PEEP alta (15,1 ± 3,6 cmH$_2$O) com PEEP baixa (9,1 ± 2,7 cmH$_2$O) em pacientes com SDRA e não observaram diferenças significativas nos desfechos em pacientes não selecionados.[5,6,13,15] Uma metanálise destes estudos observou que um subgrupo de pacientes com SDRA moderada a grave (PaO$_2$/FiO$_2$ < 200 mmHg) apresentou redução na mortalidade com a utilização de PEEP alta.[5,6,13,15] Porém, naqueles pacientes com SDRA leve (PaO$_2$/FiO$_2$ ≥ 200 mmHg), houve aumento da mortalidade com uso de PEEP alta.

Embora ainda existam muitas dúvidas sobre o melhor método para titulação da PEEP na SDRA, é fundamental a individualização à beira do leito. Várias técnicas para a titulação da PEEP têm sido propostas:

Tabela PEEP × FiO$_2$

No estudo do ARDS Network a PEEP foi programada de acordo com uma relação fixa entre FiO$_2$ e PEEP, sendo a PEEP aumentada ou reduzida conforme a maior ou menor necessidade de oferta de oxigênio (FiO$_2$).[16] Atualmente, é o método mais utilizado de titulação da PEEP em pacientes com SDRA (Tabela 19.2.3).

Tabela 19.2.3 – Tabela PEEP × FiO$_2$[16]

FiO$_2$	PEEP (cmH$_2$O)
0,3	5
0,4	5
0,4	8
0,5	8
0,5	10
0,7	10
0,7	12
0,7	14
0,8	14
0,9	14
0,9	16
0,9	18
1,0	18
1,0	20
1,0	22
1,0	24

Tomografia por impedância elétrica do tórax

A tomografia por impedância elétrica do tórax (TIE) é um método de imagem não invasivo, com boa correlação com a TCAR e pode estimar as áreas de colapso e hiperdistensão alveolar, auxiliando na titulação do nível de PEEP a ser aplicado.[13] Estudos clínicos maiores ainda são necessários.

Stress index

O *stress index* consiste na análise da taxa de inclinação da curva pressão-tempo no modo VCV, durante a liberação do volume corrente.[19] A presença de uma concavidade para cima na curva pressão-tempo (*stress index* > 1) se correlaciona com piora da complacência e hiperdistensão alveolar, sugerindo PEEP excessiva.[19] A presença de uma concavidade para baixo na curva pressão-tempo (*stress index* < 1) se correlaciona com uma complacência melhor e maior potencial de recrutamento alveolar com um aumento da PEEP[19] (Figura 19.2.1). Embora seja uma estratégia prática à beira do leito, maiores estudos clínicos são necessários.

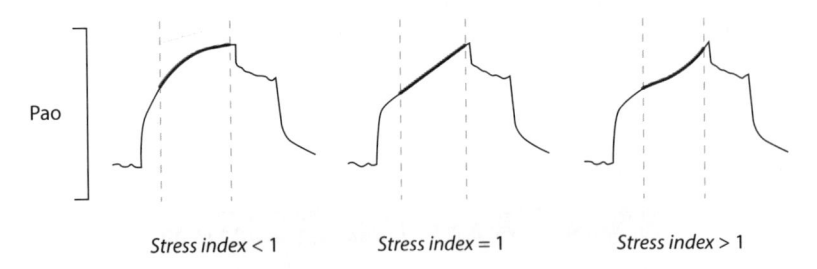

Figura 19.2.1 – Gráfico do *stress index* ou taxa de inclinação da curva pressão-tempo no modo VCV. *Stress index* > 1 correlaciona com piora da complacência e hiperdistensão alveolar, sugerindo PEEP excessiva. *Stress index* < 1 correlaciona com maior potencial de recrutamento alveolar com aumento da PEEP. *Stress index* = 1 indica PEEP adequada.[19]

Medida da pressão esofageana

A medida da pressão esofageana com uso de um balão, infere indiretamente a pressão intrapleural e a pressão transpulmonar, podendo proporcionar maior precisão na programação da PEEP. O uso da pressão esofageana na SDRA foi avaliado em estudo recente e não mostrou redução significativa na mortalidade ou tempo de ventilação mecânica.[5,6,13,15]

Hipoxemia refratária

A hipoxemia refratária deve ser reconhecida nas primeiras 96 horas quando ainda há potencial para recrutamento alveolar. Estratégias de resgate para hipoxemia refratária compreendem o bloqueio neuromuscular, uso de óxido nítrico inalatório, posição prona e oxigenação por membrana extracorpórea.

Bloqueio neuromuscular

O uso de bloqueador neuromuscular (BNM) durante a ventilação mecânica pode auxiliar na melhora da oxigenação e na sincronia paciente-ventilador.

Em 2010, um estudo controlado e randomizado em pacientes com SDRA moderada a grave ($PaO_2/FiO_2 < 150$ mmHg), avaliou o uso de cisatracúrio em infusão venosa contínua por 48 horas, e observou melhora na oxigenação e na sobrevida.[20] Estudos realizados posteriormente não observaram os mesmos benefícios. Atualmente o BNM não tem sido recomendado de rotina em pacientes com SDRA.[13,15] O uso deve ser reservado a pacientes, que mesmo com sedação adequada, ainda apresentem acentuada assincronia com o ventilador, *drive* ventilatório muito aumentado, e grande esforço inspiratório, objetivando evitar a lesão pulmonar provocada pelo paciente (P-SILI).[13,15] Recomenda-se evitar BNM por períodos superiores a 48 horas, devido aos riscos de complicações como miopatia, disfunção diafragmática e tetraparesia do doente crítico, principalmente quando do associado ao uso de corticóides.[6,13,15]

Posição prona

A posição prona melhora a oxigenação através de uma redistribuição da ventilação em direção às regiões dorsais do pulmão resultando em uma melhor relação ventilação/perfusão.[5,6,15] O principal estudo sobre uso de posição prona na SDRA, o PROSEVA, mostrou redução significativa na mortalidade em pacientes com SDRA moderada a grave ($PaO_2/FiO_2 < 150$ mmHg), quando instituída de forma precoce nas primeiras 72 horas, com tempo de duração em prona mínimo de 16 horas ao dia.[21] A posição prona pode ser aplicada por vários dias seguidos, até que o paciente tolere uma relação $PaO_2/FiO_2 > 150$ mmHg em decúbito supino.[6,13,15,21] Um cuidado importante durante a posição prona é manter o abdome suspenso, através da colocação de coxins na cintura pélvica e escapular, evitando a compressão abdominal e, assim, reduzindo complicações à hemodinâmica, e a circulação esplâncnica e renal.[5,6,15]

Óxido nítrico

Óxido nítrico promove vasodilatação seletiva dos vasos pulmonares em unidades alveolares ventiladas, com potencial melhora na relação ventilação/perfusão e na oxigenação.[5,6,13] Nenhum estudo mostrou benefícios nos principais desfechos e dessa forma, o uso de óxido nítrico não está recomendado como terapia padrão na SDRA, podendo ser útil apenas na hipoxemia refratária, não responsiva a ventilação protetora, BNM e prona.[13]

Oxigenação com membrana extracorpórea

A oxigenação com membrana extracorpórea (ECMO) está indicada como estratégia de resgate em pacientes com SDRA grave, com hipoxemia refratária, não responsivos a posição prona, BNM ou óxido nítrico.[13,15] Idealmente, a ECMO deve ser instituída na primeira semana de ventilação mecânica, em pacientes sem disfunção orgânica múltipla, com relação $PaO_2/FiO_2 < 100$ mmHg por 6 horas ou relação $PaO_2/FiO_2 < 80$ mmHg por 3 horas.[5,6,13,15] O acesso venovenoso é o mais utilizado e o venoarterial recomendado quando existe acometimento cardíaco. Uma metanálise compreendendo os dois principais estudos de ECMO na SDRA (CESAR e EOLIA) demonstrou uma redução significativa na taxa de mortalidade.[22]

Recrutamento alveolar

Recrutamento alveolar é uma técnica ventilatória que promove aumento transitório na pressão transpulmonar objetivando reabrir alvéolos total ou parcialmente colapsados e assim melhorar as tocas gasosas.[6,13,15]

As duas principais manobras de recrutamento utilizadas são a aplicação de pressão positiva contínua (CPAP) com valor de 30 a 40 cmH_2O por 30 a 40 segundos, ou o aumento progressivo da PEEP com *driving pressure* constante, até níveis de pressão de platô de 40 cmH_2O, por períodos curtos de tempo.[13,15]

Um grande estudo multicêntrico recente utilizando manobras de recrutamento em pacientes com SDRA moderada a grave, apresentou aumento significativo na mortalidade, gerando muita incerteza sobre a aplicação desta estratégia.[23]

Desmame da ventilação mecânica

O desmame da ventilação mecânica deve ser avaliado após resolução da doença que desencadeou a lesão pulmonar e observação de estabilidade ventilatória. A FiO_2 deve ser reduzida para níveis adequados ($FiO_2 \leq 0,5$), seguida da redução gradativa da PEEP, objetivando uma relação $PaO_2/FiO_2 > 200$.[6,15] Ao se atingir uma PEEP mínima entre 5 a 8 cmH_2O, o paciente deverá ser submetido a um teste de ventilação espontânea no tubo T ou em pressão de suporte (PSV) e, se houver tolerância, proceder a extubação.[6,15]

Qualidade de vida pós-SDRA

Um estudo de coorte com 109 pacientes sobreviventes de SDRA observou alta prevalência de fraqueza muscular no momento da alta hospitalar. A maioria dos pacientes normalizou a espirometria e os volumes pulmonares em 6 meses, a difusão de monóxido de carbono em 2 anos e o teste de caminhada de 6 minutos após 12 meses.[5,24] Distúrbio cognitivo é comum em sobreviventes de SDRA e um estudo com 74 pacientes, acompanhados durante dois anos, observou a presença de sequela neurocognitiva em 73% dos pacientes, com depressão moderada a severa em 24% dos pacientes e significativa redução na qualidade de vida.[5,25]

Referências bibliográficas

1. Ashbaugh DG, Bigelow DB, Petty TL, Levine BE. Acute respiratory distress in adults. Lancet 1967;2:319-323.

2. Ranieri VM, Rubenfeld GD, Thompson BT, et al. Acute respiratory distress syndrome: the Berlin Definition. JAMA 2012;307:2526-33.

3. Rezoagli E, Fumagalli R, Bellani G. Definition and epidemiology of acute respiratory distress syndrome. Ann Transl Med 2017;5(14):282.

4. Bellani G, Laffey JG, Pham T, et al. Epidemiology, patterns of care, and mortality for patients with acute respiratory distress syndrome in intensive care units in 50 countries. JAMA 2016;315:788-800.

5. Matthay MA, Zemans RL, Zimmerman GA, et al. Acute respiratory distress syndrome. Nat Rev Dis Primers 2019;5:18.

6. Meyer NJ, Gattinoni L, Calfee CS. Acute respiratory distress syndrome. Lancet 2021;398:622-37.

7. Stapleton RD, Wang BM, Hudson LD, et al. Causes and timing of death in patients with ARDS. Chest 2005;128:525-32.

8. Ware LB, Matthay MA. The acute respiratory distress syndrome. N Engl J Med 2000;342:1334-49.

9. Zayed Y, Barbarawi M, Ismail E, et al. Use of glucocorticoids in patients with acute respiratory distress syndrome: a meta-analysis and trial sequential analysis. J Intensive Care 2020;8:43.

10. The RECOVERY Collaborative Group. Dexamethasone in hospitalized patients with Covid-19. N Engl J Med 2021;384:693-704.

11. Chaudhuri D, Sasaki K, Karkar A, et al. Corticosteroids in COVID-19 and non-COVID-19 ARDS: a systematic review and meta-analysis. Intensive Care Med 2021;47(5):521-37.

12. Network NH Lung, and Blood Institute Acute Respiratory Distress Syndrome (ARDS) Clinical Trials, Wiedemann HP, Wheeler AP et al. Comparison of two fluid-management strategies in acute lung injury. N Engl J Med 2006;354:2564-75.

13. Menk M, Estenssoro E, Sahetya SK, et al. Current and evolving standards of care for patients with ARDS. Intensive Care Med 2020;46(12):2157-67.

14. Sartini S, Massobrio L, Cutuli O, et al. Role of SatO2, PaO2-FiO2 ratio and PaO2 to predict adverse outcome in COVID-19: A retrospective, cohort study. Int J Environ Res Public Health. 2021;18(21).

15. Chiumello D, Brochard L, Marini JJ, Slutsky AS, et al. Respiratory support in patients with acute respiratory distress syndrome: an expert opinion. Critical Care 2017;21:240.

16. The Acute Respiratory Distress Syndrome Network. Ventilation with lower tidal volumes as compared with traditional tidal volumes for acute lung injury and the acute respiratory distress syndrome. N Engl J Med 2000;342:1301-8.

17. Amato MBP, Meade MO, Slutsky AS, et al. Driving pressure and survival in the acute respiratory distress syndrome. N Engl J Med 2015;372:747-55.

18. Neto AS, Deliberato RO, Johnson AEW, et al. Mechanical power of ventilation is associated with mortality in critically ill patients: na analysis of patients in two observational cohorts. Intensive Care Med 2018;44:1914-22.

19. Grasso S, Stripoli T, De Michele M, et al. Ardsnet ventilatory protocol and alveolar hyperinflation: role of positive end-expiratory pressure. Am J Respir Crit Care Med 2007;176:761-7.

20. Papazian L, Forel JM, Gacouin A, et al. Neuromuscular blockers in early acute respiratory distress syndrome. N Engl J Med 2010;363;1107-16.

21. Guerin C, Reignier J, Richard JC, et al. Prone positioning in severe acute respiratory distress syndrome. N Engl J Med 2013;368:2159-68.

22. Munshi L, Walkey A, Goligher E, et al. Venovenous extracorporeal membrane oxygenation for acute respiratory distress syndrome: a systematic review and meta-analysis. Lancet Respir Med 2019;7:163-72.

23. Cavalcanti AB, Suzumura EA, et al. Effect of lung recruitment and titrated positive endexpiratory pressure (PEEP) vs low PEEP on mortality in patients with acute respiratory distress syndrome: a randomized clinical trial. JAMA 2017;318;1335-45.

24. Herridge MS, Tansey CM, Matté A, et al. Functional disability 5 years after acute respiratory distress syndrome. N Engl J Med 2011;364:1293-304.

25. Hopkins RO, Weaver LK, Collingridge D, et al. Two-year cognitive, emotional, and quality-of-life outcomes in acute respiratory distress syndrome. Am J Respir Crit Care Med 2005;171:340-47.

20 | Transplante Pulmonar

José Eduardo Afonso Jr.

Introdução

Nos últimos 35 anos, o transplante pulmonar tornou-se uma opção de tratamento viável para pacientes com uma variedade de doenças pulmonares em estágio terminal. O primeiro transplante de pulmão humano foi realizado em 1963, e o receptor sobreviveu 18 dias, tendo como complicações fatais insuficiência renal e desnutrição.[1] Apesar do resultado, isso demonstrou que o transplante pulmonar era tecnicamente viável e que a rejeição poderia ser evitada com os agentes imunossupressores disponíveis, pelo menos por um curto período.

Nos 15 anos seguintes, poucos transplantes pulmonares foram realizados e a maioria dos receptores morreu no perioperatório devido a complicações da anastomose brônquica. No entanto, em 1981, o primeiro transplante coração-pulmão bem-sucedido foi realizado para hipertensão arterial pulmonar idiopática.[2] Isso foi seguido em 1983 pelo primeiro transplante pulmonar unilateral bem-sucedido para fibrose pulmonar idiopática[3] e, em 1986, pelo primeiro transplante pulmonar duplo para enfisema.[4] Esses sucessos foram atribuídos às técnicas cirúrgicas aprimoradas e ao advento da ciclosporina. Ao longo dos anos seguintes, o número de procedimentos de transplante de pulmão realizados aumentou rapidamente, e a operação tornou-se um tratamento aceito para doença pulmonar em estágio terminal.

Princípios básicos para indicação de transplante pulmonar

O transplante pulmonar deve ser considerado para pacientes com doença pulmonar avançada, cujo estado clínico tenha se deteriorado progressivamente, apesar da terapia médica ou cirúrgica máxima. Os candidatos geralmente são sintomáticos durante as atividades da vida diária e têm uma expectativa de vida limitada nos próximos dois anos.[5,6] Além disso, o candidato ideal deve estar livre de qualquer outra disfunção orgânica ou problema médico que possa comprometer substancialmente o resultado do transplante pulmonar.

Seleção de receptores

As diretrizes da Sociedade Internacional de Transplante de Coração e Pulmão (ISHLT) para seleção de destinatários para transplante de pulmão foram atualizadas em 2021 e incluem a seguinte descrição de candidatos adequados:[7]

- Doença pulmonar clínica e fisiologicamente avançada para a qual a terapia médica é ineficaz ou indisponível.
- Alto risco (> 50%) de morte por doença pulmonar sem transplante em dois anos.
- Alta probabilidade (> 80%) de sobreviver pelo menos cinco anos após o transplante de pulmão, desde que a função do enxerto seja adequada.

Contraindicações e fatores de risco para maus resultados

As diretrizes ISHLT de 2021, que foram desenvolvidas por consenso e opinião de especialistas, aconselham a avaliação de potenciais candidatos quanto à presença de fatores de risco para maus resultados pós-transplante.[7] Certos fatores de risco para um desfecho ruim são considerados contraindicações absolutas ou relativas ao transplante de pulmão e outros aumentam o risco de um desfecho ruim, particularmente quando presentes em combinação com outros fatores de risco.

Contraindicações absolutas[7]

- Falta de vontade do paciente ou aceitação do transplante.
- Choque séptico, infecção extrapulmonar ou disseminada ativa, infecção ativa por tuberculose, infecção por HIV com carga viral detectável.
- Malignidade com alto risco de recorrência ou morte relacionada ao câncer.
- Disfunção significativa de outros órgãos vitais:
  - Taxa de filtração glomerular < 40 mL/min/1,73 m³, a menos que seja considerado para transplante de múltiplos órgãos; insuficiência renal aguda com aumento da creatinina ou em diálise com baixa probabilidade de recuperação.
  - AVC dentro de 30 dias ou comprometimento cognitivo progressivo.
  - Insuficiência hepática aguda ou cirrose com hipertensão portal ou disfunção sintética, a menos que seja considerado para transplante de múltiplos órgãos.
  - Síndrome coronariana aguda ou infarto do miocárdio dentro de 30 dias (excluindo isquemia de demanda) ou doença coronariana significativa não passível de revascularização.
  - Distúrbios hematológicos intratáveis, incluindo diátese hemorrágica, trombofilia ou disfunção grave da medula óssea.
- Uso ou dependência de substância ativa, incluindo uso atual de tabaco, *vaping*, tabagismo de cannabis ou uso de drogas intravenosas.

- *Status* funcional limitado (p. ex., não ambulatorial) com baixo potencial para reabilitação pós-transplante.
- Episódios repetidos de não adesão sem evidência de melhora (Observação: não é uma contraindicação absoluta para pacientes pediátricos, e a avaliação contínua da não adesão deve ocorrer à medida que progridem em diferentes estágios de desenvolvimento).

Fatores com risco alto ou substancialmente aumentados

Pacientes com certos fatores de risco para probabilidade alta ou substancialmente aumentada de um resultado ruim podem ser considerados para transplante em centros com experiência especial no manejo das condições específicas. No entanto, quando mais de um desses fatores de risco estão presentes, o risco pode ser proibitivo:[7]

- Idade > 70 anos.
- Doença arterial coronariana grave que requer cirurgia de revascularização do miocárdio no momento do transplante; fração de ejeção do ventrículo esquerdo reduzida < 40 por cento.
- Doença cerebrovascular significativa.
- IMC $\geq$ 35 kg/m^2; IMC < 16 kg/m^2.
- Trombocitopenia, leucopenia ou anemia com alta probabilidade de persistência após transplante.
- Dismotilidade esofágica grave.
- Deformidade da parede torácica ou da coluna que pode causar restrição após o transplante; cirurgia torácica prévia; pleurodese anterior.
- Colonização ou infecção por bactérias altamente resistentes ou altamente virulentas, fungos e certas cepas de micobactérias.
- Infecção por *Mycobacterium abscessus*; *Lomentospora prolificans* (anteriormente *Scedosporium prolificans*); *Burkholderia cenocepacia* ou *gladíolos*.
- Infecção viral por hepatite B ou C com carga viral detectável e fibrose hepática.
- *Status* funcional limitado com potencial para reabilitação pós-transplante.
- Condições psiquiátricas, psicológicas ou cognitivas com potencial para interferir na adesão médica sem suporte ou sistemas de cuidados suficientes, falta de compreensão da doença e/ou transplante pulmonar apesar do ensino.
- Retransplante < 1 ano após transplante pulmonar inicial, retransplante para disfunção crônica restritiva do aloenxerto pulmonar (CLAD), retransplante para rejeição mediada por anticorpos como etiologia para CLAD.

Momento do encaminhamento

O processo de encaminhamento e avaliação para transplante leva tempo e, idealmente, esse processo é concluído antes que o paciente fique gravemente doente ou a necessidade de transplante se torne urgente. Assim, sempre que possível, os pacientes com doença pulmonar progressiva devem ser encaminhados a um centro de transplante quando ainda puderem ser submetidos à avaliação multidisciplinar padrão e relativamente extensa para determinar os potenciais riscos e benefícios do transplante pulmonar em seu caso. O encaminhamento precoce pode identificar fatores de risco modificáveis que influenciariam a candidatura de um paciente ao transplante ou seu resultado após o transplante.

Seguem as indicações descritas pela ISHLT que sugerem o momento apropriado para encaminhamento para avaliação de transplante e momento de inclusão em lista de espera (pela equipe transplantador) variam de acordo com a doença de base (Tabela 20.1).

Manejo do paciente transplantado

Imunossupressão

A terapia de indução à imunossupressão é feita com corticosteroide (metilprednisolona i.v., 500 mg) e um anticorpo monoclonal antirreceptor de IL-2 (basiliximabe i.v., 20 mg), ambos realizados na indução anestésica.[8]

A terapia de manutenção da imunossupressão alvo está baseada no uso concomitante de três drogas: um inibidor de calcineurina (ciclosporina ou tacrolimo), um agente inibidor de proliferação celular (azatioprina ou micofenolato) e um corticosteroide (prednisona). Em algumas situações, inibidores do receptor de *mammalian target of rapamycin* (sirolimo ou everolimo) podem ser associados ou substituir algum medicamento do esquema; porém, apenas a partir do terceiro mês do pós-operatório pelo alto risco de deiscência de anastomose.

Profilaxias

• Infecções bacterianas

O esquema de antibioticoterapia no intraoperatório e pós-operatório imediato deve ser escolhido de acordo com a pneumopatia de base do paciente.

No caso de doenças não supurativas, com bacterioscopia prévia negativa, a escolha deve ser baseada em dados epidemiológicos da região. Esse esquema pode ser modificado de acordo com os resultados de culturas obtidas do doador e do receptor (hemocultura do doador, lavado broncoalveolar do doador e secreção brônquica do doador e do receptor no intraoperatório) ou com as indicações clínicas do paciente. Pacientes com doenças pulmonares supurativas terão seu esquema selecionado a partir de culturas e antibiogramas apresentados previamente.

• Infecções virais

A profilaxia para infecções virais contempla a cobertura dos vírus da família herpes: HSV (Herpes simples) e CMV (citomegalovírus). Nos casos em que o doador e o receptor apresentem sorologias negativas para CMV, a profilaxia é realizada apenas para HSV, com aciclovir durante 3 meses. Nos demais casos, a profilaxia é realizada com ganciclovir ou valganciclovir, por pelo menos 3 meses. Em receptores com sorologia negativa que recebem órgão de doadores com sorologia positiva (grupo que apresenta maior risco de reativação viral), deve-se estender a profilaxia com valganciclovir até o 6° mês após o transplante, pelo menos.

Tabela 20.1 – Indicações para encaminhamento para o centro transplantador e para inclusão em lista de espera, para cada grupo de doenças

	Encaminhamento para avaliação	Inclusão em lista de espera
Doença pulmonar obstrutiva crônica	• Escore BODE 5-6 com fator(es) adicional(is) presente(s) sugestivo(s) de risco aumentado de mortalidade: – Exacerbações agudas frequentes – Aumento na pontuação BODE > 1 nos últimos 24 meses – Diâmetro da artéria pulmonar para a aorta > 1 na tomografia computadorizada – VEF1 20-25% previsto • Deterioração clínica apesar do tratamento máximo, incluindo medicação, reabilitação pulmonar, oxigenoterapia e, conforme apropriado, ventilação não invasiva com pressão positiva noturna • Má qualidade de vida inaceitável para o paciente • Para um paciente que é candidato à redução broncoscópica ou cirúrgica do volume pulmonar (LVR), o encaminhamento simultâneo para transplante pulmonar e avaliação do LVR é apropriado	• Escore de BODE 7-10 • Fatores adicionais que podem levar à listagem incluem: – VEF1 < 20% previsto – Presença de hipertensão pulmonar moderada a grave – História de exacerbações graves – Hipercapnia crônica
Doenças intersticiais pulmonares	• A referência deve ser feita no momento do diagnóstico, mesmo que um paciente esteja iniciando a terapia, para PIU histopatológica ou evidência radiográfica de um padrão PIU provável ou definitivo • Qualquer forma de fibrose pulmonar com CVF < 80% do previsto ou DLCO < 40% do previsto • Qualquer forma de fibrose pulmonar com um dos seguintes nos últimos 2 anos: – Declínio relativo em CVF ≥ 10% – Declínio relativo em DLCO ≥ 15% – Declínio relativo da CVF ≥ 5% em combinação com piora dos sintomas respiratórios ou progressão radiográfica • Necessidade de oxigênio suplementar em repouso ou em esforço • Para DPIs inflamatórias, progressão da doença (em exames de imagem ou função pulmonar) apesar do tratamento • Para pacientes com doença do tecido conjuntivo ou fibrose pulmonar familiar, o encaminhamento precoce é recomendado, pois as manifestações extrapulmonares podem exigir consideração especial	• Qualquer forma de fibrose pulmonar com um dos seguintes nos últimos 6 meses, apesar do tratamento adequado: – Declínio absoluto em CVF > 10% – Declínio absoluto em DLCO > 10% – Declínio absoluto da CVF > 5% com progressão radiográfica • Dessaturação para < 88% no teste de caminhada de 6 minutos ou > 50 m de declínio na distância do teste de caminhada de 6 minutos nos últimos 6 meses • Hipertensão pulmonar no cateterismo cardíaco direito ou ecocardiografia bidimensional (na ausência de disfunção diastólica) • Hospitalização por declínio respiratório, pneumotórax ou exacerbação aguda

Continua

Tabela 20.1 – Indicações para encaminhamento para o centro transplantador e para inclusão em lista de espera, para cada grupo de doenças (Continuação)

	Encaminhamento para avaliação	Inclusão em lista de espera

Fibrose cística e Bronquiectasias	O encaminhamento para transplante de pulmão deve ocorrer para um indivíduo com FC que atenda a qualquer um dos seguintes critérios, apesar do tratamento médico ideal, incluindo um teste de elexacaftor/tezacaftor/ivacaftor, se elegível:
	• VEF1 < 30% previsto em adultos (ou < 40% previsto em crianças)
	• VEF1 < 40% previsto em adultos (ou < 50% previsto em crianças) e qualquer um dos seguintes:
	  – Distância a pé de seis minutos < 400 metros
	  – $PaCO_2$ > 50 mmHg
	  – Hipoxemia em repouso ou com esforço
	  – Hipertensão pulmonar (pressão sistólica PA > 50 mmHg no ecocardiograma ou evidência de disfunção ventricular direita)
	  – Piora do estado nutricional apesar da suplementação
	  – 2 exacerbações por ano que requerem antibióticos intravenosos
	  – Hemoptise maciça (> 240 mL) exigindo embolização da artéria brônquica
	  – Pneumotórax
	• VEF1 < 50% previsto e em declínio rápido com base em testes de função pulmonar ou sintomas progressivos
	• Qualquer exacerbação que exija ventilação com pressão positiva
		A listagem para transplante de pulmão deve ocorrer para um indivíduo com FC que atenda a qualquer um dos critérios de encaminhamento acima em combinação com qualquer um dos seguintes:
		• VEF1 < 25% previsto
		• Declínio rápido da função pulmonar ou sintomas progressivos (> 30% de declínio relativo no VEF1 ao longo de 12 meses)
		• Hospitalização frequente, principalmente se > 28 dias internado no ano anterior
		• Qualquer exacerbação que exija ventilação mecânica
		• Insuficiência respiratória crônica com hipoxemia ou hipercapnia, particularmente para aqueles com necessidades crescentes de oxigênio ou que necessitam de terapia de ventilação não invasiva a longo prazo
		• Hipertensão pulmonar (pressão sistólica arterial pulmonar > 50 mmHg no ecocardiograma ou evidência de disfunção ventricular direita)
		• Piora do estado nutricional, particularmente com IMC < 18 kg/m^2, apesar das intervenções nutricionais
		• Hemoptise maciça recorrente apesar da embolização da artéria brônquica
		• Classe funcional IV da Organização Mundial da Saúde

Hipertensão arterial pulmonar	• ESC/ERS de risco intermediário ou alto ou pontuação de risco REVEAL ≥8 apesar da terapia apropriada para HAP • Disfunção significativa do VD apesar da terapia apropriada de HAP • Necessidade de terapia com prostaciclina IV ou SC • Doença progressiva apesar da terapia apropriada ou hospitalização recente por agravamento da HAP • Variantes de alto risco conhecidas ou suspeitas, como doença veno-oclusiva ou hemangiomatose capilar pulmonar, esclerodermia, aneurismas de artéria pulmonar grandes e progressivos • Sinais de disfunção hepática ou renal secundária devido à HAP • Complicações potencialmente fatais, como hemoptise recorrente	• ESC/ERS alto risco ou pontuação de risco REVEAL > 10 na terapia apropriada de HAP, incluindo análogos de prostaciclina IV ou SC • Hipoxemia progressiva, especialmente em pacientes com doença veno-oclusiva ou hemangiomatose capilar pulmonar • Disfunção hepática ou renal progressiva, mas não em estágio terminal, devido à HAP • Hemoptise com risco de vida

Continua

Tabela 20.1 – Indicações para encaminhamento para o centro transplantador e para inclusão em lista de espera, para cada grupo de doenças (Continuação)

	Encaminhamento para avaliação	Inclusão em lista de espera
Linfangioleiomiomatose	O encaminhamento para avaliação de transplante pulmonar deve ocorrer para um indivíduo com LAM que tenha qualquer um dos seguintes, apesar da terapia com inibidor de mTOR: • Função pulmonar gravemente anormal (por exemplo, VEF1 < 30% do previsto) • Dispneia de esforço (classe III ou IV da NYHA) • Hipoxemia em repouso • Hipertensão pulmonar • Pneumotórax refratário	A listagem para transplante de pulmão deve ocorrer para um indivíduo com LAM que atenda aos critérios de encaminhamento acima e tenha evidência de progressão da doença apesar da terapia com inibidor de mTOR. A interrupção da terapia com inibidor de mTOR deve ocorrer no momento do transplante, mas a interrupção não deve ser necessária para a colocação na lista de espera. Pode ser preferível usar everolimo e atingir níveis mínimos na faixa terapêutica mais baixa para pacientes na lista de espera

• Infecções fúngicas

A profilaxia para fungos é direcionada aos seguintes agentes: *Aspergillus spp.*, *Candida spp.* e *Pneumocystis jirovecii*. Essa consiste de anfotericina inalatória, 10 mg, duas vezes ao dia, associada a voriconazol (400 mg/dia) ou itraconazol (400 mg/dia) durante 3 meses, no caso de *Aspergillus spp.*; nistatina em suspensão oral, também por um período de 3 meses, no caso de *Candida spp.*; ou de sulfametoxazol + trimetoprima v.o., na dose de 400/80 mg por dia, indefinidamente, no caso de *P. jirovecii*.

Principais complicações

Disfunção primária do enxerto

Semelhante à SDRA, a disfunção primária de enxerto é definida pela relação $PaO_2/FiO_2 < 300$ associada a infiltrado radiológico, nas primeiras 72 h após o transplante pulmonar.

Seus principais fatores de risco são o uso de circulação extracorpórea no intraoperatório, diagnóstico prévio de fibrose pulmonar idiopática, diagnóstico prévio de hipertensão arterial pulmonar, carga tabágica elevada do doador e IMC elevado.[9,10]

Seu manejo é similar ao de um paciente com SDRA, com estratégias de ventilação protetora e suporte clínico geral. Em quadros muito graves, pode ser necessária utilização de ECMO.

Rejeição aguda

Existem dois tipos de rejeição aguda. A celular, mais comum, caracterizada por infiltrado celular mononuclear perivascular e intersticial, e a humoral, mais rara, mediada por anticorpos. A rejeição humoral está mais relacionada à rejeição hiperaguda, que ocorre imediatamente após o procedimento cirúrgico; porém, pode ocorrer tardiamente, com a formação de anticorpos específicos contra o doador de novo, levando a lesão de células endoteliais e consequente capilarite pulmonar.[11]

A pesquisa de rejeição celular é realizada ativamente, através de biópsia transbrônquica, independentemente de sintomas do paciente, ao longo do primeiro ano após o transplante de pulmão. Adicionalmente, caso o paciente apresente piora clínica ou perda funcional, é considerada também como diagnóstico diferencial de infecções ou demais complicações.

Seu tratamento varia de acordo com o grau de comprometimento e vai desde o ajuste da dose de imunossupressores, pulso de corticosteroide e, em casos selecionados, globulina antitimocítica.

A rejeição humoral é tratada com plasmaferese, com o objetivo de remover os anticorpos específicos contra o doador, associada à imunoglobulina policlonal.

Disfunção crônica do enxerto

Atualmente, sabemos que existem diferentes fenótipos de disfunção crônica do enxerto, sendo a mais comum a síndrome da bronquiolite obliterante, manifestada pela queda progressiva do valor de VEF1 em relação ao valor basal do paciente no pós-transplante e não explicada por outras razões, como rejeição aguda, infecções ou estenose brônquica. Diversos fatores de risco estão relacionados ao seu desenvolvimento, sendo os principais as infecções virais prévias, doença do refluxo gastroesofágico e antecedente de rejeição aguda.[12-14] O manejo principal da disfunção crônica do enxerto consiste na otimização da imunossupressão, o afastamento de fatores de risco, como doença do refluxo gastroesofágico, e, em casos mais avançados, o retransplante deve ser considerado.

Infecções

O risco de infecções está presente em todo o período do pós-operatório. Porém, a prevalência dos agentes varia de acordo com o tempo do transplante.[15] Até o primeiro mês, as infecções relacionadas ao procedimento cirúrgico e derivadas do doador ou do próprio receptor são mais comuns. Do primeiro ao sexto mês, a ativação de infecções latentes é mais frequente (como CMV e tuberculose). Após o sexto mês, aumenta a prevalência de infecções adquiridas na comunidade (pneumonia e infecção urinária). Existe uma relação entre o desenvolvimento de linfoma e a infecção pelo vírus Epstein-Barr; a infecção recorrente por CMV é um fator de risco para o desenvolvimento dessa afecção.

Complicações cirúrgicas

Complicações cirúrgicas ocorrem em aproximadamente 27% dos casos e engloba principalmente deiscência, necrose e estenose de anastomose brônquica. Complicações vasculares como estenose venosa são raras, girando entre 1 e 2% dos casos.

Íleo paralítico é a complicação abdominal mais comum, ocorrendo em cerca de 30-50% dos pacientes. Gastroparesia, colecistite aguda e perfuração intestinal também podem ocorrer, tendo essa última altas taxas de mortalidade.[16-18]

Referências bibliográficas

1. Hardy JD, Webb WR, Dalton ML Jr, Walker GR Jr. Lung homotransplantation in man. JAMA 1963; 186:1065.

2. Reitz BA, Wallwork JL, Hunt SA, et al. Heart-lung transplantation: successful therapy for patients with pulmonary vascular disease. N Engl J Med 1982; 306:557.

3. Toronto Lung Transplant Group. Unilateral lung transplantation for pulmonary fibrosis. N Engl J Med 1986; 314:1140.

4. Cooper JD, Patterson GA, Grossman R, Maurer J. Double-lung transplant for advanced chronic obstructive lung disease. Am Rev Respir Dis 1989; 139:303.

5. Nathan SD. Lung transplantation: disease-specific considerations for referral. Chest 2005; 127:1006.

6. Tuppin MP, Paratz JD, Chang AT, et al. Predictive utility of the 6-minute walk distance on survival in patients awaiting lung transplantation. J Heart Lung Transplant 2008; 27:729.

7. Leard LE, Holm AM, Valapour M, et al. Consensus document for the selection of lung transplant candidates: An update from the International Society for Heart and Lung Transplantation. J Heart Lung Transplant 2021; 40:1349.

8. Camargo PCLB, Teixeira RHOB, Carraro RM, Campos SV, Afonso Junior JE, Costa AN, et al. Lung transplantation: overall approach regarding its major aspects. J Bras Pneumol. 2015;41(6):547-53.

9. Samano MN, Fernandes LM, Baranauskas JC, Correia AT, Afonso JE Jr, Teixeira RH, et al. Risk factors and survival impact of primary graft dysfunction after lung transplantation in a single institution. Transplant Proc. 2012;44(8):2462-8.

10. Diamond JM, Lee JC, Kawut SM, Shah RJ, Localio AR, Bellamy SL, et al. Clinical risk factors for primary graft dysfunction after lung transplantation. Am J Respir Crit Care Med. 2013;187(5):527-34.

11. Stewart S, Fishbein MC, Snell GI, Berry GJ, Boehler A, Burke MM, et al. Revision of the 1996 working formulation for the standardization of nomenclature in the diagnosis of lung rejection. J Heart Lung Transplant. 2007;26(12):1229-42.

12. Todd JL, Palmer SM. Bronchiolitis obliterans syndrome: the final frontier for lung transplantation. Chest. 2011;140(2):502-8.

13. Paraskeva M, McLean C, Ellis S, Bailey M, Williams T, Levvey B, et al. Acute fibrinoid organizing pneumonia after lung transplantation. Am J Respir Crit Care Med. 2013;187(12):1360-8.

14. Todd JL, Jain R, Pavlisko EN, Finlen Copeland CA, Reynolds JM, Snyder LD, et al. Impact of forced vital capacity loss on survival after the onset of chronic lung allograft dysfunction. Am J Respir Crit Care Med. 2014;189(2):159-66.

15. Fishman JA. Infection in solid-organ transplant recipients. N Engl J Med. 2007;357(25):2601-14.

16. Samano MN, Minamoto H, Junqueira JJ, Yamaçake KG, Gomes HA, Mariani AW, et al. Bronchial complications following lung transplantation. Transplant Proc. 2009;41(3):921-6. http://dx.doi.org/10.1016/j.transproceed.2009.01.047.

17. de La Torre M, Fernández R, Fieira E, González D, Delgado M, Méndez L, et al. Postoperative surgical complications after lung transplantation. Rev Port Pneumol (2006). 2015;21(1):36-40.

18. Timrott K, Vondran FW, Kleine M, Warnecke G, Haverich A, Lehner F, et al. The impact of abdominal complications on the outcome after thoracic transplantation – a single center experience. Langenbecks Arch Surg. 2014;399(6):789-93.

Índice Remissivo

B

Este livro foi impresso nas oficinas gráficas da Editora Vozes Ltda.,
Rua Frei Luís, 100 – Petrópolis, RJ.